患者さんの信頼を勝ちえる
自然療法活用ハンドブック

THE CLINICIAN'S HANDBOOK OF NATURAL MEDICINE,
SECOND EDITION

著者
ジョゼフ・E・ピゾルノ・Jr　Joseph E. Pizzorno Jr.
マイケル・T・マレイ　Michael T. Murray
ハーブ・ジョイナー-ベイ　Herb Joiner-Bey

日本語版監修　帯津 良一

翻訳協力
田口 郷子／『自然療法百科事典』翻訳チーム／岩本 早苗

ELSEVIER

The Clinician's Handbook of Natural Medicine, Second Edition
by Joseph E.Pizzorno Jr., Michael T.Murray and Herb Joiner-Bey
Copyright © 2008, 2002 Elsevier Ltd.
ISBN 978-0-443-06723-5

This translation of *The Clinician's Handbook of Natural Medicine*, Second Edition by Joseph E.Pizzorno, Jr., Michael T.Murray and Herb Joiner-Bey was undertaken by GAIABOOKS Inc. and is published by arrangement with Elsevier Ltd.

本書、Joseph E.Pizzorno, Jr., Michael T.Murray and Herb Joiner-Bey 著：*The Clinician's Handbook of Natural Medicine*, Second Edition は、Elsevier Ltd. との契約によって出版されている。

Translation Copyright © 2015, GAIABOOKS Inc.

All rights reserved. No part of this publication may be reproduced or transmitted in any form or by any means, electronic or mechanical, including photocopying, recording, or any information storage and retrieval system, without permission in writing from the publisher. Details on how to seek permission, further information about the Publisher's permissions policies and our arrangements with organizations such as the Copyright Clearance Center and the Copyright Licensing Agency, can be found at our website: www.elsevier.com/permissions.

This book and the individual contributions contained in it are protected under copyright by the Publisher (other than as may be noted herein).

注 意

医学分野での知識と技術は日々進歩している。新たな研究や治験による知識の広がりに伴い、研究や治療、治療の手法について適正な変更が必要となることがある。

臨床家および研究者の方は、本書に記載されている情報、手法、化合物、実験を評価し、使用する際には自らの経験と知識のもと、自身と職務上責任を負うべき患者を含むほかの人の安全に留意すべきである。

薬品や製剤に関して、読者は(i)記載されている情報や用法についての最新の情報、(ii)各製剤の製造元が提供する最新の情報を検証し、投与量や処方、投与の手法や投与期間および禁忌事項を確認すべきである。各臨床家の経験および患者に関する知識のもとに診断、適切な投与量の決定、最善の治療を行い、かつ安全に関するあらゆる措置を講じることは医療従事者の責務である。

本書に記載されている内容の使用、または使用に関連した人または財産に対して被害や損害が生じたとしても、法律によって許容される範囲において、出版社、著者、寄稿者、編集者、および訳者は、一切の責任を負わない。そこには製造物責任の過失の問題、あるいはいかなる使用方法、製品、使用説明書についても含まれる。

ISBN：978-4-88282-945-4

本書は『The Clinician's Handbook of Natural Medicine, Second Edition』より、自然療法が有効であり、かつごく一般的な疾病、および、『自然療法百科事典』（ガイアブックス）に掲載のない疾病を抜粋して収録するものである。

Cover image: Julietphotography, under license of Shutterstock.com

治しと癒しの統合で
一人ひとりに合った治療戦略を。

　がん治療の現場に身をおいて既に半世紀を超え、ホリスティック医学を追い求めて30年になろうとしています。まだまだ理想のホリスティック医学には手が届きませんが、それでも医療というものが少しずつ見えてきました。

　患者さんの一人ひとりが、たとえ病の中にあっても人間としての尊厳を全うすることをサポートするのが医療の務めであると思えてきたのです。人間の尊厳とはH・ベルクソンのいう歓喜と創造、つまり、内に生命の躍動を抱きながら自己を創造していくことに他なりません。

　はじめに治しと癒しの統合ありきです。治しとは身体の一部に生じた故障を直すことで、主に西洋医学がこれを担当します。一方、癒しとは生命のエネルギーを回復することで自然療法がこれを司ります。

　西洋医学と自然療法、どちらも欠かすことのできない医療の担い手です。あとは双方を統合して個性的な戦略を組み立てればいいのです。そして統合に歩を進めるためにはまずは双方を熟知して手の内に入れることです。

　その点、本書には讃嘆の念を禁じ得ないものがあります。西洋医学に関しては最新の知識を過不足なく紹介しています。がん以外については全くの門外漢の私にとっては目新しいことばかりです。勉強になります。

　一方、自然療法については、その実績を（エビデンスを備えた方法を）フローチャートにしてその治療優先順位をわかりやすく示しています。これに親しむほどに自ずから自然療法の知識が身に付いてきて、自信をもって自然療法について語ることができるようになります。患者さんの信頼を勝ちえること請け合いです。

　医療者と患者さんとの信頼関係こそ医療の基本です。治しと癒しの統合も、この信頼関係があってこその話です。

　あなたも医療に携わる者の一人として、本書を座右の書とすることによって、輝ける医療の担い手となっていただきたいと切に願うものであります。

　そして諸手を挙げて、医療新時代を迎えようではありませんか。

日本語版監修　**帯津 良一**
医学博士／帯津三敬病院名誉院長
日本ホリスティック医学協会会長

刊行にあたって

　Natural Medicine（自然療法）が、様々な呼称を得ながら発展を続けていることは大変嬉しいことです。「統合的」、「ホリスティック」、「機能的」など、用語に違いはあれ、その哲学的観念は、自然療法医達によって継承され、今も示唆に富み、医療を変革しています。病気を治療するのではなく、人に向き合う、という明快なコンセプトが受け入れられるのは簡単ではありませんでしたが、バスティール博士が、「道は険しくとも、自然療法の真実はいつか勝利する」と、我々学生に教えた通りでした。

　本書は、『Textbook of Natural Medicine（自然療法百科事典）』第3版（第2版はガイアブックスより翻訳刊行）の参考書として発行されました。この本は、学生、自然療法医、研究者のために書いたものです。多忙な医療従事者には、自然療法が有効である一般的な疾患の治療についての簡潔な手引きとなるものです。『自然療法百科事典』には、これらの疾患についてより詳しい病態生理学上の考察、起因、自然療法による治療の症例などが詳述されていますが、本書には、典型的な患者の治療に必要な、最も適切な情報のみが凝縮されています。これらを利用すれば、単純な症例への簡潔なアドバイスを得ることもできれば、必要に応じて疾患へのより深い理解を得ることも可能となっています。

　本書は、学生にとっては、患者をより深く理解するのを助ける資料となります。自然療法を学ぶ生徒が陥りやすいのは「天然の薬」という落とし穴、つまり、対症療法として化学薬品をハーブや自然療法に置き換えるだけになってしまうことです。我々が目指す自然療法とは、病気の真の原因を理解し、患者が正常な機能を回復するのを助けることです。

　本書には独自のフローチャートを掲載しており、これを注意深く読めば患者一人ひとりをより深く理解することができます。どのような時に、病院を紹介するか（または学生の経験や資格によっては、通常の医療行為を導入するか）についての手引きは、自然療法の限界を知る助けにもなるでしょう。

　自然療法の有効性を正当に評価したいと考えている研究者には、本書のフローチャートが「病は均質である」という誤った認識を乗り越える助けになることを願います。病を標準化して考えることは対症療法を主とする医療では有効ですが、行き過ぎた単純化であり、我々が有効と信じる治療とは矛盾するのです。患者ごとに複数の療法を組み合わせる必要があることを理解すれば、「治療手順策定法」を確立す

ることが可能になり、自然療法では実際どのように患者を治療するのかをより正確に研究することにつながります。

　本書の各章は、診断のポイント、病気の概要、フローチャート、治療上の留意ポイント、そして自然療法の治療アプローチの五つのパートに分けられています。これは本書独自の構成であり、フローチャートを使って自然療法を解説する教本は他にないと思います。

　フローチャートは、診断と治療上の注意について次の三段階に分けられています。
(1) 通常医療の必要性を判断する。
(2) 治癒を妨げる要因を出来る限り除去する。
(3) 患者に合わせた自然療法プランを策定する。

　第一段階では、どのような患者に通常医療が必要なのか、または自然療法の能力を超えて悪化した症状について自然療法臨床医が理解するのを助けるためのものです。第二段階は、各患者に応じた自然療法の治療をするために、どの病因を中心に処置するのか、そしてどのような治療が必要であるかを決定するために、最も重要な診断上および治療上のポイントを示しています。慎重に組み立てられた論理の鎖を注意深く辿れば、効率良く治療の本質への理解を深めることができるでしょう。

　鋭い読者は、本書と『自然療法百科事典』の記述にいくつか矛盾があることに気づかれるかもしれません。これは、本書が『自然療法百科事典』の約3年後に書かれたもので、最新の研究成果が反映されるようにしたためです。

　本書は第1版の形式を踏襲しています。主な違いは、数種類の疾病を追加したことと、また、患者が病気や治癒のプロセスのどの段階にあるのかについて、臨床での理解を助ける「治療基本理念」の哲学的観念を表す概念的フローチャートを掲載したことにあります。

　皆さんにこの特別な本をお届けすることが出来ることを、心から嬉しく思います。
　この本が、臨床において患者に最高の治療をする助けになることと信じています。

ジョゼフ・E・ピゾルノ・Jr
マイケル・T・マレイ
ハーブ・ジョイナー-ベイ

自然療法における治療優先順位*

まず急性または緊急性の症状に対応する
自然療法理念：まずは害を与えない。

↓

健康と回復への環境を樹立
自然療法理念：病気の根底にある原因の特定と除去。
全人的治療。医師は教師。病気の予防。

生命維持システムの障害の特定と除去

有害物質の供給源を除去。
考え方と感じ方の改善。
健康的な生活習慣への転換を奨励。
神経筋骨格の構造上の問題をチェック。

健全な生活習慣と環境の整備

精神世界
自己評価
より大きな宇宙とのつながり
新鮮な空気
自然界との触れ合い
清潔な水
光線
食生活、栄養および消化
汚染のない食物
休息
運動
社会経済的要因
文化
ストレス（肉体的・精神的）
トラウマ（肉体的・精神的）
病気（病歴）
医療処置の不足または不適切
　（手術・抑圧）
肉体的・精神的な無防備、ストレス、
　トラウマ
毒物・有害物質
中毒
愛すること、愛されること
有意義な仕事
地域社会

(次頁へつづく)

(前頁のつづき)

自己治癒プロセスの活性化

自然療法理念：自然の治癒力
全人的治療。病気の根底にある原因の特定と除去。
水治療法（温冷湿布）
クラシカル・ホメオパシー
伝統的中国漢方
霊的治癒

弱った組織の回復

自然療法理念：自然の治癒力
全人的治療。病気の根底にある原因の特定と除去。
消化力の増進
排泄活動の最適化
代謝活動の最適化
免疫機能の調整
炎症反応の正常化
内分泌系バランスの正常化
自己の再生力を補助
生命の躍動力との調和へ導く

特定組織の病的症状の治療

自然療法理念：まずは害を与えない。
全人的治療。将来の病気の予防。
望ましい介入の順序：
自然療法
医薬品
手術、化学療法、放射線療法

---

* J・ゼフ、P.スナイダー、S・マイヤーズ、P・ハーマン、H・ジョイナー-ベイによる

目次

治しと癒しの統合で一人ひとりに合った治療戦略を。　帯津 良一 iii
刊行にあたって v
● 自然療法における治療優先順位 vii

疾病別 自然療法的アプローチ（五十音順）

アトピー性皮膚炎（湿疹） 1

診断のポイント 1
概要 1
治療上の留意ポイント 3
　薬用植物 5
　環境要因への配慮 6
　その他 6
自然療法の治療アプローチ 6

アフタ性口内炎（アフタ性潰瘍／口角びらん／潰瘍性口内炎） 8

診断のポイント 8
概要 9
治療上の留意ポイント 9
自然療法の治療アプローチ 11

アルコール依存症 12

診断のポイント 12
概要 13
中毒症状／禁断症状 15
アルコール代謝作用 15
治療上の留意ポイント 16
　栄養 16
　心理社会的側面 19
　その他 20
自然療法の治療アプローチ 20

アルツハイマー病 22

診断のポイント 23
概要 23
　神経病理学的特徴 24
　病因 24
診断上の留意ポイント 25
治療上の留意ポイント 28
　栄養 29
　薬用植物 31
　その他 32
自然療法の治療アプローチ 32

過換気症候群/呼吸パターン異常 ... 34

診断のポイント ... 34
概要 ... 35
診断上の留意ポイント ... 36
　正常な呼吸パターン ... 36
　典型的な症状 ... 36
　器質的原因 ... 37
治療上の留意ポイント ... 38
自然療法の治療アプローチ ... 38

過多月経 ... 40

診断のポイント ... 40
概要 ... 41
　病因 ... 42
　月経血量の推定 ... 43
治療上の留意ポイント ... 44
　薬用植物 ... 46
　天然ホルモン ... 47
自然療法の治療アプローチ ... 48
　薬草療法 ... 49
　天然ホルモン ... 49

関節リウマチ ... 50

診断のポイント ... 50
概要 ... 51
　病理 ... 52
診断 ... 54
　臨床検査とX線検査 ... 55
治療上の留意ポイント ... 56

食生活 ... 56
心理的側面 ... 57
サプリメント ... 58
薬用植物 ... 60
理学療法 ... 62
自然療法の治療アプローチ ... 63

乾癬 ... 65

診断のポイント ... 65
概要 ... 65
治療上の留意ポイント ... 67
　胃腸機能 ... 67
　肝機能 ... 68
　胆汁欠乏 ... 69
　栄養 ... 69
　心理的側面 ... 71
　理学療法 ... 71
　局所療法 ... 72
　その他 ... 72
自然療法の治療アプローチ ... 73

感染性下痢症 ... 74

診断のポイント ... 74
概要 ... 75
原因生物と症状 ... 76
　ウイルス性因子 ... 76
　細菌性因子 ... 77
　寄生性病原体 ... 78
診断 ... 78
治療上の留意ポイント ... 79
　通常医療 ... 79
　潜在的/誘発的素因 ... 79

● 目次

　　水分補給と電解質平衡 80
　　食生活 80
　　サプリメント 80
　　プロバイオティクス 81
　　薬用植物 83
　自然療法の治療アプローチ 84
　　サプリメント 84
　　薬草療法 85

がん ——自然療法による総合的支援
.... 86

　診断のポイント 86
　概要 87
　　細胞周期 88
　　種類 89
　　進行ステージ 89
　　腫瘍マーカー 90
　　性能指数 91
　　腫瘍反応の基準とその用語 91
　治療上の留意ポイント 92
　　腫瘍治療サポートの目的 92
　　臨床ケア 92
　　手術前の自然療法的サポート ... 93
　　手術前の栄養的サポート 93
　　手術後の栄養摂取 94
　　化学療法 94
　　化学療法の副作用 96
　　化学療法耐性検査 96
　　化学療法への一般的な
　　　アドバイス 97
　　放射線療法 99
　　放射線治療中の自然療法的
　　　サポート 100
　　放射線増強 100

　　抗酸化物質、化学療法および
　　　放射線 101
　　臨床試験 102
　　食生活 102

原虫腸管感染 103

　診断のポイント 103
　概要 103
　診断上の留意ポイント 104
　治療上の留意ポイント 104
　　薬用植物 104
　自然療法の治療アプローチ 105
　　薬草療法 105

更年期障害 106

　診断のポイント 106
　概要 107
　　エストロゲン補充療法 108
　　cHRTとnHRTの
　　　リスク・ベネフィット 108
　　HRTのリスク 109
　　冠動脈疾患 110
　　脳卒中 111
　　胆石症 111
　　不明瞭な分野 111
　　天然ホルモン 112
　　タスクフォースによる提言 ... 113
　　HRTの種類 114
　　持続併用ホルモン補充療法 ... 115
　　エストロゲンの形態 115
　　閉経周辺期と更年期の主症状 ... 115
　治療上の留意ポイント 117

xi

食生活	118
サプリメント	119
薬用植物	119
生活習慣	121
天然の局所療法剤	121
自然療法の治療アプローチ	**121**
食生活	122
サプリメント	122
薬草療法	122
生活習慣	122

肛門科疾患 ... 123

肛門直腸の解剖学的構造	**123**
肛門疾患	**130**
痔瘻と肛門膿瘍	130
肛門陰窩炎	131
肛門裂傷	131
痔疾	133
肛門周囲の皮膚科疾患	**137**
尖圭コンジローム	137
扁平コンジローム	137
クラミジア性リンパ肉芽腫症	137
ヘルペス	138
毛巣嚢胞	138
一過性直腸痛	139
直腸炎	139
肛門そう痒症	140
自然療法の治療アプローチ	**141**

骨粗鬆症 ... 143

| **診断のポイント** | **143** |
| **概要** | **143** |

病理	143
危険因子	144
ホルモン因子	146
その他	147
診断上の留意ポイント	**148**
骨代謝の臨床検査	150
治療上の留意ポイント	**150**
医薬品	151
生活習慣	151
サプリメント	154
自然療法の治療アプローチ	**157**

子宮筋腫 ... 159

診断のポイント	**159**
概要	**159**
診断	**161**
治療上の留意ポイント	**162**
食生活	162
サプリメント	163
薬用植物	163
植物性エストロゲン	164
天然プロゲステロン	165
自然療法の治療アプローチ	**166**
サプリメント	166
薬草療法	166
局所療法	167

子宮内膜症 ... 168

診断のポイント	**168**
概要	**168**
診断上の留意ポイント	**169**
治療上の留意ポイント	**169**

食生活 ... 169
サプリメント ... 171
薬用植物 ... 172
その他 ... 173
自然療法の治療アプローチ ... 173
食生活 ... 173
サプリメント ... 173
薬草療法 ... 174

歯周病 ... 175

診断のポイント ... 175
概要 ... 175
病理 ... 176
治療上の留意ポイント ... 179
薬用植物 ... 181
自然療法の治療アプローチ ... 182

情動障害（うつ病） ... 183

診断のポイント ... 183
うつ病 ... 186
概要 ... 186
治療上の留意ポイント ... 188
自然療法の治療アプローチ ... 196
双極性（躁病）うつ病と軽躁 ... 197
概要 ... 197
治療上の留意ポイント ... 198
自然療法の治療アプローチ ... 199
季節性情動障害（SAD） ... 199
概要 ... 199
治療上の留意ポイント ... 199
自然療法の治療アプローチ ... 200

女性の抜け毛 ... 201

診断のポイント ... 201
概要 ... 201
毛周期の生理学 ... 201
治療上の留意ポイント ... 202
女性の薄毛の原因 ... 202
女性型脱毛症 ... 202
薬の副作用 ... 204
栄養素欠乏症 ... 204
甲状腺機能低下症 ... 205
抗グリアジン抗体 ... 205
セリアック病の診断における
　重要な特徴 ... 205

じんま疹 ... 206

診断のポイント ... 206
病理・病態 ... 207
原因 ... 208
物理的じんま疹 ... 208
自己免疫性じんま疹 ... 209
薬剤誘発性じんま疹 ... 210
食物アレルギー ... 211
食品添加物 ... 211
食用香料 ... 212
食品保存料 ... 212
感染症 ... 213
治療上の留意ポイント ... 214
診断 ... 214
理学的検査と病歴 ... 214
臨床検査 ... 215
サプリメント ... 215
自然療法の治療アプローチ ... 216

理学療法 ... 216

セルライト ... 217

診断のポイント ... 217
概要 ... 217
 組織学的特徴 ... 217
臨床像 ... 218
 4段階の分類 ... 218
治療上の留意ポイント ... 219
 生活習慣 ... 220
 局所療法 ... 220
 薬用植物 ... 220
自然療法の治療アプローチ ... 221
 薬草療法 ... 221

線維筋痛症候群 ... 222

診断のポイント ... 222
 鑑別診断 ... 223
概要 ... 224
 その他の代謝調節療法 ... 226
治療上の留意ポイント ... 227
 甲状腺臨床検査 ... 227
自然療法の治療アプローチ ... 231
 FMSの状態評価 ... 231
 患者の安全 ... 232
 甲状腺ホルモン療法 ... 232
 食生活 ... 232
 サプリメント ... 232
 代謝を害する薬の中止 ... 233

喘息 ... 234

診断のポイント ... 234
概要 ... 235
 原因 ... 236
治療上の留意ポイント ... 238
 食生活 ... 239
 栄養 ... 240
 薬用植物 ... 242
自然療法の治療アプローチ ... 245

単純ヘルペス ... 247

診断のポイント ... 247
概要 ... 247
 診断 ... 248
治療上の留意ポイント ... 248
 局所療法 ... 250
自然療法の治療アプローチ ... 250

中耳炎 ... 252

診断のポイント ... 252
 急性中耳炎 ... 252
 慢性／浸出性中耳炎 ... 253
概要 ... 253
 標準治療 ... 254
 原因 ... 255
治療上の留意ポイント ... 255
自然療法の治療アプローチ ... 257

つわり 259

診断のポイント 259
概要 259
治療上の留意ポイント 260
- 心理的、情緒的および
  生活習慣 260
- 栄養 260
- 薬用植物 261
- その他 262
自然療法の治療アプローチ 262
- 心理的、情緒的および
  生活習慣 262
- 食生活 263
- サプリメント 263
- 薬草療法 263

パーキンソン病 264

診断のポイント 264
概要 266
- 病因 266
- 遺伝的要因 266
- アポトーシス 267
- 有害物質への曝露 267
- 酸化ストレスとグルタチオン欠乏 268
- 解毒不全 268
診断上の留意ポイント 269
治療上の留意ポイント 270
- 通常医療 270
- 食生活 271
- ケトン誘発食 271
- 低タンパク食 271
- デトックス 272

栄養上の留意ポイント 272
- 5-HTP 272
- 抗酸化物質 272
- グルタチオン 273
- ビタミンB群、葉酸 273
- コエンザイムQ10 274
- メラトニン 274
- 還元型ニコチンアミドアデニンジヌクレ
  オチド 275
- ホスファチジルセリン 275
- クレアチン 276
- 薬用植物 276
その他の留意ポイント 278
- 喫煙 278
- エストロゲン 278
- 微弱電磁場 278
- 催眠療法 279
自然療法の治療アプローチ 279
- 食生活 279
- 生活習慣 280
- 栄養 280
- 薬草療法 280
- 通常の薬物療法 280

肥満症 282

診断のポイント 282
概要 283
- BMIによる分類 284
- 罹患率 284
- 肥満症のタイプ 286
要因 287
- 生理学的要因 287
- 食事誘発性体熱産生 289
- 低セロトニン説 290

xv

治療上の留意ポイント 290
　　行動療法 291
　　食生活 291
　自然療法の治療アプローチ 294
　　サプリメント 294
　　薬草療法 294
　　間接的体脂肪組成計測法 294

不眠症 296

　診断のポイント 296
　概要 296
　　睡眠時無呼吸症候群 297
　　正常な睡眠パターン 299
　　十分な睡眠時間の必要性 300
　治療上の留意ポイント 300
　　セロトニン前駆体と
　　　補因子による治療 301
　　むずむず脚（レストレスレッグ）症候群と
　　　夜間ミオクローヌス 302
　　薬用植物 303
　自然療法の治療アプローチ 304

片頭痛 305

　診断のポイント 305
　概要 305
　　分類 306
　　病理 308
　治療上の留意ポイント 310
　　薬物反応 310
　　食生活 311
　　サプリメント 313
　　理学療法 314

　　薬用植物 315
　　ホルモン 316
　自然療法の治療アプローチ 317
　　ホルモン療法 318
　　薬草療法 318
　　理学療法 319
　　ヒスタミン誘発性頭痛に
　　　関わる因子 322

扁平苔癬 324

　診断のポイント 324
　概要 325
　治療上の留意ポイント 326
　　サプリメント／薬用植物 327
　　グリチルレチン 328
　自然療法の治療アプローチ 328
　　サプリメント 328

膀胱炎 329

　診断のポイント 329
　概要 329
　　原因 329
　診断 330
　　検体採取 331
　　尿検査 332
　治療上の留意ポイント 333
　　一般的な治療法 333
　　サプリメント 334
　　薬用植物 334
　自然療法の治療アプローチ 335

● 目次

ポルフィリン症 ... 338

- 診断のポイント ... 338
- 概要 ... 339
  - 分類 ... 339
  - 肝性ポルフィリン症の
    - 兆候と症状 ... 340
  - 生化学 ... 341
  - 発現 ... 341
  - 病因 ... 342
  - 診断 ... 343
- 治療上の留意ポイント ... 344
  - 発症と悪化因子 ... 344
  - 栄養 ... 346
- 自然療法の治療アプローチ ... 347

慢性カンジダ症 ... 348

- 診断のポイント ... 348
- 概要 ... 348
- 診断 ... 349
- 治療上の留意ポイント ... 349
  - 食生活 ... 352
  - 低酸症 ... 352
  - 免疫機能亢進法 ... 352
  - 解毒の促進 ... 353
  - プロバイオティクス ... 353
  - 天然抗真菌薬 ... 353
- 自然療法の治療アプローチ ... 354

慢性疲労症候群 ... 356

- 診断のポイント ... 356

- 疫学 ... 358
- 診断 ... 359
- 治療上の留意ポイント ... 359
  - 食生活 ... 362
  - サプリメント ... 362
  - その他 ... 363
  - 薬用植物 ... 363
- 自然療法の治療アプローチ ... 364

免疫力強化 ... 366

- 診断のポイント ... 366
- 概要 ... 367
- 治療上の留意ポイント ... 368
  - 生活習慣 ... 368
  - 食生活 ... 368
  - 栄養 ... 368
  - 薬用植物 ... 370
- 自然療法の治療アプローチ ... 371
  - 生活習慣 ... 371
  - サプリメント ... 371
  - 薬草療法 ... 371

付録

- ■**資料1**：健康的な献立作りに役立つ食品リスト(食品の基本単位一覧表) ... 373
- ■**資料2**：塩酸サプリメントの使用法（患者用） ... 380
- ■**資料3**：ローテーション式食事療法：基本プランIおよびII ... 381
- ■**索引** ... 384

xvii

疾病別 自然療法的アプローチ　　　　　　　　　　　　　　● アトピー性皮膚炎

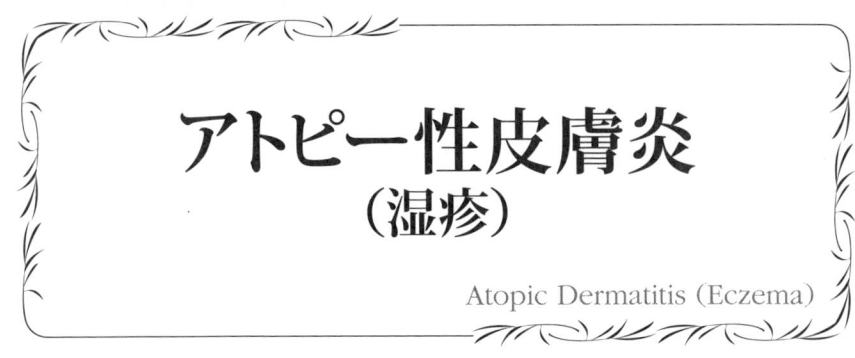

アトピー性皮膚炎
（湿疹）
Atopic Dermatitis (Eczema)

診断のポイント

◎ 慢性、掻痒症、炎症性の皮膚症状
◎ 皮膚の乾燥と角質増殖
◎ 表皮剥離、丘疹、湿疹（紅斑、滲出液、表皮内に小水泡を形成する鱗屑化）、苔癬（色素沈着と肥厚化し筋・皺が目立つ斑）
◎ ひっかき、こすれによる苔癬が、肘前と膝窩の屈曲部に好発
◎ アトピーの個人または家族歴

概要

人口の 2.4％～7％に見られる一般的疾患。

- **即時過敏症疾患**：80％の患者で血清免疫グロブリンEが上昇している。すべての患者が、皮膚放射性アレルゲン吸着試験およびその他のアレルギー検査で陽性。3分の2は家族にもアレルギー歴がある。多くはアレルギー性鼻炎や喘息を併発する。除去食療法により多くが改善する。
- **皮膚の生理学および解剖学的異常**：異常の種類によってアトピー性皮膚炎の症状も個々に異なる。掻痒刺激への閾値低下（サブスタンスP過剰の可能性）、β-アドレナリンの部分的遮断によるα-アドレナリン作用体とコリン作動物質に対する過敏症（レセプター部位非感受性）。保水力の低下した乾燥して角質増殖の皮膚（乾燥：亜鉛または甲状腺ホルモン欠乏、角質化：ビタミンA欠乏の可能性）擦ったり掻いたりによる苔癬化（膜脆弱性の可能性）、皮膚上に細菌が大量に発生（コアグラーゼ陽性の黄色ブドウ球菌）（免疫不全）。

1

- **下眼瞼皺襞(デニー=モーガン徴候)**：下瞼の二重じわと圧力が加わってできる血管収縮(白色皮膚描記症)。
- **小児の悪化予測**：生後1年以内に発症した湿疹では、アトピー病歴(喘息、花粉症、またはその両方)、および都会生活(人種に関わらず)は重症化リスクがある。
- **免疫異常**：cAMP-ホスホジエステラーゼ活性の亢進とプロスタグランジン前駆体の減少により、白血球のサイクリックアデノシン一リン酸(cAMP)が減少している。細胞内cAMP減少はヒスタミン放出を増加させ、殺菌作用の低下をもたらす。
- **血清殺菌作用不全(補体副反応経路[ACP])**：イヌリン含有のハーブ(ゴボウ[*Arctium lappa*]およびセイヨウタンポポ[*Taraxacum officinale*]の根)によって殺菌作用を回復し、cAMPが増加する可能性がある。イヌリンはACP増強作用がある。
- **皮膚叢**：90%のアトピー性皮膚炎の患者の皮膚叢では、病原性黄色ブドウ球菌が支配的であり、ブドウ球菌感染症に特にかかりやすくなる。

アトピー性皮膚炎

通常医療の必要性の有無を判断
- 情緒的緊張 → 必要に応じてカウンセリングを紹介

治癒を妨げる要因を除去
- かゆみ → グリシルレチン酸、カモミール、またはウィッチヘーゼルの局所塗布
- 食物アレルギー → 4日間のローテーション式食事療法*、食物アレルゲンを1年間除去、動物性食品の制限、脂質の豊富な海洋魚を摂取
- 環境アレルギー → 環境中のアレルゲン物質を特定し、できる限り取り除く
- カンジダ → 抗カンジダプロバイオティクス療法
- 甲状腺機能低下症 → 甲状腺サポート療法
- 掻破 → リコリス/カモミールによる局所療法、行動修正

● アトピー性皮膚炎

- **細胞性免疫欠損症**：皮膚の単純疱疹、種痘疹、伝染性軟属腫および尋常性疣贅感染にかかりやすい。その他、遅延型過敏症、皮膚アネルギーを低減し、有系分裂促進物質と抗原への in vitro のリンパ球反応が低下。寛解期には細胞媒介性の障害は正常化するが、悪化時にはまた異常が表れる。

治療上の留意ポイント

- **食物アレルギー**：アトピー性皮膚炎で主要な役割を果たす。母乳で育てると、アトピー性皮膚炎（およびアレルギー全般）の予防になる。母乳で育った乳児がアトピー性皮膚炎になった場合は、母乳中の抗原が移行した結果である。母親は一般的な食物アレルゲン（牛乳、卵、ピーナツ、魚、大豆、小麦、柑橘類、およびチョコレート）を避けること。幼児や人工乳哺育の場合、牛乳、卵、およびピーナツが最も一般的なアトピー性皮膚炎を誘発する食品である。実質的には、すべての食品が

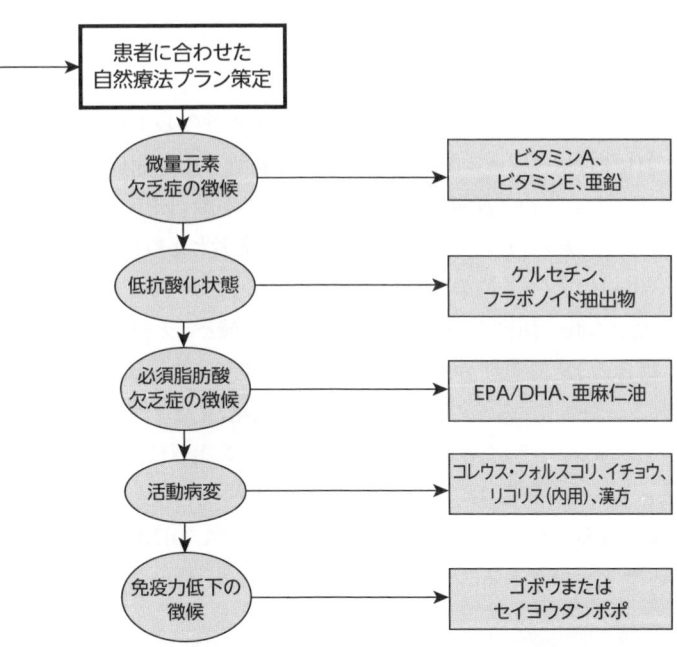

＊付録の「資料3」を参照

原因物質になり得る。食物アレルギーの診断には、除去食療法と抗原投与が最適である。湿疹のアレルゲン検査方法：酵素結合免疫吸着検査法（ELISA）によるIgE および IgG4。食物アレルギーは"消化管の漏れ"つまり、消化管の透過性が亢進し免疫系により多くの抗原負荷がかかることに関わっており、それがさらなるアレルギーの発現を招く。アレルゲン性の食物を除去することで、新たなアレルギーの発症を阻止することができる。1 年間、食物アレルゲンを除去することで、アレルギーを根治できる場合がある。1 年後の 5 大アレルゲン（卵、牛乳、小麦、大豆、ピーナツ）のアレルギー根治率は 26%でその他の食品で 66%。

● **カンジダ・アルビカンス（Candida albicans）**：消化管内で異常発生した場合、アトピー性皮膚炎を含むアレルギー疾患の原因因子となる。アトピーでは抗カンジダ抗体の増加が起こりやすく、病巣の重症度はカンジダに対する IgE 抗体のレベルと関連している。抗カンジダ療法によって著しくアトピー性皮膚炎が改善する場合がある。腸内菌叢はアトピー性皮膚炎で主要な役割を果たす。プロバイオティクスは特に有効でラクトバチルス・ラムノサス GG（Lactobacillus rhamnosus）単独またはラクトバチルス・ロイテリ菌（Lactobacillus reuteri）との併用で乳児のアトピー性皮膚炎または牛乳アレルギーが軽快する。プロバイオティクスはアレルギー体質（皮膚プリックテストで陽性）の患者にはより高い効果が表れる。

● **必須脂肪酸およびプロスタグランジン代謝**：アトピー性皮膚炎患者の必須脂肪酸とプロスタグランジンの代謝には、リノール酸濃度上昇、長鎖多価不飽和脂肪酸（γ-リノレン酸とアラキドン酸）および ω-3 脂肪酸（エイコサペンタエン酸[EPA]とドコサヘキサエン酸[DHA]）の減少などの変化が見られる。健常者と比較すると血漿中脂質とリン脂質合計中のリノール酸の割合は大きく、オレイン酸は低い。ω-3 脂肪酸の ω-6 に対する割合も低い傾向がある。ジホモ γ-リノレン酸とアラキドン酸の血漿中脂質における割合の著しい低下がないことから、δ-6 デサチュラーゼの損傷がないことが推察される。魚油による EPA および DHA の補給、または油分の多い養殖でない魚（サバ、ニシン、サケ）を多く食べるだけでも、膜リン脂質におけるω-3 脂肪酸が増加する。血漿リン脂質中の DHA 増加は、臨床的改善度と相関性がある。DHA の増加には亜麻仁油よりも魚油が効果が高く、EPA/DHA のサプリメントか、養殖でない冷水魚を食べることによって、亜麻仁油よりも良い結果を得られると思われる。

● **過剰なヒスタミン放出の抑制**：cAMP 生産亢進および（または）cAMP ホスホジエステラーゼ阻害作用のある物質は、ヒスタミンへの転路を抑制してアトピー性皮膚炎患者の炎症プロセスを抑える。コレウス・フォルスコリ（Coleus forskohlii）は

cAMP 増強作用がある。また多くの植物がジエステラーゼ阻害作用を持つが、リコリス（カンゾウ）(*Glycyrrhiza glabra*) は中でも強い作用がある。ケルセチンとヒペロシド、フラボンであるオリエンチンとビテキシン、およびフラバノンのナリンジンといったフラボノイド類も cAMP ホスホジエステラーゼを阻害する。一般的なフラバノールであるルチンの活性はケルセチンの活性の 10 分の 1。ビルベリー（*Vaccinium myrtillus*）、ダマスクローズ（*Rosa damascena*）、ヘンルーダ（*Ruta graveolens*）、ブラックソーン（*Prunus spinosa*）、オオサンザシ（*Crataegus pentagyna*）から採集したフラボノイドのエキスは cAMP ホスホジエステラーゼの最も強力な阻害物質であると同時に、マスト細胞の脱顆粒をも阻害する。フラボノイドが豊富なエキス（グレープ・シード、松の樹皮、緑茶、イチョウ）は効果があると思われる。イチョウのテルペン（ギンコグリド）はアトピー性皮膚炎の重要な媒介物質である血小板活性化因子（PAF）に拮抗する。PAF は好中球活性化、血管透過性の亢進、平滑筋の収縮（気管支収縮）、冠動脈の血流抑制などに主要な役割を果たす。ギンコグリドと PAF は結合部位で競合関係にある。ギンコグリドとイチョウ葉エキス（24%イチョウフラボン配糖体、テルペノイド 6%で標準化）は著しい抗アレルギー作用を示す。

- **亜鉛**：亜鉛レベルの低下はアトピー性皮膚炎患者には多発する。必須脂肪酸の代謝は非常に重要である（δ-6-デサチュラーゼを亜鉛は必要とする）。
- **ビタミン E**：1 日 400IU を 8 ヵ月間継続摂取すると、60%の患者が著しい回復を見せ、血清 IgE が大幅に低下した。

薬用植物

内用と外用がある。

- **リコリス（*Glycyrrhiza glabra*）**：カンゾウ。内用にも外用にも使用できる。内用では、抗炎症と抗アレルギー作用がある。
- **漢方薬**：二重盲検交差試験法を実施。その処方はリコリスと、ボウフウ（*Ladebourieallla seseloides*）、カワラサイコ（委陵菜）(*Potentilla chinensis*)、イレイセン（*Clematis chinensis*）、小木通（*Clematis armandi*）、ジオウ（*Rehmania glutinosa*）、シャクヤク（*Paeonia lactiflora*）、ササクサ（*Lophatherum gracile*）、ハクセン（*Dictamnus dasycarpus*）、ハマビシ（*Tribulus terrestris*）、ケイガイ（*Schizonepeta tenuifolia*）であった。この処方では、成人、小児ともに著しい客観的および主観的回復が見られたが、多くの患者が煎じ薬のまずさを訴えた。将来的には錠剤やカプセルが製造されるかもしれない。

局所的使用では、市販の製剤で純粋なグリシルレチン酸を含有するものが、湿疹、接触皮膚炎とアレルギー性皮膚炎、乾癬に対して、ヒドロコルチゾン局所適用と似た効果がある。

環境要因への配慮

環境への感受性（チリダニ[*Dermatophagoides pteronyssinus*]および洗剤）はアトピー性皮膚炎の一因となる。

- **チリダニ**：喘息と鼻結膜炎の同時発生は、シーツ、布団の交換や濾過集塵装置の使用によるチリダニ駆除によって最も効果が得られる。皮膚の感受性：衣服と自分用の石鹸を低アレルギー性の製品に替える。
- **電磁波**：携帯電話の1時間の連続使用は、湿疹のある成人においてホコリと花粉へのアレルギー反応が亢進する。電磁波は血漿サブスタンスPと血管作用性小腸ペプチドも増加させる。
- **精油**：ラベンダー、ジャスミン、およびローズウッドの精油への反復的な気中浮遊曝露（アロマランプによる）が原因となった症例がある。天然物質でもアレルギー反応を促進する場合がある。完全自然療法は吟味して選択し、厳密な監視を行うこと。

その他

- 甲状腺機能低下と湿疹がある患者には乾燥甲状腺製剤によく反応する。
- 搔破による刺激はアトピー性皮膚炎を増悪させる。これはバクテリアの進入を助け、苔癬化を促進するため。痒みを抑制する因子は治癒を促進し、再発を予防する。ある種の行動修正技法は掻くことによる症状の増悪を抑制する。
- **情緒的緊張**：アトピー性皮膚炎の痒みを増悪させる。アトピー性皮膚炎患者は不安、敵意、神経症が対照群よりも多い。精神療法は、数名の患者でコルチコステロイド使用を2年間低減した。

自然療法の治療アプローチ

潜在する代謝異常の治療をしながら、痒みの緩和と予防を図る。食物と環境アレルギーの原因を特定し、それを管理する。プロスタグランジンの代謝を正常化し、免疫系のバランスを整える。

- **食生活**：4日間のローテーション式食事療法（付録の「資料3」を参照）を行い、主

要なアレルゲン(牛乳、卵、ピーナツ、は81%の症例に関わる)を除去。改善するに従って、徐々にアレルゲンを再導入し、ローテーション式食事療法の厳格性を緩める。動物性食品の制限と養殖でない脂肪分の多い魚類(サケ、サバ、イワシ、オヒョウ)を増やす。

- **サプリメント：**
    - ビタミン A：1日50,000IU
    - ビタミン E：1日400IU(各種トコフェロールを混合で)
    - 亜鉛：1日50mg(症状が改善したら減少させる)
    - ケルセチン：200〜400mgを1日3回(食前5〜10分前)
    - EPAとDHA：1日にそれぞれを540mgと360mg(または亜麻仁油を1日10g)
    - 月見草オイル：1日3000mg
    - プロバイオティクス：毎日、アシドフィルス菌とビフィズス菌の生菌細胞を10億〜100億個

- **薬用植物(1日3回)：**
    - ゴボウまたはセイヨウタンポポ：乾燥根2〜8gの浸剤または煎剤、または流エキス(1：1)を4〜8ml(小さじ1〜2杯)、チンキ(タンポポのアルコールベースのチンキは大量に服用する必要があるため、推奨しない)、生の根の絞り汁4〜8ml(小さじ1〜2杯)、粉末エキス(4：1)250mg〜500mgのいずれか
    - コレウス・フォルスコリ：フォルスコリン18%で標準化されたもの50mg(フォルスコリン 9mg)
    - リコリス：根の粉末1〜2g、あるいは流エキス(1：1)2〜4ml、乾燥粉末エキス(4：1)250〜500mgのいずれか

- **局所療法：** 市販のグリシルレチン酸含有製剤、カモミール製剤、ウィッチヘーゼル製剤のいずれか。

- **役に立つアイデア：** 発汗と粗い繊維の衣類を避ける。洗濯は肌に優しい洗剤で、念入りにすすぐ。刺激性化学物質への曝露を避ける。沈静作用のあるローション(酸化亜鉛)の局所塗布によって、痒みを和らげるが、脂っぽい製剤は汗腺をふさぐため、使用は最低限にとどめる。

- **心理的要因：** 患者が強い不安、敵意、または神経症を抱えていないか診断する。必要に応じてカウンセリングを勧める。

アフタ性口内炎
（アフタ性潰瘍/口角びらん/潰瘍性口内炎）

Aphthous Stomatitis (Aphthous Ulcer/Canker Sore/Ulcerative Stomatitis)

診断のポイント

◎ 口腔の様々な場所に現れる、単発または多発の浅い有痛性潰瘍
◎ 潰瘍の大きさは直径1〜15㎜、境界が鮮明で赤く縁取られ、しばしば偽膜に覆われている
◎ 7〜21日で治癒するが、しばしば再発する

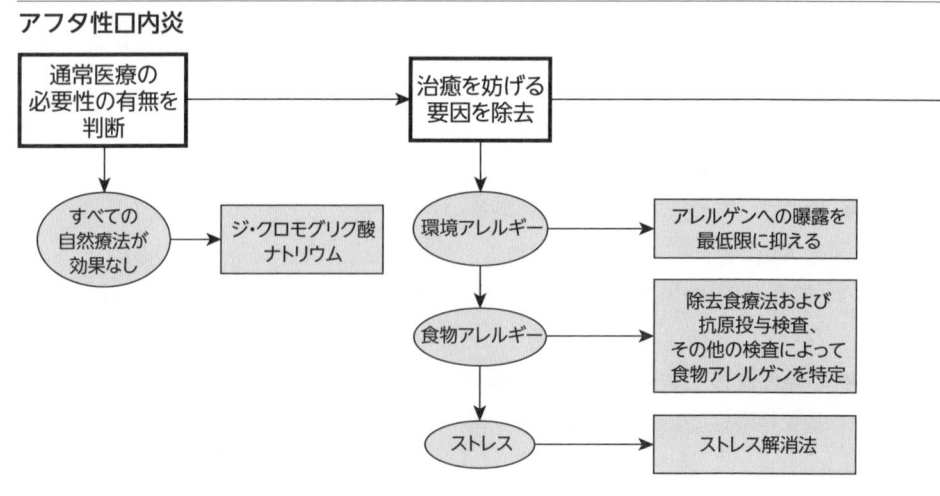

8

● アフタ性口内炎

概要

再発性アフタ性口内炎（またはアフタ性潰瘍あるいは潰瘍性口内炎）は人口の20%に頻発する疾患。病因：食物アレルギー（グルテンなど）、ストレス、および（または）栄養欠乏による。患部は各種炎症性細胞の浸潤のある粘膜潰瘍。病変：粘膜潰瘍に各種wの炎症細胞の浸潤がある。前潰瘍および治癒段階にヘルパーT細胞が優勢であること。サプレッサーT細胞が潰瘍期に優勢であること。原因：口腔粘膜の免疫システムの調節異常。免疫機能障害の重要な特徴：口腔粘膜へのリンパ単核球浸潤と血球凝集抗体。マイトジェンに対するリンパ球の反応低下。血流中の免疫複合体の増加。ナチュラルキラー細胞の活性の変動。好中球の接着能亢進。腫瘍壊死因子 α の放出。マスト細胞の関与。

治療上の留意ポイント

- **食物および環境アレルゲン**：アフタ性口内炎と食物抗原への血清抗体の増加とアトピーの関わりは、アレルギー反応の関与を強く示唆する。IgEが結合した白血球はアフタの病巣で増加するが、マスト細胞は再発性潰瘍の前駆症状的段階から組

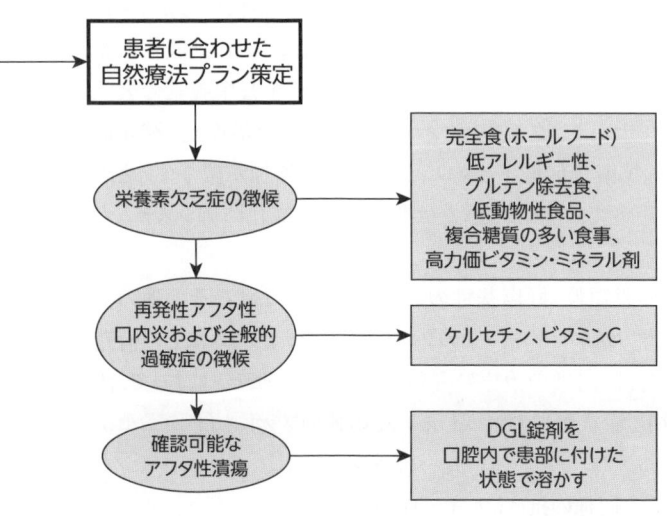

織内で増加している。このマスト細胞の脱顆粒は病巣の発生に関わっている。除去食療法が効果的。アレルゲンは食品であるとは限らず、一般的なのは安息香酸、シンナムアルデヒド、ニッケル、パラベン類、重クロム酸塩、ソルビン酸などである。アレルゲン除去によって、通常は完全な治癒あるいは著しい改善が得られる。

- **グルテン過敏症**：多くの症例で、グルテン過敏症がアフタ性口内炎の主要な病因である。セリアック病患者はアフタ性口内炎発症率が高くなる。アフタ性口内炎の患者へ空腸の生検をすると、セリアック病に典型的な絨毛萎縮と食物アレルゲンに対する免疫反応が確認される。グルテンは口腔内粘膜に直接作用するか、またはセリアック病とは異なった小腸の機能的変異を引き起こす。グルテン過敏性腸疾患は栄養素欠乏症を引き起こすグルテンの除去によってセリアック病を罹患しているアフタ性口内炎患者は完全に寛解し、それ以外の患者でも改善が見られる。絨毛萎縮がない場合でも、グルテン過敏症はアフタ性口内炎を引き起こす。アフタ性口内炎患者の α グリアジン抗体を測定すること。
- **ストレス**：アフタ性口内炎の悪化因子で宿主防御因子の損傷を示唆する。
- **栄養素欠乏**：粘膜上皮の代謝回転が速いことから、口腔ではしばしば栄養素欠乏が最初に発現する。最も顕著なのがチアミン（ビタミン B_1）欠乏によるものである。アフタ性口内炎患者は、トランスケトラーゼ（チアミン依存酵素）濃度が対照群に比較wして低下している。また患者群の方が栄養素欠乏症もずっと多く、14.2%が鉄、葉酸、ビタミン B_{12}、の欠乏症またはその複数の併発があり、28.2%がビタミン B_1、B_2、または B_6 が不足している。これらの欠乏症が解消すると、大多数が緩解する。亜鉛（50mgの亜鉛元素）を毎日1ヵ月継続するとアフタが軽快し、3ヵ月間再発が抑制された。アフタ性口内炎患者における栄養素不足は、酸化-抗酸化状態のバランスが酸化に傾いていることの説明になるであろう。つまり、栄養素の欠乏による、赤血球中のカタラーゼおよびグルタチオンペルオキシダーゼ活性と抗酸化能レベルの低下と、血漿中の抗酸化能低下とマロンジアルデヒド増加が関与すると思われる。アフタ性口内炎患者では、酵素的または非酵素的抗酸化防御システムが損なわれる。
- **ケルセチン**：マスト細胞の脱顆粒、好塩基性のヒスタミン放出、およびその他の炎症媒介物質の形成を阻害。抗アレルギー薬のクロモグリク酸ナトリウムはその構造や機能が似ており、アフタ性口内炎の治療に有効である。ケルセチンによって、潰瘍の形成がない日が増加し症状がやや軽快した。その他のフラボノイド（アカセチン、アピゲニン、クリシンおよびフロレチンを含む。カテキン、フラボン、モリン、ルチンあるいはタクシフォリンは除く）も同様の抗アレルギー作用がある。

● **グリチルリチン除去リコリス（DGL）**：アフタ性口内炎の治癒促進効果があると思われる。DGL 溶解液によるうがい（200mgの粉末 DGL を 200mℓの温水に溶かしたもので1日4回）で、1日のうちに患者の 75%で 50～70%の改善が見られた。3日目には完全に治癒した。DGL の錠剤はさらに便利かつ有効である。口腔内の患部付近で溶かして使う。

自然療法の治療アプローチ

アフタ性口内炎の発症因子は単一ではない。しかし、潜在的な潰瘍が生じやすい性質の発現が、これらの要因によって促進されると思われる。潜在的な問題とは、グルテン過敏症と栄養素欠乏であろう。抗炎症作用のある栄養素を利用するとよい。

● **食生活**：動物性食品を控え、複合糖質を多く摂る。特定したアレルゲン、グルテンの供給源（穀類）は除去する。
● **サプリメント**：
　　―ビタミン C：1日 1,000mg
　　― 高力価総合ビタミン・ミネラル剤
　　― DGL：380mgのチュアブル錠 1～2 個を直接患部に触れさせる

アルコール依存症

Alcoholism

診断のポイント

◎ **アルコール離脱時に発現する症状：**振戦、痙攣、幻覚、せん妄
◎ 飲酒によるどんちゃん騒ぎ（48 時間以上の飲酒により通常の義務を果たすことが

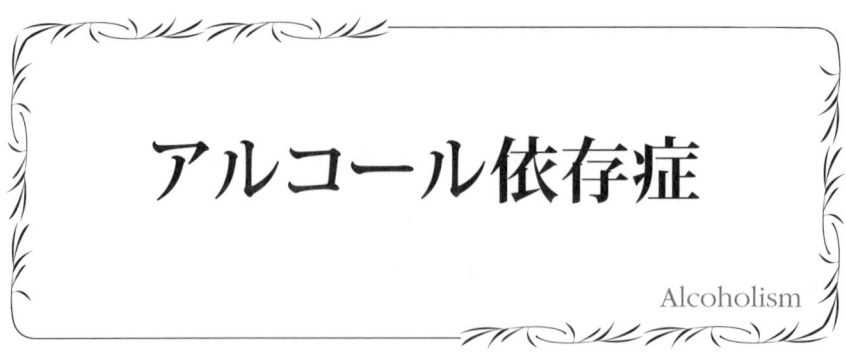

アルコール依存症

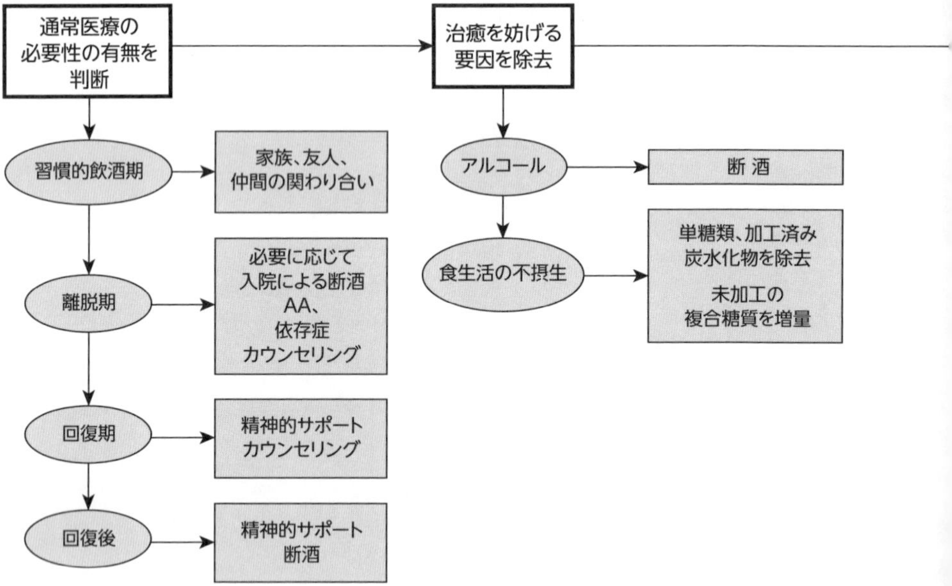

● アルコール依存症

出来なくなる)、ブラックアウト(黒くらみ)
◎ **アルコール起因の疾患**：肝硬変、胃炎、膵炎、筋疾患、多発性神経炎、脳変性
◎ **アルコール過剰摂取の身体的徴候**：呼気のアルコール臭、顔面紅潮、振戦、斑状出血
◎ **アルコール過剰摂取の心理・社会的徴候**：抑うつ、友人を失う、飲酒運転による逮捕、隠れて飲酒する、朝食前の飲酒、よく事故を起こす、無断欠勤

概要

世界保健機構(WHO)の定義：文化的な許容範囲を超えた飲酒や健康・社会関係を損なう飲酒。

- **社会的影響**：死亡率の増加：10～12年の寿命短縮。男性の死亡率が2倍に、女性は3倍に。自殺率が6倍。25～44歳の男性における4大死因(事故、殺人、自殺、肝硬変)の主因。経済的損害。健康上の影響：細胞全体の代謝障

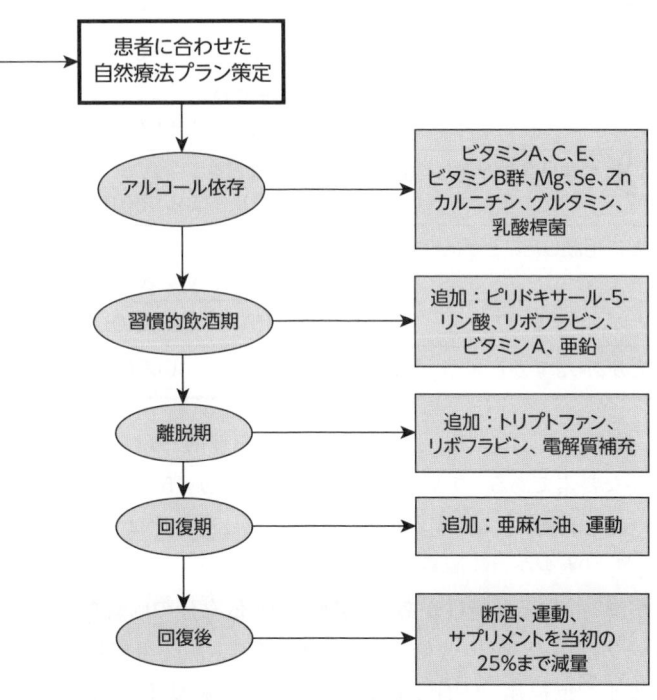

害。中毒。禁酒による禁断症候群。栄養素欠乏症。脳変性。脳萎縮。精神障害。食道炎。胃炎。潰瘍。口腔・咽頭・喉頭・食道ガンのリスク上昇。膵炎。脂肪肝、肝硬変。不整脈。心筋変性。高血圧。狭心症。低血糖症。タンパク質合成不全。血清・肝臓トリグリセリドの増加。血清テストステロン減少。筋疾患。骨粗しょう症。酒さ、クモ状静脈。凝固障害。

- **胎児への影響**：発育遅滞。精神遅滞。胎児性アルコール症候群。催奇形性。
- 米国には 1,800 万人のアルコール依存症患者がいるが、多くは家族や友人によって公にはされない。

簡易ミシガン・アルコール依存症スクリーニング検査（MAST）では検査結果が 5 ポイント以上でアルコール依存症であると判定している。

1. あなたは自分を正常な飲酒者だと思いますか？	はい(0)	いいえ(2)
2. 知人や親戚はあなたを正常な飲酒者だとみなしていますか？	はい(0)	いいえ(2)
3. アルコホーリックス・アノニマス(断酒会)の集会に出席したことがありますか？	はい(5)	いいえ(0)
4. 飲酒が原因で友人や恋人を失ったことがありますか？	はい(2)	いいえ(0)
5. 飲酒が原因で仕事に支障を来したことがありますか？	はい(2)	いいえ(0)
6. 飲酒により連続して仕事や義務を怠り、家族を無視したことがありますか？	はい(2)	いいえ(0)
7. 大酒を飲んだ後、振戦せん妄、つまり身体が激しく震え、幻聴、幻覚などを経験したことがありますか？	はい(2)	いいえ(0)
8. 自分の飲酒についてだれかに相談したことがありますか？	はい(5)	いいえ(0)
9. 飲酒が原因で入院したことがありますか？	はい(5)	いいえ(0)
10. 飲酒運転で逮捕されたことがありますか？	はい(2)	いいえ(0)

- **病因**：明確ではない。複数の要因による。遺伝的、生理的、心理的、および社会的要因すべてが重要な要素である。アルコール依存症の 35% が 15～19 歳の間に発症し始め、80% は 30 歳までに発症。男性により多いが、男女比は 2：1 に上昇中。女性は男性よりも少ない飲酒量で発症。

抗体仲介性のメカニズムが働いている可能性がある。アルコール依存症の両親を持つ子供は、そうでないグループと比較して 4～5 倍、アルコール依存症に陥る可能性が高い。遺伝マーカーとの関連：色視症、ABH、HLA-B13 抗原非分泌型、低血小

板モノアミン酸化酵素。生化学研究により、人種によるアルコール依存症への感受性にはアルコール脱水素酵素多形性が強く関わることが判明。

中毒症状／禁断症状

- **中毒症状の徴候**：中枢神経系の抑制による眠気、作為の誤り、脱抑制、構音障害、運動失調、眼振。15mlの純粋エタノール（ウイスキー約28ml、ワイン約113ml、ビール約283mlに相当）は、体重70kgの人の血中アルコール濃度を25g/dlに上昇させる。血中アルコール濃度による影響は以下の表を参照。

血中濃度(mg/dl)	症状
<50	大きな運動機能障害なし
100	ほろ酔い気分---抑制心の低下、軽度の視覚障害、軽度の筋肉協調運動障害、反応時間の遅れ、ほどんどの司法の場で酒酔いと判定される。
150	運動失調、構音障害、不明瞭言語、悪心、嘔吐
350	重度の筋肉協調運動障害、霧視、混迷寸前の状態
500	昏睡および死亡

- **禁断症状の徴候**：最終飲酒後1〜3日後から、不安、神経質、振戦、精神錯乱、感覚過敏、幻視、自律神経活動過多、電解質障害、てんかん、心血管異常など。

アルコール代謝作用

- **アルコール代謝**：アルコール異化に影響を与える要因は、エタノール吸収率、肝臓のアルコールデヒドロゲナーゼ（ADH）とアルデヒドデヒドロゲナーゼ（ALDH）の濃度と活性度、肝臓ミトコンドリアのNADH/NAD+比。NAD+の可用性と再生は、エタノールの酸化処理速度に影響する。エタノールはNAD+を補酵素としてADHによってアセトアルデヒドに変換される。アルデヒドは飲酒の弊害や依存性の原因。依存症患者やその一歩手前の人は、飲酒後の血中アルデヒド濃度が高く、依存症になりやすい人は、ADHが活性化されたか、ALDHの活性が抑制されたかどちらかである。アセトアルデヒドはALDHによりアセテートに変換され、クレブス回路にはほとんど入らない。アセテートは長鎖脂肪酸に変換され、脂肪肝の原因となる。
- **脂肪肝**：アルコール依存症の場合、アルコール摂取の期間と量に比例して、たとえ

飲酒量が少量でも脂肪肝になる。発病機序：体内での脂肪酸合成の増加、トリグリセリドの利用率低下、リポタンパク質排出機能障害、エタノール代謝によって生成されたフリーラジカルによる小胞体への直接的ダメージ、アルコール依存症者に典型的な高脂肪食生活。レプチンは食欲とエネルギー代謝をコントロールするペプチドホルモンである。血中レプチン濃度は慢性アルコール依存症者においては、栄養状態に関係なく、飲酒量に比例して上昇する。レプチン濃度の上昇により肝臓の繊維化が増進されて、肝臓病変の原因になる。
- **低血糖症**：アルコールは反応性低血糖症を引き起こし、即座に血糖値を上昇させる食品（糖分・アコール）への渇望を生む。糖質は反応性低血糖症を増悪させる要因で、特にアルコールは糖新生の障害を起こす増悪因子である。低血糖症は、アルコール依存症の精神・情緒的問題も悪化させ、離脱時に発汗、振戦、頻脈、不安、飢餓感、目眩、頭痛、視覚障害、知力減退、錯乱状態、抑うつなどを伴う。

治療上の留意ポイント

栄養

アルコール依存症者は食事を摂らない傾向にあることもあって、アルコールには栄養上の問題が付随する。アルコールが食事代わりなのである。
- **亜鉛**：ADHとALDHは亜鉛依存酵素であり、ALDHは亜鉛欠乏に強く影響される。アルコール依存症では期間の長短に関わらず、亜鉛欠乏症を招くが、これは食品による補給不足、回腸の吸収低下（亜鉛結合リガンド、ピコリン酸、非特異的粘膜損傷の干渉）、尿中の亜鉛排泄過剰による。亜鉛と同は、男性のアルコール依存症者の毛髪で上昇している。毛髪中の銅にはアルコールの摂取量が関与する。毛髪中の亜鉛は蒸留された飲み物で上昇し、これは代謝異常やこれらのミネラルの損失を意味するものである。亜鉛の血中濃度低下は、アルコール代謝不全、肝硬変、精巣機能障害を引き起す。ラットによる実験では、亜鉛のサプリメントの摂取、特にアスコルビン酸との併用によって、アルコールの解毒と生存率を著しく上昇させた。
- **ビタミンA**：アルコール依存症者に多発し、亜鉛欠乏症とあいまって主要な合併症の原因となる。その機序は、小腸のビタミンAおよび亜鉛の吸収力と肝機能（亜鉛抽出、レチノール結合タンパク質［RBP］動員、ビタミンA貯蔵）の低下により、血中の亜鉛、ビタミンA、RBP、運搬体タンパク質濃度が低下し、非タンパク性リガンドへのシフトが起こる。その結果、組織でのビタミンAと亜鉛の濃度が低下、酵素

の活性低下、糖タンパク質合成の異常、DNA/RNA代謝不全、腎臓の亜鉛排出増が起こる。結果、夜盲症、皮膚病、肝硬変、皮膚の治癒力低下、精巣機能低下、免疫機能低下などが発現。内分泌の影響：メスのラットではビタミンAのサプリメントによってアルコール摂取を抑制できるが、オスでは抑制されず、テストステロンの投与によっても摂取抑制効果が阻害された。卵巣切除および副腎摘出されたラットではアルコール嗜好性が低下し、コルチコステロンを注射されたラットは嗜好性が亢進した。サプリメントによってアルコール依存症者のビタミンA欠乏による夜盲症や性機能障害の改善が得られる。注意：アルコールによって損傷した肝臓はビタミンAの貯蔵機能が低下しているため、ビタミンAの過剰投与に注意する。1日5,000IU以上でビタミンA過剰症発症の恐れがある。

- **抗酸化物質**：アルコールは脂質過酸化反応が亢進し、過酸化脂質が肝臓および血清で増加する。アルコール依存症者は抗酸化物質や栄養素（ビタミンE、セレン、およびビタミンC）の欠乏がある。血清過酸化脂質とSGOT活性、肝臓壊死は相互に密接に関わっている。飲酒前または飲酒時に、抗酸化物質を摂取すれば、過酸化脂質合成や肝脂肪浸潤を防止する。効果的抗酸化物質：ビタミンC、E、亜鉛、セレン、およびシステイン。

- **カルニチン**：通常の抗脂肝性物質（コリン、ナイアシン、システイン）は処方されるものの、有効性はあまりない。カルニチンはアルコール性脂肪肝を強く予防する。長期的なアルコール依存はカルニチン欠乏症を招く。カルニチンは脂肪酸の運搬とミトコンドリアでの酸化を促進するため、アルコールによる脂肪酸の増加に対応するには、肝臓は大量のカルニチンが必要である。サプリメントによって血清中性脂肪およびSGOT値の低下、HDLの上昇が得られる。

- **アミノ酸**：アルコール中毒患者には、アミノ酸のクロマトグラフィー・パターンの異常が見られる。これを正常に戻すことは重要である（肝臓はアミノ酸代謝の主要臓器）。アミノ酸は肝硬変とうつ病で特に重視される。バリン、イソロイシン、ロイシンなどの分岐鎖アミノ酸（BCAA）は、肝性脳障害、硬変の後遺症のタンパク異化を防止する。神経伝達物質のプロファイルの乱れ（血漿トリプトファンが極端に少ないことに起因）はうつ病、脳障害、昏睡を誘発する。これは肝硬変の標準的療法である低タンパク食では悪化するが、遊離アミノ酸によって肝性脳症のリスクなく防止可能である（「情動障害」の章を参照）栄養面や生化学的な差異や肝臓の損傷状態に基づいて個別的なアプローチが必要。アミノ酸クロマトグラフィーは非常に有効である。

- **ビタミンC**：アルコール関連の疾患をもつ患者の91％にアスコルビン酸欠乏があ

る。人間およびモルモット(アルコルビン酸を体内合成できない生物)において、ビタミンCにアルコールの毒性の緩和作用があった。白血球中のアルコルビン酸塩量(体内のアスコルビン酸塩の指標)、アルコールの血液クリアランス、肝ADH活性は直接の相互関係がある。ビタミンCは強力な還元作用があり、アルコール代謝においてNADと同様に電子供与体の役割をし、アルコールがアセトアルデヒドに変換、アセトアルデヒドの異化を促進する。

- **セレン**：アルコール依存症者は、血漿、血清、白血球、赤血球中のセレン濃度が低下している。低セレン値は抑うつ、不安感、精神錯乱、および敵意を増悪するが、セレンサプリメントによって改善する。自殺リスクを高めるアルコール依存とうつ病の併存においても、セレンサプリメントにより困難な心理的・物理的共存症を改善できる。

- **ビタミンB**：アルコール依存症者においてはビタミンB群全般の欠乏症が見られる。これは、食品からの摂取量低下、活性型の非活性型への変換、アルコールまたはアセトアルデヒドによる活性型変換の機能障害、吸収力の低下、貯蔵力の低下による。アルコールは肝臓のビタミンB群吸収と活用を低下させ、ビタミンB群(特に葉酸)の排泄を増長する。ビタミンB_1の欠乏が最も起きやすく(55%)、深刻でもあり、脚気、ウェルニッケ-コルサコフ症候群誘発、さらなるアルコール摂取を招く(ビタミンB_1欠乏はアルコール中毒を引き起こす可能性がある)。機能性ビタミンB_6欠乏症も起きやすく、活性型であるピリドキサール-5-リン酸への変換障害や分解促進が起こる。

- **マグネシウム**：アルコール依存による欠乏症を起こしやすい(60%)。振戦せん妄との強い関連があり、アルコール依存症者に増加する心血管疾患の主因でもある。マグネシウム摂取量の低下とアルコール起因の腎臓からの過排出によって欠乏が生じ、離脱時にも、低マグネシウム血症を生じても排出し続ける。アルコール性心筋症はB_1欠乏症と結び付けて考えられていたが、マグネシウム欠乏症と結びつけるべきかもしれない。

- **必須脂肪酸(EFA)**：アルコールは必須脂肪酸の代謝を阻害する。アルコール中毒によって必須アミノ酸欠乏症が発症する場合がある。アルコール中毒のアカゲザルは、視力障害、網膜機能低下、および視力低下を特徴とするまれな神経障害であるアルコール弱視を発症した。脳と網膜組織でDHA欠乏の発現があった。

- **グルタミン**：40年以上前に、1日1gのサプリメントにより自発飲酒が減少したという検証がなされているが、その効果、安全性、低コストという利点にも関わらず、その後は調査されていない。

● アルコール依存症

心理社会的側面

　医師は患者に対して独断的であっても受動的であってもいけない。アルコール依存症は慢性的、かつ進行性で中毒性があり、死に至る可能性もある病気である。患者と家族への社会的サポートは欠かせない。治療の成功には、AA（アルコホーリクス・アノニマス）、カウンセラー、および社会福祉機関の関与の割合が比例する。経験豊富なカウンセラーとAA、アラノン（Al-Anon：アルコール依存症患者の家族の会）、アラティーン（Ala-Teen：未成年者向け家族の会）との密接で継続的な関係を維持すること。治療開始時の必要条件：アルコールの問題があるという自覚、患者・家族がアルコール依存症についての身体的および心理社会的側面を知る、治療プログラムへの患者自身の直接の関与。プログラム成功の要件：アルコールを厳しく規制して他に没頭できる物（化学物質以外で時間を消費すること）と置き換える。家族、友人、仲間の手厚い支援。厳しい断酒が最も安全かつ効果的である。

うつ病：アルコール依存症者に多発し、自殺率が高まる。多くは先にうつ病になり、その後アルコールに依存する（一次性うつ病）。先にアルコール依存症になり、その状況からうつ病を発症する（二次性うつ病）場合もある。セロトニン代謝の変調と前駆体（トリプトファン）の可用性が、ある種のうつ病には密接に関係している。その他のうつ病ではカテコールアミン代謝とチロシンの可用性が関連している。アルコール依存症者ではトリプトファンの消耗が著しく、うつ病や睡眠障害の誘因となる。アルコールはトリプトファンの脳への輸送を阻害する。トリプトファンピロラーゼはトリプトファン異化の律速酵素であるが、ラットではアルコール離脱の期間中に活性が亢進した。血漿トリプトファンは離脱中のアルコール依存症者において減少するが、治療と禁酒開始後6日目には正常に戻る。脳のトリプトファン取込みは同じ輸送体を共用しているアミノ酸（チロシン、フェニルアラニン、バリン、ロイシン、イソロイシン、メチオニン）の競合に影響を受けるが、それらの物質は栄養不良のアルコール依存症者において増加している。うつ病のアルコール依存症者はこれらのアミノ酸に対するトリプトファンの比率が最も低く、カテコールアミン前駆体（チロシンおよびフェニルアラニン）はその比率を下げる。血漿カテコールアミン値の上昇はアルコール依存症者に多く表れ、うつ病の誘因となる。うつ病のアルコール依存症者はタウリンの濃度も低く、精神病のあるアルコール依存症者で最も低い。

その他

- **腸内菌叢**：アルコール依存症者の腸内細菌バランスは大きく乱れる。小腸で内毒素を発生させるバクテリアが繁殖し、脂肪、炭水化物、タンパク質、葉酸、そしてビタミン B12 の吸収が阻害される。アルコールは小腸の内毒素や高分子への透過性を亢進し、毒性および抗原作用を増幅させて、アルコール依存症の合併症を引き起こす。アルコール渇望には、食物アレルギーに見られる依存症的傾向が寄与しているかもしれない。
- **運動**：患者に合わせた段階的な運動プログラムは、禁酒の継続を助ける。定期的な運動は不安と抑うつを緩和し、ストレスや感情的乱れへの対応を可能にする。
- **ミルクシスル(*Silybum marianum*)**：フラボノイド複合体(シリマリン)が、アルコール性肝疾患全般に効果がある。アルコール依存症患者の寿命を延長。肝硬変患者の免疫機能を改善。

自然療法の治療アプローチ

アルコール依存症の治療は困難である。長期的な成功例の報告は少なく、例外的に報告例のある AA の報告は評価が一定していない。統合的、全人的、段階的プログラムをアルコール依存症の 4 段階別に実施する必要がある。第 1 段階：習慣的飲酒期。第 2 段階：離脱期。第 3 段階：回復期。第 4 段階：回復後。回復期とは断酒開始から正常な代謝を確立するまでの期間のことである。広範囲の臨床的または潜在性疾患のリスクが高いため、精密検査が必要。すべての段階で治療的支援をすること。

- **食生活**：血糖値の安定、単糖(ショ糖、果糖、ブドウ糖、果汁、乾燥果実、低繊維性果実、ブドウ、柑橘類)の除去、精製炭水化物の制限(精製小麦粉、即席ポテト、白米等)、未加工の複合糖質(全粒粉、野菜、豆等)を増加。
- **サプリメント**
    - ビタミン A：1 日 5,000IU
    - ビタミン B 群：1 日所要量の 20 倍
    - ビタミン C：1g を 1 日 2 回
    - ビタミン E：1 日 400IU を D-α-トコフェロールとして
    - マグネシウム：250mg を 1 日 2 回

— セレン：1日200μg
— 亜鉛：1日30mgをピコリン酸亜鉛として
— カルニチン：500mgを1日2回、L-カルニチンとして
— グルタミン：1日1g
— アシドフィルス菌（Lactobacillus acidophilus）：1日小さじ1杯
- **運動**：心拍反応を見ながら、段階的プログラムの強度を調整。週に5～7回、20～30分間の運動を心拍数が年齢集団最大の60～80%まで上昇する程度の運動をする。
- **カウンセリング**：AAおよび経験豊富かつアルコール依存症に精通したカウンセラーと。
- **4段階別アドバイス**：
  1. **習慣的飲酒期**：家族、仲間、社会団体の協力によって、患者に飲酒の問題を自覚させ、治療する意思を持たせる。追加サプリメント：ピリドキサール-5-リン酸（1日20mg）、リボフラビン（1日100mg）、ビタミンA（1日50,000IU）、亜鉛（1日30mg）
  2. **離脱期**：依存度や依存期間によって離脱症状には個人差がある。軽度であれば、断酒後数時間で表れて48時間以内に治まる。重度の、特に30歳以上では、断酒後48時間で症状が出る。入院施設が必要。追加サプリメント（入院前に施設の了解を得ること）：トリプトファン（1日3g）、リボフラビン（1日100mg）、必要に応じ電解質補充。
  3. **回復期**：強い精神的サポート体制をとり、人間志向の熱心な活動に携わらせる。ストレスへの破壊的対処法であるアルコールを否定し、逆境に対処する他の有効な方法を確立させる。追加サプリメント：亜麻仁油（大さじ1杯を1日3回）
  4. **回復後**：精神的サポート体制を継続。断酒を続け、少しずつサプリメントを減量し、6ヵ月後には上記の25%にする。

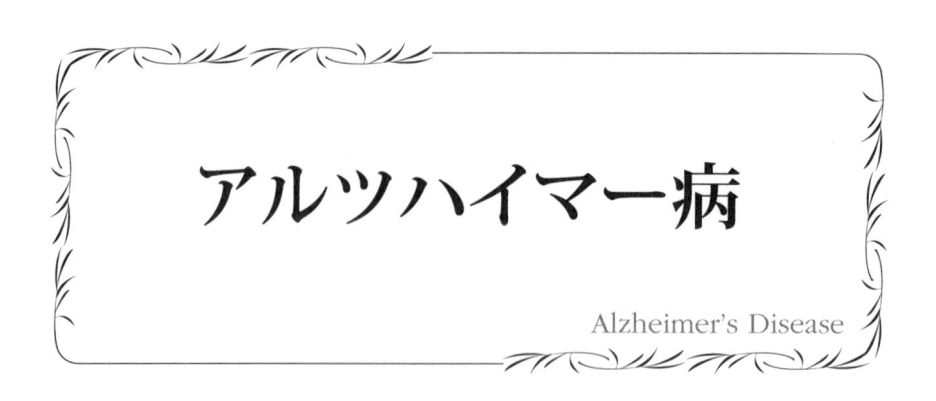

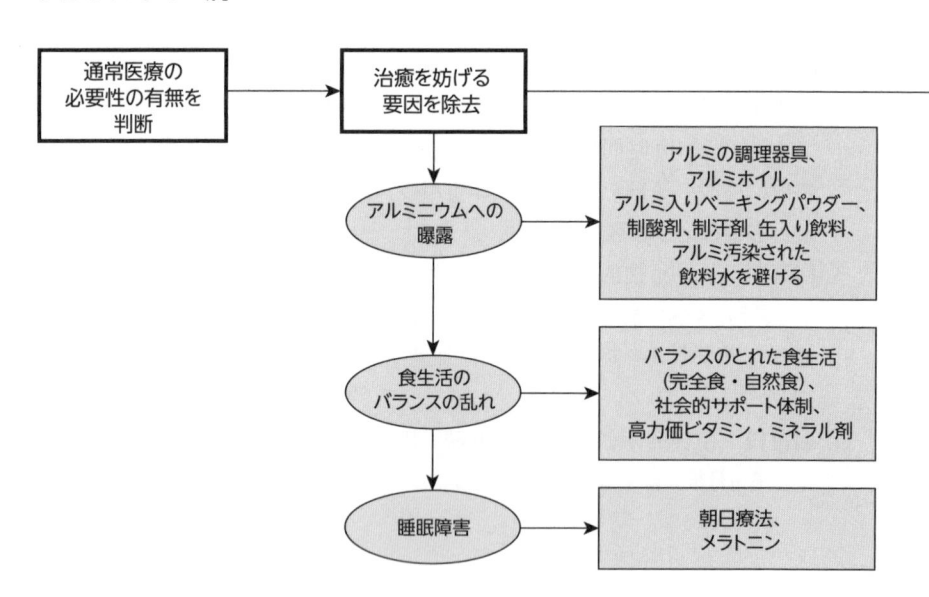

アルツハイマー病

Alzheimer's Disease

アルツハイマー病

```
[通常医療の          [治癒を妨げる
 必要性の有無を  →   要因を除去]　────────────────
 判断]                    │
                          ↓
                    (アルミニウムへの    アルミの調理器具、
                      曝露)         →   アルミホイル、
                          │              アルミ入りベーキングパウダー、
                          │              制酸剤、制汗剤、缶入り飲料、
                          │              アルミ汚染された
                          │              飲料水を避ける
                          ↓
                    (食生活の           バランスのとれた食生活
                     バランスの乱れ) →  （完全食・自然食）、
                          │              社会的サポート体制、
                          │              高力価ビタミン・ミネラル剤
                          ↓
                    (睡眠障害)      →   朝日療法、
                                         メラトニン
```

● アルツハイマー病

診断のポイント

◎ 進行型の認知症で、記憶および認知能力の喪失、日常生活の支障を伴う
◎ 脳波は特徴的な左右対称型で、多くは広汎性である
◎ 診断は通常、消去法で決定される
◎ 決定的診断は死後生検による。脳萎縮、老人斑、神経原繊維変化が見られる

概要

　アルツハイマー病は神経組織変性機能障害であり、記憶力・認知力の進行性劣化または認知症が起こる。米国では65歳以上の人口の5%に深刻な認知症、10%に

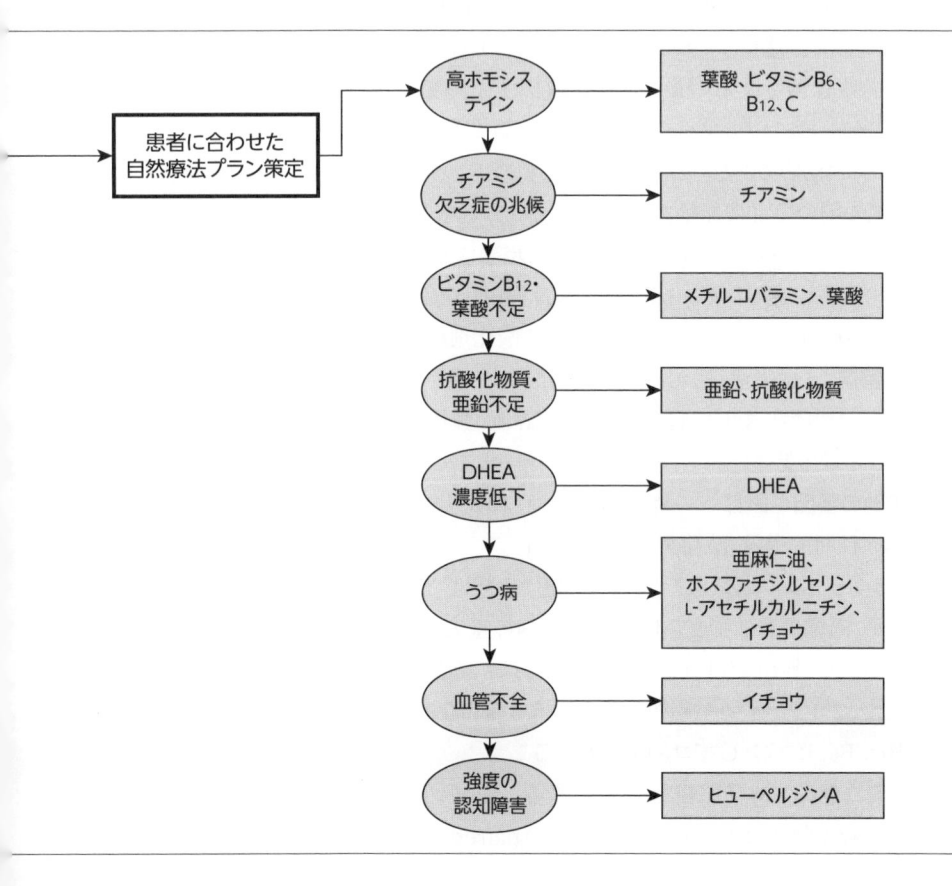

患者に合わせた自然療法プラン策定	→		対応
		高ホモシステイン	葉酸、ビタミンB6、B12、C
		チアミン欠乏症の兆候	チアミン
		ビタミンB12・葉酸不足	メチルコバラミン、葉酸
		抗酸化物質・亜鉛不足	亜鉛、抗酸化物質
		DHEA濃度低下	DHEA
		うつ病	亜麻仁油、ホスファチジルセリン、L-アセチルカルニチン、イチョウ
		血管不全	イチョウ
		強度の認知障害	ヒューペルジンA

23

軽度から中度の認知症がある。発症率は年齢とともに上昇する。老人性認知症と初老期認知症の50〜60%がアルツハイマー病によるもの。「20世紀の病気」とされ、米国の65歳以上で10倍に増加している。

神経病理学的特徴

斑形成、アミロイド沈着、神経原繊維変化、顆粒空胞変性、終脳神経細胞の大量消失が特に大脳皮質と海馬体に見られる。臨床的特徴は、コリンアセチルトランスファーゼ(アセチルコリンを合成)という酵素の活性とニューロンのコリン転移の低下による、コリン性機能障害である。

病因

遺伝的要素が主要。21番染色体上のアミロイド前駆体遺伝子(ダウン症とアルツハイマー病の密接な関連に関与)、14番と1番染色体のプレセニリン遺伝子、19番染色体のApoE遺伝子、また、稀ではあるが21番、14番、1番の突然変異は50歳以前の発症に関与する。最も重要な遺伝子上の発見は、ApoEとの関連であり、ApoEのうち、E4はアルツハイマー病リスクが高く、E2では発症が抑制される。

遺伝的つながりのある、炎症を調節する免疫系の異常が関与している可能性がある。本来の脳の免疫機能は、斑を除去する。アミロイドタンパクの免疫プロトフィブリルへの長期的過剰反応がアルツハイマー病を増悪する。免疫療法の治験では、効果と悪影響の両方が見られた。抗酸化物質は逸脱した免疫プロセスに対する保護作用がある。心血管疾患に利用される天然の抗酸化剤の使用を検討する。

- **生活習慣**:(食生活)過剰な飽和脂肪酸またはトランス脂肪酸は、ニューロンをアルミニウムの毒性に対して脆弱にする。(睡眠)睡眠と覚醒のサイクルの乱れと朝日を浴びる量の低下。
- **その他の要因**:頭部への外傷、アルミニウム、シリコン、環境神経毒素、フリーラジカルへの長期的曝露、酸化ダメージの増加。
- **ホモシステイン**:血漿ホモシステイン値の上昇は、アテローム性動脈硬化の誘因であるが、同様に認知症とアルツハイマー病の重大な危険因子である。尿中ホモシステインの上昇も関与している可能性がある。血漿ホモシステイン値が$14\mu mol/\ell$以上で、アルツハイマー病のリスクがほぼ2倍になる。ホモシステインを葉酸、ビタミンB_{12}、B_6、ビタミンCでコントロールすること。
- **アルミニウム**:神経原繊維変化に沈着し、アルツハイマー病に重大な関与がある。神経原繊維変化を形成するPHFt(paired helical filament tau)に強い親

和性を持つ補因子。アルミニウムは選択的にPHFtに結合し、PHFtを凝集させて、脳によるPHFt分解を阻害する。生態環境的用量のアルミニウムに長期的に曝露した動物には、アルミニウムの沈着によって細胞質と核が空胞化した「おばけ」のような神経細胞が表れる。また、海馬中の老人斑、脳血管へのアミロイド沈着、アルツハイマー病を思わせる行動の変化などが起こる。脳内および血中アルミニウム濃度は、アルツハイマー病と同じく、年齢に従って増加する。アルツハイマー病患者は健常者や他のタイプの認知症（アルコール性、動脈硬化、脳卒中による）患者よりも目立ってアルミニウム濃度が高い。アルミニウムの除去は有効であるが、病状が固定してからでは遅すぎると思われる。精神病でない場合でも、高アルミニウム濃度は精神機能の劣化がある。アルミニウムの摂取源は、水道水（直接に脳組織に侵入）、食品、制酸剤、制汗剤などである。

診断上の留意ポイント

認知症の患者のうちアルツハイマー病は50%でしかない。最高レベルの包括的精密検査を行う。診断は臨床判断による。精密検査項目：詳細な病歴、神経および身体検査、うつ病に重点を置いた心理評価、一般的な内科的検査で、高齢者の錯乱の原因となる代謝、毒性、または心肺疾患の有無を確認、認知力の低下レベルやタイプを調べる神経生理学テスト、地域の施設のソーシャルワーカー活用、臨床検査（ECG、EEG、CTスキャン、MRI）。

- **診断プロセス**：他の病気の可能性を除外。

    ステップ1：認知症の正確な診断。1回の評価のみでは、10%～50%が誤診。偽認知症傾向の機能障害と誤診しないように。高齢者ではうつ病は認知症に似ている。

    ステップ2：神経学的診察によって以下を検出、(a)局所性、限局性脳疾患、(b)広汎性、両側性脳機能障害、(c)神経学的機能不全を示す証拠なし。通常の神経学的検査では(a)と(c)は鑑定可能であるが、広汎性脳機能障害の徴候は検知し難く、以下の点に注意が必要：患者の意識レベル、試験者への集中力、理解度、課題処理能力、表情、話の内容、姿勢、呼吸リズム、歩き方など。

- **広汎性脳機能障害の徴候**：眉間反射の持続（眉間を軽く叩くと瞬きをする反射反応は健常者ではじきに減ってくる）、瞬目下顎現象（角膜への瞬間的刺激により両側性の強い瞬きと対側性のあごの動きが起こる）、吸引反射、嘴反射、手掌頤反射（母指球への刺激に対するオトガイ筋の同側の収縮）、把握反射。

老人性認知症の病因と発症機序

病　因	発病機序
●退行性の病因	遺伝子発現障害、およびそれによるタンパク代謝の障害
遺伝子コードの変異	特定タンパク質の生成障害
アルツハイマー病	コリンアセチルトランスフェラーゼ活性低下に起因するアセチルコリン合成の減少
ハンチントン舞踏病	GABA系の障害
特発性認知症（限局性）	認知力の低下
パーキンソン病	ドーパミン代謝回転の減少
ピック病	コリン作用の活性減退
ニューロンの重複性の消失	感染または外傷後の脳代謝障害、神経細胞やシナプスの消失によるコリン作用の活性減退
脳血管疾患	
慢性髄膜炎	
結核（真菌性）	
頭部外傷による脳障害（ボクサーなど）	
ウイルス性脳障害	
脳脊髄炎	
てんかん性認知症	
●栄養上の病因	
慢性アルコール中毒	
糖尿病	
電解質代謝障害	
低血糖症	インスリン、飢餓
低ナトリウム血症	利尿剤
甲状腺機能低下症	
コルサコフ症候群	チアミン・トランスケトラーゼ欠乏症
ニコチンアミド欠乏症	
ビタミンB欠乏症	エネルギー形成不全
●毒性の病因	
バルビツレート、向精神薬等の中毒	
慢性CO中毒	
慢性CO_2中毒	
マイコトキシン	
腎性または肝性脳障害	
ビンクリスチン中毒	

● アルツハイマー病

- **認知症の可逆的原因**：薬剤毒性、代謝および栄養障害（低血糖症、甲状腺機能障害、ビタミン B12、葉酸、またはチアミン欠乏症）、高ホモシステイン血症、神経梅毒。認知症誘発疾患（ハンチントン舞踏病、脳血管疾患、正常圧水頭症、頭蓋内腫瘍）。
- **必要な検査**：CBC（全血球計算：貧血、感染症）、RPR（梅毒）、電解質（代謝不全）、肝機能検査（肝機能障害）、BUN（尿素窒素：腎臓機能障害）、TSH,T4,T3,T3U（甲状腺機能障害）、血清ビタミン B12 および赤血球葉酸濃度（欠乏症）、血漿および尿中ホモシステイン濃度、脳検査（腎臓・肝機能障害）、毛髪ミネラル分析（重金属中毒）、心電図（心機能）、脳波（限局性・広汎性判定）、CT スキャン（萎縮、頭蓋内腫瘍）。

認知症に行うべき検査

検査	検査目的
CBC（全血球算定）	貧血、感染症
VDRL または RPR	梅毒
電解質	代謝不全
肝機能検査	肝機能障害
BUN（尿素・窒素）	腎機能障害
TSH,T4,T3,T3U	甲状腺機能障害
血清ビタミン B12 および赤血球葉酸濃度	欠乏症
尿検査	腎臓・肝機能障害
毛髪ミネラル分析	重金属中毒
心電図	心機能
脳波	限局性・広汎性判定
CT スキャン	萎縮、頭蓋内腫瘍

- **脳波**：認知症の識別に重要なツール。通常の脳波測定では、特に早期では、認知症の識別は不能だが、重要な情報が得られる。アルツハイマー病は特徴的な左右対称の広汎徐波を示す。脳波から、限局性（頭蓋内腫瘍や脳血管疾患）と広汎性（代謝不全、正常圧水頭症）機能障害の識別が可能。
- **CT スキャン**：発生率の高い、無症状の脳腫瘍（4%〜5%）、その他の病変（硬膜下血腫）の発見が可能だが、アルツハイマー病の特定には使えない。脳萎縮は通

常の老化現象であるため。
- **MRI**：数分で有益な診断情報が得られる。非侵襲性。神経マーカーと神経伝達物質（グルタミン酸塩、GABA）の特徴を現す。
- **指紋**：アルツハイマー病とダウン症で異常が表れる。指先の乙種蹄状紋が増え、渦状紋、甲種蹄状紋および弓状紋が減少する。乙種蹄状紋（親指から尺骨に向かう）はしばしば10指に見られる。甲種蹄状紋（親指に向かう）は、表れる場合には、まず最も多く表れる人差し指と中指に出た後、薬指と小指に表れる。このようなアルツハイマー病特有の指紋が表れた場合、直ちにアルツハイマー病の予防的アプローチをすること。

治療上の留意ポイント

予防手段として、(1)病態生理学的に発症に関わると思しき因子への処置、(2)初期の段階で精神機能の向上のために自然療法を用いる。進行した場合には、自然療法の効果は限定的になる。

- **食生活**：養殖でない冷水性小型魚類と一価不飽和脂肪酸豊富な地中海式食事法がよい。抗酸化物質のバランスのとれた完全食（ホールフード）を多く摂る。飽和脂肪、トランス脂肪酸は極力避ける。抗酸化物質の不足はアルミニウムと遷移金属イオンの血清内と脳内の濃度上昇につながり、酸化ストレスと炎症を増悪する。心臓を保護しリスクを削減する全粒穀物や野菜の摂取。
- **エストロゲン**：保護作用や治療効果があると推奨されたが、疫学的および臨床的エビデンスは乏しい。アルツハイマー病の発症率や重症度に目立った性差は表れていない。長期的な使用の悪影響は、効果を上回ると思われるため、特に問題である。
- **アルミニウム**：すべてのアルミニウムの供給源を避けること。制酸剤、制汗剤、アルミニウム入りベーキングパウダー、調理器具、アルミホイル、缶入り飲料、乳製品でないクリーム、食塩添加物。クエン酸とクエン酸カルシウムサプリメントは、食品や水からのアルミニウム吸収を促進（鉛は促進されない）する。アルミニウム吸収はマグネシウム（腸管粘膜からの吸収と血液脳関門でアルミニウムと競合する）で減少する。マグネシウム豊富な食事をすること：非加工完全食（ホールフード）、牛乳、乳製品は避ける、野菜、全粒穀物、種実類）。

栄養

高齢者の認知力に直接関与する。栄養素欠乏は高齢者に起こりやすい。

- **抗酸化物質**：酸化ダメージはアルツハイマー病に主要な役割を果たす。抗酸化物質による予防は有意義。抗酸化物質（ビタミンCやE）は、炎症、酸化ストレスからの保護作用、まだ服薬治療していないパーキンソン病の進行抑制効果がある。消化機能不全は高齢者に一般的であり、ビタミンEを含む脂質の吸収不全によってビタミンE欠乏症の神経症状（運動失調、固有受容感覚障害、振動感覚障害、歩行障害）が表れる。ビタミンEの食事許容量は、15mg（22IU）。ビタミンE（1日2,000IU）は、中程度のアルツハイマー性認知症の進行を抑制する。疾患初期にビタミンCとその他の抗酸化物質を併用することで、効果が高められる。ビタミンE・Cには、認知症が明確でない場合でも、認知レベルを向上させる効果がある。ビタミンEはアルツハイマー病のためにドネペジルを服用している患者の反応力を向上させる。抗酸化物質は、遺伝子的疾病素因として減少する傾向にある、ミトコンドリアの機能とプレセニリンをサポートする。

- **チアミン（ビタミンB_1）**：欠乏症は稀であるが（アルコール依存症者除く）、高齢者の摂取量は食事許容量にも満たない場合が多い。ビタミンB_1は脳の記憶神経伝達物質、アセチルコリンを亢進、擬態する。ビタミンB_1（1日3〜8g）は、副作用を与えずに、アルツハイマー病の精神機能向上と高齢者の精神機能障害（痴呆症）を改善する。

- **ビタミンB_{12}**：欠乏の場合は神経機能障害を引き起こし、麻痺、感覚異常、または足の灼熱感、高齢者のアルツハイマー病様の認知症が起こる。ビタミンB_{12}欠乏症は高齢者に多く、高齢者のうつ病の主因である。検査方法は、血清コバラミンあるいは尿メチルマロン酸、血漿ホモシステイン濃度を指標としてビタミンB_{12}と葉酸量を測定するのが最も良い。ビタミンB_{12}は年齢とともに低下し、65歳以上では3％〜42％に欠乏症が見られる。治療しなければ、神経機能、認知機能に影響を与える。高齢者のビタミンB_{12}スクリーニングテストは費用—便益比が肯定的であれば行うべきである。その場合は尿中メチルマロン酸測定が、感度、非侵襲性、患者の苦痛のなさなどから最もよい。ビタミンB_{12}欠乏症の治療は、精神機能と生活の質を向上させる。アルツハイマー病患者には、ビタミンB_{12}欠乏症が多く見られる。高血漿ホモシステインはアルツハイマー病のリスクを高める。ビタミンB_{12}と葉酸のサプリメントによって完全に回復する場合もあると思われるが、6ヵ月以上アルツハイマー病の症状が継続している場合、不可逆的な変質が起きて、効果がほとん

ど出ない。体内での活性型は、メチルコバラミンとアデノシルコバラミンのみ。
- **亜鉛**：亜鉛欠乏は高齢者に一般的であり、アルツハイマー病の主因の一つである。DNAの複製、修復、転写に関わる遺伝子は亜鉛依存性である。長期間の亜鉛欠乏は、神経細胞中のDNAに関わる酵素のエラー増や無効化などが雪だるま式に増える要因になる。亜鉛は抗酸化酵素（スーパーオキシドジスムターゼ）に必要でもある。アルツハイマー病患者の脳と脳脊髄液中の亜鉛濃度は著しく低下している。血清亜鉛濃度と老人斑の数には、強い逆相関関係がある。このためサプリメントが有効となる。「亜鉛の逆説」：亜鉛は高濃度では神経毒性があり、変性部位に蓄積していく。一方でアルツハイマー病患者の脳組織では総組織内亜鉛濃度は著しく低い。患者の脳組織の損傷部位内および周辺で銅-亜鉛スーパーオキシドジスムターゼの濃度上昇は、身体の損傷領域の亜鉛増加が、局所的にジスムターゼの生産を増加することでフリーラジカルを中和するための身体の防衛機能であることを示唆している。推論：病巣の亜鉛濃度上昇は、フリーラジカルの捕捉が不十分な場合に、アミロイド形成を招く。
- **ホスファチジルコリン**：食品中のホスファチジルコリンは、通常脳内アセチルコリンを増加させる。アルツハイマー病はコリン作動性伝達の減少が特徴。ホスファチジルコリンのサプリメントはアルツハイマー病に有効と思われる。しかし、アルツハイマー病におけるコリン作動性伝達物資の根本的障害は、神経伝達物質アセチルコリンを生成するためにコリン（ホスファチジルコリンが供給する）とアセチル部分を結合する酵素であるアセチルコリン・トランスフェラーゼの障害である。（ホスファチジルコリンが供給する）コリンの増量が酵素の活性を高めることはない。軽度から中等症の認知症は、高用量ホスファチジルコリン（1日15〜25g）による効果が得られると思われる。2週間以内に目に見える効果が表れなければ中止すること。
- **ホスファチジルセリン**：脳内の主要なリン脂質。細胞膜の完全性と流動性の測定を助ける。メチル基供与体（S-アデノシルメチオニン[SAM]、葉酸、ビタミンB_{12}）あるいは必須脂肪酸の欠乏はホスファチジルセリンの生成を阻害する。高齢者の脳内ホスファチジルセリン低下は、精神機能不全およびうつ病と関わっている。ホスファチジルセリンは高齢者のうつ病やアルツハイマー病を含む精神機能不全の治療に有効である（100mgを1日3回）。
- **L-アセチルカルニチン**：脳疾患においてその他のカルニチンよりも著しく活性が高いと思われる。アセチルコリンによく似た構造であり、その作用を模倣し、初期のアルツハイマー病、高齢者のうつ病、記憶障害に効果がある。ニューロン内の強力な抗酸化物質。細胞膜を安定させる。ニューロン内のエネルギー産出を向上、アル

ツハイマー病の進行を抑制(2gを1日2回)アルツハイマー病以外の軽度の高齢者の認知症に効果的(1日1,500mg)。薬物のみでは反応のない患者のアセチルコリンエステラーゼ阻害剤の効果を増強(1日2g)。

薬用植物

- **イチョウエキス**：24%イチョウ・フラボン配糖体と6%テルペノイドで標準化したものは、老衰やアルツハイマー病に効果的。また、脳機能の向上、老化した動物の海馬のアセチルコリン受容体を正常化、コリン作動性伝達の増強の効果がある。イチョウ葉エキス(1日240mg)は早期のアルツハイマー病においてのみ、痴呆の好転または進行の抑制の効果があり、患者が通常の生活を維持する助けとなり、介護施設への入所が避けられる。臨床全般印象尺度の向上(1日120mg)、アルツハイマー病を安定させ、副作用なく精神機能を著しく向上させる。軽症から中等症のアルツハイマー病治療には第2世代コリンエステラーゼ阻害薬(タクリン、ドネペジル、リバスチグミン、メトリホネート)と同等の効果があり、患者の中断率も低い。また、血管不全または抑うつによって引き起こされた精神障害を好転する。効果の判定には最低12週間継続すること。
- **ヒューペルジン A(HupA)**：トウゲシバ(*Huperzia serrata*)から抽出されたアルカロイド。中国では古来から熱と炎症に用いられたが、実験モデルでは解熱や抗炎症成分は見つかっていない。アセチルコリンエステラーゼを強く阻害する。通常の薬剤(フィソスチグミン、タクリン、ドネペジル)よりも選択的で毒性が弱い。1990年代初頭から10万人以上に用いられ、深刻な副作用は表れていない。認知症に相当な有効性がある。1日2回、200μgで記憶力、認知力増進、行動の改善が得られる。
- **バコパ・モンニエリ(*Bacopa monniera*)**：アーユルヴェーダで用いられる薬草で、記憶の改善、てんかん、不眠に効果がある。穏やかな鎮静薬。アルツハイマー病モデルラットにおいて記憶不全を改善。実験では毒素による反応種の形成とDNA損傷を阻害し、ニューロンの一酸化窒素への過剰曝露の効果を模倣。
- **漢方**：日本の古来からの薬草療法。遺伝的に発作を起こす傾向にある脳の、ストレスによる損傷に晒されたニューロンを正常化。アミロイドベータタンパク質による神経細胞死に対する影響を抑制。
- **スノードロップ(*Galanthus nivalis*)**：アルカロイド・ガランタミンを含有。コリンエステラーゼを阻害。ヒューペルジン A(前述)と同じ結合部位を共有。

その他

- **DHEA（デヒドロエピアンドロステロン）**：血流中に最も豊富なステロイドホルモンで、特に脳に多い。加齢により激減し、知力の減退などの症状が出る。DHEA自身には特別な機能は知られていないが、すべての内因性ステロイド（性ホルモン、コルチコステロイドなど）の源である。DHEAの低下は、糖尿病、肥満、高コレステロール血症、心臓病、関節炎などの病気に関わりがある。DHEAにより記憶や認知力が向上すると思われる。用量：50歳以上の男性は1日25〜50g、女性は1日15〜25mg、70歳以上の男女は1日50〜100mg。過剰投与は、ニキビ、女性の生理不順を招く。投与前に検査をし、開始後も監視を続け、投与量を調節する。
- **メラトニン**：セロトニンから合成され、松果腺から分泌される。概日リズムと睡眠サイクルの正常化をするマスターホルモン。がん治療に用いられる強力な抗酸化物質。ニューロンを重金属のコバルトによる損傷から保護（アルツハイマー病患者では高コバルト濃度が見られる）。酸化的障害とβアミロイド放出を誘発を阻止。コバルトはビタミンB_{12}同様必須栄養素であるため、予防的治療となる可能性がある。午後8時に3mgを服用すると睡眠時間が増加、夜間の行動が減少、認知および非認知機能の向上がある。朝日療法でさらに効果が高まる。

自然療法の治療アプローチ

予防あるいは認知症に気づいたらなるべく早く治療を開始することを目的とする。

- **食生活と生活習慣**：
  - アルミニウム（制汗剤、制酸剤、アルミ缶入り飲料、調理器具）を避ける
  - 健康的食生活と生活習慣を守る
  - 完全食（ホールフード：丸ごと食せるもので、なるべくあまり調理されていないもの。精製されていない穀類、魚、皮ごと食べる野菜・果物など）、養殖でない小型海洋魚、シリアル、野菜、および単不飽和脂肪を多く摂る
  - 総エネルギー摂取量と不健康な資質を減らす
  - 朝日療法
- **サプリメント**
  - 高力価総合ビタミン・ミネラル剤
  - ビタミンC：500〜1,000mgを1日3回
  - ビタミンE：1日400〜800IU

― 亜麻仁油：1日大さじ1杯
― チアミン：1日3〜8g
― ホスファチジルセリン：100mgを1日3回
― L-アセチルカルニチン：500mgを1日3回
― メチルコバラミン：1,000μgを1日2回

● 薬草療法
― イチョウエキス（24％イチョウ・フラボン配糖体、6％テルペノイド）：80mgを1日3回
― HupA：200μgを1日2回

過換気症候群/
呼吸パターン異常

Hyperventilation Syndrome/Breathing Pattern Disorders

診断のポイント

◎ その時の身体の代謝要求を深さ、率ともに上回る過呼吸パターン
◎ 通常、安静時または軽度の運動によって、息切れが起こる
◎ 肉体的、環境上、または精神的な刺激が、動脈中の二酸化炭素濃度（$PaCO_2$）

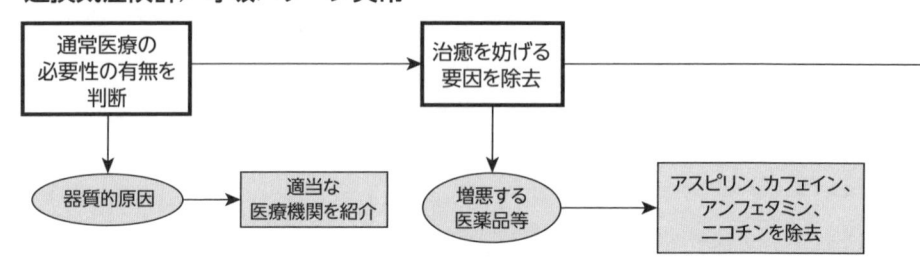

過換気症候群／呼吸パターン異常

```
通常医療の              治癒を妨げる
必要性の有無を    ─→   要因を除去
判断                      │
  │                       ↓
  ↓                    増悪する      →  アスピリン、カフェイン、
器質的原因  →  適当な   医薬品等          アンフェタミン、
              医療機関を紹介              ニコチンを除去
```

● 過換気症候群／呼吸パターン異常

を狭い範囲に維持するために活動している呼吸中枢の自動活動を無効にするもの

概要

生理学的な過程およびフィードバック系によって、体内の二酸化炭素（CO_2）は一定濃度に保たれている。しかし、過換気症候群・呼吸パターン異常（HVS/BPD）による過剰な呼吸率と呼吸の深さは CO_2 を急速に除去し、$PaCO_2$ の低下と動脈の低炭酸症をもたらす。動脈の水素イオン（pH）（酸/アルカリバランス）はアルカリ領域に上昇し、呼吸性アルカローシスを引き起こす。HVS/BPD の直接の影響により、多くの患者に多数の症状があり、そのなかには、深刻な疾患の症状と酷似したものがある。しかし、血液検査、心電図、および理学検査によっても、何も異常が見られない場合がある。一般内科の診療においては、患者の 10%の主診断が HVS/BPD である。

男性よりも女性に多く発症し、その比率は 2：1 ないし 7：1 である。最も多いのは 15〜55 歳であるが、どの年齢でも発症する。

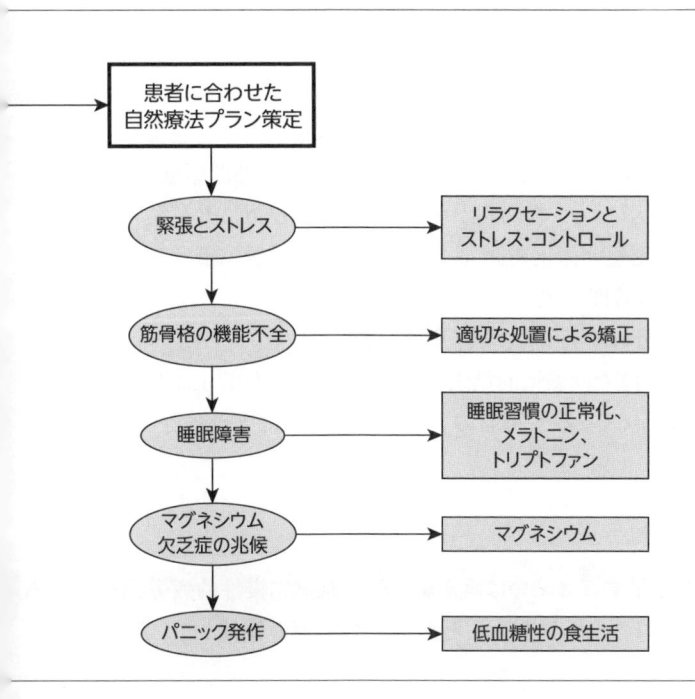

```
患者に合わせた自然療法プラン策定
    ↓
緊張とストレス ─────→ リラクセーションとストレス・コントロール
    ↓
筋骨格の機能不全 ───→ 適切な処置による矯正
    ↓
睡眠障害 ──────────→ 睡眠習慣の正常化、メラトニン、トリプトファン
    ↓
マグネシウム欠乏症の兆候 → マグネシウム
    ↓
パニック発作 ───────→ 低血糖性の食生活
```

35

過換気は身体の代謝要求への適切な生理学的なレスポンスである場合もある。その例として頻呼吸（速い呼吸）または過呼吸（代謝の増加に比べて呼吸数が増加）は呼吸中枢が、運動あるいは器質性疾患の結果としての、アシドーシスを引き起こすことのある CO_2 生成の増加に自動的に適切に反応したことによる。

診断上の留意ポイント

鋭敏な臨床医は、主症状と問診中の観察によって、患者の症状の要因あるいは特徴として BPD を検討するであろう。検討されなくては診断が下されることもないと思われる。診断を助けるツールは臨床検査から単純ではあるが有効な問診票および触診など様々である。HVS/BPD の診断には、正常な呼吸パターンの特徴を知ることが必須である。

正常な呼吸パターン

- 呼吸数は 1 分あたり 10〜14 呼吸で、1 分あたり 3〜5ℓ の空気が胸部の気道を通過する。
- 自発的吸入期では鼻から空気が入り、横隔膜の下降運動と腹壁及び胸郭下部構造の外へ向かう動きによって肺に吸い込まれるまでにそこで温められ、濾過され、湿気を帯びる。
- 胸部上部および呼吸補助筋は弛緩したままでなくてはならない。
- 呼気相では、特に努力が必要でないことが理想である。腹壁と下部肋間筋が下方に弛緩し、肺の弾性収縮力によって横隔膜がもとのドーム形の位置に上がる。
- 呼気の終わりのリラックスした短い休止期間は、呼吸の間中、横隔膜に掛けられる陰圧と陽圧から、横隔膜を短時間解放する。
- 通常の状況では、人々は自分の呼吸に対して無意識である。
- 呼吸数と呼吸流量は肉体的または感情的欲求に反応して上昇したり、上下したりするが、健常者では、刺激がなくなると、通常のリラックスした、胸部下部の呼吸パターンに戻る。

典型的な症状

下記の兆候あるいは症状を呈する、あるいは訴える患者で、症状に慢性的疲労、不安感、またはその両方が症状に含まれる場合は、呼吸器系の治療の候補として適当であると思われる。

以下の症状がある場合、呼吸パターン異常の可能性がある。
- 胸部の締め付け感
- 息切れ
- 早い、あるいは深い呼吸
- 深い呼吸をすることができない
- 緊張感（ナイミーヘン質問票では不安感という用語の使用を避けるため）
- 口の周りのしびれ
- 指または腕のこわばり
- 手や足の冷え
- 指がチクチクする感覚
- 腹部膨満感
- 一時的なめまい
- 眼のかすみ
- 混乱や周りから遊離する感覚

　低炭酸症に引き起こされた低カルシウム症によえう神経興奮性を測定する2種類の検査が、トルソー徴候とクヴォステク徴候である。

　トルソー徴候とは、腕に収縮期血圧よりも高い圧で血圧測定用カフを巻き、2分半の間、上腕動脈を閉塞させるもの。このとき感覚異常が強く感じられ、手足痙縮により手首と指が屈曲して、「助産師手位」と形容される形をとると陽性と判定する。

　クヴォステク徴候とは、耳下腺の唾液線から発する顔面神経上を軽く叩打すると、顔面筋が収縮し、口の端を動かすもの。この検査はマグネシウム欠乏症の検査としても行われる。

器質的原因

　過換気は、代謝異常への正当な反応であるかもしれないため、動脈血酸素飽和度（$PaCO_2$）を引き下げる器質的原因または$PaCO_2$を引き上げる要因は除外しなくてはならない。呼吸のリハビリを開始する前に、HVS/BPDの器質的原因として除外または特定すべきものは以下の通りである。
- **呼吸器系**：喘息、慢性閉塞性呼吸器疾患、肺塞栓、気胸、そして胸水
- **心臓血管系**：急性および慢性左心不全、右心不全、不整頻拍
- **血液生成系**：貧血
- **腎臓**：ネフローゼ症候群、急性および慢性腎不全、
- **内分泌系**：ケトアシドーシスを伴う糖尿病、妊娠、プロゲステロン療法

- **代謝**：肝不全
- **医薬品等**：アスピリン、カフェイン、アンフェタミン、ニコチン

治療上の留意ポイント

　HVS/BPD の管理モデルとして数例がある。呼吸パターン変化の器質的原因がすべて除外されたとし、また、喘息、慢性閉塞性呼吸器疾患、慢性疼痛、およびホルモンバランスの乱れが適切な処置を受けたものとする。用手療法によるアプローチは、リハビリの必須要素として組み込むものとする。HVS/BPD のリハビリの理学療法モデルには、以下のものが含まれる。
- 呼吸再訓練
- 会話とリラクセーションによる緊張解消
- ストレス認知と管理
- 楽しめる累進的な運動処方
- 休息および睡眠指導
- 構造上の正常化

　患者に対して、過覚醒の原因の理解と制御が必要であることを説明しなくてはならない。
- **食生活**：血糖値の変動は HVS/BPD の症状を引き起こすことがある。糖類の豊富な食生活をして、血糖値の急上昇に続いて空腹時血糖レベルへまたはそれ以下への急落が起きるとリスクが高まる。患者には、タンパク質を含む朝食を摂り、3 時間以上何も食べずに過ごさないように推奨する。つまり、1 日 3 回の食事以外に、午前と午後にタンパク質を含む軽食を摂ることである。これは特に、血糖値が低下しているときに、パニック発作やひきつけを起こす患者には有効である。

自然療法の治療アプローチ

- 通常の呼吸機能の評価を機能的証明と触診によって行う。
- 患者に対して、治療者は環境を作るだけで、よくても正常な機能の回復までであり、呼吸仕事量そのものは患者にかかっていることを説明する。
- 筋肉と関節の治療（協調的努力なしに、それのみで正常な呼吸パターンを回復することはできない）。
　　― 筋肉は、上部固定筋、呼吸補助筋（上部の僧帽筋、肩甲骨挙筋、斜角筋、胸鎖

乳突筋、胸筋、広背筋）および横隔膜に用手療法を実施。
　―これらの筋肉の活性化した発痛点は、用手療法または鍼治療によって非活性化しなくてはならない。
　―胸椎と肋骨は可動化を必要とする場合がある(自然療法の手技/整体または脊柱指圧療法による調整)。
- 呼吸再訓練(制限された構造部の解放が必要)。
　―各種の呼吸運動を導入すべきであり、患者の特異的必要性に個別化したプログラムは、通常、口すぼめ呼吸とプラナヤマヨーガ法を基にしている。
- 精神療法とカウンセリング
- うっ血の証跡が見られる場合には、リンパポンプ法が必要であろう。
- 自律訓練、漸進的筋肉弛緩法などのリラクセーション法を用いることもある。
- 睡眠パターン障害に注意が必要であろう。
- 有酸素運動は慎重に導入する。
- 血糖値の正常化と変動の抑制のため、食事指導を行う。

過多月経

Menorrhagia

診断のポイント

◎ 過度の月経出血（出血量が80mℓ超）が通常の周期で起こる（周期は通常は正常

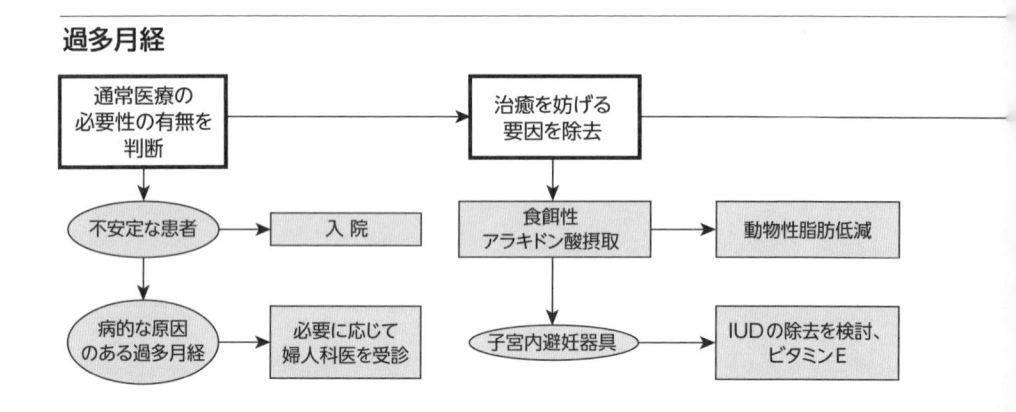

過多月経

```
[通常医療の必要性の有無を判断] ──→ [治癒を妨げる要因を除去] ──→
   │                                      │
   ↓                                      ↓
(不安定な患者) ──→ [入院]            [食餌性アラキドン酸摂取] ──→ [動物性脂肪低減]
   │                                      │
   ↓                                      ↓
(病的な原因の                         (子宮内避妊器具) ──→ [IUDの除去を検討、
 ある過多月経) ──→ [必要に応じて                              ビタミンE]
                    婦人科医を受診]
```

● 過多月経

な期間であるが、周期が異常な場合もある）
◎ 不正子宮出血（器質的原因はない）や、局所病変（子宮筋腫、子宮内膜ポリープ、子宮内膜増殖症、子宮内膜がん、子宮腺筋症、子宮内膜症）によって引き起こされていると思われる
◎ 診断は、病歴と内診に始まるが、必要に応じて以下の検査を行って診断と治療の目安とする：骨盤内超音波法、子宮超音波法、子宮鏡検査、パップスメア、甲状腺機能検査、妊娠反応、全血球数、フェリチン、肝機能または凝固検査、卵胞刺激ホルモン・黄体ホルモン（LH）、血清プロゲステロン、テストステロン、デヒドロエピアンドロステロンサルフェイト、性感染症検査、内膜検査または子宮内膜掻爬術

概要

他のパターンの異常出血は希発月経（周期が35日超）、頻発月経（周期が21日未満）、不正子宮出血（不規則あるいは頻繁に起こる過度の出血で持続時間が長い）、

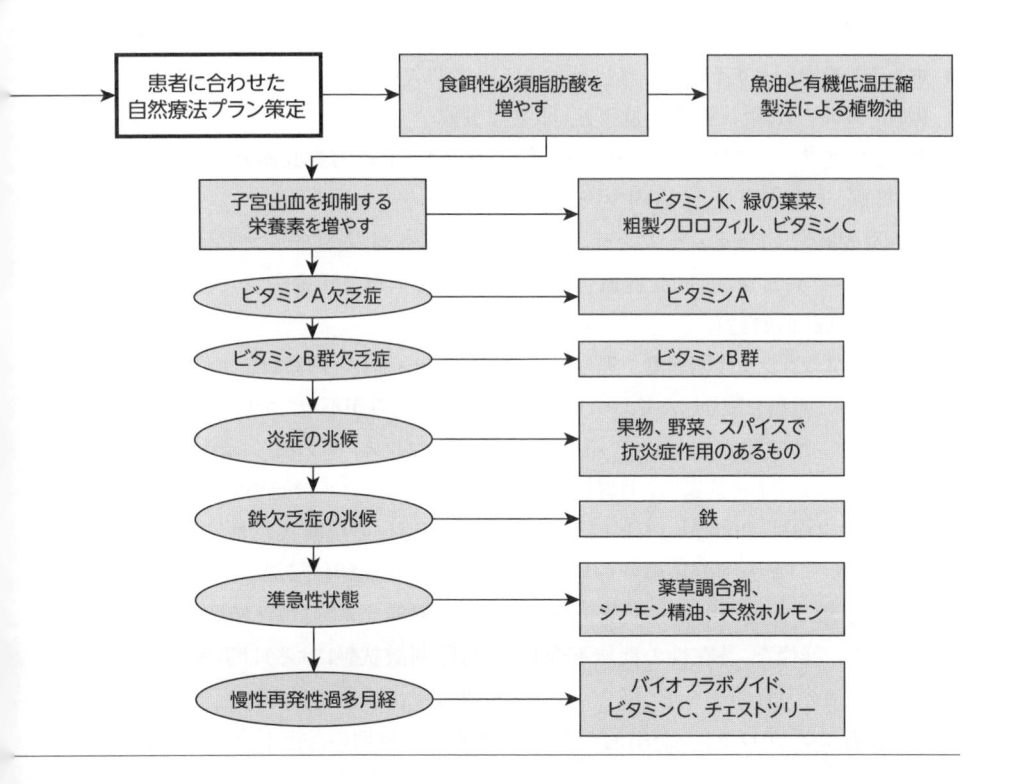

```
患者に合わせた自然療法プラン策定 → 食餌性必須脂肪酸を増やす → 魚油と有機低温圧縮製法による植物油
    ↓
子宮出血を抑制する栄養素を増やす → ビタミンK、緑の葉菜、粗製クロロフィル、ビタミンC
    ↓
ビタミンA欠乏症 → ビタミンA
    ↓
ビタミンB群欠乏症 → ビタミンB群
    ↓
炎症の兆候 → 果物、野菜、スパイスで抗炎症作用のあるもの
    ↓
鉄欠乏症の兆候 → 鉄
    ↓
準急性状態 → 薬草調合剤、シナモン精油、天然ホルモン
    ↓
慢性再発性過多月経 → バイオフラボノイド、ビタミンC、チェストツリー
```

中間期出血（正常な月経の間に可変量の出血が起こる）である。

　正常な月経周期：28日周期（±7日）で、持続期間は4日間（±4日間）、月経血量 40mℓ（±20mℓ）である。

　過多月経は多くは主観的な判断による。実際に出血量が計測されることは稀である。計測された出血量は、しばしば患者の出血量に対する評価と食い違う。過多月経の患者は月経の始めの3日間の出血量が多く（総出血量の92%がこの間に集中する）、出血量が多くとも、月経を終わらせる機構については、過多月経の女性も正常な女性と同様に機能していることを示している。

病因

　病的な原因を除外するために婦人科学の教科書を参照すること。病因の範囲を見極め、不正子宮出血であると憶測による判断をしないこと。

- **不正子宮出血（DUB）**：器質的原因のない異常子宮出血。過多月経、希発月経、頻発月経、不正子宮出血および中間期出血が含まれる。
- **異常出血の分類**：ホルモンの異常、機構的な異常、および血液凝固による異常。すべてが過多月経を起こすのではなく、他の異常出血パターンによるものが多い。
- **ホルモンを原因とするもの**：無排卵および黄体期欠損およびストレス（DUB）、外因性のホルモン、甲状腺機能低下症、卵巣のう腫。
- **機械的なもの**：子宮ポリープ、子宮筋腫、子宮がん、子宮内避妊器具、子宮外妊娠、妊娠、子宮内膜症、子宮内膜炎。
- **血液凝固異常**：ビタミンK欠乏症、薬剤性の出血（ヘパリン、ワーファリン、アスピリン）、タンパク異常血症、汎発性血管内凝固症候群、重篤な肝臓病、一次線溶、循環系の凝固抑制物質。
- **プロスタグランジン代謝異常**：過多月経の起こっている子宮内膜はアラキドン酸を中性脂肪に過剰に取り込んでおり、リン脂質への取り込みが不足している。月経中のアラキドン酸放出が増加していると、2シリーズのプロスタグランジン産生が増加する。これは月経血量過多と月経困難症の主因である。月経の始めの3日目までの過剰な出血は、PGE_2とPGI_2による血管拡張とPGI_2の抗凝集活性によって引き起こされる。また、月経困難症の痛みは$PGF_{2\alpha}$過剰が原因である。
- **甲状腺異常**：重度の甲状腺機能低下症と甲状腺機能亢進症は月経障害に関係している。軽微な、潜在性の機能不全症（甲状腺刺激試験による）は過多月経およびその他の月経障害を招く場合がある。軽微な甲状腺機能低下で過多月経である患者には、チロキシンが劇的な効果をもたらす。長期の月経不全（子宮に病

● 過多月経

的状態が見られない)患者には、甲状腺刺激ホルモン検査を検討する。これは経験的な甲状腺ホルモン使用よりも望ましい。

月経血量の推定

- 月経期間中に使用する月経用ナプキンまたはタンポンの推定量と月経持続期間を尋ねて、経血量を推定するのは精度が低い。80mℓ超の出血がある女性の40%は、自らの月経はやや重いまたは軽いと考えている。一方20mℓ未満の出血のみの女性の14%が、自らの月経が重いと考えている。
- 血清フェリチンは出血の指標として最適であるが、即時に情報が得られず非実用的でもある。出血量を知る努力をすること。8日以上続けて過剰な出血がある場合、21日よりも短い間隔である場合、半日以上1時間ごとにナプキンやタンポンを交換している場合は深刻である。半時間以内にナプキンやタンポンを交換している場合は、緊急に対処が必要である。緊急事態である場合もある。閉経後の女性の出血はすべて異常である。

過多月経の病理学上の原因

原　因	考えられる病因
無排卵	エストロゲン過剰 LH周期性ピークがない 甲状腺機能低下症 抗プロラクチン血症 多嚢胞性卵巣
子宮内構造欠陥	筋腫、ポリープ、がん、子宮外妊娠、子宮内避妊器具
出血性疾患	本章の「後天性全身出血性障害」の表を参照

- **プロスタグランジン代謝異常**：過多月経の子宮内膜は、アラキドン酸(AA)を中性脂肪に正常以上に取り込み、リン脂質への取り込みは減少している。月経期間中のアラキドン酸放出の増加は、2シリーズのプロスタグランジン産生を増加させる。これは出血過多と月経困難症の主因である。月経の始めの3日目までの出血型は、PGE2とPGI2の血管拡張作用によるもので、月経困難症の痛みはPGF2α産生過剰が原因である。
- **その他の要因**：鉄欠乏症、甲状腺機能低下症、ビタミンA欠乏症、子宮内避妊器具、局所因子(子宮内膜ポリープ、腺筋症、子宮内膜過形成、卵管炎、子宮内膜炎)。

治療上の留意ポイント

　重い月経の不十分な治療のために、不要な子宮摘出が行われている。子宮摘出術を検討する要因は、過多月経の治療不能、患者の安全と健康のため、明白な診断がない、患者のストレスと疲労などである。子宮摘出術は必要な状況もありうるが、多くの過多月経の症例は薬草、栄養素、ホルモン剤、および医薬品などで、外科手術なしに治療することができる。それほど恒久的でない外科的処置（子宮内膜掻爬術、子宮鏡下切除および剥離、子宮動脈塞栓術）によって、子宮を残すことができるであろう。

- **ストレス**：視床下部-下垂体-卵巣系に影響を与え、出血パターンに直接作用する。この場合無排卵になり、プロゲステロンの不足が引き続き起こってくる。子宮内膜には対抗するプロゲステロンによる安定作用がなくなり、エストロゲンが優勢になるため、肥厚化が進み次の月経で出血量が過剰になる。これは多くが青年期の女性であるが、それ以外では閉経周辺期の女性が多い。
- **鉄欠乏症**：1回の月経での出血量が60mℓ以上であると、鉄のバランスが負になる。慢性的鉄欠乏症は過多月経を引き起こすことがある。
  ― 器質的な病的所見のない多くの患者が鉄サプリメントのみで改善する。
  ― 鉄サプリメントには反応しない患者には、高い確率で器質的病的所見（子宮筋腫、ポリープ、腺筋症）がある。
  ― 鉄サプリメントによって多くの患者の血清鉄濃度が上昇する。
  ― 治療開始当初の血清鉄濃度が高い場合、鉄剤による治療は効果が低い。
  ― 過多月経は組織鉄の貯蔵量の枯渇（骨髄）と相関しており、血清鉄レベルには関係していない。
  ― 鉄のサプリメントによって患者の75％が回復したが、プラセボは32.5％であった。

　血液検査、血清フェリチン（鉄貯蔵の減少の第1の指標である。ヘモグロビン濃度、平均赤血球容積および平均赤血球ヘモグロビンが正常である場合もある）は不可欠である。鉄サプリメントの用量：過多月経と鉄含有酵素の枯渇の予防的療法として、血液検査の変動が表れる前に、1日に元素鉄を100mg。血清フェリチンの低下は、鉄のサプリメントが必要であることを示す良い指標である。

- **ビタミンA**：過多月経の女性は、健康な対照群と比較して血清レチノールが著しく低下している。60,000IUのビタミンAを35日間摂取することで、低血清レチノー

- ル患者の出血が低減あるいは正常化できる。
- **ビタミンC／バイオフラボノイド**：毛細血管の脆弱性は過多月経に関与していると考えられている。アスコルビン酸とバイオフラボノイドは毛細血管を強化する。抗炎症薬と同様に、バイオフラボノイドはその抗炎症作用によって多量の出血を抑えると推定される。ビタミンC（200mgを1日3回）とバイオフラボノイドは過多月経を低減する。ビタミンCは鉄の吸収を促進することから、治療効果は鉄吸収の向上による場合もある。
- **ビタミンE**：子宮内膜の出血には、フリーラジカルが関与していると思われる。これは特に子宮内避妊器具を使用している場合に起こりやすい。ビタミンE（1日おきに100IU）によって10週間以内に患者に改善が見られた。ビタミンEは抗酸化活性またはプロスタグランジン代謝によって効果をもたらすと思われる。
- **ビタミンK／クロロフィル**：過多月経では出血期間とプロトロンビンレベルは正常であるが、ビタミンK（クロロフィルの粗製製剤）の使用には臨床的な賛同意見と少数の肯定的な研究結果がある。また、遺伝的あるいは後天的な出血性疾患である場合もある。

後天性全身出血性障害

要因	考えられる原因
ビタミンK欠乏症	摂取量不足、吸収不良、ビタミンKを合成する腸内細菌の抗菌作用による抑制
薬物誘発性出血	ヘパリン、ワーファリン投与
異常タンパク血症	骨髄腫、マクログロブリン血症
汎発性血管内凝固症候群	
重篤な肝臓病	
循環凝固抑制因子	
一次性繊維素溶解現象	

- **必須脂肪酸**：組織内アラキドン酸の大部分は食物由来である。動物性食品を控え、リノール酸、リノレン酸、ジホモ-γリノレン酸を多く摂ると、アラキドン酸が低下し、失血が抑えられると思われる。魚類と種実類を多く摂取すると、アラキドン酸の産生に変化が見られる。魚油、亜麻仁油、およびその他の種子油はサプリメントとして使用するとより即効的効果が得られる。

- **ビタミンB群**：過多月経はビタミンB群欠乏症と相関していると思われる。ビタミンB群欠乏症があると肝臓はエストロゲンを不活化することができなくなる。過多月経の中には、子宮内膜への過剰なストロゲン作用によるものがある。ビタミンB群のサプリメントは、エストロゲン代謝を正常化すると思われる。ビタミンB群は過多月経と不正子宮出血を早急に改善することができる。使用法：チアミン3～9mg、リボフラビン4.5～9mg、および最大60mgまでのナイアシン。

薬用植物

- **ショウガ（Zingiber officinale）**：プロスタグランジン生合成を阻害し、月経血過多につながるPG2比率を変化させる。ショウガは伝統的に抗炎症剤として使用されているが、プロスタグランジンとロイコトリエンの形成阻害作用は、この用法を説明する。
- **チェストツリー（Vitex agnus castus）**：欧州でホルモンバランスの乱れと女性の不正出血に使用される中で最も有名なハーブ。月経血量を正常化するのに最も重要なハーブであるが、即効性は低い。3～4ヵ月は効果が表れない場合もある。使用部位は種子。視床下部下垂体系に働きかけ、LHを増やし、FSH放出を穏やかに阻害する。その効果は、エストロゲンとプロゲステロンの比率が変動、プロゲステロン様の作用をすることである。無月経、頻発月経、希発月経および過多月経の改善が得られる。頻発月経では、月経周期が20.1日から26.3日に伸びた。また、多量の出血の期間が短縮した。用量：チェストツリー流エキス15滴。
- **収れん性の薬草**：生殖器官、胃腸管、呼吸器官および皮膚からの出血を低減する。子宮からの出血に対する収斂剤はタンニンが豊富（タンニンのみが有用な成分ではない）である。主な収れん性・止血作用のある薬草（複合製剤として何週間、何ヵ月も使用して、効果が得られる）：
  — ヤロウ（Achillea millefolium）
  — レディスマントル（Alchemilla vulgaris）
  — アメリカンクレインズビル（Geranium maculatum）
  — ベスルート（エンレイソウ）（Trillium erectum）
  — ツルニチニチソウ（Vinca major）
  — ホーステイル（Equisetum arvense）
  — ゴールデンシール（ナルコユリ）（Hydrastis canadensis）
  — シェパーズパース（ナズナ）（Capsella bursa pastoris）：産婦人科の出血治療に伝統的に使用された。機能性の異常および筋腫に起因する過多月経に、静

● 過多月経

脈内および筋肉内注射が有効であった。その止血作用はシュウ酸およびジカルボン酸が豊富に含まれているためであると思われる。

- **伝統的な子宮の強壮剤**：月経を楽にするために使われる。伝統的および経験的に、子宮が低張であると出血過多になる。子宮の調子を整えると月経血量が正常化または調節される。子宮強壮および（あるいは）活動亢進にも抑制にも作用して調子を整え、出血を低減する可能性もある。
  — ブルーコホシュ（ルイヨウボタン）（*Caulophyllum thalictorides*）
  — フォルスユニコーン（*Chamaelirium luteum*）
  — スコーバイン（*Mitchella repens*）
  — ラズベリーリーフ（*Rubus idaeus*）
  — ライフルート（*Senecio aureus*）

- **収れん性・子宮の強壮剤**：数週間から数ヵ月間、お茶、流エキス、または粉末カプセルとして調合して服用できる。

- **安定した患者の半急性または急性の失血のための伝統的な薬草**：これらのハーブには用量特異的毒性があり、薬草の参考資料によって適当な用量を確認したうえで利用すること。シナモン精油の用量：3〜4時間おきに1〜5滴。その他のハーブ：2時間ごとに20滴または4時間ごとに1カプセルを超えないこと。
  — シナモン精油（*Cinnamomum verum*）
  — ライフルート（*Senecio aureus*）
  — ヒメムカシヨモギ（カナディアンフリーベーン）（*Erigeron Canadensis*）
  — ツルニチニチソウ（*Vinca Major*）
  — シェパーズパース（ナズナ）（*Caspella bursa pastoris*）：
  — ヤロウ（*Achillea millefolium*）
  — サビナビャクシン（*Sabina officinalis*）
  — ベスルート（エンレイソウ）（*Trillium erectum*）

これらの薬草は、安定した女性にのみ使用すること。不安定な患者には経静脈エストロゲン、他の医薬品または外科的介入への補助として、これらの薬草を利用すること。 慢性過多月経で安定している患者および準急性の失血または急性の失血の患者で、不安定性の兆候がなく、12〜24時間以内に回復する場合は利用可能である。

天然ホルモン

天然のエストラジオールとプロゲステロンは効果的に過多月経を抑制するが、これは

通常の医療機関で結合型ウマエストロゲン（CEE）または合成エストロゲン/プロゲステロンが使用されるのと同様である。急性の出血エピソードに対応するには、天然エストラジオールはCEEと同等に効果がある。これらのホルモン剤は処方箋が必要であり、資格のある開業医によって処方される。周期的天然プロゲステロンは再発性の過多月経を正常化する。天然プロゲステロンの短期使用は急性過多月経に使用可能である。天然プロゲステロンクリームはピルまたは経口微粉天然プロゲステロン程には有効ではない。

自然療法の治療アプローチ

- 不安定な患者（低血圧症、目まい、意識喪失、悪寒または発熱、大量の組織の排出）には、病院への搬送による経静脈エストロゲン、子宮内膜掻爬術、子宮摘出術、または子宮のアブレーションを行うことが必要である。
- 過多月経治療の最初のステップは原因を取り除くことである。正確なプロトロンビン時間、血液の状態または甲状腺機能を正常に戻さなくてはならない。子宮内膜ポリープや子宮筋腫などの機械的原因は原因を取り除かなくても治療が可能であろう。しかし、改善が得られない場合は、手術を含めた通常医療による治療を検討する。子宮内膜増殖症は最も確実で実績のあるプロゲステロンと生検で効果が証明されているプロゲスチンを必要とする。子宮内膜がんは子宮摘出術が必要。子宮感染症も適切な治療を行わなくてはならない。子宮外妊娠に出血が伴う場合も伴わない場合も、即時に通常医療の治療を行う。慢性的過多月経または一時的な急性の失血には、全血珠算定と血清フェリチン値によって貧血状態を監視する。
- 食生活：アラキドン酸（動物性脂肪）が少なく、魚油、リノレン酸、リノール酸（植物油）豊富で、緑の葉菜、その他のビタミンKを多く含む食品を多く摂る。野菜、果物とスパイスで抗炎症作用のあるものとして、ニンニク、タマネギ、クミン、パイナップル、柑橘系など。
- サプリメント：
  ―ビタミンC：1日1,000～3,000mg
  ―バイオフラボノイド：1日250～2,000mg
  ―ビタミンA：25,000～30,000IUを1日2回、最大3ヵ月継続。注意：女性は妊娠中であないことを確かめる。ビタミンA過剰は催奇物質として知られている。

● 過多月経

― ビタミンE（各種トコフェロール混合で）：1日200～800IU
― クロロフィル：1日25mg（粗製物を使用）
― 鉄のコハク酸塩またはフマル酸塩：30mgを1日2回または、または硫酸鉄325mgを1日1～2回

薬草療法

慢性再発性過多月経：
- **バイオフラボノイド**：1,000mgを1日2回
- **ビタミンC**：1日1～3g
- **チェストツリー**：1日あたりチンキ剤を小さじ2分の1～1杯、または標準化エキスを1日175mg

準急性：
- **薬草の調合チンキ剤**：各ハーブを同量で（20～30滴を2～3時間おきに）
  ― ヤロウ
  ― ツルニチニチソウ
  ― シェパーズパース
  ― ライフルート
- **シナモン精油**：1～5mlを3～4時間おきに

天然ホルモン

- **経口微粉プロゲステロン**：再発性過多月経に対して、100mgを1日2回、1ヵ月のうち7～12日続ける。準急性の失血に、1日200～400mgを7～12日間継続使用してもよい。
- **プロゲステロンクリーム**：軽度の再発性過多月経には、小さじ4分の1～2分の1を1日2回、12日間継続する。28.3g中にプロゲステロンが400mg含まれていること。
- **天然エストラジオール**：急性の出血に対する高用量レジメン：2mgのエストラジオールを24時間の間4時間ごとに、その後の7～10日間は1日1回摂取する。次の7～12日は経口微粉プロゲステロン200mgを就寝前に摂取する。

関節リウマチ

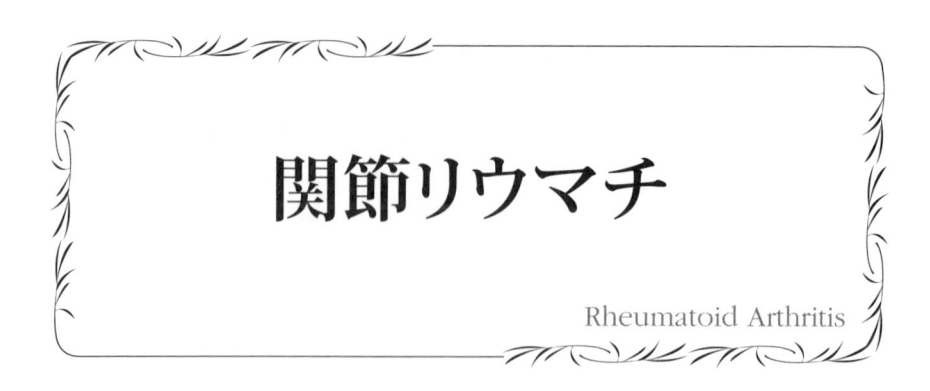

Rheumatoid Arthritis

診断のポイント

◎ 疲労、微熱、脱力感、体重の減少、関節のこわばり、かすかな関節痛が、関節の痛

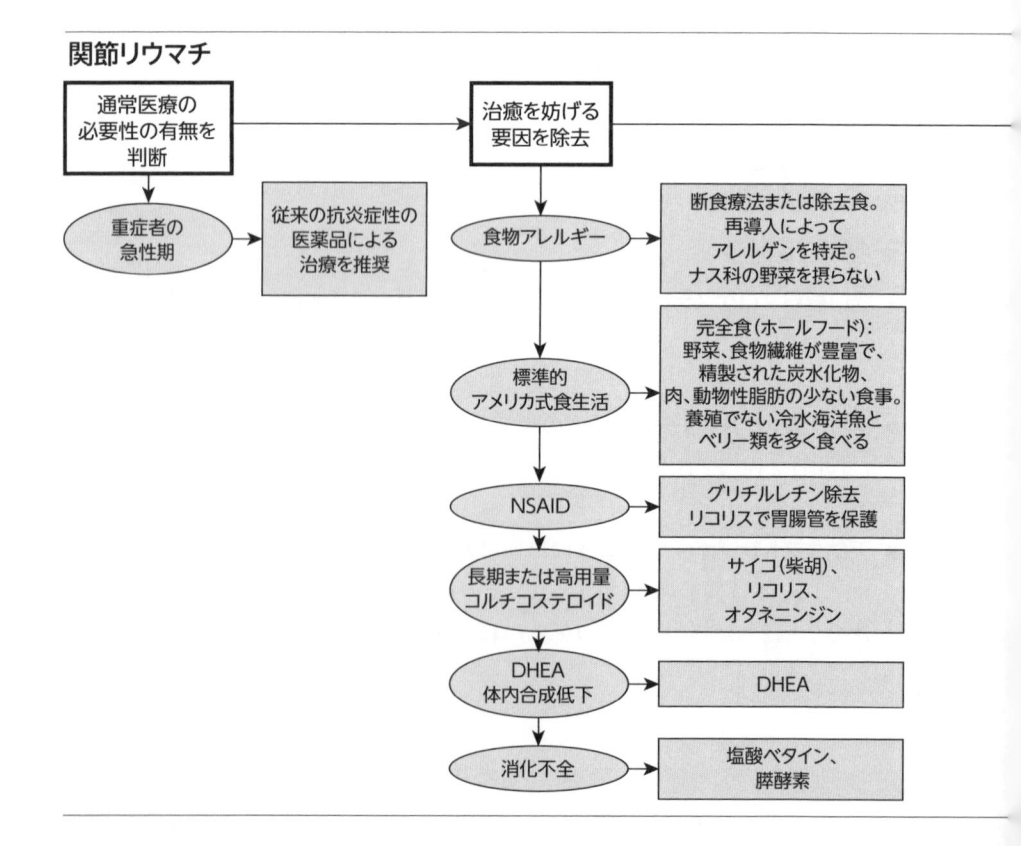

関節リウマチ

- 通常医療の必要性の有無を判断
  - 重症者の急性期 → 従来の抗炎症性の医薬品による治療を推奨
- 治癒を妨げる要因を除去
  - 食物アレルギー → 断食療法または除去食。再導入によってアレルゲンを特定。ナス科の野菜を摂らない
  - 標準的アメリカ式食生活 → 完全食(ホールフード)：野菜、食物繊維が豊富で、精製された炭水化物、肉、動物性脂肪の少ない食事。養殖でない冷水海洋魚とベリー類を多く食べる
  - NSAID → グリチルレチン除去リコリスで胃腸管を保護
  - 長期または高用量コルチコステロイド → サイコ(柴胡)、リコリス、オタネニンジン
  - DHEA 体内合成低下 → DHEA
  - 消化不全 → 塩酸ベタイン、膵酵素

みや腫脹を感じる数週間前に表れる
◎ 激しい関節痛と炎症が小関節に徐々に表れた後、全身の関節に広がる
◎ X線所見：軟組織の腫脹、軟骨の浸食、関節裂隙狭小化
◎ 血清中リウマトイド因子（RF）
◎ 関節外の症状発現：脈管炎、筋萎縮、皮下および全身性の肉芽腫、胸膜炎、心膜炎、肺線維症、リンパ節症、脾腫、貧血および白血球減少症

概要

関節リウマチ（RA）は全身に発症する慢性の炎症症状であり、特に関節の滑膜に好発する。関節症状は手、足、手首、足首、および膝に表れる。有病率は人口の0.3〜1.0%である。男女比は1：3で女性に多い。好発年齢は20〜40歳であるが、年齢に関わらず発症する。通常は徐々に発現するが、突然発症する場合もある。関節

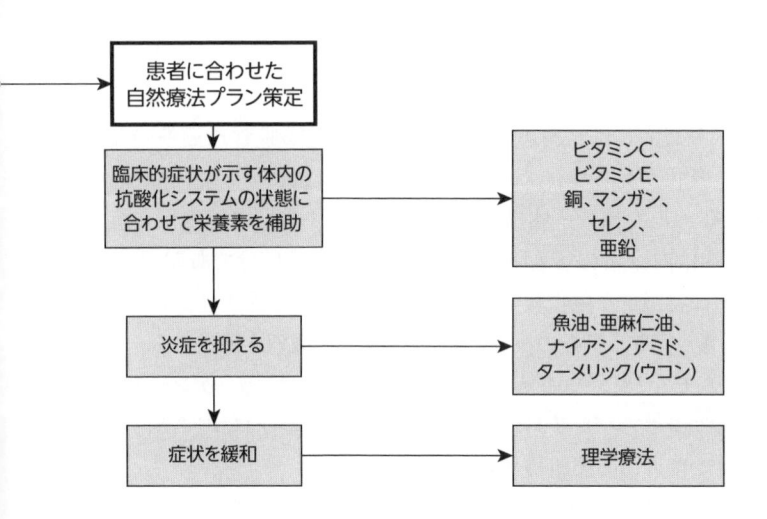

```
患者に合わせた
自然療法プラン策定
      ↓
臨床的症状が示す体内の
抗酸化システムの状態に   →   ビタミンC、ビタミンE、
合わせて栄養素を補助         銅、マンガン、セレン、亜鉛
      ↓
炎症を抑える          →   魚油、亜麻仁油、
                         ナイアシンアミド、
                         ターメリック（ウコン）
      ↓
症状を緩和           →   理学療法
```

症状は、数ヵ所の関節で左右対称な形で起こる（両手、両手首、または両足首など）。しかし、3分の1の症例では、1ヵ所または2、3ヵ所に限られている。罹患関節は、腫れて熱を持ち、触れると痛みがある。関節部位の皮膚は赤く紫色がかる。進行に伴って、手足の関節が変形する（スワンネック変形、ボタン穴変形、およびかぎ爪趾変形と称される症状が特徴的）。

病理

自己免疫反応が原因で、関節組織への抗体によるもの。ヘルパーT細胞のバランス、腫瘍壊死因子 a（TNF-alpha）、炎症性サイトカインが関わっている。その発症機序ははっきりしていない。遺伝的感受性、異常な腸管透過性、生活習慣と栄養状態、食物アレルギー、および微生物などが起因となる。関節リウマチは古典的な多元的疾患で、遺伝的および環境要因が関わっている。

- **遺伝的要因**：6p21染色体上のHLA（ヒト白血球抗原）領域が関与する。血清反応陽性の疾患のある家系発端者の一等親血縁者には想定よりも4倍も高い割合で重度の関節リウマチ（RA）が発症している。環境要因（低収入、喫煙、貧しい食生活、および心理的要因）が関節リウマチの発症の主因であり、痛みや生涯のレベルにも影響する。これは一卵性双生児によって確認されている。

- **腸管透過性異常**：RA患者には食餌および細菌抗原に対する腸管透過性の亢進と、腸内細菌叢の変化が見られる。透過性の亢進には、食物アレルギーが関わっていると思われる。非ステロイド性抗炎症薬も関わりがある。腸管由来の抗原への透過性の亢進は内毒素（グラム陰性菌の細胞壁の構成成分であるリポ多糖体）と関節リウマチに特徴的な免疫複合体を増加させる。腸管透過性異常とバランスの乱れた細菌叢が、関節組織の抗原によく似た抗原の吸収を促進する。カンピロバクター属、サルモネラ属、および赤痢菌属に対する抗体はコラーゲンと交差反応し、肺炎桿菌、プロテウス-ブルガリス、およびエルシニア・エンテロコリチカに対する抗体は、コラーゲン以外の関節組織と交差反応を起こす。

- **腸内毒素症と小腸の細菌異常増殖**：関節リウマチの患者の多くに微生物相の変化や小腸の細菌異常増殖がある。この異常増殖のレベルはリウマチの重症度や疾患活動性と関係している。

- **異常な抗体と免疫複合体**：ほぼすべてのRA患者で血清と髄液にリウマトイド因子（RF）が存在する。RFはIgGのFc部分と反応する自己抗体の一種である。RFはIgMクラス、IgGクラス、およびIgAクラスに属するものであるが、IgM-RFのみがラテックス凝集反応、ベントナイト凝集反応、感作したヒツジ赤血球またはヒト

● 関節リウマチ

赤血球によって測定が可能。RF の大半は活性化した B 細胞と形質細胞の浸潤によって、罹患関節において形成される。血清リウマトイド因子の力価は症状の重症度と比例している。血流中免疫複合体は発病に関与している。免疫複合体に対する細胞を媒介とした免疫反応、体液の、また非特異性の免疫反応が、増殖性炎症を引き起こすためである。これらの異常は、アルサス反応や血清病と類似し、免疫複合体によって起きる、好中球と補体の活性化に依存性のある反応である。血流中免疫複合体の量は、疾患活動性に関わらないが、免疫複合体と異常抗体、さらに続発症の発症が RA の最大の要因である。

- **「微生物」仮説**：それだけでは RA で起こるすべての事象を説明することはできない。関連を示唆される微生物は、エプスタイン-バーウイルス、風疹ウイルス、病原性アメーバ、およびマイコプラズマ属である。しかし、RA 患者から一貫して検出されている微生物因子はないのである。髄液から完全な微生物と生存可能な完全な生物体への抗体を分離しようという試みと、原因である生物体分離の試みの失敗は、一部の研究者にとっては非定型のウイルス様の病原体の存在を示唆する。微生物因子（免疫複合体）は関与するものの、一つの原因病原菌があるという仮説は、成り立たない。

- **デヒドロエピアンドロステロン（DHEA）の減少**：不完全なアンドロゲン合成が病因として挙げられている。アンドロゲンは免疫抑制物質であり、DHEA は NF-κB 阻害によってサイトカインを阻害する。RA 患者では DHEA が慢性的に低下している。また、同疾患を罹患した更年期後の女性（45 歳〜65 歳）でも、同じ閉経後の対照群と比較してデヒドロエピアンドロステロンサルフェート濃度が低下している。副腎皮質ホルモン（DHEA やテストステロン）は、同疾患の初期の段階で低下する。DHEA のサプリメント（1 日 200mg）は全身性エリテマトーデス（SLE）に有効である。二重盲検試験は実施されていないものの、関節リウマチにも効果があると思われる。使用に消極的な立場であれば、控え目な量の使用で、生理的障害の治療に使用することができる。24 時間尿検査で使用量などを設定すること。積極的な立場であれば、RA の治療に使用が可能である。用量は 1 日 50mg 以上が必要である。主な副作用は、軽度から重度のざ瘡、および女性の男性化が起こることがある。

診断

進行した特徴的病態から容易に診断できる。初期段階ではやや困難である。

慢性関節リウマチ：診断には下記の分類基準のうち7項目を満たす必要がある。基準の1〜5までの関節症状については、少なくとも6週間継続した場合に該当とする。1つでも当てはまらない特徴がある場合、患者はこの分類とその他のカテゴリーから除外される。

1. 朝のこわばり
2. 少なくとも1ヵ所の関節の運動痛。あるいは圧痛
3. 少なくとも1ヵ所の関節軟部腫脹または関節液貯留（骨増殖だけでは不可）
4. 少なくともその他1ヵ所の腫脹。無症状の期間が3ヶ月を超えない
5. 対称性の関節腫脹。近位指節間、中手指節、中足趾節の関節は、完全に対称でなくてもよい。遠位指節関節罹患はこの基準を満たさない
6. 骨突出部、伸展側表面、または関節近傍部にみられる皮下結節
7. 定型的X線像。X線の変化。罹患関節に限局した、または顕著に隣接した骨の脱灰、変性変化があっても、本カテゴリーから患者を除外しない
8. 凝集反応陽性（RFテスト）
9. 滑液ムチン沈殿物の減少、1mm³あたりの白血球が2000個以上の炎症滑液浸出。結晶はなきこと
10. 以下の3項目以上を満たす定型的な滑膜病理組織学的変化。顕著な絨毛肥大、しばしば柵状となる滑膜表層細胞の増殖、リンパ結節様の慢性炎症細胞の顕著な浸潤、滑膜表面あるいは間質へのフィブリンの沈着、壊死巣
11. 小結節における組織学的変化、中心部に細胞壊死の肉芽腫性の病巣で、増殖した柵状の単核細胞と末梢部の繊維症および慢性炎症性細胞浸潤に囲まれる

RA確定例：上記基準1-5のうち5項目とも当てはまり、関節症候が6週間以上続く。

RA疑い例：上記基準1-5のうち3項目が当てはまり、そのうち1つの関節症候が6週間以上続く。

RAの可能性：下記基準のうち2項目が当てはまり、そのうち関節症候の期間が合わせて3ヶ月以上続く。

- 朝のこわばり
- 圧痛あるいは運動痛を繰り返すまたは3週間持続。

- 腫脹の病歴あるいは経過観察
- 血沈亢進あるいは C 反応性タンパク(CRP)
- 虹彩炎

臨床検査と X 線検査

- **リウマトイド因子**：リウマチ以外の病気でもリウマトイド因子が上昇することがある。これらの病気の共通点は、抗原による持続的攻撃による慢性的炎症が見られることで、結合組織の疾患(SLE、シェーグレン症候群、多発性筋炎、および強皮症)および感染症(結核、ハンセン病、梅毒、ウイルス性肝炎、細菌感染、伝染性単核症、およびインフルエンザ)が含まれる。陽性反応が出るのは、特発性肺線維症、サルコイドーシス、慢性活動性肝炎と肝硬変、リンパ腫、クリオグロブリン血症、および繰り返し輸血を受けた場合などである。リウマトイド因子は予防接種その他の免疫システムへの攻撃によって一時的に上昇するのである。全体の保有率は 4% であるが、60 歳を超える人々では 40% 以上が保有している。高齢でも健康な人々は通常 RF 力価が低い($>1:80$)。
- **抗核抗体**：RA 患者の 20%〜60% に見られる。通常、nDNA に対する特異的抗体価は正常である。一本鎖または変性 DNA に対する抗体価は、普通は上昇している。単核抗体価は SLE 患者よりも RA 患者の方が低い。
- **エプスタイン-バーウイルス抗体**：多くの RA 患者の血清から免疫拡散法または免疫蛍光検査法によって検出される。それらは非関節リウマチ性沈降素(非 RAP)および非関節リウマチ性核抗原(非 RANA)と呼ばれる。その働きについては、まだ確認されていない。
- **その他の臨床検査の異常**：貧血はよく見られるが、正球性色素性または低血素性である。赤血球生成の低下は慢性の炎症状態では起こりやすい。血清鉄濃度および総鉄結合能は通常低下しているが、鉄分のサプリメントは効果がないばかりか、実際はフリーラジカルを増進してしまう。血清フェリチン濃度は鉄剤による治療が適切であるかどうかの判定に役立つ。これは、急性の炎症発生時にフェリチン濃度が上昇し、その他の疾患活動性の指標(赤血球沈降速度[ESR]および CRP)と相関関係にあるためである。ESR は通常上昇しており、患者の疾患活動性を監視するために有効な大まかな指標になるが、正確に疾患活動性を反映しない場合もある。
- **関節液**：炎症の程度を反映する。フィブリノゲン濃度が高いと、関節液の自発的

凝結を招く場合がある。それはムチン・クロットと混同してはいけない。1%の酢酸を加えることで、フィブリンは溶解する。関節リウマチでは、ムチン・クロットはヒアルロン酸の重合体は通常よりも小さいため、弱い。好中球は関節液中の主要な細胞であり、1mm²あたりで1万〜5万個ある。補体は一般に少なく、好中球は取り込まれた免疫複合体を有する細胞質内封入体を内包する。

- **X線検査所見**：発症初期には、軟部組織腫脹、軟骨の浸食、および関節裂隙狭小化。進展すれば、関節裂隙はより狭く、全身性骨粗鬆症のような状態になる。

治療上の留意ポイント

治療の有効性の調査には20年の追跡調査が必要である。積極的な通常医療による治療を受けた関節リウマチの患者の20年後を調べたところ、通常の生活を続けていたのは全体の18%のみで、多くの患者(54%)が死亡(35%)するか、または重度の障害(19%)を負っていた。死因の多くが関節リウマチの直接的な影響によるものだった。RAは多元的な症状を呈し、誘因となるもの(腸管透過性、血流中免疫複合体、フリーラジカル、免疫不全)を減らし、炎症の抑制、関節の再生を促進するための包括的アプローチを必要とする。

食生活

食生活はRAの原因や治療に深い関わりがある。RAは原始的な食生活をしている社会では見つかっていない。比較的、西洋的な食生活をしている社会において、高い割合で発症しているのである。完全食(ホールフード)、野菜、および繊維質そして砂糖、肉、精製された炭水化物、および飽和脂肪などが少ない食事が、RAを予防する。食用の脂肪と油脂を見直すこと。抗酸化力のある栄養素を多く摂ること。

- **食物アレルギー**：一部の患者ではアレルギー性の食品を除去することが非常に効果的である。どのような食品でもRAを悪化させる可能性がある。最も影響を与えやすい食品は小麦、トウモロコシ、牛乳と乳製品、牛肉、そしてナス科の植物(トマト、ジャガイモ、ナス、ピーマン、タバコ)および食品添加物である。短期間の断食(野菜の煮出し汁およびジュースのみ)と、その後の菜食生活によって、多くの患者の疾患活動性が著しく低下するが、これは食物アレルゲンが除去され、食品中の脂肪酸の改善と腸内細菌の増加が得られるためである。
- **結腸微生物相**：微生物相の変化は、RAおよびその他の自己免疫疾患と結び付いている。結腸には400種以上の微生物がいる。雑食から菜食に替えると、腸

内菌叢は著しく変化する。良い方への転換は RA の回復を導く。胃腸系の表面積は総計 300〜400㎡ある。たった一枚の上皮層が、宿主と膨大な数の食餌性および微生物性の抗原とを隔てているのである。消化管関連リンパ系組織（最大のリンパ器官）は保護装置なのである。腸内細菌叢の変化は抗原の抗原性を変化させる。便中の脂肪酸のガス-液体クロマトグラフィーによる検査は、RA 患者の臨床的回復を予測する比較的素早く簡単な方法である。

- **消化**：不完全に消化された食物の分子は吸収も不良である。多くの RA 患者が塩酸と膵酵素が不足しており、これによる消化不全が主要な要因かもしれない。消化剤は効果があると思われる。膵酵素にはさらに別の効能もあり、パンクレアチンに含まれるタンパク質分解酵素は、自己免疫疾患（RA、SLE、結節性動脈周囲炎、強皮症、潰瘍性大腸炎、クローン病、多発性硬化症、および AIDS）の免疫複合体の血中濃度を下げる作用がある。臨床的回復が免疫複合体の減少に呼応していれば、（ESR を大まかな指標として利用）、パンクレアチンまたはブロメラインのサプリメントは大抵の場合、使用の正当性がある。

- **食中の脂質**：脂肪酸は炎症性のプロスタグランジン、トロンボキサン、ロイコトリエンの前駆体である。脂肪酸の摂取内容を変更することは、何を主に摂取するかによって炎症の悪化や改善につながる。目標はアラキドン酸（AA）を減らし、ジホモ-γ-リノレン酸（DHGLA）とエイコサペンタエン酸（EPA）を増やすことである。この場合菜食は、AA を減らし、炎症性のエイコサノイドへの転換も阻害するうえ、リノール酸とリノレン酸を供給するため有益である。養殖でない冷水魚（サバ、ニシン、イワシおよびサケ）は EPA 豊富であるが、EPA はプロスタグランジンとロイコトリエンの生成で AA と競合している。その結果、炎症とアレルギー反応が抑制されるのである。直火やオーブンなどで焼いた魚料理を摂ると RA のリスクが低下する。その量と効果は比例しており、週に 1 度よりは 2 度以上食べた方が予防効果が高い。RA に最も良い食事は冷水海洋魚以外は菜食にすることで、亜麻仁油の摂取も有効である。

心理的側面

- 主要要因：心理的構造、対処様式、社会的支援、信仰体系、および医師との関わり方
- 悲観的患者で受動的な対処方法（ベッドで寝ているなど）をとる人々は、抑うつが高まり、身体機能も劣る。楽観的な RA 患者は、心理的にも身体機能でも、より良い状態にあると報告している。

- 精神的または宗教的な対処様式によって痛みを緩和できると信じる患者では、関節の痛みが少なく、相対的社会的支援も大きい。配偶者や家族による積極的な支援は抑うつや生活の質と逆比例の関係にある。
- RA 患者に共通のコンセプト：医師が覚えておくべき 8 つの主要なテーマ…酷い痛み、自己評価、否定的感情、過去への後悔、病気からの回復に集中すること、痛みの中での心の快適さ、家族と周りの人の支援、そして新しい生活。これらのテーマについて患者と話し合い、自己表現と自分の人生をコントロールできるように支援する。
- 医師と患者の関係：患者の側の、社会的支援の不足、中毒症の履歴、身体化障害、強迫障害などに苛立ちを感じがちである。問題は、独身で病気を自らコントロールできない状態である。そのような患者は社会的な支援を与える人に頼りがちで、それが医師にとって苛立ちの原因になる。まず、患者は、病状のみではなく、個人として見られるべきであり、主観的な苦痛を信用され、認められる必要がある。患者は、安易に抗うつ剤を処方されることを、医師の無関心ととらえる。RA 患者は医師の確認と理解を求めているのである。

サプリメント

- **γ-リノレン酸（GLA）**：月見草（EPO）、ブラックカラント、そしてボラジのオイルは GLA を含む。GLA は抗炎症性のシリーズ 1 のプロスタグランジンの前駆体の ω-6 脂肪酸である。非常に人気があるにも関わらず、GLA と RA の研究では賛否両論があり、ω-3 油脂の研究ほどには、確かな根拠は見つかっていない。長期的に GLA のサプリメントを利用すると、組織内の AA 増加と EPA 減少を招き、目標と反対の結果になってしまう。重要なのは、患者が抗炎症薬の使用を許可されていたかどうかで、薬剤によって炎症性のプロスタグランジンの形成が抑制されるため、組織内の脂肪酸プロファイルが変化したという、GLA の悪影響が覆い隠されるのである。GLA の用量は 1 日 1.4g で、EPO の GLA 含有率は 9% であるため、EPO の 500mg 入りのカプセルで 31 個が必要になる。コストは月 100 ドル（日本円で 10,000 円前後）になる。よって、ω-3 脂肪酸の方が優れた選択肢といえる。GLA はリノール酸から形成されるため、効果がリノール酸によるものか判断は困難である。しかも多くの GLA の供給源は、リノール酸をより多く含んでいる（EPO は GLA 含有率が 9% で、リノール酸含有率が 72%）。
- **ω-3 脂肪酸**：魚油の EPA に関する研究では、朝のこわばりと関節の圧痛が緩和するという結果が一貫して出ている。EPA は白血球によって分泌される炎症性の

化合物産生を抑制する。全部ではないが、多くの市販の魚油は過酸化脂質が多く含まれている。よって養殖でない冷水魚と亜麻仁油または研究所が承認した魚油製品を用いるとよい。組織内のEPA増加とAA抑制の効果は、亜麻仁油は魚油には及ばない。亜麻仁油によって最大の効果を得るには、1日13g(大さじ1杯)の亜麻仁油を摂る一方、患者の食餌性 ω-6 脂肪酸を最低限に控える(他の植物油の使用を制限)ことが必要になる。亜麻はEPAと同様に自己免疫反応を抑える作用がある。α-リノレン酸をEPAに転換するためには、亜鉛の栄養状態が適当でなければならない。RA患者では亜鉛欠乏症の割合が高い。

- **食餌性抗酸化物質**：新鮮な果物と野菜は最良の抗酸化物質の供給源である。ビタミンC、β-カロテン、ビタミンE、セレン、および亜鉛は抗酸化物質として広く認知されている。フラボノイドは炎症を抑え、コラーゲン組織を守る働きがある。RAのリスクが最も高いのは、抗酸化物質の摂取が最も少ない人々である(低血清 α-トコフェロール、β-カロテン、およびビタミンC濃度)。

- **セレンとビタミンE**：RA患者のセレン濃度は低下している。セレンは抗酸化物質であり、フリーラジカル捕捉酵素であるグルタチオンペルオキシダーゼの補因子でもある。グルタチオンペルオキシダーゼは炎症性プロスタグランジンとロイコトリエンを抑制する働きもある。セレンとビタミンEは有効である。食品による摂取：ブラジルナッツ、魚、および全粒穀物。穀物やその他の植物性食品のセレン含有量は、土壌のセレン含有量によって決まる。

- **亜鉛**：抗酸化物質であり、抗酸化酵素スーパーオキシドジスムターゼ(銅-亜鉛SOD)の補因子でもある。亜鉛は単独でもわずかに治療効果がある。ピコリン酸亜鉛、モノメチオニン亜鉛、またはクエン酸亜鉛が良い。亜鉛が豊富な食品は、カキ、全粒穀物、種実類である。

- **マンガン(Mn)とSOD**：マンガンは別のタイプのSODとして作用する。RA患者のMn-SODは低下している。注射剤型のMn-SOD(欧州で入手可能)は、RA治療に有効。経口SODが胃腸管での消化をのがれて治療効果を発揮するかどうかは定かではない。マンガンのサプリメントはSOD活性を亢進する。しかし、MnのRA治療における有効性については臨床実験は行われていない。RA患者のMn濃度は低下している。Mnの豊富な食品は、ナッツ、全粒穀物、ドライフルーツ、および緑の葉菜である。肉、乳製品、鶏肉、および魚介類は含有量が低い。

- **ビタミンC**：抗酸化物質。RA患者の白血球と血漿のアスコルビル酸濃度は著しく低下している。ビタミンCのサプリメントによって、SOD活性の亢進、ヒスタミン濃

度の低下、および抗炎症作用が得られる。食品の供給源はブロッコリー、芽キャベツ、キャベツ、柑橘類、トマトおよびベリー類。
- **パントテン酸**：RA 患者は健康な対照群に比較して全血パントテン酸濃度が低下している。疾患活動性はパントテン酸濃度と逆比例している。パントテン酸濃度を正常化すると、朝のこわばりの持続時間の減少、障害の程度と痛みの強さの緩和などの効果がある。食品の供給源：全粒穀物、豆類。
- **ピリドキシン（ビタミン B6）**：血中のピリドキサル-5'-リン酸（P5P）濃度低下は、RA の炎症性の指標と関わっている。ESR が低い、CRP が低い、障害が少ない、痛みや疲れが少ない、関節の腫脹箇所が少ない患者の場合は、血漿ビタミン B6 濃度が高い傾向がある。B6 濃度の低下は、慢性の炎症過程が進行中であることが原因になる。これらのビタミン B6 欠乏症の患者では、ホモシステインが増加し、心臓血管病のリスクが高まる。RA 患者は左心室の拡張機能障害、肺高血圧症および心筋梗塞の初発などによる心血管疾患からの併発症および死亡のリスクが増加する。
- **銅**：アスピリン銅（サリチル酸塩）は痛みと炎症の軽減に、普通のアスピリンよりも効果が高い。民間療法として銅のブレスレットが古くから使われている。これは、銅が皮膚から吸収されて抗炎症性の作用を及ぼすことができる別の化合物をキレート化する作用があることによる。銅は（亜鉛とともに）SOD の一種の構成物であり（銅-亜鉛 SOD）。不足するとフリーラジカル損傷が促進される。銅は過酸化物と結合して関節組織を損傷するため、過剰摂取は逆効果。
- **硫黄**：関節炎患者の爪の硫黄（システイン）濃度は健常対照群より低下している。殿筋コロイド硫黄注射によって、痛みと腫脹が緩和する。硫黄豊富な食品（豆類、ニンニク、タマネギ、芽キャベツ、キャベツ）を多く摂ったり、サプリメントを利用することでも効果が得られる。
- **ナイアシンアミド**：RA および変形性関節症の Kaufman and Hoffer 療法には、高用量のナイアシンアミド（1 日あたり 900〜400mg を数回に分けて摂取）を使う。変形性関節症での効果は実証されたものの、RA の臨床研究では十分な評価がでていない。ナイアシンアミドはインスリン依存型糖尿病の自己免疫反応にも作用する。

薬用植物

- **ターメリック（*Curcuma longa*）**：クルクミンはターメリック（ウコン）の黄色い色素で、優れた抗炎症作用と抗酸化作用がある。クルクミンは、副作用を起こすことな

● 関節リウマチ

しに、急性の炎症に対してコルチゾンあるいはフェニルブタゾンに匹敵する効果を示す。ロイコトリエンやその他の炎症媒介物質の形成を阻害する。慢性炎症モデルでは、副腎が摘除された動物においてクルクミンの活性が大幅に低下していることから、クルクミンは生来の抗炎症作用を増強する働きがあるものと考えられる。ヒトへの実験による効能は通常の薬剤に匹敵するもので、推奨された用量では副作用も起こっていない。非ステロイド性抗炎症薬（NSAID）評価のための術後の炎症モデルの中で、クルクミンはフェニルブタゾンと同等の効果を示す。クルクミンには直接の鎮痛作用はない。ターメリック（クルクミン）はRAの急性の増悪に効果がある。クルクミンの用量：400～600mgを1日3回。ターメリックの用量では、8,000～60,000mgになる。クルクミンは吸収を高めるためにブロメラインと一緒に調剤される。ブロメラインにも抗炎症作用がある。クルクミンとブロメラインの複合剤は、食事の20分前か食間に、胃が空の状態で服用する。脂質の基剤（レシチン、魚油、または必須脂肪酸）を用いると吸収を良くするであろう。

● **ブロメライン**：パイナップルに含まれる酵素の混合物。RAの炎症緩和の効果がある。作用機序：炎症誘発性物質、およびフィブリンを分解する物質を活性化する。フィブリンは炎症部位を囲むマトリックスを形成する。そのため血管が遮断され、組織からの排液が滞って浮腫を生じる。ブロメラインは炎症によってキニンが生産されるのを抑止する。キニンは腫脹や痛みを増長する物質である。

● **ショウガ**（*Zingiber officinale*）：抗酸化効果がある。プロスタグランジン、トロンボキサン、およびロイコトリエンの合成を阻害する。RAには乾燥製剤よりも生のショウガの方が効果が高いと思われる。生のショウガにはブロメラインに似た抗炎症作用を持つタンパク質分解酵素が含まれている。それによってRAの症状が緩和する。痛みの軽減、関節の動きやすさ、および腫脹や朝のこわばりの改善などである。推奨用量：1日500～1,000mg。より早く高い痛みの軽減効果が発揮されるように、一部の患者はこの用量を3～4回摂っている。飲み方：1gの乾燥粉末ショウガ根。1日の平均食餌摂取量：インドでは8～10g。同量の生（またはフリーズドライ）のショウガ根の方が、ジンゲロールと活性型タンパク質分解層を多く含み、効果が高いと思われる。1日に2～4gの乾燥粉末ショウガを摂ると効果的。この量は、20gの生のショウガ根（約1cm）と同等である。新鮮な果物と一緒に、または野菜ジュースに入れるなどして食する。これらの用量での副作用はない。

● **サイコ**（柴胡）（*Bupleuri falcatum*）、**リコリス**（**カンゾウ**）、**とオタネニンジン**（*Panax ginseng*）：サイコは漢方で伝統的に炎症症状に使用している。現在では、コルチコステロイド剤（プレドニゾン）と混合で使われてもいる。コルチゾンの

活性を高める効果がある。有効成分はステロイド様物質である、サイコサポニンと呼ばれる成分である。抗炎症作用：副腎からのコルチゾンおよびその他のコルチコステロイドの分泌を促進し、その効果を促進する。コルチコステロイドによる副腎の委縮を防ぐ。コルチコステロイドを処方されている患者に、副腎を保護するためにサイコを使用することを推奨する。リコリスとオタネニンジンはサイコの働きを活性化する。リコリスとショウガは抗炎症物質を含み、副腎の機能を向上させる。リコリスは副腎ホルモンが肝臓で分解されるのを阻害する。サイコとリコリスは血中コルチコステロイド濃度を上昇させる。これらの植物は、長期のまたは高用量のコルチコステロイド服用の履歴のある患者の副腎機能を回復させる。

理学療法

- RA 患者の管理に重要な役割を果たす。治療効果はないものの、快適性の向上と関節および筋肉機能の維持に効果的である。温めることで、こわばりと痛みの緩和、筋肉の弛緩、および関節可動域（ROM）の向上が得られる。湿式加熱（湿式パックや温浴）は乾式加熱（加熱パット）よりも効果が高い。水に浸ることで皮膚が荒れるような場合は、パラフィン浴にするとよい。急性の炎症には冷湿布が有効。関節の可動域を広げる筋肉を鍛える運動によって関節機能を維持できる。疾患が進行していたり、炎症が進んでいる場合には、関節の ROM 受動運動とアイソメトリックスから徐々に運動を始める。炎症が静まれば、ROM 自動運動とアイソトニック運動を追加する。
- RA の高強度・長期運動：2 年以上の間、強度の運動を続けても、X 線写真による大きな関節の損傷が進むことはなかった。もっとも、当初の損傷の程度が大きな患者の場合は例外かもしれない。強度の運動によって身体機能が改善し、気分の改善や健康の実感を得ることが出来た。
- 温泉療法：欧州では伝統的に温泉療法や泥パックが用いられる。イスラエルでの死海温泉療法の研究では、高い気圧、低湿度、高温、少降雨量、そして大気汚染がないなどの条件が確認された。そこで行われるのは、泥パック、硫黄風呂、死海浴である。その効果は、朝のこわばりの持続時間、15m 歩行時間、握力、日常生活の活動評価、患者による疾患活動性評価、可動関節の数、リッチー関節指数などの著しい改善が得られることである。死海浴は、食卓塩を加えた普通の温浴よりも効果が高い。微量元素（SOD の構成物質である亜鉛と銅、それにホウ素、セレン、ルビジウム）が経皮吸収されることによると思われる。副作用や病状の悪化は見られていない。

自然療法の治療アプローチ

　効果的な治療とは、できる限り多くの誘因を抑制することである。第一は食事療法として原因物質の摂取を減らして症状を緩和するもの。通常の理学療法（運動、温熱、冷却、マッサージ、ジアテルミー、パラフィン浴など）によって症状を抑え、抗炎症作用のある薬草、栄養素補助、適宜、腸管毒素排出などを行うと良い。重度の症例では、急性期にはNSAIDが必要であろう。自然療法は薬剤の効果を促進する効果もあるので、用量を減らせる場合もある。薬剤を処方された場合は、グリチルリチン除去リコリス（DGL）によって消化性潰瘍の予防をする。

- **食生活**：断食療法または除去食と、その後に慎重に食物を再導入することで、どの食品が症状を誘発するかを検知できる。どんな食品でもRAを悪化させることがある。一般に可能性が高いのは、小麦、トウモロコシ、牛乳および乳製品、牛肉、ナス科の植物（トマト、ジャガイモ、ナス、ピーマン、タバコ）である。アレルゲンを特定し除去したら、野菜、食物繊維が豊富な完全食（ホールフード）で、砂糖、肉、精製された炭水化物と動物性脂肪を控えた健康的な食事をすること。特に有益であるのは、養殖でない冷水魚（サバ、ニシン、イワシおよびサケ）とフラボノイド豊富なベリー類（サクランボ、ホーソンベリー、ブルーベリー、ブラックベリー）とそのエキスである。

- **サプリメント**：
  - DHEA：1日50〜200mg
  - EPA：1日1.8g（または亜麻仁油大さじ1杯）
  - ナイアシンアミド：500mgを1日4回（肝酵素を監視すること）
  - パントテン酸：1日500mg
  - ケルセチン：250mgを食間に1日3回
  - ビタミンA：1日5,000IU
  - ビタミンC：1日1〜3gを数回に分けて
  - ビタミンE（各種トコフェロール混合で）：1日400IU
  - 銅：1日1mg
  - マンガン：1日15mg
  - セレン：1日200μg
  - 亜鉛：1日45mg
  - 塩酸ベタイン：5〜70グレイン（324〜4,536mg）を食事時に（付録の「資料2」を

参照）
　—パンクレアチン（10X USP）：1日3回食間に350〜750mgまたはブロメライン250〜750mg（1,800〜2,000MCU）を1日3回食間に
　—魚油サプリメント（もし養殖でない冷水魚が入手困難な場合）最低1日用量：EPA/DHA混合で3g。高品質で検査機関承認済みの商品を使うこと。
● **薬草療法**：単独または組み合わせて使う。炎症が重度で関節の損傷をある場合は、より積極的な治療が必要である。コルチコステロイド使用歴のある患者と、コルチコステロイドを離脱中の患者には、サイコ、リコリス、オタネニンジンを用いて副腎の萎縮の予防や回復を促す。
　—ターメリック：400mgを1日3回（またはショウガ8〜10gの生のショウガを食事に取り入れるか、ジンゲロールとショウガオールを20%に標準化したショウガエキス100〜200mgを1日3回）
　—サイコ：乾燥根2〜4g、チンキ剤（1：5）5〜10mℓ、流エキス（1：1）2〜4mℓ、固体エキス200〜400mg
　—オタネニンジン：未加工のもの1日4.5〜6g、標準化エキス（ジンセノシド5%）100mgを1日1〜3回
　—リコリス：乾燥根2〜4g、チンキ剤（1：5）10〜20mℓ、流エキス（1：1）4〜6mℓ、個体エキス（4：1）250〜500mg
● **理学療法**：
　—温熱（湿式パック、温浴）：1回20〜30分間を1日1〜3回
　—急性の炎症に冷却パック
　—パラフィン浴（お湯で皮層刺激がある場合）
　—自動（重度の場合は多動）ROM運動：1セット3〜10回を1日1〜2回
　—漸進的アイソメトリック（関節が改善したらアイソトニック）運動：1セット3〜10回を1日数回、十分な休憩をとりながら行う
　—マッサージ：週1〜3回

● 乾 癬

乾 癬

Psoriasis

診断のポイント

◎ 境界明瞭な紅斑または発疹で、銀白色の厚い鱗屑を伴う
◎ 頭皮、伸側面（手首の裏、肘、膝、臀部、および足首）、および何度も外傷を受けた部位
◎ 症例の 50%で家族歴がある
◎ 爪病変として特徴のある油滴状のくぼみが現れる
◎ 関節炎を伴う場合がある

概要

　乾癬は非常によくある皮膚疾患である。米国での発症率は 2〜4%。熱帯に住む黒人にはほとんどないが、温帯に住む黒人にはより多く発症する。日本人には多く、アメリカ先住民には稀である。男女差はない。発症平均年齢は 27.8 歳だが、2%は 2 歳までに発症する。

● 典型的な皮膚の過剰増殖による疾患。細胞分裂の速さが非常に高く（健全な皮膚の 1,000 倍）、扁平上皮がんよりも高速である。病変部以外でも、乾癬患者でない人の 2.5 倍の増殖細胞数がある。

● もとは皮膚細胞の内部の障害である。発症は、ヒト白血球抗原（HLA）B13、HLA-B16、および HLA-B17 の発症率が高く、有糸分裂調節における遺伝エラーが関与する。患者の 36%が家族に乾癬患者がいる。細胞分裂の速度はサイクリックアデノシン一リン酸（cAMP）とサイクリックグアノシン一リン酸（cGMP）の微妙なバランスで調節されている。cGMP が増加すると、増殖が亢進し、cAMP が増加すると

乾癬

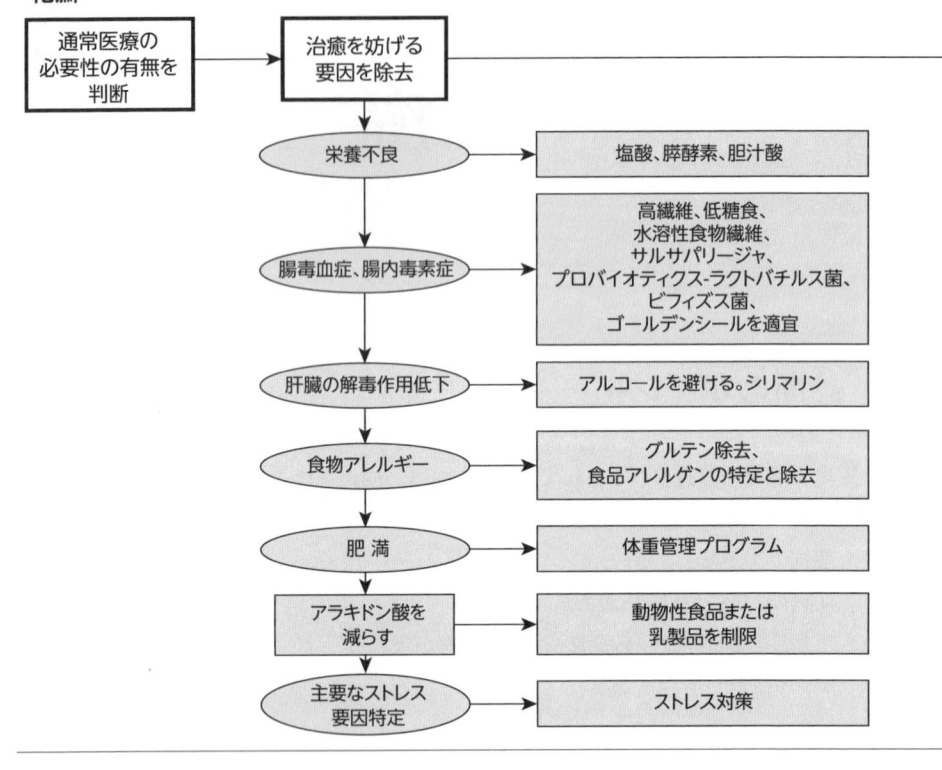

```
[通常医療の必要性の有無を判断] → [治癒を妨げる要因を除去]
                                    ↓
                              (栄養不良) → [塩酸、膵酵素、胆汁酸]
                                    ↓
                              (腸毒血症、腸内毒素症) → [高繊維、低糖食、水溶性食物繊維、サルサパリージャ、プロバイオティクス・ラクトバチルス菌、ビフィズス菌、ゴールデンシールを適宜]
                                    ↓
                              (肝臓の解毒作用低下) → [アルコールを避ける。シリマリン]
                                    ↓
                              (食物アレルギー) → [グルテン除去、食品アレルゲンの特定と除去]
                                    ↓
                              (肥満) → [体重管理プログラム]
                                    ↓
                              (アラキドン酸を減らす) → [動物性食品または乳製品を制限]
                                    ↓
                              (主要なストレス要因特定) → [ストレス対策]
```

細胞成熟が進み増殖が減少する。乾癬患者の皮膚ではcAMPの減少とcGMPの増加が見られる。

- 異常な免疫刺激：免疫システムが乾癬に関与している。T細胞の賦活はサイトカインの放出を招き、角化細胞の増殖に至る。これは正体不明の抗原が、表皮の抗原提示細胞（ランゲルハンス細胞）に成熟を促し、それらがその領域のリンパ節に移動するためである。抗原提示細胞はナイーブT細胞と相互に作用し、T細胞賦活が生じる。賦活化された免疫細胞は循環系に侵入し、乾癬患部のサイトカインの連鎖的反応（サイトカイン・カスケード）の一部として、血管を透過して皮膚の炎症箇所に至る。連鎖反応の根本は正体不明の抗原なのである。
- 乾癬はセリアック病およびクローン病に関与している。胃腸症状のない乾癬患者の腸粘膜でも、顕微鏡的病変があり、透過性が亢進している。腸管機能の低下を招く因子は、腸管透過性と炎症をさらに増悪させ、抗原および内毒素の

● 乾癬

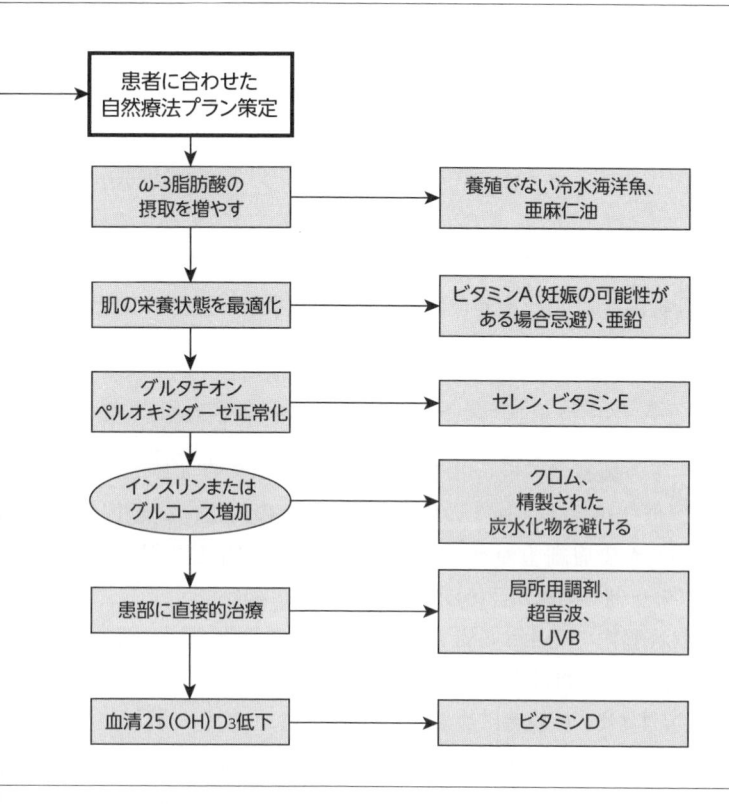

```
┌─────────────────┐
│ 患者に合わせた      │
│ 自然療法プラン策定  │
└─────────────────┘
        ↓
┌─────────────┐         ┌──────────────────┐
│ ω-3脂肪酸の  │  ────→  │ 養殖でない冷水海洋魚、│
│ 摂取を増やす │         │ 亜麻仁油           │
└─────────────┘         └──────────────────┘
        ↓
┌─────────────────┐     ┌────────────────────┐
│ 肌の栄養状態を最適化 │ →  │ ビタミンA(妊娠の可能性が │
│                 │     │ ある場合忌避)、亜鉛    │
└─────────────────┘     └────────────────────┘
        ↓
┌─────────────────┐     ┌────────────────┐
│ グルタチオン      │  →  │ セレン、ビタミンE │
│ ペルオキシダーゼ正常化│   └────────────────┘
└─────────────────┘
        ↓
┌─────────────┐         ┌──────────────┐
│ インスリンまたは │  →    │ クロム、       │
│ グルコース増加  │        │ 精製された     │
└─────────────┘         │ 炭水化物を避ける │
                        └──────────────┘
        ↓
┌─────────────┐         ┌──────────────┐
│ 患部に直接的治療 │  →    │ 局所用調剤、    │
└─────────────┘         │ 超音波、       │
                        │ UVB          │
                        └──────────────┘
        ↓
┌──────────────────┐    ┌──────────┐
│ 血清25(OH)D₃低下  │ →   │ ビタミンD │
└──────────────────┘    └──────────┘
```

混合物質が腸管から漏洩し、血流に乗って、敏感な組織で賦活化免疫カスケードを始動させる。

治療上の留意ポイント

自然療法によって、血液に運ばれる抗原性免疫賦活物質の供給源を減らし、cAMP/cGMP比率のバランスを整えることができる。乾癬に関与する因子で、コントロール可能なものについて後述する。

胃腸機能

▶タンパク質消化不全

消化不全あるいは吸収不良は腸内のアミノ酸とポリペプチド濃度を増加させるが、

それらは腸内バクテリアによる代謝によって毒素へと転換される。アルギニンとオルニチンの毒性の代謝産物はポリアミン(プトレシン、スペルミジン、カダベリン)で、乾癬患者にはこれらの増加が見られる。ポリアミンはcAMPの形成を阻害し、過剰な細胞増殖を引き起こす。皮膚と尿中ポリアミンの低下は臨床的改善に関わっている。天然物質もポリアミンの形成を阻害する。ビタミンAおよびゴールデンシール(*Hydrastis canadensis*)に含まれるアルカロイド、ベルベリンは、アミノ酸をポリアミンに転換するバクテリアのデカルボキシラーゼ酵素を阻害する。ハイデルベルグ胃分析検査、また、消化に関する便の包括的分析によって消化機能を評価する。消化機能を強化すること(塩酸剤、膵酵素)。

▶腸性毒血症

毒内毒素(グラム陰性菌の細胞壁の成分)、レンサ球菌、カンジタ・アルビカンス(*Candida albicans*)、酵母、IgEおよびIgAの免疫複合体などの消化管で発生した毒素が関与する。これらが皮膚細胞のcGMPを増加させ、過剰増殖を促進する。慢性カンジタ症は多くの症例で関連が認められている。
- 繊維の少ない食生活は、腸内で発生する毒素を増加させる。果物、野菜、全粒粉、および豆類は毒素と結合して排泄を促進する。
- サルサパリージャの水溶性エキスは乾癬に効果的である。とくに慢性で大きい斑を形成する種類では有効。乾癬患者の62%に改善があり、18%では完治(効果ありは80%)した。その効能は、サルサパリージャの成分が内毒素と結合して排出させることにある。症状の重症度と治療への反応は血流中の内毒素の濃度と強い相関関係にある。腸内の毒素発生を抑制することが非常に重要である。便への排出と吸収された内毒素が肝臓によって適当に処理されるようサポートすること。

肝機能

肝機能の正常化が非常に有効。肝臓は、腸管から門脈循環を経由して運ばれてきた血液を濾過、解毒する。機構的には、乾癬患者では肝臓の構造的変化があると思われる。過剰な腸毒素が肝臓の処理能力を超えている場合や、肝臓の解毒能力が低下した場合などは、全身の毒素濃度が上昇して乾癬が悪化する。アルコールでも乾癬は悪化する。これはアルコールが腸粘膜を傷つけるために毒素吸収が亢進し、肝機能が低下することによる。アルコールは除去すること。ミルクシスル(*Silybum marianum*)のフラボノイド成分シリマリンが、肝機能の向上、炎症および細胞の異常増殖を抑制することから、乾癬の治療に有効である。

胆汁欠乏

- 通常胆汁酸は腸管に存在して菌体内毒素を解毒する。胆汁酸の不足は、その菌体内毒素が血流に入り、炎症を起こすサイトカインの分泌を促して、乾癬を増悪させる。
- ハンガリーでの研究によると、経口胆汁酸（デヒドロコール酸）補助を1〜6週間継続し、野菜・果物の多い食事で、刺激の強いスパイス、アルコール、生のタマネギ、ニンニク、炭酸飲料の除去することで、78.8%の患者に症状の緩和が見られた。一方で通常の治療を受けた患者では24.9%しか回復が見られなかった。胆汁酸補助は急性の乾癬でより目立った効果があり、95.1%の患者の症状が消えた。2年後も57.9%の患者が無症状であったが、通常の治療では無症状なのは6.0%のみであった。製品および用量：Supra Cholの糖衣錠を1日2〜3錠またはデヒドロコール酸粉末（*acidum debydrocholicum*）を1日あたり0.25gを2〜3回。
- 腸機能の低下と長期の胆汁酸療法では、理論上、悪性腫瘍のリスクがあることから、研究者は初期治療期間の後は、脂っこい食事の後のにみ胆汁酸補助のサプリメントを利用することを推奨している。ウルソデオキシコール酸は結腸粘膜の保護作用があると思われ、結腸がんのリスクを抑制し、潰瘍性大腸炎と原発性硬化性胆管炎の予防効果も期待できる。乾癬治療への胆汁酸による短期的治療を検討すること。結腸がんのリスクが高い患者では結腸の状態を治療前と後に確認すること。

栄養

ω-3脂肪酸：乾癬患者では血清遊離脂肪酸濃度に異常がある。10〜12gの魚油（EPA1.8gおよびDHA1.2gを含有）で症状が回復する。同量のEPAは150gのサケ、サバ、あるいはニシンに含まれている。魚油を含む製品の多くには過酸化脂質が含まれているため、毎日、養殖でない冷水魚を食べ、大さじ1杯の亜麻仁油を摂取する方が効果が得られるであろう。

EPAが乾癬の回復に寄与する理由として、アラキドン酸結合部位で競合するため、炎症性のロイコトリエンの合成が阻害されるからであり、乾癬患者では健常者と比較して何倍ものロイコトリエン濃度がある。ロイコトリエンはグアニル酸シクラーゼ活性を促進する。

- 病変のない表皮組織と比較すると細胞中の遊離アラキドン酸と12-HETE（ヒドロキシエイコサテトラエン酸：アラキドン酸のリポキシゲナーゼ代謝産物）がそれぞれ

250倍と810倍に増加している。シクロオキシゲナーゼを阻害する、組織内因性の未確認物質が関与すると思われる。
- 外傷は遊離アラキドン酸を放出を促す。外傷が繰り返された箇所には斑が形成される。12-HETEが上昇し、5-リポキシゲナーゼを刺激、ロイコトリエン形成が促進される。この経路がEPA、グルタチオンペルオキシダーゼによって阻害され、セレン欠乏症も関与するであろう(各栄養素については後述する)。
- シクロオキシゲナーゼ阻害物質(アスピリン、非ステロイド系抗炎症薬)も乾癬を悪化させる。リポキシゲナーゼ阻害剤(ベノキサプロフェン)は乾癬を改善する。天然物質(どこにでもある植物性フラボノイドのケルセチン)、ビタミンE、タマネギ、およびニンニクもリポキシゲナーゼを阻害する。
- アラキドン酸は動物の組織にのみ存在しており、動物性脂肪と乳製品の摂取は制限すること。食生活、絶食療法および食物アレルギーの抑制:乾癬は肥満度指数(BMI)と正の相関関係にあり、ニンジン、トマト、生の果物、およびβカロテン摂取指標と負の相関関係がある。絶食と菜食療法は乾癬を改善するが、これは恐らく腸内で発生する毒素とポリアミンの減少によるものである。グルテン除去食と除去食療法(elimination diet)にも効果がある。

▶個々の栄養素

- 皮膚の健康に欠かせないビタミンAと亜鉛の欠乏が乾癬患者に多い。
- クロムはインスリン受容体の感受性を亢進するが、乾癬患者では血清インスリンおよびグルコース濃度が高い。
- グルタチオンペルオキシダーゼ(GP)が低下している患者は多いが、これにはアルコール中毒、栄養不良、および細胞の異常増殖による皮膚喪失過多などの原因による。GPの濃度は経口セレンおよびビタミンE摂取によって正常化する。全血セレン濃度の低下は乾癬患者ではしばしば起こっている。最も濃度が低いのは、長期間広範囲の病変があり、メトトレキサートとレチノイド治療を必要とする男性患者群である。
- 活性型ビタミンD(1,25-ジヒドロキシコレカルシフェロール)は角化細胞の増殖および分化に関与している。ビタミンDはTh2細胞のサイトカイン発現の移行を促進し、インターロイキン-10の増加とIL-8の減少を誘引するため、乾癬の回復を促すものと思われる。よって局所活性型ビタミンD療法および経口1α(OH)D3が効果的であろう。重度の乾癬患者では血清ビタミンDが極めて低く、これは経口1α(OH)D3によって正常化する。臨床的ビタミンD使用は、高カルシウム血症では

● 乾癬

制限される。合成ビタミン D 類似化合物は、カルシウムのホメオスタシスに影響が少ない。もし紫外線療法を実施する場合は、ビタミン D の局所塗布は光線療法の後で行うことで軟膏中の活性化合物の分解を防ぐこと。
- **フマル酸**：フマル酸ジメチル（1日 240mg）またはフマル酸 1-エチル（1日 720mg）の経口摂取または 1〜3%のフマル酸 1-エチル塗布は効果的であるが、副作用（皮膚紅潮、吐き気、下痢、倦怠感、胃の痛み、軽度の肝臓および腎臓の不調）が起きる場合がある。その他の自然療法で効果がでない場合のみ実施する。

心理的側面

患者の 39%が、発症前の 1ヵ月間に何らかのストレスの大きい出来事があったと報告している。そのような患者の予後は比較的良い。相関性は主に 1 年間に 4 回以上のストレスのかかる出来事が繰り返された患者に見られる。2、3 の症例では、催眠療法とバイオフィードバック療法のみで治療が成功している。

理学療法

日光（紫外線）は非常に有効。野外の 4 週間日光浴療法では被験者の 84%に著しい症状の回善が見られる。処方箋なしで買える商用日焼け用ベッドは乾癬の重症度を軽快し、健康面での QOL（クオリティ・オブ・ライフ）が改善した。レチノイドのアシトレチン（ビタミン A 誘導体）と週に 4、5 日の日焼け療法の併用によって、23 人の被験者の 83%が完全な、またはそれに近い回復を得た。ある種の紫外線への曝露は皮膚のビタミン D 合成を促進する。標準的治療法、薬剤のソラレン（psoralen）プラス UVA 照射（PUVA）治療は紫外線 A 波の波長域 320〜340nm の光線を照射する。紫外線 B 波（UVB、280〜320nm）単独でも細胞の増殖を抑制し、PUVA よりも副作用がなく、同等の効果が得られる。UVB は死海では主要な光線であり、そこでは乾癬患者の 80〜85%が 4 週間以内で回復するという。紫外線療法のリスク、効果、乾癬の様々な病態に適合する紫外線療法の種類については、さらに研究が必要である。紫外線は局所ビタミン D を非活性化するため、紫外線療法の後で塗布すること。光線療法では十分な監視が必要で、特に皮膚がんのリスクがある場合は注意すること。

超音波や温熱パッドによって患部の温度を上げる（42〜45℃）ことも効果がある。低張硫酸塩水（レオポルディン温泉水）による温泉療法で、患部の免疫組織学的プロファイルが改善（T 細胞数、ランゲルハンス細胞数、および角化細胞炎症のマーカーの低下）している。

局所療法

ヒドロコルチゾンの薬草による代替薬：リコリス（カンゾウ：*Glycyrrhiza glabra*）のグリチルレチン酸、カモミール（*Matricaria chamomilla*）、およびカイエンペッパー（*Capsicum frutescens*）のカプサイシン。

- **リコリス（カンゾウ）の根**：グリチルレチン酸は、乾癬や湿疹に使用されるヒドロコルチゾンと似た効能を発揮する。慢性の病変には、その効果は局所コルチゾンを上回る。グリチルレチン酸は、不活性形のヒドロコルチゾンへの転換を触媒する 11β-ヒドロキシステロイドデヒドロゲナーゼの働きを阻害し、局所ヒドロコルチゾン効力を高めることができる。
- **カモミール**：欧州では、乾癬、湿疹、乾燥してがさがさの荒れた肌によく使用する。カモミールのフラボノイドと精油成分は抗炎症・抗アレルギー作用がある。
- **カイエンペッパー**：カイエンペッパーの有効成分はカプサイシンである。カプサイシンを局所塗布すると、始めは細い痛覚神経繊維を刺激し、その後、痛みを伝える神経伝達物質であるサブスタンスPを減少させることで痛覚神経繊維をブロックする。サブスタンスPは乾癬患者の皮膚で増加しており、乾癬による炎症伝達物質を活性化する働きがある。1日に4回の0.025％または0.075％のカプサイシン局所塗布を6週間行うと鱗屑化、肥厚、紅斑、掻痒感が軽快し、乾癬の回復に効果的である。当初は、ひりひりする、かゆみ、および皮膚が赤くなるなどの症状が患者の半数に現れたが、使用を継続すると消失、または軽減された。プラセボよりも効果があると実証されている。
- **アロエベラ（*Aloe vera*）**：アロエベラエキスの親水性クリームの局所使用は、1日3回で尋常性乾癬に非常に有効である。4～12ヵ月の治療中、すべての患者に十分に耐性が認められ、副作用が全くなく、脱落者も出なかった。

その他

実験で薬用植物における角化細胞の抗増殖性の活性を持つものが発見されている。オレゴングレープ（ヒイラギメギ、*Mahonia aquifolium*）、センテラ（ツボクサ、*Centella asiatica*）、サンショウ類（*Zanthoxylum* spp.）トランペットツリー（イッペイ、Tabebuia impetiginosa[Lapacho]）、グレーターセランディン（ヨウシュクサノオウ、*Chelidonium majus*）、クルクミン、松樹皮、およびバーベイン（*Verbena*）などシシリー島の薬用植物である。治験による有効性の検証が期待される。

● 乾癬

自然療法の治療アプローチ

腸毒血症を軽快させること。脂肪酸のバランスと皮膚の炎症プロセスを正常に戻し、異常な細胞の増殖をさらに落ち着かせる治療レジメンを実施する。

- **食生活**：砂糖、肉、動物性脂肪、およびアルコールの摂取を制限。食物繊維と冷水魚を多く摂る。標準体重を達成する。グルテンを除去。食物アレルギーの特定とアレルゲン除去。
- **サプリメント**：
  — 高力価総合ビタミン・ミネラル剤
  — 亜麻仁油：1日大さじ1杯
  — ビタミンA：1日50,000IU（妊娠中の女性と妊娠する可能性のある女性は忌避）
  — ビタミンD：1日2,000IU
  — ビタミンE（各種トコフェロール混合で）：1日400IU
  — クロム：1日400mg
  — セレン：1日200μg
  — 亜鉛：1日30mg
- **消化酵素および（または）胆汁酸を食事時に摂ることを検討。**
  — 水溶性線維（サイリウム、ペクチン、グアーガム）：5gを就寝前に。
- **薬草療法**：
  — ゴールデンシール：用量はベルベリンの含有量に基づいて設定。標準化されたエキスを1日3回摂取するのが望ましい。2～4gの乾燥根または浸剤（お茶）として飲用、流エキス（1：1）を2～4mℓ（小さじ0.5～1杯）、または、固体（乾燥粉末）エキス（4：1またはアルカロイド含有率8%～12%）を250～500mg。
  — サルサパリージャ（1日3回）：乾燥根または煎剤で1～4g、流エキス（1：1）を8～16mℓ（小さじ2～4杯）、または固体エキス（4：1）を250～500mg。
  — ミルクシスル（*Silybum marianum*）：シリマリン70～210mgを1日3回
- **心理面**：ストレスレベルを鑑定し、ストレス解消術を適宜用いる。
- **理学療法**：
  — 超音波：42～45℃で20分間の治療を週に3回
  — UVB：295～305nm、2mW/-の3分間照射を、週に3回
- **局所療法**：上記の素材を一種以上使って調剤。毎日2、3回患部に塗布する。

感染性下痢症

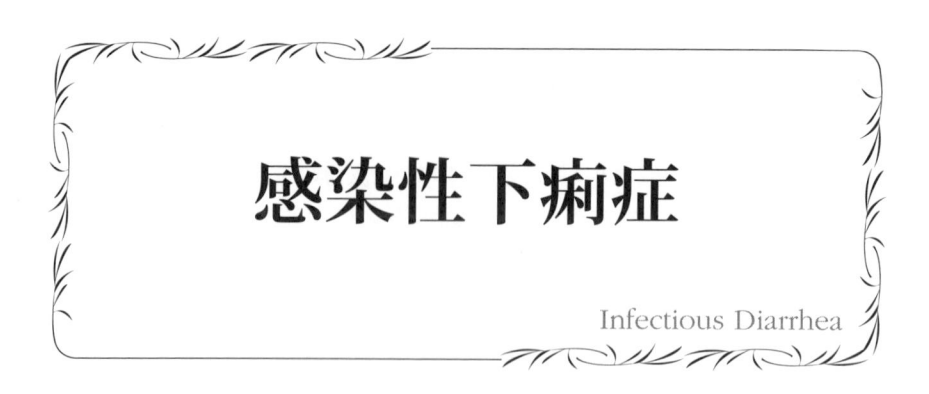

Infectious Diarrhea

診断のポイント

◎ 頻繁な便通（1日に4回以上）

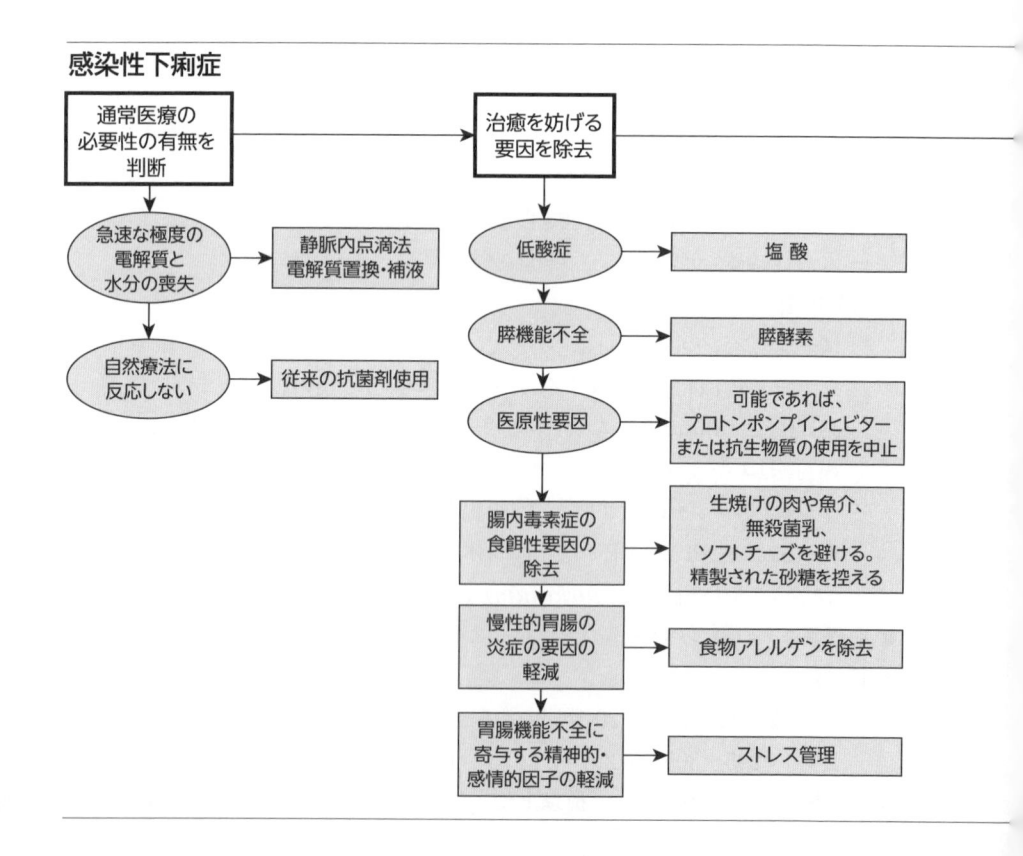

感染性下痢症

- 通常医療の必要性の有無を判断
  - 急速な極度の電解質と水分の喪失 → 静脈内点滴法 電解質置換・補液
  - 自然療法に反応しない → 従来の抗菌剤使用
- 治癒を妨げる要因を除去
  - 低酸症 → 塩酸
  - 膵機能不全 → 膵酵素
  - 医原性要因 → 可能であれば、プロトンポンプインヒビターまたは抗生物質の使用を中止
  - 腸内毒素症の食餌性要因の除去 → 生焼けの肉や魚介、無殺菌乳、ソフトチーズを避ける。精製された砂糖を控える
  - 慢性的胃腸の炎症の要因の軽減 → 食物アレルゲンを除去
  - 胃腸機能不全に寄与する精神的・感情的因子の軽減 → ストレス管理

● 感染性下痢症

◎ 液状に近い便
◎ 腹痛
◎ 急激な便意
◎ 大便失禁
◎ 肛門周囲の不快感
◎ 便に血および(または)粘液が混じる

概要

　臨床的な下痢性疾患症候群とは、急性の水様性下痢、出血性下痢および持続性下痢を指す。その特徴は、1日250g以上の排便で70〜95%が液体であること。重症時には、1日14ℓもの水分が失われる場合もある。赤痢は少量便、痛みおよび血便によって定義される。下痢性疾患は一般に病的状態と死をもたらす。世界的に、下

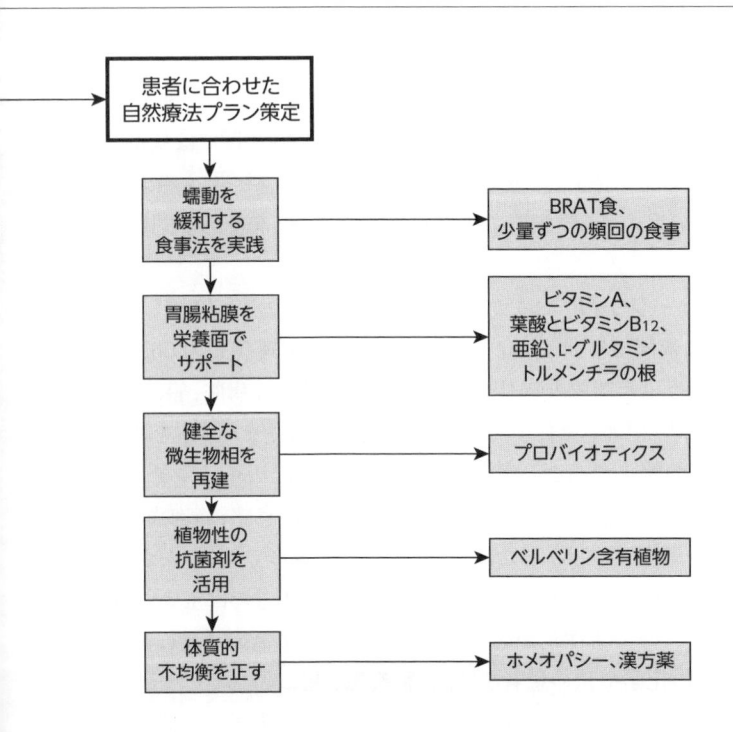

```
患者に合わせた
自然療法プラン策定
    │
    ▼
蠕動を緩和する       ──→   BRAT食、
食事法を実践                少量ずつの頻回の食事
    │
    ▼
胃腸粘膜を          ──→   ビタミンA、
栄養面で                   葉酸とビタミンB₁₂、
サポート                   亜鉛、L-グルタミン、
                          トルメンチラの根
    │
    ▼
健全な
微生物相を          ──→   プロバイオティクス
再建
    │
    ▼
植物性の
抗菌剤を           ──→   ベルベリン含有植物
活用
    │
    ▼
体質的
不均衡を正す        ──→   ホメオパシー、漢方薬
```

75

痢の原因として腸の感染症が最も一般的であり、年間300〜400万人が死亡し、その うち多くが(200万人)就学前の幼児である。急性の場合の90%が軽症、自己限定 的であり、5日以内に単純な水分補給か下痢止め薬に反応する。

原因生物と症状

病原となる因子の分類として、ウイルス、細菌、および寄生虫がある。下痢が生じる のは、腸吸収の阻害、分泌の増加、分泌を促進する炎症反応と滲出反応による。

ウイルス性因子

健康な成人では、臨床症状は急性で、自己限定的胃腸炎である。25種類の細菌 と原虫が全く同じ臨床症状を呈する。胃腸炎の下痢に関連する症状は、75%がウイ ルスによって引き起こされる。嘔吐が顕著である場合、潜伏期間が14時間を超え全 病程は72時間未満、細菌感染を警告する兆候(高熱、出血性下痢、重度の腹痛、24 時間で7回以上の便通)がない、来歴(旅行、性的接触、抗生物質使用など)から疫 学的手掛かりを収集できない、などの場合ウイルス感染を疑うこと。

- **ロタウイルス**：偏在するウイルスで、小児に下痢による脱水を引き起こし、開発途 上国では年間80万人以上の死者を出している。季節性がある(米国では秋から 春にかけて南西部と北東部で発生)。感染は糞口ルートでヒトからヒトにも感染す る。ビリオンは、小腸の絨毛のある腸細胞に感染し、水様性下痢、発熱および嘔吐 を引き起こす。
- **パルボウイルス(ノーウォークウイルス)**：カリシウイルス(ノーウォークウイルス、また は小型球形ウイルス)は米国で年間1,380万件発生する食品関連疾患の66%の 原因である。急性胃腸炎は半閉生共同体(家庭、学校、介護施設、病院、船、寮な ど)に蔓延したら、これらのウイルスを疑う。感染は汚染された食物または水を通し て、またはヒトからヒトへの感染である。感染源は、井戸水、ラズベリー、ランチミー ト、カキなど。症状は悪心と嘔吐、下痢、腹部痙攣、頭痛、微熱、倦怠感、筋肉痛。
- **サイトメガロウイルス**：出生時、性的、または非経口の曝露によって多くの人が不 顕性感染している。強いアレルギー反応、免疫系への抗原刺激、または重い免疫 不全によって潜伏ウイルスの再活性化が起こる。腸壁内のウイルスの活動により、 AIDS、臓器移植、がんの化学療法の患者などに胃腸疾患を起こす。
- **エプスタイン-バーウイルス(EBV)**：ほとんどすべての成人が20歳までに感染し ている。EBVはB細胞に感染し、B細胞が無限に増殖を続けるために生涯存続

する。ウイルス特異的細胞傷害性 T 細胞によって増殖が制御されている。免疫不全の患者に下痢を起こす。

細菌性因子

- **大腸菌**：4 種の下痢を起こす菌種があり、腸管毒素原性、腸管出血性、腸管組織侵入性、腸管付着性に分類される。米国で最も多いのは腸管出血性の血清型 O157：H7 である。感染源は牛ひき肉。潜伏期間は 1〜8 日。症状は腹部痙攣および下痢で、軽症から、中等症、重症までの症状がある。始めは便が軟便、水様便状で、次第に下血が生じる。患者（小児）の中には、生命に危険のある溶血尿毒症性症候群に発展し、これは溶血性貧血、腎不全、そして血小板減少症の三つの症状によって特徴付られる。
- **カンピロバクタージェジュニ**：多くの哺乳類の腸内細菌叢に原生。感染は汚染され調理が不十分であった肉、殺菌しない乳製品、汚染された水などである。潜伏期間は感染後 1〜7 日。症状は、発熱、頭痛、倦怠感の後、1〜2 日で下痢と腹部痙攣が起こる。便は水様の血便。カンピロバクター全腸炎は普通は急性かつ自己限定的で、7〜10 日続く。ほとんどの場合、再発、合併症、重度疾患、死亡などはない。
- **クロストリジウム・ディフィシレ**：感染性下痢症の入院患者で最もよくある原因である。特に高齢者に多い。抗生物質に触媒される。
- **サルモネラ菌（腸内細菌科）**：2,200 もの既知の血清型がある（米国内のサルモネラ症例のうち 85%がサルモネラ腸炎菌によるもの。チフス菌とパラチフス菌は腸チフスの原因菌）。感染源は汚染された食物。腸チフス以外のサルモネラ症の症状は、発熱、胃腸炎関連の下痢、胃腸管、内皮、心膜、髄膜、肺、関節、硬骨、尿路あるいは軟組織の局所感染症。チフスの症状はじ緩やかな発熱、頭痛、関節痛、咽頭炎、便秘、食欲不振、および腹部不快感。
- **赤痢菌（腸内細菌科）**：わずか 10 個の菌を吸入しただけでも臨床疾患を引き起こす場合がある。感染は、汚染された食物や水、ヒトからヒト、そしてハエの媒介による。潜伏期間は 1〜4 日間。成人の症状は非血液性の下痢に発熱、ひきつけるような腹痛、便意切迫感、排便による軽快である。症状が進行すると、便の中に粘液および血液が混じる。軽症の場合、自然に 4〜8 日で消散する。重症の場合、3〜6 週間が必要であろう。
- **腸炎エルシニア（腸内細菌科）**：北米では症例が少ない細菌性腸炎の一種。感染源は糞に汚染された食物や水および汚染された血液製剤。潜伏期間は 4〜7

日間。症状は水様または出血性下痢。エルシニアはリンパ系組織を侵襲し、急性虫垂炎と似た症状のある腸間膜リンパ節炎を引き起こす。回復までに1～4週間、基礎疾患を持った患者に敗血症が合併する場合もある。
- *Laribacter hongkongensis*：新しい属および種類。最初は菌血症の膿胸を持った肝硬変患者の血液および膿胸膿から分離された。香港とスイスの6名の下痢症患者からも確認されている。

寄生性病原体

　寄生虫（原生動物、蠕虫）による下痢症は世界的に、病気または死亡の原因として単独で最も多い。開発途上国の衛生状況の不良、世界的な移動、米国への移民が、蔓延する最大の理由である。
- **ランブル鞭毛虫**：米国で腸炎寄生虫性腸炎の最大の原因であり、少し前にハイキングや小川の水を飲んだ場合などに起こる。
- **水系感染**：先進国のランブル鞭毛虫およびクリプトスポリジウムパルブムの嚢腫で汚染された家庭用水。
- **その他の下痢症を起こす寄生虫**：赤痢アメーバ、微胞子虫、戦争イソスポーラ、糞線虫属
- 検査は選択培による細菌培養、ポリメラーゼ連鎖反応による病原体特異的な遺伝子の検出、電子顕微鏡検査およびウイルスに対する抗原検出、原虫の染色剤を使用、または使用しない直接塗抹法による検査などがある。

診断

- 原因微生物は患者の50%からしか確認されない。その中で最も頻度の高いものから順に、カンピロバクタージェジュニ、サルモネラ菌、赤痢菌、大腸菌O157：H7。
- 発症した月、熱、発症時の腹痛の持続時間、静脈内輸液治療の必要性などの重要な独立変数によって、伝染性下痢症の臨床像を持った成人患者の便培養法の結果が陽性であることを予測できる。出血性下痢や持続性下痢の履歴は、便培養法で陽性であることと関連していない。
- 患者に熱があるか、あるいは血便がある場合は検査を検討する。便中の血液が目視できる場合は、3分の1の症例が志賀毒素を生産する大腸菌O157：H7が原因である。

- 寄生虫卵検出法は発見率が低いため7日以上下痢腸が持続する場合にのみ実施する。

治療上の留意ポイント

通常医療
- 抗生物質とアヘン製剤の使用が適切な場合もあるが、胃腸運動には逆効果になる。抗菌剤に対する抵抗性によって疾患の悪化というリスクもある（志賀毒素を生産する大腸菌 O157：H7 による溶血尿毒症症候群）ことから、特に子供では、抗生物質と腸運動抑制薬の使用は判断が難しくなる。
- 効果が選択的な抗生物質によって、以下が治療される：旅行者下痢、細菌性赤痢、カンピロバクター感染症。
- 海外旅行にビスマス塩：（商品名 Pepto-Bismol）を携行。腸内壁に被膜を作り、感染予防に寄与する。
- サルモネラ症と大腸菌 O-157：H7 の抗生物質療法の有効性は明確ではない。
- 出血性下痢では腸運動抑制薬の使用を避けること。その後、溶血尿毒症症候群に至るリスクが高まるため、特に大腸菌 O157：H7 では使うべきではない。ハイリスク群においては、経口の腸チフスおよびコレラのワクチン投与（米国以外でのみ可能）を推奨する。
- 5-HT2 と 5-HT3 受容体拮抗薬、カルシウム・カルモデュリン拮抗薬、および α-受容体作動薬によって、胃腸運動への悪影響が避けられると思われる。

潜在的／誘発的素因
疾患誘発性の宿主因子：
- 消化機能不良、胃酸量低下および（または）無塩酸症および膵酵素不足。塩酸と膵酵素補充を検討。
- IgA 抗体は病原体の上皮組織への付着を抑制する。IgA 分泌が低下すると胃腸の免疫力が弱まる。慢性的ストレスと砂糖の摂りすぎにより腸運動の低下が起こり、病原菌による化膿を招く。食物アレルギーまたは過敏性は再発性感染性下痢を起こしやすい。
- プロトンポンプ阻害薬、葉酸拮抗剤、および抗生物質は、感染性下痢症への抵抗性を弱める。入院中でプロトンポンプ阻害薬を服用している患者はクロストリジウム・ディフィシレによる下痢症の感染リスクが高まる。胃酸を抑制する薬によって、

病原体や未消化の食物が適切な処理を得ずに腸に届いてしまう。広域抗生物質は下痢に関係している。抗生物質は腸内細菌叢を破壊するため、病原体の繁殖を許す結果となる（以下の「プロバイオティクス」の項を参照）。

水分補給と電解質平衡

- 下痢症の患者は十分に水分を補給すること。電解質補充を、特に小児では、確実に行うこと
- 脱水の症状：尿量低下または無尿、皮膚ツルゴールの低下と舌の乾燥
- ブドウ糖、ナトリウム、およびカリウムの溶液による補水
- 静脈内水分補給：重度の脱水に10%を超える体重の低下が伴う場合と意識のない場合

食生活

- 予防：生やけの肉や魚介類、無殺菌の牛乳、およびソフトチーズを避ける
- BRAT食：蠕動を抑制する食品、バナナ（B）、米（R）、リンゴ（A）、トーストまたは紅茶（T）による、胃腸運動を抑える食事メニュー
- 一度にたくさん食べると胃腸の消化吸収能力に負担をかけるため、下痢が長引き、溶血性病原大腸菌によるコロニー形成を促進し、ロタウイルスの排出が遅れる。同じ栄養分少量ずつに分けて摂取し、決まった間隔をおいて食べると負担が軽減できる
- 伝統的な下痢の治療食（人参スープ、米）は吸収がよく、便量が減り、下痢の期間も短縮するが、脱水、電解質の喪失の抑制にはならない
- 嘔吐のある患者には、少量のブドウ糖が役立つ

サプリメント

- **ビタミンA**：60mgのビタミンAを投与すると、持続期間や平均便通回数は変えずに、小児の持続性下痢の発症を抑える。母乳哺育をしていない子供は下痢の持続期間が短い。平均便通回数、15日以上続く小児の症例の割合、水様便の出る子供の比率は、ビタミンA治療を受けた場合の方が低い。
- **葉酸とビタミンB12**：葉酸とビタミンB12濃度の低下は、下痢症への抵抗性を弱める。葉酸欠乏は、腸粘膜細胞の構造を変化させ（炎症、肥大、びらん、腸の絨毛の平坦化、リンパの拡張および限局性繊維症）、吸収不良を促進する。抗葉酸化学療法薬（メトトレキサート）は葉酸とビタミンB12欠乏症を引き起こし、下痢を誘発

●感染性下痢症

する。サプリメントの使用によって薬効に影響することなく、毒性の抑制と治療関連死防止の効果が得られる。妊婦の胃腸障害（下痢）は、母体と胎児のビタミン B12 と葉酸の可用性を低下させ、先天的欠損症のリスクを高める。発熱、肥満、母親の年齢、母親の出生地、収入、それ以前の流産、死産の経験、および食餌性とマルチビタミン剤による葉酸摂取に関わらず、受胎前後の下痢は神経管欠損の危険を増す。下痢の原因に関わらず、妊娠中または妊娠の可能性のある女性には葉酸とビタミン B12 が不足しないよう注意する。葉酸の高用量摂取は、ビタミン B12 欠乏症による神経損傷を隠すことにも注意が必要である。

- **亜鉛**：下痢は亜鉛欠乏症の臨床症状である。亜鉛は腸内病原菌（腸チフス菌、サルモネラ菌、大腸菌、エンテロバクター、赤痢菌、白色ブドウ球菌、化膿レンサ球菌、コレラ菌）への抗菌効果があり、下痢治療に役立つと思われる。亜鉛の吸収は十二指腸、空腸、そして回腸のみでなく、小腸全体で行われる。慢性的な下痢を特徴とする疾患（セリアック病、嚢胞性繊維症）では、亜鉛の吸収不全が生じる。亜鉛の供給源は、肉、魚、そして母乳に多く含まれる。腸性先端皮膚炎（皮膚病変、慢性下痢症、再発性感染症）は、腸の吸収不良と関連しており、薬理学的用量の経口亜鉛によって治療できる。亜鉛吸収に影響する要因は、食物繊維とフィチン酸（大豆、ふすま、エンドウ豆、イナゴマメ、玄米）は亜鉛吸収を阻害し、ピコリン酸およびクエン酸は吸収を促進する。クエン酸は母乳中の亜鉛の生体利用率の高さの要因となるリガンドである。

  注意：腸炎後の下痢の食餌療法（牛乳除去、食物繊維増量、イナゴマメ粉末、乳児用大豆調合乳）は、亜鉛欠乏を招く場合があり、下痢の持続につながる場合がある。下痢が続いているときは、亜鉛を補充すること。

- **L-グルタミン**：血中に最も多いアミノ酸で、腸粘膜細胞の主要燃料である。食事から容易に摂取でき、体内でも合成される。サプリメントによって粘膜の代謝向上と再生促進の効果がある。グルタミンは粘膜損傷を予防し、損傷後に修復を促進して、粘膜からの細菌漏えいを抑制する。適用可能性：感染、毒性物質、栄養不良による粘膜損傷、化学療法性、あるいは放射線性腸炎の回復促進。グルタミンは感染性下痢症の動物モデルにおいてナトリウムと水分の吸収を促進する。1日に体重 1kg あたり 0.3g の用量で、小児の下痢症の持続期間を短縮する。高用量でも、副作用はなく耐性が高い。一般的用量は 1,000mg を 1 日 3 回である。

プロバイオティクス

- **種類**：アシドフィルス菌とビフィズス菌（およびカゼイ菌、ファーメンツム菌、サリバリウ

ス菌、ブレビス乳菌）。

- プロバイオティクスは急性の下痢性疾患の予防効果と感染性下痢症（ロタウイルス、クロストリジウム・ディフィシレ、旅行者下痢）の治療と予防効果を持つ。これらの菌が、将来、IgA 分泌細胞の増量による免疫調整作用で、院内ロタウイルス胃腸炎感染の予防に寄与するかもしれない。
- 乳酸桿菌は大腸菌 O157：H7 を阻害するが、冷蔵庫内のサルモネラ菌には効果がない。
- 小児は特に感染性下痢症とその続発症になりやすい。ビフィズス菌とサーモフィラス菌の調合剤のサプリメントは下痢症の発症リスクを著しく低減し、ロタウイルスを排出させる。プロバイオティクスは、母乳が感染症を防ぐのと同様の予防効果を持つと思われる。ラクトバシルス GG は院内感染による下痢症と小児のロタウイルス胃腸炎のリスクを低減する。
- サッカロミセス・ブラウディ（サッカロミセス・セレビシエ）は非病原性のプロバイオティクス酵母で、高齢者を襲うクロストリジウム・ディフィシレによる下痢症に効果がある。バンコマイシンは重症症例の標準的治療薬である。しかしサッカロミセス・ブラウディ単独またはバンコマイシンとの併用によって、再発性の感染症に効果がある。真菌血症と敗血症はサッカロミセス・ブラウディの免疫不全の患者における稀な合併症であるが、投与は控えるべきであろう。成人の 1 日の用量は、1g を分割して（500mg を 1 日 2 回）投与を 4 週間以上継続する。
- プロバイオティクスは抗生物質誘発性下痢症のリスクを低減し、下痢による入院を減らす効果がある。アシドフィルス菌は急性または慢性下痢症の発現の際の広域抗生物質使用の後のグラム陰性菌増殖を抑える。ビフィズス菌とアシドフィルス菌の混合でアンピシリンによって引き起こされた糞便細菌叢の低減を抑制し、腸内の生態系の平衡を保つ。
- 抗生物質治療中にアシドフィルス菌を使用すると、善玉菌の減少と抗生物質抵抗性の菌叢による重複感染を防止する。用量は 150 億～200 億個。抗生物質の服用とプロバイオティクスの摂取は、できるだけ間隔を空けること。
- 抗生物質は利益がリスクを上回る場合にのみ使用すべきである。補助療法は、抗生物質の胃腸系への悪影響を減少させると思われる。
- 検査機関承認済みの高品質のプロバイオティクスのみを利用すること。

薬用植物

▶ベルベリン含有植物

- ゴールデンシール（*Hydrastis canadensis*）、バーベリー（*Berberis vulgaris*）、オレゴングレープ（*Berberis aquifolium*）、およびオウレン（黄連）（*Coptis chinensis*）は広域抗生物質のアルカロイド、ベルベリンを含有し、細菌、原虫、およびカンジダ・アルビカンスを含む真菌類に有効である。
- ベルベリンは数種類の病原体に対して一般的な抗生物質よりも強力である。また、酵母の過剰増殖を阻止する。ベルベリンは重症のコレラ、アメーバ症、ランブル鞭毛虫症、大腸菌、赤痢菌、サルモネラ菌、クレブシェラおよび慢性カンジダ症にも、著しい下痢止め作用がある。
- 用量（1日3回）はベルベリン含有量に基づいて決める。標準化エキスを使用するとよい。
  - 乾燥根または浸剤（お茶）として：2〜4g
  - チンキ剤（1：5）：6〜12mℓ（小さじ1と2分の1〜3杯）
  - 流エキス（1：1）：2〜4mℓ（小さじ2分の1〜1杯）
  - 固形（乾燥粉末）エキス（4：1、または8%〜12%アルカロイド含有）250〜500mg
  - **注意**：ベルベリンの推奨用量は25〜50mgを1日3回、または成人で1日150mgまで。小児は体重によって決める。1日の用量：体重1kgあたりベルベリン5〜10mg。
- ベルベリンとベルベリン含有植物は推奨用量では無害であるが、妊娠中は避けること。高用量ではビタミンB群の代謝を妨げる場合がある。

▶トルメンチラの根（*Potentilla tormentilla*）

- 15%以上のタンニン酸を含み、収斂剤として感染性下痢症の治療に使用したり、ロタウイルスによる下痢の持続期間の短縮、水分補給輸液の必要性を減少させるなどの効果がある。
- 子供への用量：根のエキス3滴×年齢を1日3回。下痢が終わるまで、最大5日間まで続ける。
- 成人はチンキ剤60滴を1日2回。
- 乾燥粉末はより効果的と思われる。用量は、成人で小さじ4分の1杯を1日2回。

▶その他

これらの植物の有効性と毒性については、将来の研究によって評価されるべきである。ワームウッド（*Artemisia absinthium*）、アメリカンワームシード（*Chenopodium abrosioides*）、ターメリック（ウコン）（*Curcuma longa*）、ポークウィード（*Phytolacca decandra*）、クルミ科（*Juglans* spp.）、タンジー（*Tanacetum vulgare*）。

自然療法の治療アプローチ

自然療法は、命に関わるほどでない下痢症のほとんどを治療できる。下痢自体は、毒素を排出する機能的作用であり、完全に抑制するべきではない。慢性下痢と電解質と水分を急速に奪う下痢の場合は、通常医療の治療が必要であろう。水分と電解質のバランスを保つこと。特に5歳以下の幼児にはこの点が重要である。

これらの潜在的要因に対処すること。
- 胃液および膵臓酵素の分泌低下、IgA減少
- 可能な限り医原性の原因を除去する（プロトンポンプ阻害と抗生物質）
- 精製された砂糖の摂取量を低減
- 食物アレルゲンを除去
- ストレス解消と管理

サプリメント

以下に示す用量は、特に記載のない限り成人向けである。
- ビタミンA：小児は1日60mg。感染した成人は1日か2日間は最大50,000IUまで。妊娠中の女性には1日10,000IUを超える用量は注意が必要
- 葉酸：1日1mg
- ビタミンB$_{12}$（シアノコバラミン）：1日600〜1,000μg
- ピコリン酸亜鉛：1日30mg
- L-グルタミン：1,000mgを1日3回
- 乳酸桿菌：60億CFU（コロニー形成単位）ラクトバシルスGGを1日2回。抗生物質起因性下痢症の予防には、150億〜200億個以上を摂取。抗生物質の服用とはできるだけ間隔をあけてプロバイオティクスを摂取すること。6歳以下の子供の抗生物質起因性下痢症では、抗生物質投与日にはプロバイオティクスを与え、抗生物質を止めてから1週間経過するまで継続する

● 感染性下痢症

- **サッカロミセス・ブラウディ（*Saccahromyces boulardii*）**：クロストリジウム・ディフィシレに特異的に使用。成人の1日用量：1gを分割（500mgを1日2回）。少なくとも4週間継続する。バンコマイシンの補助的にも利用できる

薬草療法

- **ベルベリン**：25〜50mgを1日3回または経口で1日150mgまで。小児は体重に基づいて決める。体重1kgあたりベルベリン5〜10mg。
- **トルメンチラ**：チンキ剤60滴を1日2回、または乾燥粉末小さじ4分の1を1日2回。小児はトルメンチラの根のエキス3滴×年齢を1日3回で、下痢が終わるまで、または最大5日間継続する。

がん
──自然療法による総合的支援

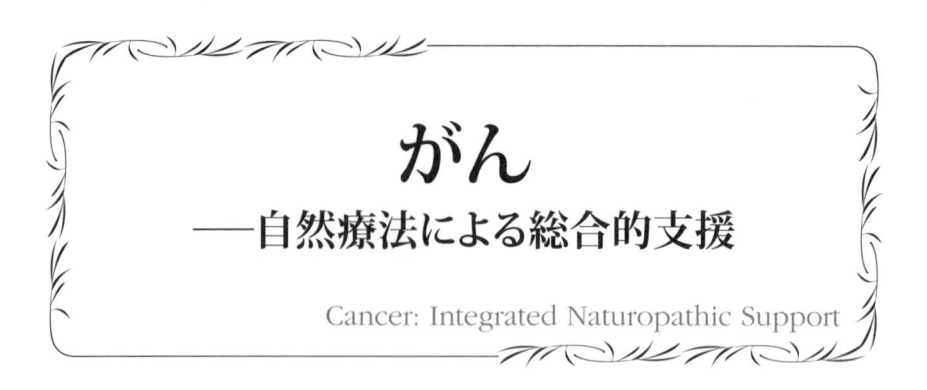

Cancer: Integrated Naturopathic Support

診断のポイント

がんは200種類以上もの個別の疾患の集合名であり、異常細胞の無制約成長、

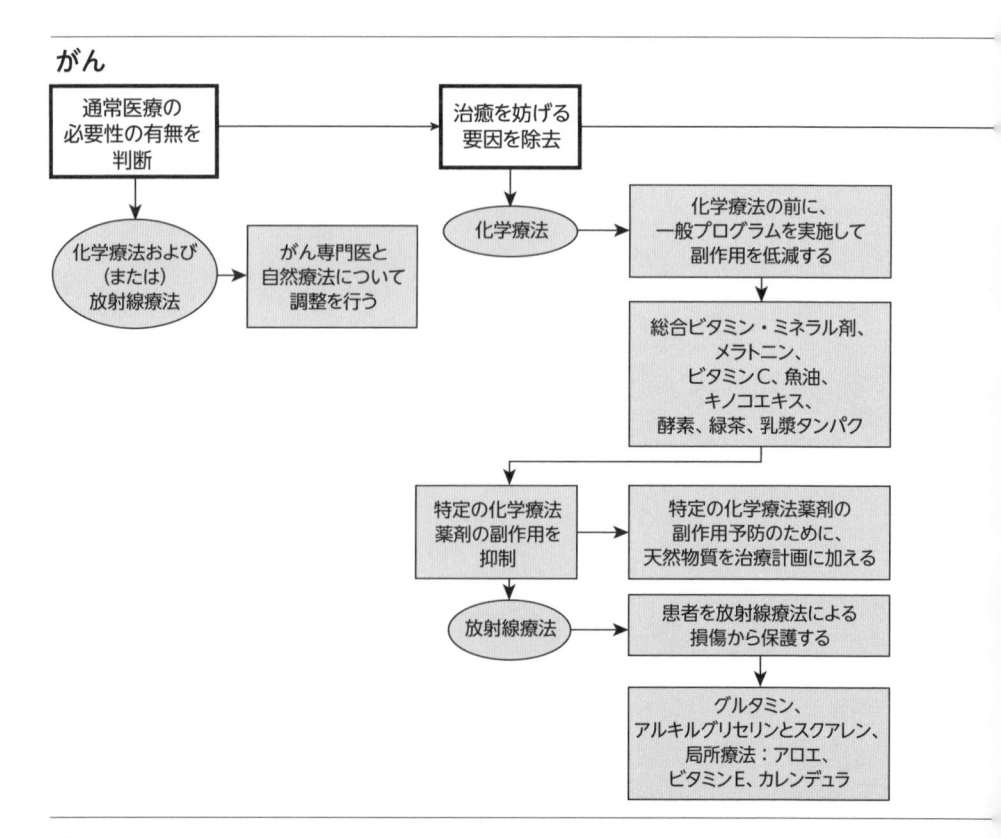

```
がん
```

- 通常医療の必要性の有無を判断
  - 化学療法および(または)放射線療法 → がん専門医と自然療法について調整を行う
- 治癒を妨げる要因を除去
  - 化学療法
    - 化学療法の前に、一般プログラムを実施して副作用を低減する
    - 総合ビタミン・ミネラル剤、メラトニン、ビタミンC、魚油、キノコエキス、酵素、緑茶、乳漿タンパク
    - 特定の化学療法薬剤の副作用を抑制 → 特定の化学療法薬剤の副作用予防のために、天然物質を治療計画に加える
  - 放射線療法 → 患者を放射線療法による損傷から保護する
    - グルタミン、アルキルグリセリンとスクアレン、局所療法:アロエ、ビタミンE、カレンデュラ

増殖および拡散を特徴とする。診断と治療はがん細胞のタイプと場所、全身腫瘍組織量、患者の健康と一般状態、これまでに行った治療、そして現在どのような治療が標準とされているかなどによって決定される

概要

予防が治療に優先するべきである。発症には、遺伝的感受性と発がん物質への環境曝露という2つの要因が関わっている。発症率の高い11のがんにおいて、発症リスクの大半が環境要因である。自然療法医は生活習慣による危険因子を低減し、遺伝要因の一部を打ち消すことを目指す。

早期の、より治りやすい時期にがんを発見するには、感受性の高いスクリーニングテストおよび診断テストを必要とする。自然療法医の役割は以下の通り。

- 病気の予防と病因の特定
- 病変が疑われる部位の検査と評価

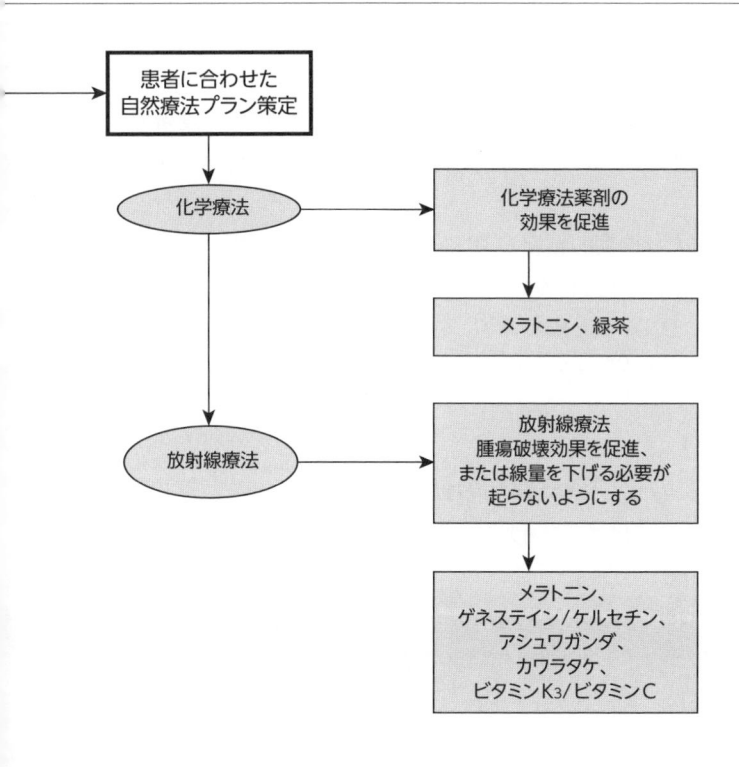

```
患者に合わせた自然療法プラン策定
    ↓
  化学療法 → 化学療法薬剤の効果を促進
                ↓
              メラトニン、緑茶
    ↓
  放射線療法 → 放射線療法
              腫瘍破壊効果を促進、
              または線量を下げる必要が
              起こらないようにする
                ↓
              メラトニン、
              ゲネステイン/ケルセチン、
              アシュワガンダ、
              カワラタケ、
              ビタミンK$_3$/ビタミンC
```

87

- 通常医療による副作用の低減
- 通常医療の抗腫瘍作用の向上
- 悪性化を起こした環境の改善
- 患者の代謝をサポートしながら、腫瘍を餓死させる
- 異常な細胞分割を遅滞あるいは阻止する
- 正常な細胞分化およびアポトーシスの増進
- 転移と血管形成の低減
- 細胞から細胞のコミュニケーションの増強
- 天然の抗がん剤を使用
- 肝クリアランスの標準化による腫物のホルモン性刺激を遮断する
- 健全な免疫反応をサポートする
- 治療後の患者のための第二次予防を支援
- 病気に屈する人々のために、死と臨終に対処する
- 患者の家族に、予防と検査を奨励する

細胞周期

細胞周期は通常下記の4または5段階に分けられる。
- G0期：休止期、またはギャップ期。多くの細胞がほとんどの時間をこの段階で過ごし、休止しているか、割り当てられた任務をこなしている。一般に、化学療法に耐性がある。
- G1期：ギャップ1期または間期。細胞がRNAを合成し、細胞分割に備える。
- S期：合成期。細胞は、娘細胞を作るためにDNAを複写する。
- G2期：ギャップ2期。DNAの合成が終了。紡錘体の微小管が作られる。
- M期：有糸分裂。DNAと細胞タンパク質が二つの娘細胞に分割する。G0期または休止期に戻る。

▶細胞周期の段階ごとの化学療法薬剤の効果

化学療法薬剤には、細胞周期の特定の段階で最も効果が上がるものがある。
- G1期：アスパラギナーゼ
- S期：代謝拮抗剤、プロカルバジン、トポテカン、トポイソメラーゼⅠ阻害剤
- G2期：エトポシド、ブレオマイシン、パクリタクセルおよびトポイソメラーゼⅡ阻害剤
- M期：ビンカアルカロイド

種類

- **肉腫**：間葉細胞由来（骨、筋肉、線維組織など）
  - **骨**：骨肉腫など
  - **軟組織**：平滑筋肉腫
- **白血病**：白血球産生組織（骨髄）
  - 慢性リンパ球性白血病
  - 慢性骨髄性白血病
  - 急性リンパ性白血病
  - 急性骨髄性白血病
- **リンパ腫**：リンパ系、特にリンパ節
  - ホジキン病
  - 非ホジキン病
- **細胞タイプ**：T細胞またはB細胞
  - 物理的な形体：毛包性、拡散している。
  - 痛み、または攻撃性の程度

進行ステージ

- **イニシエーション**：変化に結びつき、がん細胞の成長に帰結する細胞内DNAの損傷
- **プロモーション**：細胞環境の要因（フリーラジカル、生体異物の化学薬品、ホルモン）ががん細胞を腫瘍に育てる
- **プログレッション**：腫物が身体の他の部分に転移する

ステージはがんの広がり方を表し、治療方法、反応評価、生存予後などを決める指標になる。通常は解剖学的な転移によって分類されるが、がんの種類によっては、他の適切な特性に基づいている場合もある（例えば、炎症性のサブタイプの乳癌では転移に関わらずステージIVとする。結腸がんは結腸壁への浸潤の深さが重要になる）。

▶ステージの定義

- 腫瘍の起源
- 組織学的なタイプおよび等級
- 腫瘍の浸潤と転移部位
- 患者の機能的な状態

- TNM 分類では、(T)腫瘍のサイズ、(N)所属リンパ節における転移の有無、(M)遠隔転移の有無によって度数を付ける。例えば、乳がんで原発巣の大きさが 2.5cm、同側の腋窩に陽性のリンパ節があり、転移はないとすれば、T2、N1、M0 になる。
- **ステージ分類**
    — ステージ 0 期：in situ あるいは非侵襲性
    — ステージ I 期：小さく限局性の病変
    — ステージ II 期：やや大きいが限局性。局所的に少数のリンパ節の関与がある場合もある。
    — ステージ III 期：局部的な進行
    — ステージ IV 期：転移が進行

腫瘍マーカー

腫瘍マーカーは血中の組織タンパク質で、濃度の上昇はがんの進行を間接的に示す。以下に警告を記す。
- スクリーニングテストとしては、多くのものが適切ではない。がんではない組織も、炎症や感染によってこれらのマーカーを多量に分泌することがある。
- 腫瘍が、そのタイプに典型的なマーカーとは違う成分を分泌することもある。
- 最も有効なのは、治療への反応の監視または進行度の確認などである。
- 数値は、変化の方向ほど重要ではない。

一般的な腫瘍マーカー	
腫瘍マーカー	典型的ながん
CEA	大腸がん、乳がん、小細胞肺がん
PSA	前立腺がん(乳がんの一部)
CA-15-3	乳がん
CA 19-9	すい臓がん、肝臓がん、胆道がん、胃がん、結腸がん
CA 27-29	乳がん
CA-125	卵巣がん
Beta-HCG	睾丸がん、絨毛性腫瘍
Beta2 microglobulin	多発性骨髄腫、リンパ腫
チログロブリン	甲状腺がん

性能指数

患者の健康度合を現す。最もよく使われるのは、カルノフスキー・スコアおよび米国東海岸がん臨床試験グループ（ECOG）のスコアである。患者が日常活動を行う能力、解除の要非、治療の要非などに基づいている。患者がさらなる治療に耐え、反応を示すかという患者の活力を反映する。ステージが同じでも、性能指数が大きく違う患者同士では、治療の結果は大きく変わってくる。

カルノフスキー・スコアと ECOG 指標の比較

カルノフスキー・スコア	定義	ECOG 指標
100	臨床症状なし	0
90	軽い臨床症状あるが、正常の活動可能	1
80	かなり臨床症状あるが、努力して正常の活動可能	1
70	自分自身の世話はできるが、正常の活動・労働することは不可能	2
60	ときどき解除が必要。1日の半分未満の時間ベッドで過ごす	2
50	かなりの介護と医療処置を必要とす	3
40	動けず、特別な介護が必要。1日の50％以上をベッドで過ごす	3
30	重度の障害。入院が必要	4
20	非常に重症。精力的な治療が必要。寝たきり	4
10	死期が切迫している	4
0	死	5

腫瘍反応の基準とその用語

腫瘍反応は必ずしも治癒や生存率の向上を意味するものではない。細胞傷害性療法は腫瘍細胞の耐性クローンのために選択するが、やがては治療に反応しなくなっていく。

- 治癒：同年齢集団と同等の寿命か、他の死因による死亡（疾患が残っていた場合も含む）。
- 寛解：検知可能な腫瘍が完全に消失した場合。百万単位の腫瘍細胞が残っている可能性はある。寛解は治癒よりも上の段階。
- 完全寛解：少なくとも4週間の間をおいた2度の測定期間において、すべての疾患の証跡が完全に消失した場合。

- **部分寛解**：すべての病変が50%以上縮小し、新病変出現がない状態が4週間以上続くもの。
- **増殖停止**：病変の変化が50%未満の縮小と25%以下の増大に留まるもの。
- **進行**：25%以上の増大または新病変出現。
- **緩和**：治癒を目的にするのではなく、症状の低減や生命の短期の一時的な延期のための治療。

治療上の留意ポイント

　治療の決定において、結果が少なくとも通常医療と同等でなければ、それらを拒絶する意味がないことになる。この忠告は、患者の生死を分かつかもしれない。理論、逸話、意見などではなく、確かなデータに基づいたアドバイスをしなくてはならい。

腫瘍治療サポートの目的
- 栄養状態の向上
- 選択的に腫瘍への栄養補給を断つ
- 転移を抑止する
- 治療の副作用を低減する
- 通常医療の腫瘍致死効果を最大限に引き出す
- 正常な細胞分裂をサポートする
- 抗腫瘍ハーブと栄養素の利用（無益な商品に無駄遣いをしないこと）
- 免疫機能のサポート
- 前向きな姿勢と健全な生活習慣を続けるようにサポートする
- 治療後の二次がんの定期検査

臨床ケア

　多くの患者に見られる典型的な臨床パターンは次のようなものである。
1. がんが疑われる異常の検知
2. 画像診断、疑いのある部位の生検、悪性度の診断、ステージの判定などによって、がんの疑いについての評価を行う
3. 手術による腫瘍の切除または部分的切除。手術不可能の場合、手術の前にネオアジュバント化学療法を行って腫瘍を縮小させて、手術をより非侵襲的にする
4. 化学療法、放射線療法、ホルモン療法、または生物学的修飾物質による治療

5. 再発の監視。がんのタイプの基づいた生物学的修飾物質

▶自然療法の目的
- 手術の合併症を低減
- 治癒と回復の促進
- 健全な傷跡および結合組織の形成支援

手術前の自然療法的サポート

手術前の一般的なガイドライン（手術の2週間前から開始する）：
- **禁忌**：アルコール、麻薬、タバコ、砂糖、揚げ物、出血を促進するものすべて（アスピリン、イチョウ、ニンニク、魚油など）。麻酔に反応する薬物や薬草（カヴァ、セントジョーンズワート、ヴァレリアンなど）。手術の5日前までに使用を中止すること。カフェインは、離脱時の頭痛を予防するために、徐々に量を減らす。
- **増やすべきもの**：食物繊維、タンパク質（体重1kgあたり1～2kg）、野菜、生の果物、水分、必須脂肪酸、プロバイオティクス、ビタミンCとバイオフラボノイド。

手術前の栄養的サポート

- 柑橘類ペクチン分別物（6gを1日2回）によって微小がん組織の転移を抑止。
- ゴツコラ（Gotu kola）をお茶として1日3杯飲用し、癒着を軽減する。
- 高力価総合ビタミン剤。
- ビタミンA（1日25,000～50,000IU、妊婦は5,000IU）による治癒のサポート。
- ビタミンC（1日2,000～5,000mg）による治癒の促進、免疫機能サポート、そして強力なコラーゲン形成。
- ミルクシスルは肝臓を保護する：標準化エキス200mgを1日2回。
- 亜鉛（1日60mg）による治癒第2段階の促進。亜鉛は治癒する組織に集まる。
- ビタミンB群（50～100mg）は通常総合ビタミン剤に配合されている。
- 感染の可能性を低減するための免疫機能サポート。
- 粉末タンパク質またはフリーフォームのグルタミンとアルギニンによって術後の回復を早め、コラーゲン形成のためにタンパク質の合成を促進する。
- アルニカとトラウミールはホメオパシーでは伝統的にケガや外傷からの素早い回復のために利用されている。

手術後の栄養摂取

　患者が固形の食物を食べられるようになったらすぐに、栄養面からの支援を再開する。患者が絶食をする間は、ビタミンやハーブは利用しないこと。もし患者が液体は飲めるようなら、ハーブティーとホメオパシーのレメディを与える。そして固形の食物が例外なく許可が出れば、すべての処方された薬物療法を再開する。使用されているすべての医薬品と栄養補助食品の間に有害な相互作用がないかを確認すること。参考書として、アラン・R・ギャビー編『A-Z Guide to Drug-Herb-Vitamin Interactions』またはインディアナ大学医学部のウェブサイト"Drug interactions" http://medicine.iupui.edu/flockhart を参照するとよい。すべての手術前のサポートを少なくとも術後2週間、または患者が完全に回復するまで継続する。この時期に最も重要なのは、柑橘類のペクチン分別物による、切除され循環系内にある腫瘍細胞の凝集および付着阻害効果である。ペクチン摂取を術後3〜6ヵ月継続すること。

　その他の術後の栄養素の働きについては下記の通りである：
- ビタミンE：血栓症と癒合のリスク低減
- ブロメライン：炎症、疼痛の抑制と血栓性静脈炎のリスク低減
- 飲用タンパク質とスムージー：組織のコラーゲン修復のためのアミノ酸補給

　患者には以下のことをさせる：
- 血栓予防、便秘、筋萎縮防止のために、なるべく早く**歩行**を開始する。
- 院内感染、睡眠障害、医療ミスの予防のためになるべく早く**退院**する。
- 患者が、何か異常を感じている場合は**病院に留めおく**こと。

化学療法

　化学療法の臨床用途とは：
- ネオアジュバント：他の療法の開始前に腫瘍を縮小させ、手術や放射線治療を容易にするために行われる。乳がん、直腸癌の一部、膀胱がん、食道がんなどに適応。
- アジュバント：手術や放射線によって可視的腫瘍を治療した後に行う。検知できないがん細胞を破壊して、再発の可能性を低減する。乳がん、結腸がんに適応。
- 第二次化学療法：再発の際に緩解を得られるように行う。最初の化学療法とは薬剤を変える（耐性細胞があり得るため）。
- 緩和化学療法：疼痛などの症状の低減のために行う。重要臓器や神経を圧迫す

● がん──自然療法による総合的支援

る腫瘍を一時的に縮小させる。短期的な延命の可能性はあるが、治癒のためではない。
- **高用量化学療法**：すべてのがん細胞を死滅させるために行う。副作用として、骨髄の機能喪失や完全な破壊が起こり、患者に血液系悪性腫瘍（白血病、多発性骨髄腫など）や悪性度の強いがん（進行性乳がんなど）の治療と同様の骨髄移植、幹細胞移植などの救援治療が必要になることがある。

▶化学療法薬剤の効果
- **細胞毒性**：急速に分割している細胞をすべて殺傷する
- **細胞増殖抑止**：細胞分割を遅滞させるが、細胞死を起こすものではない
- **副次的効果**：低用量での血管新生阻害効果

▶化学療法薬剤の分類
- **アルキル化薬とプラチナ製剤**：水素の代用としてアルキル基がDNAに損傷を与える。例：シスプラチン、カルボプラチン、シクロフォスファミド
- **抗生物質**：DNA塩基対間に結合し、正常な有糸分裂を阻害、フリーラジカルを生成する。例：ドキソルビシン、マイトマイシン、ブレオマイシン
- **代謝拮抗薬**：正常な代謝産物の構造的類似化合物として取り込まれ、DNA複製を阻害する。例：メトトレキサート、フルオロウラシル、ヒロドキシ尿素
- **微小管阻害薬とクロマチン阻害薬**：有糸分裂に必要な細胞内の機構を阻害する。DNAの中で使われるトポイソメラーゼ酵素を遮断するかチューブリンに結合して、微小管の構築または分解を阻止する
- **微小管阻害薬**：ビンブラスチン、ビノレルビン、パクリタキセル、ドセタセル。トポイソメラーゼ阻害薬：CPT-11、エトポシド
- **生物学的反応変更因子**：
  - **血管新生阻害薬**：新しい血管の成長を阻害する。例：サリドマイド、血液造成阻害剤、エンドスタチン、セツキシマブ、ベバシツマブ、マトリクス・メタロプロテイナーゼ阻害薬、タキサン系薬剤の低用量使用。
  - **免疫変調成分、ワクチン剤、単クローン抗体**：免疫反応促進。例：インターフェロン、インターロイキン、トラスツズマブ。骨髄刺激薬：フィルグラスチム、エポエチンアルファ、サラグサモスチム。
  - **ホルモン／ホルモン阻害薬**：細胞増殖を調節する信号を操作。エストロゲン阻害薬：タモキシフェン。テストステロン阻害薬：ロイプロリド。治療用ホルモ

ン剤：プレソニゾン。食欲亢進剤：メゲストロール。
- **新しい種類の化学療法薬剤**：さまざまな方法による効能がある。特異的な活性によって腫瘍細胞のみに影響を与える。例：メシル酸イマシニブ。感光剤：全身性の薬剤よりも毒性が少なく、レーザー治療に必要な領域を特異的に活性化する。

化学療法の副作用

薬剤の種類、タイミング、用量、副作用予防対策などによって多様である。個々の要因では、全般的健康状態、肝酵素の効率、化学療法の前に行われた治療（骨髄抑制）などが関わっている。副作用は薬剤に特異性がある。

- **短期的副作用**：悪心と嘔吐、粘膜炎、下痢、疲労感、脱毛、貧血、白血球減少症、血小板減少症、あざ、心臓障害、神経障害、肺炎、腎症、耳鳴、感染、記憶・意識障害("chemo brain")、手足症候群、味覚・嗅覚の変化、食欲不振。
- **長期的副作用：**
  — 化学療法に対する腫瘍抵抗性の発現
  — 二次がんのリスク上昇
  — 白血病とリンパ腫のリスク上昇
  — 不妊症と早期更年期障害
  — 原因不明の持続的倦怠感
  — 持続的骨髄抑制または脊髄形成異常
  — 持続的"chemo brain"、あるいは短期記憶障害

化学療法耐性検査

- 腫瘍の組織の化学療法薬剤への耐性を検査する。生検または手術中に採取した新しい少量の腫瘍組織を使う。その細胞を培養し、薬品に対する抵抗に関してテストを行う。この手法は新しく、賛否両論がありまだ普及していないが、理にかなっている。新しい生きた腫瘍組織をドライアイスで保冷して宅配便で発送しなくてはならない。
- 腫瘍組織の遺伝子検査によって、最適な薬剤や再発リスクを示す特徴を検知する。

化学療法への一般的なアドバイス

▶有効性の改善のために
　特定の栄養素が特定の化学療法薬剤の効果を高める。適切な栄養素補充を行うと、治療効果を高められる。化学療法の開始2週間前から終了までの間、続けるとよい。その作用は、細胞分裂の正常化、アポトーシスを促進、がん細胞が化学療法薬剤を取り込む量を増加させる、薬剤抵抗性の低減、正常な細胞分化を促進することである。

- **メラトニン**：毎晩、20mgのメラトニンで、各種のステージⅣのがんで反応率と1年生存率が2倍になる。毒性の低減：血小板減少症、神経毒症、心臓毒性・
- **緑茶**：マウスのエールリッヒ腹水がんに対するドキソルビシンの妨害作用を2.5倍に増強する。腫瘍細胞のみに作用し、健康な細胞には作用しない。

▶副作用低減のために
　各化学療法薬剤ごとに作用様式と排泄の経路の違いがあることから、それぞれ特定の臓器に損傷が生じる。治療期間中の栄養面のサポートによって副作用を最低限に留めること。薬剤による損傷は回復できない場合もある。すべての症例に共通の方法：最適な水分補給、健康的な食生活、高力価総合ビタミン剤。

　使用されている各薬剤について、また関連する栄養素との相互作用と禁忌、特に薬剤が混合で使用されている場合には、よく確認しなくてはならない。適当な栄養素と薬草の選択は、複雑で、多くの要因に基づくものである。一般的なアドバイスはすべてのタイプの化学療法に安全なものである。

- **総合ビタミン**：
  　―ビタミンA：5,000IU
  　―天然カロテノイド混合物：10,000〜25,000IU
  　―ビタミンB群：25〜50mg
  　―葉酸：400〜800μg
  　―ビタミンB12：200〜1,000μg
  　―ビタミンEコハク酸塩：400IU
  　―ビタミンC：500〜1,000μg
  　―ビタミンD：400〜800IU
  　―微量元素：すべてを補充

- **メラトニン**：就寝時 20mg。
- **ビタミンC**：1日 3,000〜10,000mgを分割して腸耐性に合わせて摂取。
- **魚油**：エイコサペンタエン酸とドコサヘキサエン酸混合で計 2gに相当量を毎日
- **キノコエキス(免疫サポート)**：様々な免疫変調成分を使用し、定期的に切り替えることで、受容体ダウンレギュレーションを回避する。カワラタケ(*Coriolis versicolor*)の標準1日用量は、エキスで 3g。マイタケ D-フラクションの参考用量は体重 1kg あたりエキス 0.5〜1.0mg。その他の薬草免疫変調物質も希望によって使用する。
- **酵素**：食事と一緒に膵酵素を、また食間に腸溶性のコーティングをした混合酵素を摂取。
- **緑茶**：カプセルまたは飲用でカップ 5〜10 杯分。患者がカフェインに耐性があればカフェイン入りが良い。
- **乳漿タンパクシェーキ**：果物と一緒に摂取して、消化吸収に良いタンパクおよびアミノ酸源として利用する。特にグルタミンが摂取できる。

▶個別の化学療法薬剤についてのアドバイス

上記の基本プロトコルに加えて、各薬剤における栄養素補給について下記に記す。既述の薬剤について高用量が指示されていなければ、この章では取り扱わない。その他の化学療法薬剤については、Edward Chu, Vincent T. DeVita, Jr.著『Physician's Cancer Chemotherapy Drug Manual 2007』を参照すること。

- **ドキソルビシン(アドリアマイシン)**：フリーラジカルによる心臓毒性は、緑茶、ビタミンC、ビタミンE、および CoQ10 をさらに追加して低減する。
- **シクロホスファミド(サイトキサン)**：経口活性化アルキル化薬は、酵素の p450 によって効力を増す。魚油、養蚕、ビタミンE、アシュワガンダ、キノコエキスを利用する。膀胱炎を引き起こす傾向があるため、患者の水分補給に気を配ること。
- **シスプラチンとカルボプラチン**：シスプラチンの投与直前に、静脈内グルタチオン投与を行う。セレンとシスプラチンの同時共同投与によって、より高用量の使用が可能になり、なおかつ低毒性で、より高い治療指数が達成できる。ミルクシスルのエキスは毒性を低減する。ビタミン A はシスプラチンとの相互作用によって頭部と頸部のがんに効果的。また、ビタミン C と E は抗腫瘍活性を向上させる。脾エキス剤は白血球数、体重、倦怠感を安定させる。カワラタケエキスは卵巣がんに対する細胞毒性を亢進する。
- **フルオロウラシル(5-FU)、カペシタビン(ゼローダ)、フロクスウリジン(FUDR)**：ビタミン E は、アポトーシス促進酵素 p21 のアップレギュレートによって、結腸の抗腫瘍

活性を亢進し、アポトーシス促進タンパク質「bax」を増加させる。膵エキスは 5-FU の活性を亢進する。ビタミン B6 は 1 日 100mg で手足口症候群の発症率と重症度を低減する。

- **メトトレキサート(MTX)**：葉酸の活性を遮断して DNA 複製を阻害する。葉酸は総合ビタミン剤レベルの量では問題は起きないが、高用量は避ける。アスピリン、その他の非ステロイド性抗炎症薬、およびペニシリンは腎排出を低減するため使用しないこと。L-グルタミンは腫瘍内のグルタチオンを減少させることにより腫瘍内のメトトレキサートレベルを増加させると思われる。グルタミンはメトトレキサートが引き起こす粘膜炎と下痢を低減する。ビタミン A は消化管ダメージを抑止する。
- **パクリタキセル(タキソール)およびドセタセル(タキソテール)**：イチイ類からの半合成物が分離される。微小管に結合して細胞分割を阻害する。腫瘍の放射線治療への感受性を高める放射線感受性増強物質である。ビタミン C はドセタセルへの反応を高める。10g のグルタミンを 1 日 3 回摂取すると、筋肉痛と神経障害が低減する。必須脂肪酸(γ-リノレン酸[GLA]、α-リノレン酸[LNA]、エイコサペンタエン酸[EPA]、ドコサヘキサエン酸[DHA])は乳がんへの細胞毒性を亢進させる。GLA は最も効果的であるが、リノレン酸は効果がない。

放射線療法

効果：細胞の DNA を損傷し、次の有糸分裂サイクルでアポトーシスに導く。

▶放射線療法の種類

- **装置によるもの**：
  - ― 光子放射線：質量も電荷もない。
  - ― 粒子放射線には中性子治療と陽子線治療も含まれる。低酸素環境でも効果がある。
  - ― 中性子には質量はあるが電荷はない。
  - ― 陽子には質量と陽電荷がある。
- **小線源治療**：限局性放射性物質を腫瘍内に入れるもの。照射目標が正確であるほど、健康な組織の損傷を防ぐことができる。
  - ― 前立腺がんに対する永久放射性小線源挿入術が現在では一般的。
  - ― 一時的腫瘍内高線量照射。
- **放射免疫療法**：単クローン抗体にリンクされた放射性物質を血流中に注入する。抗体は異常な組織マーカーを標的にし、放射線を大量に特定の腫瘍組織に運び、

他の組織を守る。

▶放射線療法の副作用

放射線療法は化学療法よりも耐性が高い。副作用に影響を与える要因は：
- 腫瘍の場所
- 治療照射野の大きさ
- 治療照射野に含まれる臓器や組織
- 化学療法（放射線増感）の前か同時か
- 放射線保護薬の使用、不使用

急性期の副作用：局所的表在性の炎症、退色と落屑、倦怠感、血球数減少、治療照射野内の局所的な神経、臓器、組織への付随的損傷。

長期の副作用：二次がん、傷跡、組織繊維症、臓器の機能障害。

放射線治療中の自然療法的サポート

- 放射線療法が適当であるかどうかを、生存率データを基に患者の決断を助ける
- 地域内の、腫瘍破壊効果が最大で、健康な組織への損傷が最低限である最も進歩した装置を特定する
- 腫瘍破壊効果を最大にする放射線増感のサポートを検討
- 適切な放射線防護薬の検討

放射線増強

放射線による腫瘍破壊効果を向上するために：
- **医薬品**：フルオロウラシル(5-FU)、パクリタキセル、シスプラチンの同時投与。
- **組織酸素化の亢進**（放射線は低酸素組織では効力が低下する）：高熱（血管拡張により局所的循環が高まる）、カルボゲンガスの吸入、ヘモグロビン誘発療法（赤血球生成促進因子または輸血）。
- **自然療法**：腫瘍破壊性の作用の亢進、または副作用のために用量減少が必要にならないようにすること（放射線防護）。天然の放射線増感剤は次のようなものがある。
    — **メラトニン**
    — **フラボノイド**：ゲネステイン（最も活性が高い）およびケルセチン
    — **アシュワガンダ**（*Withania somnifera*）：放射線増感
    — **カワラタケエキス**：生存率を高め、免疫力を亢進

――ビタミン K3 とビタミン C 混合：放射線治療の前に使用すると腫瘍容積を低減する。

▶放射線防護

抗酸化物質が有効である。高力価総合ビタミン剤に含まれる抗酸化物質の標準量であれば、放射線治療の効果を低減せずに、正常細胞を防御する。抗酸化物質はアポトーシスのカスケードには欠かせない。抗酸化物質は放射線療法の後にアポトーシスを引き起こす。

- **グルタミン**は放射線療法期間中に粘膜を保護し、放射線誘発性の腸炎および直腸炎の治癒を助ける。
- **アルキルグリセリンとスクアレン**は、放射線療法期間中に骨髄機能と白血球数を維持する。スクアレンは致死線量の全身照射後の生存率を向上させる。
- **放射線療法**による皮膚表面の炎症を低減する局所療法：アロエベラ・ジェル（生の葉が最も効果的）、ビタミン E、メチルサルフォニルメタン・クリーム、カレンデュラ・クリーム。治療中は毎晩塗布し、照射前には完全に洗い流して放射線治療ビームの浸透が変化したり散乱したりしないようにする。

抗酸化物質、化学療法および放射線

化学療法の時に抗酸化物質を使用することについては意見が分かれている。多くの抗酸化物質は副作用を抑え、腫瘍破壊性の作用を向上させる。一般的な化学療法薬剤は脂質やタンパク質の酸化を経ずに腫瘍を破壊する。抗酸化物質は化学療法薬剤の腫瘍致死作用を亢進する。化学療法による酸化の副産物は臓器に損傷を与え、二次がんの危険性を高め、腫瘍の増殖および侵襲性に関わる血管内皮細胞増殖因子の産生を増加する。抗酸化物質の効果は、注意深く選択し、用量を決めさえすれば、理論上の懸念を上回るといえる。

- 多くの患者が副作用のために化学療法を中断するが、それは栄養素によって低減することが可能である。
- 副作用を恐れて化学療法を拒絶する患者もいる。
- 化学療法と放射線療法は二次がんと結び付けられるが、それも理論上、栄養素で予防可能である。
- 腫瘍のうち約 50％は異常な p53 という酵素がアポトーシスに関与しており、化学療法に反応が低下している。抗酸化物質はこのような異常を一部改善することができる。

- 化学療法のみでは一般的ながんの生存率を劇的に高めることはできない。抗酸化物質によって、用量制限毒性なく、高用量による高い効果を得られる。

　抗酸化物質は副作用を低減し腫瘍反応を高め、生存時間を延ばす効果がある。少数の特異な例を除いて、抗酸化物質は自然療法のがん治療において欠かせないものと考えるべきである。

臨床試験

- 第Ⅰ相試験：毒性と耐量の評価。
- 第Ⅱ相試験：反応あるいは腫瘍縮小の評価。
- 第Ⅲ相試験：診断内容と予後が同様の大きな患者群で、新薬と標準的薬剤の反応を比較する。
- 第Ⅰ相と第Ⅱ相試験：患者の得るものは乏しく、毒性による損傷のリスクが高い。
- 第Ⅲ相試験：無作為で、患者は50％の確率で新薬を利用できない。

　非常に見込みのある劇的に優れた新薬でなければ、臨床試験の参加にはリスクのみで得るものはないといえる。ただし、無料の検査と試験期間中の医療が受けられる場合がある。

食生活

　約30〜40％のがんは、生活習慣と食生活によって防ぐことができる。高食物繊維、栄養価の高い、有機的完全食（ホールフード）がよい。果物、野菜、豆、種子、養殖でない小型冷水魚などを積極的に摂ること。高カロリーで栄養価の低い食品、ジャンクフード、キャンディー、清涼飲料水などを避ける。タマネギ、ニンニクなどのアリウム（ネギ）族とアブラナ科の野菜（ブロッコリーなど）を積極的に摂る。参考図書としてマイケル・T・マレイら著『How to Prevent and Treat Cancer with Natural Medicine』を挙げておく。

原虫腸管感染

Intestinal Protozoan Infestation

診断のポイント

◎ 全身性症状：抑うつ、筋衰弱、頭痛、咽喉痛、リンパ節症、関節痛、運動耐性低下
◎ 確定診断は便検査にて行う

概要

　消化管は身体の中で最大の免疫監視機構であり、全リンパ球集団の3分の2が集まっている。管腔に生息する病原菌による腸管免疫反応ネットワークへの刺激は、胃腸症状とは別個に、様々な全身性の反応を引き起こす。例えば、ランブル鞭毛虫への免疫性の過敏症は消化系の症状がなくとも喘息、蕁麻疹、関節炎、ブドウ膜炎を起こすことが明らかになっている。
　ヒトの腸管で発見される原虫類は次のようなものがある。

- **ジアルジア属**：IgA 欠損症との関係がある慢性の感染症で、吸収不良、全身性疾患、複数の栄養素欠乏症などが見られる。
- **赤痢アメーバ**：自己免疫現象と関わりがあり、潰瘍性大腸炎、関節リウマチに酷似した対称性多発性関節炎がある。

診断上の留意ポイント

原虫症は糞便検査によって診断される。しかし便顕微鏡検査法および十二指腸吸引採取法の結果を比較すると、糞便検査では急性のランブル鞭毛虫症の最盛期にさえ識別可能な寄生虫を含んでいないということが頻繁に起きている。複数の検体を数日にわたって採取することで、検査の感度は85〜90%に上昇する。

治療上の留意ポイント

腸内細菌の環境：腸内細菌の環境は原虫症、特に赤痢アメーバのような大腸内微生物の治療に重要である。原虫症の最適な治療は抗菌物質と分泌型IgAと食細胞のような腸の耐性因子の機能を亢進すること、寄生虫が住みにくい細菌性の環境を作ることが必要である。

薬用植物

- **スイートワームウッド（クソニンジン：*Artemisia annua*）**：セスキテルペン・トリオキサン・ラクトンを含み、アルテミシニン（別名チンハオス）、またデオキシアルテミシニン、アルテミシニン酸、アルテアンヌイン-Bも含まれている。アルテミシニンは酸化によって寄生虫を駆除すると思われる。

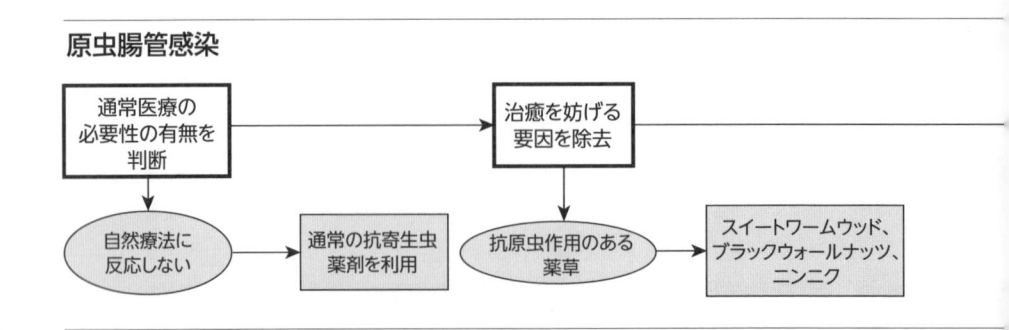

原虫腸管感染

通常医療の必要性の有無を判断
→ 自然療法に反応しない → 通常の抗寄生虫薬剤を利用

治癒を妨げる要因を除去
→ 抗原虫作用のある薬草 → スイートワームウッド、ブラックウォールナッツ、ニンニク

● 原虫腸管感染

- **ベルベリン**：オレゴングレープ（*Berberis aquifolium*）ゴールデンシール（*Hydrastis canadensis*）の根、およびオウレン（黄連）（*Coptis chinensis*）から抽出されるアルカロイド。
- **ニンニク（*Allium sativum*）とブラックウォールナッツ（*Junglas nigra*）**：抗菌剤として利用された長い歴史がある。アリシンは培養下でアメーバ赤痢の成長を阻害し、ニンニクに抗菌作用をもたらしているものと思われる。ニンニクとブラックウォールナッツのヒトにおける原虫症治療の効果については、十分に研究されていない。

自然療法の治療アプローチ

薬草療法
- **スイートワームウッド**：1ℓの湯に5gを入れてお茶を作り、3〜4回に分けて飲む
- **ブラックウォールナッツ**：1,000mgを1日に3回
- **ニンニク**：4gまたはエキスを同等量1日に3回
- **乳酸桿菌、ビフィズス菌**：正常な腸内細菌叢のために

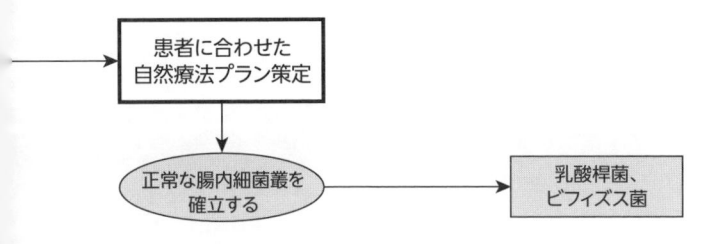

```
患者に合わせた
自然療法プラン策定
     │
     ▼
正常な腸内細菌叢を ──→ 乳酸桿菌、
確立する              ビフィズス菌
```

更年期障害

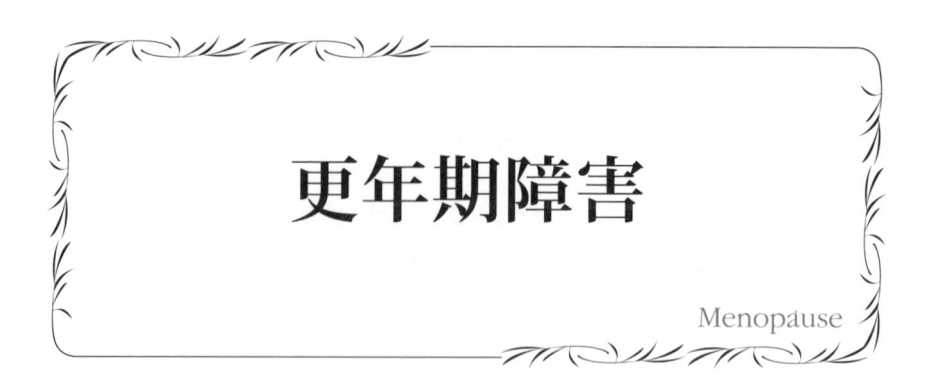

Menopause

診断のポイント

◎ 最後の自発月経から12ヵ月経過

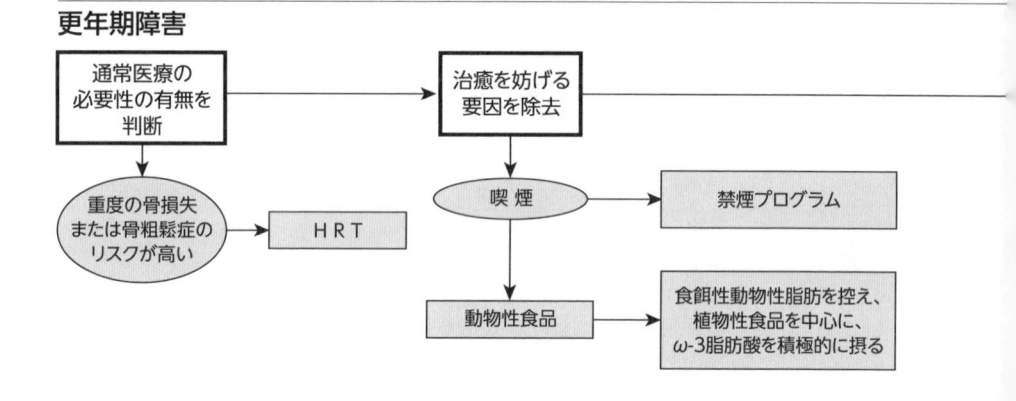

更年期障害

```
通常医療の
必要性の有無を　──→　治癒を妨げる
判断　　　　　　　　要因を除去
  │　　　　　　　　　　│
  ↓　　　　　　　　　　↓
重度の骨損失　　　　　 喫 煙　──→　禁煙プログラム
または骨粗鬆症の　　　　│
リスクが高い　　　　　　↓
  │　　　　　　　　　動物性食品　──→　食餌性動物性脂肪を控え、
  ↓　　　　　　　　　　　　　　　　　 植物性食品を中心に、
 HRT　　　　　　　　　　　　　　　　　ω-3脂肪酸を積極的に摂る
```

106

● 更年期障害

- ◎ 平均開始年齢は51歳
- ◎ 以下のような症状が表れる場合が多い：顔面紅潮（のぼせ）、寝汗、動悸、頭痛、不眠、情緒不安定、不安感、膣乾燥、尿失禁、リウマチ、疲労間、薄毛、乾燥肌、ざ瘡、ひげ、性欲減退、膀胱感染症、膣感染症、吐き気、軽度の認知変化（閉経期の不規則な出血）
- ◎ 理学的検査：膣の薄層化、薄毛・ひげ、身長、体重、腹部脂肪、一般的身体診察
- ◎ 臨床検査：卵胞刺激ホルモン（FSH）の増加
- ◎ 臨床検査と画像診断によって、骨粗鬆症と心臓血管疾患の危険度が評価できる

概要

月経は通常51歳前後に閉経する。閉経周辺期とは更年期前の期間を言う。閉経後期とは閉経後の期間である。閉経周辺期には多くの女性の排卵が不規則にな

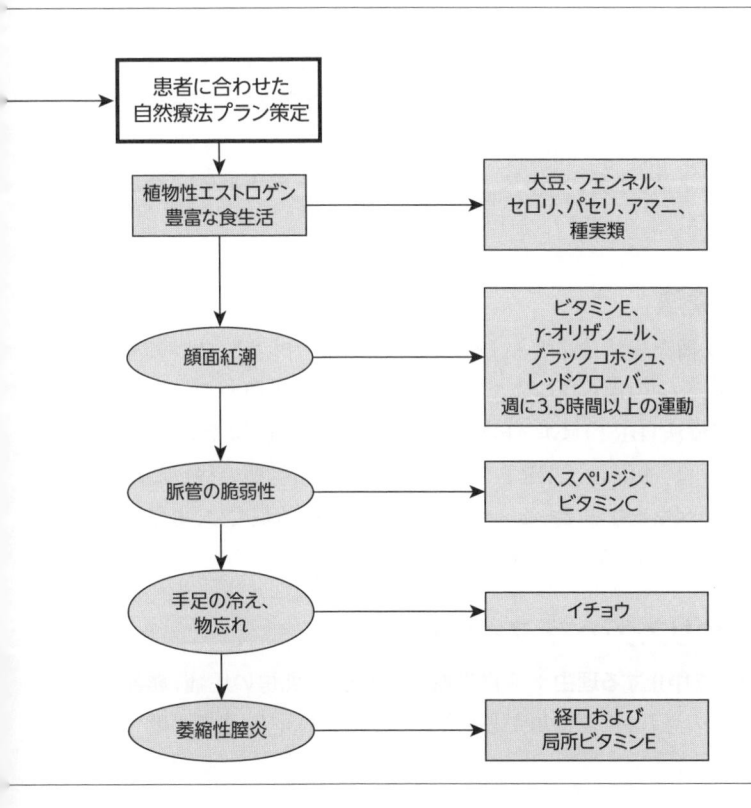

```
患者に合わせた
自然療法プラン策定
    ↓
植物性エストロゲン ─→ 大豆、フェンネル、
豊富な食生活       セロリ、パセリ、アマニ、
    ↓              種実類

顔面紅潮 ─→ ビタミンE、
            γ-オリザノール、
            ブラックコホシュ、
            レッドクローバー、
            週に3.5時間以上の運動
    ↓
脈管の脆弱性 ─→ ヘスペリジン、
                ビタミンC
    ↓
手足の冷え、 ─→ イチョウ
物忘れ
    ↓
萎縮性膣炎 ─→ 経口および
              局所ビタミンE
```

り、月経周期の変化が見られるが、その他の症状が伴うこともある。
- **原因**：卵巣に卵子がなくなることが起因と思われる。誕生時、女児は100万個の卵子（卵）を持っているが、思春期には30〜40万個に減少する。このうち400個が生殖可能期間に成熟する。活動する卵胞がなくなると、エストロゲンとプロゲステロンが低下するため、下垂体が卵胞刺激ホルモン（FSH）を大幅に持続的に分泌する。黄体ホルモン（LH）とFSHは卵巣と副腎にアンドロゲンを分泌させ、臀部と大腿の脂肪細胞でアンドロゲンがエストロゲンに転換される。アンドロゲンからの転換が、閉経後の女性の循環エストロゲンの主な供給源になる。総エストロゲンは生殖可能レベルからは大幅に低下している。
- **社会構成員としての閉経期**：女性の更年期に対する反応は、社会的および文化的要因によって大きく影響される。現代社会は衰えない若さによる性的魅力を重んじ、年配の女性を軽視する文化的傾向がある。文化における更年期の見方は更年期障害の症状に直接関係している。否定的視野を持つ文化では、症状が表れることが多い。肯定的に捉えられている場合は、症状が表れることは少ない。地方に住むマヤ族の女性は、顔面紅潮などの症状を訴えず、ホルモン状態が米国の閉経後の女性と同じであるにも関わらず、骨粗鬆症の兆候も見られない。マヤ族の女性は、妊娠出産からの解放であり、年配の女性として尊敬を持って受け入れられる機会として更年期を肯定的な出来事と捉えているのである。
- **乗り越える選択肢**：食生活、運動、ストレス管理、栄養、薬草、天然ホルモン、合成ホルモン、付加的医薬品。

エストロゲン補充療法

　根本的に「エストロゲン補充療法は必要か」という疑問がある。エストロゲン補充療法（ERT）が、プロゲステロンの適正な補充なしに行われると子宮内膜がんのリスクを高める。ホルモン補充療法（HRT）はエストロゲンとプロゲストゲン（プロゲスチンまたは経口微粉プロゲステロン）を混合し、HRTを行わない自然な閉経期の移行よりも子宮内膜がんのリスクが低くなる方法である。現在の通常医療の治療では、更年期障害の諸症状への短期HRT（1〜5年）が行われることもある。

cHRTとnHRTのリスク・ベネフィット

- **通常医療によるHRTを中止する理由**：子宮出血、気分変動、乳房の圧痛、膨満感と体重増加、乳がんの恐れ、長期使用が必要という誤解や不信感、患者の教育不足による。

- **通常医療によるHRTの利点**：次の症状の軽減：顔面紅潮、寝汗、膣乾燥、不眠、気分変動、抑うつ、失禁、感染症。経腟エストロゲンは経口または経皮エストロゲンと同様に尿生殖器症状に効果的であり、局所薬物送達と効果の面では利点がある。性ステロイドは睡眠、性欲、認知機能、運動協調性、および痛覚感受性に影響を及ぼす。閉経周辺期あるいは閉経初期には、生殖期よりも抑うつや気分変動が起こりやすい。HRTに恩恵を受ける女性は数多い。
- **骨粗鬆症**：HRTは加齢による骨損失を抑制し、脊椎および股関節の骨折を低減、骨吸収の低減、骨粗鬆症の予防、骨折の低減に寄与する。しかし、現在ではFDA（食品医薬品局）はビスホスホネートのような薬剤（リセドロネートとアレンドロネート）を優先しているため、ERTは骨粗鬆症の治療薬としての承認を受けていない。持続的エストロゲン-プロゲステロン併用療法は、股関節部、脊椎、その他の骨粗鬆症による骨折および骨折総数が減少する。エストロゲン剤で骨粗鬆症の予防に承認されているものは：
  — 経口微粉エストラジオール：1.0mg
  — 結合型ウマエストロゲン：0.625mg
  — エチニル・エストラジオール：5μg
  — 経皮的なエストラジオール：50μg
  — エステル化エストロゲン：0.3mg

二重エネルギーX線吸収測定法は、骨ミネラル密度および投薬の効果について最も信頼性が高く、客観的な情報を提供する。

HRTのリスク

- **結腸直腸がん**：ERTは直腸がんと結腸がんによる死亡リスクを引き下げる。
- **子宮内膜がん**：非対抗ERTは、子宮内膜がんのリスクが10年超の期間中に8倍から10倍に高まる。ERTを中止するとリスクは低下するものの、その後10年超の期間のリスクは高いままである。立証された用量/送達量のプロゲストーゲン（プロゲスチンとプロゲステロン）、対抗エストロゲンは、子宮内膜増殖症とがんのリスクを最低化し、予防する。経口微粉プロゲステロン（OMP）と周期型OMP（1日200mgを1ヵ月のうち12日使用）は子宮内膜を保護する。OMPは子宮内膜に、酢酸メドロキシプロゲステロン（MPA）の使用と同等に適切である。合成OMPおよびプロメトリウムが使用されている。
- **静脈血栓塞栓症**：深部静脈血栓塞栓症はHRTの併発症である。静脈血栓塞栓症のリスクのある女性または高齢の患者は、HRTの絶対リスクが高い。

冠動脈疾患

　ERT は血漿低比重リポタンパク(LDL)濃度を引き下げ、血漿高比重リポタンパク(HDL)コレステロールを増やす。ERT はリポプロテイン(a)を低下させ、LDL の酸化を阻害、内皮の血管機能を向上、フィブリノゲン低下、動脈壁肥厚を低減する。しかし、ERT はトリグリセリド、血栓、C 反応性蛋白質を上昇させるため、有益な効果が無駄になってしまう。HRT では全体の冠動脈疾患の発症数が減ることにはならず、実際は増加させている。

　栄養、運動、ストレス管理法、および選択された栄養素(ビタミン B3、紅麹米、マグネシウム、魚油、パンテチン、ビタミン C、ビタミン E、葉酸、ビタミン B12、ビタミン B6、ニンニク、大豆、サンザシ、ググリピッド、ポリコサノール)の利用によって、心臓血管を保護することを検討する。

　HRT と冠動脈疾患(CAD)の問題：HRT(結合型ウマエストロゲン[プレマリン])および MPA[プロヴェラ])を確立した冠動脈疾患の女性に使用すると、心筋梗塞死亡率と非致死性心筋梗塞発症率はプラセボと同等、冠動脈イベント(血栓塞栓症)のリスクが 50％上昇、および脚と肺の血栓、心筋梗塞、脳卒中の初期リスクにつながる。

　一部の女性では、高インスリン血症、高血圧、高ホモシステイン血症、C 反応性蛋白質およびリポプロテイン(a)の上昇、肥満、LDL の上昇が起こりやすくなる。1 年後の冠動脈疾患と血栓塞栓症の発症率は、HRT にスタチン系薬剤を併用した場合は、スタチンを使用しなかった場合に比べて大幅に低かった。

　エストロゲン単独、またはエストロゲン-プロゲステロン併用、どちらも冠動脈硬化症の進行には影響しない。冠動脈疾患の女性では、ERT の有効作用が MPA によって打ち消されることはない。確立した心臓疾患のある女性で、HRT がアテローム性動脈硬化症の進行に影響することはない。HRT(経皮天然エストラジオール単独あるいはプロゲスチン・ノルエチンドロン併用)では、最初の 2 年間でわずかに心血管系イベントの発生率が高まる。

　非対抗天然(ヒト)エストラジオールは動脈の肥厚を停止または穏やかに退行させる。脂質低下薬のエストロゲンとの併用では、進行の速さはプラセボとは違いがなかった。

　HRT は、すでに冠動脈疾患のある閉経後の女性の心血管系イベントの危険度を低下しないようである。

　米国で最も一般的な HRT(0.625mg のプレマリン+2.5mg のプロベラ=プレンプロ)では、心血管疾患のリスク上昇に乳がんのリスク上昇が伴う。プロゲスチンとエストロゲ

ンは子宮のある女性の心血管疾患を防ぐ有益性をもたらさない。

脳卒中

　エストロゲン-プロゲスチン併用の1年目は、脳卒中のリスク上昇は見られないが、2年目からはリスクが高まり、その後も高リスクが維持される。その機序は血圧上昇とは関連していない。エストロゲン-プロゲスチン併用は、健康でいようとする女性の脳卒中のリスクを高める。

胆石症

　胆石症または胆嚢摘出術のリスクはERTを行っている閉経後の女性で増加している。

不明瞭な分野

- **乳がん**：HRTに関わる乳がんのリスク上昇について、明確で一貫したデータは存在していない。かつてHRTを使用したことのある閉経後の女性の90%を分析したところ、HRTを使用したことのない女性と比較して、少ないが統計的に有意なリスクの上昇が見られた。現在の使用者あるいは最近の使用者については、相対リスクが使用年数ごとに1.02倍から1.04倍に上昇した。HRTを中止して5年後には、有意なリスクの上昇の存続はない。乳がんと診断されたHRT使用者は、より進行していない、より限局的な傾向がある。HRTの短期使用における乳がんのリスク上昇について、指摘した研究はない。長期的使用がリスクを高めたとしても、わずかな上昇である。
- **認知機能**：HRTはアルツハイマー病の予防あるいは進行の抑制の効果があると思われる。更年期障害の症状がある女性で、ERTは言語記憶、覚醒状態、推理力および運動速度を改善するが、視覚的記憶、作動記憶、複雑な注意力、思考の追跡能力、精神状態または言語機能への一貫した影響は発見されていない。ERTは無症候性の女性の能力向上には寄与しない。HRTは痴呆のリスクも低減する。処方や用量、プロゲスチンの使用、または治療期間については、データが不十分で評価は行われていない。HRTを前もって使用することは、アルツハイマー病のリスクを低減するが、使用期間は特に有効性に影響を与える。10年を超えない現在の使用については、10年以上継続しなければ利点は見えない。
- **卵巣がん**：HRTと卵巣がんのリスクには、弱い肯定的関係がある可能性がある。現在HRTを使用している女性は、卵巣がんによる死亡率が、これまでHRT

をしたことがない女性と比べて、やや高まっている。卵巣がんの発症率は低く、相対リスクがかなり上昇したとしても、絶対リスクには影響しない場合もある。閉経後の女性の卵巣がんによる死亡率は、非常に低く、性成熟期に7年以上経口避妊薬を使用した場合、卵巣がんの発症率がさらに低下する。HRTとERTの長期使用者は、危険度が2倍になる。ERTを10年以上続けた場合、卵巣がんの危険度が大幅に上昇し、相対リスクは1.8である。ERTを20年以上の長期使用者の相対リスクは3.2になる。短期的な複合HRTによるリスクの上昇はない。

天然ホルモン

　エストロゲンの天然化合物は、エストリオール、エストロン、またはエストラジオールである。エストリオールは独特で、エストラジオールとエストロンの4分の1の効力を持つ。天然のエストロゲン化合物は、活性の弱いエストリオールとエストラジオールおよび(または)エストロンを組み合わせているため、より低用量で使用される。天然のエストロゲンは体内での代謝のされ方が違い、半減期が短く、用量と効力のカスタマイズが可能で、ホルモンを徐々に止めたり、開始したりするために、小さな単位で強力に、または緩和して、使用することができる。バイオアイデンティカルおよび非バイオアイデンティカルホルモンでは、代謝結果が違うと思われ、エストロゲンに敏感な組織への細胞毒性、他のホルモンの受容体との結合が変化し、発がん物質の肝臓代謝の変質などの違いがある。

　天然プロゲステロンは合成品（MPAなど）に比べると心血管系への有害効果が少ない。HDLの低減はMPAよりも軽微で、アテローム発生も少なく、MPAのように冠状動脈痙縮を起こすことはない。

　天然エストラジオールは、効力の弱いエストリオールと混合されているために、半分の強度の用量で使用する（1日合計0.5mg）。エストリオールは乳房で抗エストロゲン薬として作用し、心血管系には影響を与えない。

　ホリスティックなアプローチでは、ホルモン療法とそれ以外の方法を併用して、乳がんと心臓病のリスクを引き下げる。大豆、アマニ、キャベツ科の食品、サプリメントによって、抗発がん性代謝産物へのエストロゲンの代謝を促進する。ビタミンE、C、カロテン、大豆、CoQ10、緑茶、ニンニクなど、栄養素、薬草を利用した乳がん、心臓病予防食を実施する。

　結合型ウマエストロゲン（CEE）とMPAを利用している女性は自然療法や非ホルモンアプローチを検討すべきである。天然エストロゲンとプロゲステロンを使用している女性は、必要最低量を見極め、恩恵を受けながらもリスクを最低化するために、現在

の治療レジメンを再評価するとよい。個別基準によって、年1回は使用の継続を再考する。子宮のない女性は、エストロゲンのみを必要とする。

　ブラックコホシュ、レッドクローバー、大豆、バイオフラボノイド、カヴァ、および Women's Phase II（商品名）は更年期障害の諸症状への科学的有効性が証明されている。多くの女性は非ホルモンのサプリメントのみで症状が緩和され、HRT が必要ないことが多い。それ以外の女性は、通常の HRT や天然ホルモンにハーブや栄養素のサプリメントを組み合わせることで、用量を引き下げることができると思われる。

タスクフォースによる提言

以下は北米更年期学会の科学諮問パネルによる提言である。

1. 更年期障害の諸症状の治療は、HRT および ERT の主要な適応症である。
2. 慢性的なプロゲストーゲン使用の更年期障害に関係する適応症は、非対抗エストロゲン療法からの子宮内膜の保護のみである。エストロゲン療法をしている女性で、完全に子宮が残っている場合は、適切なプロゲストーゲンを処方する。子宮を摘出している女性には、プロゲストーゲンを処方しないこと。
3. 冠動脈疾患の一次または二次予防として HRT を利用しないこと。心保護的レジメンであると証明されたその他の療法を行うこと。ERT の冠動脈疾患への効果については、不明瞭である。確かなデータが得られるまで、ERT は冠動脈疾患の一次あるいは二次予防として使用しないこと。
4. 「女性の健康イニシアチブ」（WHI）と Heart and Estrogen/Progestin Replacement Study（HERS）のデータを、症候性の閉経周辺期の女性や早めに（40～50歳）更年期の起こっている女性、早期閉経の女性たちに直接当てはめることはできない。
5. 多くの HRT および ERT 製剤が、FDA によって閉経後骨粗鬆症の予防として承認されている。しかし、リスクもあるため、代替策についても検討しリスクと利益を比較するとよい。
6. HRT または ERT の利用は、個々の女性の治療目標、利益、およびリスクに見合う、最短期間にとどめること。
7. 標準以下の用量による HRT および ERT を検討すること。The Women's Health, Osteoporosis, Progestin, Estrogen（HOPE）の治験では、低用量の HRT でも、子宮内膜増殖症の増加なしに、同等の症状の緩和と骨密度の保持が得られることを証明している。
8. HRT の代替経路による投与には利点があるかもしれないが、長期的リスク・ベ

ネフィット比は実証されていない。
9. HRT あるいは ERT レジメンを検討しているすべての女性に、それぞれのリスクプロファイルが不可欠である。既知の危険因子については、女性たちは情報を与えられるべきである。

米国の予防タスクフォース（www.ahrq.gov/clinic/prevenix.htm）の最近の提言は、閉経後の女性の慢性症状の予防を目的とした、慣例的なエストロゲンとプロゲスチンの使用は控えるべきであるとしている。推奨するだけの証拠がないうえに、子宮摘出を受けた閉経後の女性に非対抗エストロゲンを使用することには対立する証拠がある。エストロゲン・プロゲスチン併用療法（EPT）は、多くの女性において慢性疾患の予防という有益性よりも、悪影響の方が上回っている。リスクが有益性を上回るとは言え、EPT によるリスクの絶対的上昇は、小さい。有益性は、骨ミネラル密度の上昇、骨折の危険度低下、結腸直腸がんの危険度低下などを含む。悪影響には、乳がん、静脈血栓塞栓症、冠動脈疾患、脳卒中、胆嚢炎の危険度上昇が含まれる。

2つの最も有効な適応症は更年期障害の諸症状と骨粗鬆症の予防または治療である。栄養素、薬草、ホルモンの選択肢について、患者を教育すること。HRT の有益性とリスクを再検討し、副作用について話し合い、ある分野では効果が不明であることについて確認し、合成ホルモン、馬尿抽出エストロゲン、植物由来の非バイオアイデンティカルホルモン、および植物由来バイオアイデンティカル天然ホルモンの特徴（既知のものおよび仮説）について話し合う。

低用量の、植物由来天然ホルモン化合物によって更年期症状を抑制し、骨折のリスクを引き下げることができる。低用量の天然ホルモンを組み合わせて、個々に設定された期間使用し、同時に乳がんと心臓病予防を行うことが、最も安全で穏やかな、そして侵襲性の最も低い HRT である。すべての女性について、少なくとも年に1度、有益性と危険度について再評価をすること。

HRTの種類

一般的コンセンサス：最短の治療期間で、最低限の用量を使用すること。北米更年期学会の最近の提言では、症状の抑制を目的として2～3年使用した後は、減量あるいは中止することとされている。長期療法をする場合は、有益性とリスクの評価をすること。

子宮が完全に残っている女性は、エストロゲンはプロゲスチンまたは経口プロゲステロンとの混合で投与する。周期的または連続投与のどちらでも可。

● **周期的使用法**：エストロゲンを25日から30日、プロゲスチンまたは OMP を後の

10日から12日のサイクルで。次の3日から6日はホルモン投与のない、計画的出血の期間になる。90%の女性で生理が継続する。
- **通常医療のHRTとの併用**：毎月の出血はなくなる。エストロゲンとプロゲスチン/プロゲステロンが毎日投与され、ホルモン不使用期間はなくなる。エストロゲンの最低用量に2.5mgのMPAまたは100mgのOMPを足す。

持続併用ホルモン補充療法
- 周期的出血が避けられる
- エストロゲンの発がん性の作用から、子宮内膜が持続的に保護される
- プロゲスチンの1日の必要量と蓄積量が少ない
- エストロゲンにしばしば付随する月経前症候群が回避できる
- 骨密度に対するエストロゲンとプロゲステロンの相乗効果が持続する
- 子宮内膜萎縮の増進によるまれな受胎の予防
- 利便性と患者のコンプライアンスが高い

エストロゲンの形態
- 大豆またはメキシカン・ワイルドヤムから生産されるバイオアイデンティカルな天然ホルモンは、内因性のエストラジオール、エストロン、またはエストリオールと生化学的に同一物質である。2種類の入手方法がある。
  1. 調合薬局から、エストラジオール、エストロン、またはエストリオールの化合物を購入する。
  2. 製薬会社のバイオアイデンティカルなエストラジオールまたはエストロン製品。しかし特許性のある結合剤、充填材、保存剤、接着剤または着色料が使われている。（例：Estrace、Gynediol、Estraderm、Vivelle、Climara、Alora、Esclim、Orthoest、Ogen cream、Vagifem cream、Estrace cream、Estring）
- 天然物質由来のホルモンで、内因性エストロゲンと生化学的に同一でないもの。例：結合型ウシエストロゲン（プレマリン、プレマリンクリーム）エステル化された植物エストロゲン（Estratab、Menest）。
- 合成のホルモンであるが、バイオアイデンティカルではないもの。例：Cenestin
- エストロゲン・プロゲスチン混合、時にはテストステロン製品も組み合わせる。

閉経周辺期と更年期の主症状
- 不規則な出血（閉経周辺期）

- 顔面紅潮
- 萎縮性腟炎
- 気分変動
- 認知変化
- 体の痛み
- 睡眠障害
- その他(疲労感、性機能障害、薄毛、ひげ、頭痛、乾燥肌、関節痛、膀胱感染症、尿失禁)
- **萎縮性腟炎**：粘膜を乾燥させる物質、例えば抗ヒスタミン薬、アルコール、カフェイン、利尿剤を避ける。水分を積極的に摂る。天然素材の衣類、綿などを着用し、皮膚呼吸を妨げないようにして、腟感染症の発生率を減少させること。性行為により腟組織への血流が増加し、緊張性と潤滑性を向上させる。潤滑剤または K-Y ゼリーを使用するとよい。萎縮性腟炎は HRT または経腟エストロゲンの適応症である。エストリオールクリームまたは腟坐剤(処方薬局)、エストラジオールクリーム(Estrace クリーム)、結合型ウマエストロゲンクリーム(プレマリンクリーム)、腟のエストラジオール錠(Vagifem)、またはエストラジオールリング(Estring)を使用する。
- **膀胱感染症**：尿路感染症に対する宿主防御を促進する。水分補給を充分に行って尿流量を増大する。腟内の pH 維持を助け、尿道の緊張および解剖学的構造を守る経腟エストロゲンを使用して、細菌の増殖を阻害する pH を保つ。膀胱内皮細胞への細菌付着を防止する。「膀胱炎」の章を参照のこと。
- **認知力**：エストロゲン、プロゲステロン、およびテストステロンは、神経伝達物質のアセチルコリン、セロトニン、ノルアドレナリン、ドーパミンによって脳機能を調節している。エストロゲンは、アセチルコリンによって記憶および学習に影響する。集中力と記憶力も睡眠障害、顔面紅潮、ストレスによって阻害されると思われる。

● 更年期障害

治療上の留意ポイント

7段階の治療介入：
1. 食生活、運動、ストレスを管理
2. 栄養素サプリメント
3. 薬草
4. 天然ホルモン(nHRT)
5. より穏やかな従来のホルモン(fcHRT)：バイオアイデンティカルであるが、充填材、結合剤、防腐剤、着色または製薬会社に特許を取られた接着剤が使用されている
6. より作用の強い従来のホルモン(cHRT)
7. 非エストロゲンの症状に応じた医薬品使用(症状の緩和または病気予防と治療)

- 治療の3つの基本的な目標：症状の緩和、病気予防、治療
- 症状の範囲および重症度を主観的および客観的に評価する。骨粗鬆症、心臓病、乳がん、アルツハイマー病、結腸直腸がん、その他の慢性的健康問題のリスク等
- 閉経期の女性のベースライン評価：治療開始期は毎回計測するもの、または毎年計測するものがある。その他は病歴、疾病リスク、現在の健康問題、および家族歴によって検査項目を決める
- 個人の詳細な病歴と主訴、他の器官の検査、病歴、過去および現在の投薬、家族歴、食習慣と来歴、運動の習慣と経歴、社会生活歴、職業
- 一般的な理学的検査
- 乳房検査
- 内診
- 検討すべき臨床検査：全血珠算定、血液化学パネル、脂質パネル、甲状腺機能パネル、FSH、ホモシステイン、C反応性タンパク、リポタンパク
- スクリーニングマンモグラフィー
- 骨密度検査
- パップスメア
- 心電図
- 大腸内視鏡検査

食生活

植物性エストロゲンが豊富な植物性食品と果物、野菜を積極的に摂る。動物性食品を控える。

- **植物性エストロゲン含有食品**：植物性エストロゲンは前駆体の代謝によって派生した遍在性非ステロイド植物性化合物。内因性または典型的な外因性エストロゲン処方用量の何分の1かの力価しかないために、エストロゲン作動薬としても、エストロゲン拮抗薬としても、標的器官、用量、エストロゲン受容体（α または β）の性質、全身エストロゲン負荷、植物性エストロゲンの種類によって、作用する。それらは自然の選択的エストロゲン受容体調節物質、タモキシフェンとラロキシフェンの代替物質である。食品による供給減は大豆、アマニ、リンゴ、ニンジン、ウィキョウ（茴香）、セロリ、パセリ、その他の豆類である。植物性エストロゲンは乳がん、結腸がん、前立腺がんの発生率も抑制する。

- **大豆の植物性エストロゲン**：イソフラボンに含まれるゲニステイン、ダイゼインおよびグリシテインは子宮、乳房、脳、骨、動脈のエストラジオール受容体に結合する。いくつかの組織においては、エストロゲンの作用を模倣するが、活性は弱い。またその他の組織では、エストロゲンの作用を遮断する。イソフラボンの構成物質を商品ラベルで確認すること。未調理のタンパク質は、1gあたり1.2mgのゲニステイン、0.5mgのダイゼイン、および少量のゲニステインを含む。ゲニステインは α 受容体よりも β 受容体への親和性が6倍も高い。ゲニステインは、骨中でプロゲストーゲンとして働き、乳房では抗エストロゲンとして働く。消化を良くするために、発酵させた製品が望ましい。甲状腺の生成を阻害しないために、イソフラボンの摂取量をサプリメントも含めて1日200mg未満に抑えること。アジアの食生活では1日30〜80mgのイソフラボンが含まれているか、日に1品から3品の大豆料理が供される。その効果は、顔面紅潮および（または）寝汗の軽減、骨密度の安定化、総コレステロール、LDL、トリグリセリド、ホモシステイン、血圧の低下。

- **アマニ**：リグナンの最大の植物性供給源。その効能は、抗腫瘍、抗酸化、弱いエストロゲン作用、抗エストロゲンなどの作用である。更年期障害の諸症状への影響は小さく、膣の乾燥と顔面紅潮または寝汗の限定的改善が得られる。

- **疾患予防食**：果物、野菜、全粒粉、植物性タンパク質、種実類、豆類を多く摂り、飽和脂肪、トランス脂肪、単炭水化物、ファーストフードを控える。

サプリメント

- **ビタミンE**：顔面紅潮、更年期による膣の症状を軽減する。4週間以上継続すると、膣壁への血流が改善する。用量：萎縮性膣炎に、1日400IU。ビタミンE油、クリーム、軟膏、または膣坐剤を、萎縮性膣炎に局所療法として使用する。
- **ヘスペリジンとビタミンC**：ヘスペリジンは脈管の完全性を改善し、毛細血管透過性を緩和する。ビタミンCと併用して、ヘスペリジンとその他のシトラスフラボノイドは顔面紅潮を軽減すると思われる。用量：1日あたりヘスペリジン900mg、300mgのヘスペリジン・メチル・カルコン(シトラスフラボノイド)、ビタミンC1,200mg。副作用：やや不快な体臭と汗による衣類の変色。
- **γ-オリザノール(フェルラ酸)**：穀類に含まれる成長促進物質で米ぬか油から分離される。脳下垂体機能と視床下部によるエンドルフィン放出を促進する。外科的に引き起こされた閉経においても、効果を示す。また、コレステロールとトリグリセリドを引き下げる作用もある。重大な副作用のない、非常に安全な天然物質である。用量：1日300mg。

薬用植物

　女性の腺組織の調子を整える植物を「子宮の強壮剤」と言う。植物性エストロゲンは女性の生殖器官への血流を促進し、女性の腺と臓器系の調子を整える。薬草と適応症：バレリアン(鎮静作用)は不眠症に、チェストツリー(黄体ホルモン増加と間接的プロゲステロン様作用)は不正子宮出血に使用できる。ハーブに含まれる植物性エストロゲンは副作用がなく、乳房の腫瘍を抑制する。

　薬草に含まれる植物性エストロゲンは、エストロゲンと比較して2%の活性しかない。作用の調整：エストロゲンが低下している場合、植物性エストロゲンは活性を高め、エストロゲンが上昇すると、植物性エストロゲンは受容体と結合してエストロゲンの作用を緩和する。

植物性エストロゲン供給源	
植物性エストロゲン	供給源の植物
リグナン	野菜、果物、ナッツ類、穀類、香辛料、種(特にアマニ)
イソフラボン	ホウレンソウ、果物、クローバー、エンドウ豆、豆類(特に大豆)
フラボン	豆類、緑の野菜、果物、ナッツ類
カルコン	リコリス(カンゾウ)根
ジテルペノイド	コーヒー
トリテルペノイド	リコリス(カンゾウ)根、ホップ
クマリン	キャベツ、エンドウ豆、ホウレンソウ、リコリス(カンゾウ)、クローバー
非環式化合物	ホップ

- **レッドクローバー(*Trifolium pretense*)**:成分には、フラボノイド配糖体、クメスタン、L-ドパ・コーヒー酸結合体、多糖類、樹脂、脂肪酸、炭化水素、アルコール、クロロフィル、ミネラル、ビタミンが含まれる。標準化エキス40mgで顔面紅潮が軽快する。その他の効能:子宮内膜肥厚化がない、HDL上昇、肝機能検査、全血珠算定、エストラジオール値で異常が表れない。動脈の弾力性を亢進し、冠動脈疾患を低減する。

- **ブラックコホシュ(*Cimicifuga racemosa*)**:更年期障害に最も重要なハーブ。顔面紅潮、寝汗、頭痛、不眠、気分変動を緩和する。タモキシフェンのような抗エストロゲン物質があると効果を表さない。その他の特徴は、植物性エストロゲンは識別されていない。女性ホルモンの濃度に有意な変動は見られない。膣の細胞に対してエストロゲン様作用をしない。エストロゲン様の作用はないにも関わらず、閉経期症状指標であるクッパーマン指数が低下する。

- **オタネニンジン(オリエンタルジンセン)**:13種類のトリテルペノイドサポニン(ジンセノサイド)を含む。精神的および肉体的疲労感の軽減、副腎をサポートして肉体的および精神的ストレッサーに対処する能力の向上、エストロゲン喪失による萎縮性の膣の変化の治療など。

- **複合剤**:当帰(チャイニーズアンゼリカ)、マザーワート、リコリス(カンゾウ)の根、バードックの根(ゴボウ)、ワイルドヤムの根を含む。用量:2カプセルを1日3回。効能:3ヵ月後、症状の緩和と症状の総数の減少が見られた。最も顕著なのは、顔面紅潮、気分変動、不眠への効果であった。エストロゲンとプロゲステロンはわ

ずかに低下。HDL、トリグリセリド、総コレステロールは変化なし。
- **イチョウ（Ginkgo biloba）エキス**：手足の冷えに対して、血流促進の効果がある。更年期に伴う物忘れ、四肢の末梢血管疾患（レイノー症候群）、脳の血流不全など。イチョウは脳への血流を促進し、脳のエネルギー産出亢進、脳細胞のブドウ糖取り込みの促進、神経信号の伝達向上などの効果が得られる。臨床的効果が得られるまでには12週間以上が必要であろう。多くの患者が2～3週間以内に効果が表れるが、より長くかかる患者もいる。治療が長期間継続すると、結果はより明白で持続的である。

生活習慣

- **運動**：仮説として、視床下部のエンドルフィン活性が阻害されると、顔面紅潮が起こると推定されている。定期的な運動は顔面紅潮の頻度と重症度を低減する。運動によって、HRTの必要性がなくなる場合もある。顔面紅潮のない女性は、週に3.5時間の運動をしていた。また運動は気分も高揚する。その効能は、HRTの有無に関わらず得られる。
- **喫煙**：早期閉経と44～55歳までの更年期のリスクが2倍になる。喫煙経験者はリスクが低下しており、一部の影響は可逆的であることを示している。

天然の局所療法剤

- **天然プロゲステロンクリーム**：閉経周辺期に月経周期を整え、顔面紅潮、寝汗、気分変動、睡眠障害、月経前症候群の諸症状に非常に効果的。経皮プロゲステロンクリーム（小さじ4分の1、20mg相当を毎日肌に塗る）と総合ビタミン剤、カルシウム1,200mgを1年間継続すると、83%の女性で顔面紅潮が軽減あるいは消失した。しかし経皮プロゲステロンクリームは生物学的な作用をもたらすだけの量が血流に吸収されないと結論付ける研究者もいる。

自然療法の治療アプローチ

自然療法によって一般的な症状を軽減することができる。多くの場合、HRTは必要ないか、1～4年の間のみ必要である。骨粗鬆症のリスクが高く、すでに骨量低下と更年期症状のある女性か、骨粗鬆症治療薬を受け付けない女性には、HRTが適応するであろう。耐えがたい更年期障害のある女性には、nHRT、fcHRT、またはcHRTを実施、ホルモンを低減または中止できないか、折々に試みること。

食生活
- 大豆食品、豆類、アマニ、ウイキョウ（茴香）、セロリ、パセリを積極的に摂る。

サプリメント
- ビタミンE(各種トコフェロール混合で)：1日800IUを症状が改善するまで。その後は1日400IU。
- ヘスペリジン：1日900mg
- ビタミンC：1日1,200mg
- γ-オリザノール：1日300mg

薬草療法
- ブラックコホシュ（*Cimicifuga racemosa*）：標準化エキスは、27-デオキシアクテイン量に基づいている。20mgの27-デオキシアクテインを1日2回。
    — 根茎粉末：1〜2g
    — チンキ剤（1：5）：4〜6mℓ
    — 流エキス（1：1）：3〜4mℓ（小さじ1杯）
    — 固形（乾燥粉末）エキス（4：1）：250〜500mg
- イチョウエキス
    — イチョウ・フラボン配糖体24%含有エキス：40mg
- レッドクローバー：イソフラボンエキス40mgを1日2回

生活習慣
- 定期的運動プログラム：30分以上の運動を1週間に4回。

● 肛門科疾患

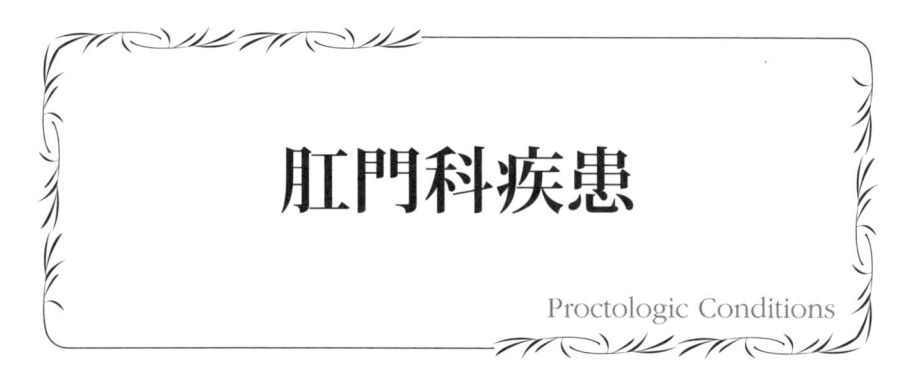

肛門科疾患

Proctologic Conditions

肛門直腸の解剖学的構造

- 肛門直腸周辺部：
  - 肛門：3～4cmの上方の肛門縁まで及び、直腸と融合する。
  - 直腸：長さ12～18cm。
  - 肛門縁：肛門周囲の皮膚から肛門の皮膚への分界点。
- 肛門管：
  - 歯状線：外部の扁平上皮の外胚葉性粘膜と直腸の内胚葉性の粘膜間の境界。肛門管には、脂線または汗腺はない。体性神経が歯状線まで、あるいはその少し上まで、分布している。そのため、痛みが感じられる。歯状線より上は、直腸粘膜で痛みには比較的感受性が低いが、膨満および炎症を広汎性の内臓痛として認識する。
  - 肛門直腸線：この線より上部は直腸が骨盤内に向かって伸びている。
- 肛門柱、肛門弁、肛門腺および肛門陰窩：歯状線と肛門直腸線との間に位置する。肛門腺は粘液を供給して便の通過を円滑にし、肛門陰窩へと送る。陰窩が詰まって粘液分泌ができない状態になると、この部分に痔瘻または肛門周囲膿瘍が生じる。肛門裂傷は歯状線以下に位置する。歯状線および肛門直腸線の間、中ほどにヒルトン白線（櫛状線）が位置し、括約筋間溝がある場所であり、内・外括約筋の間にあるエリアである。内括約筋は自律神経系によってコントロールされ、外括約筋は体性神経による制御または随意制御されている。
- 血管の供給：下腸間膜動脈と内腸骨動脈、上、中、および下直腸動脈、これらの分岐間の吻合によって成り立っている。静脈還流量：下腸間膜静脈につながる中直腸静脈と上直腸静脈に続いて、門脈および内腸骨静脈、肝臓を迂回する大

肛門裂傷

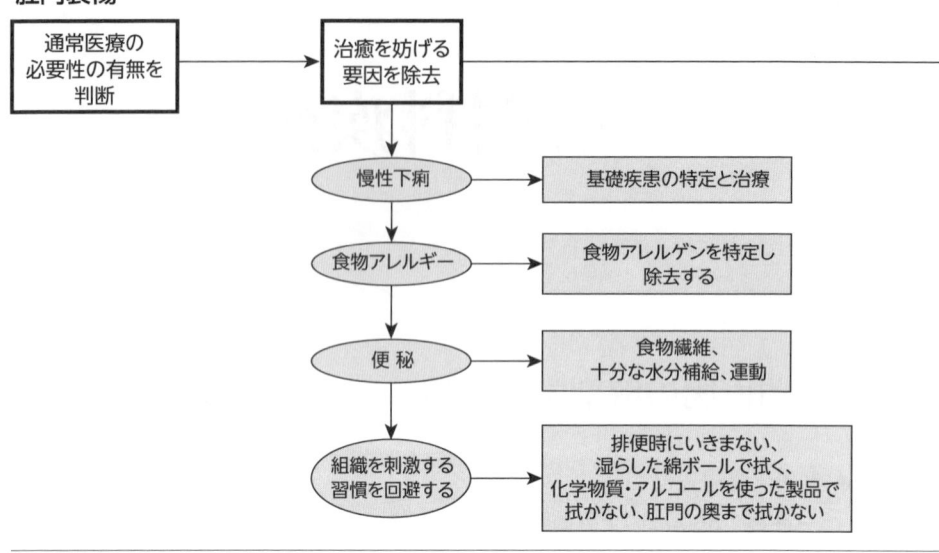

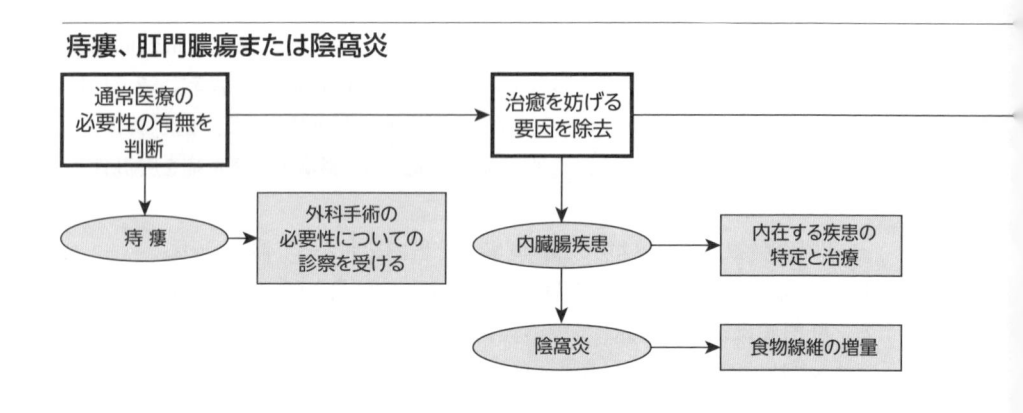

```
[通常医療の必要性の有無を判断] → [治癒を妨げる要因を除去]
    ↓
  (慢性下痢) → [基礎疾患の特定と治療]
    ↓
  (食物アレルギー) → [食物アレルゲンを特定し除去する]
    ↓
  (便秘) → [食物繊維、十分な水分補給、運動]
    ↓
  (組織を刺激する習慣を回避する) → [排便時にいきまない、湿らした綿ボールで拭く、化学物質・アルコールを使った製品で拭かない、肛門の奥まで拭かない]
```

痔瘻、肛門膿瘍または陰窩炎

```
[通常医療の必要性の有無を判断] → [治癒を妨げる要因を除去]
    ↓                              ↓
  (痔瘻) → [外科手術の            (内臓腸疾患) → [内在する疾患の特定と治療]
           必要性についての          ↓
           診察を受ける]           (陰窩炎) → [食物線維の増量]
```

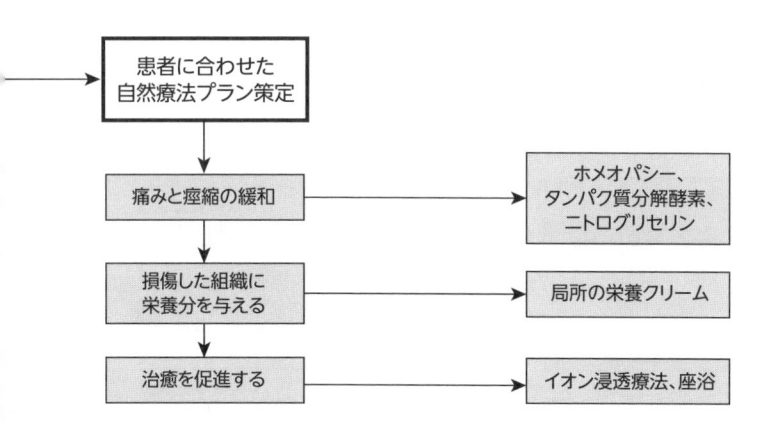

● 肛門科疾患

```
患者に合わせた自然療法プラン策定
    ↓
痛みと痙縮の緩和 → ホメオパシー、タンパク質分解酵素、ニトログリセリン
    ↓
損傷した組織に栄養分を与える → 局所の栄養クリーム
    ↓
治癒を促進する → イオン浸透療法、座浴
```

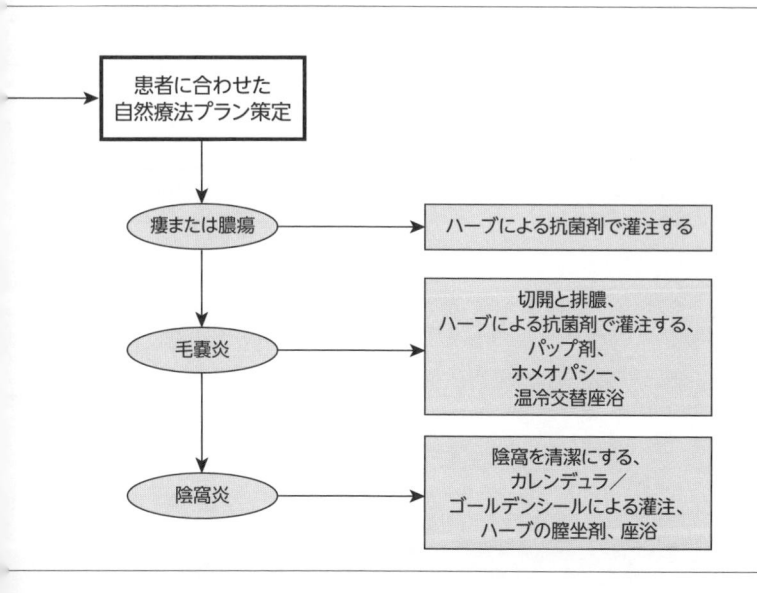

```
患者に合わせた自然療法プラン策定
    ↓
瘻または膿瘍 → ハーブによる抗菌剤で灌注する
    ↓
毛嚢炎 → 切開と排膿、ハーブによる抗菌剤で灌注する、パップ剤、ホメオパシー、温冷交替座浴
    ↓
陰窩炎 → 陰窩を清潔にする、カレンデュラ／ゴールデンシールによる灌注、ハーブの膣坐剤、座浴
```

肛門周囲の皮膚科疾患

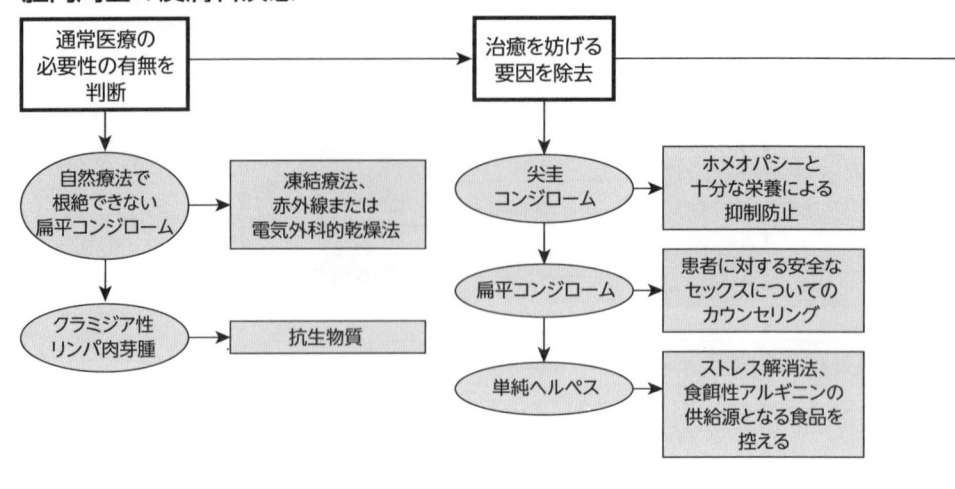

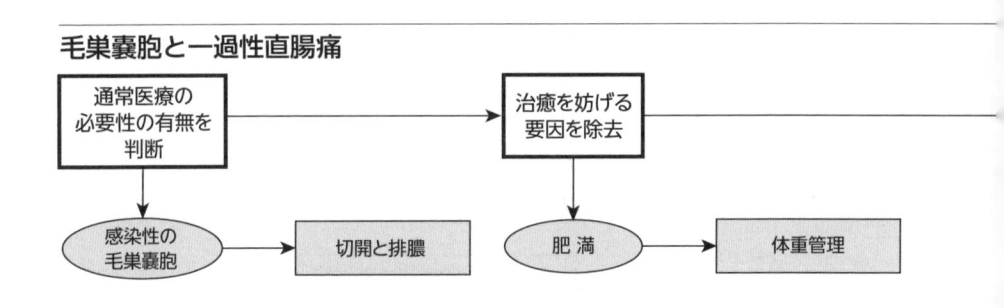

```
[通常医療の必要性の有無を判断] → [治癒を妨げる要因を除去]

[自然療法で根絶できない扁平コンジローム] → [凍結療法、赤外線または電気外科的乾燥法]

[クラミジア性リンパ肉芽腫] → [抗生物質]

[尖圭コンジローム] → [ホメオパシーと十分な栄養による抑制防止]

[扁平コンジローム] → [患者に対する安全なセックスについてのカウンセリング]

[単純ヘルペス] → [ストレス解消法、食餌性アルギニンの供給源となる食品を控える]
```

毛巣嚢胞と一過性直腸痛

```
[通常医療の必要性の有無を判断] → [治癒を妨げる要因を除去]

[感染性の毛巣嚢胞] → [切開と排膿]

[肥満] → [体重管理]
```

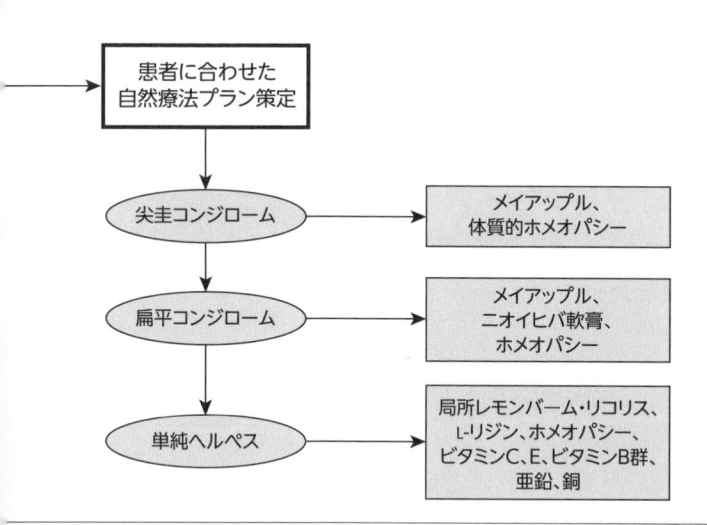

● 肛門科疾患

```
→ [患者に合わせた自然療法プラン策定]
    ↓
  (尖圭コンジローム) → [メイアップル、体質的ホメオパシー]
    ↓
  (扁平コンジローム) → [メイアップル、ニオイヒバ軟膏、ホメオパシー]
    ↓
  (単純ヘルペス) → [局所レモンバーム・リコリス、L-リジン、ホメオパシー、ビタミンC、E、ビタミンB群、亜鉛、銅]
```

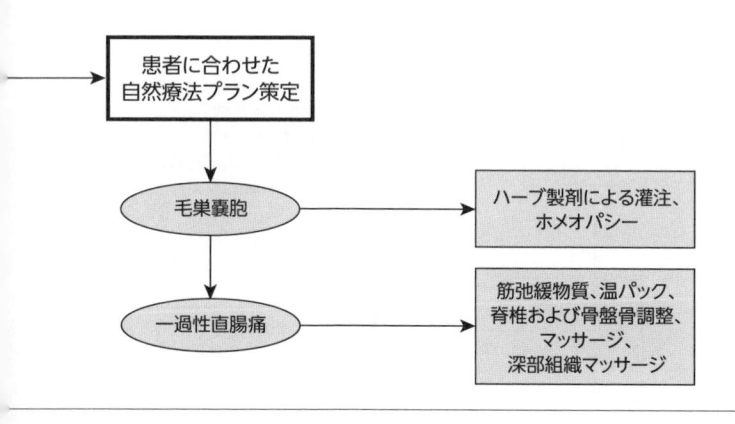

```
→ [患者に合わせた自然療法プラン策定]
    ↓
  (毛巣嚢胞) → [ハーブ製剤による灌注、ホメオパシー]
    ↓
  (一過性直腸痛) → [筋弛緩物質、温パック、脊椎および骨盤骨調整、マッサージ、深部組織マッサージ]
```

直腸炎

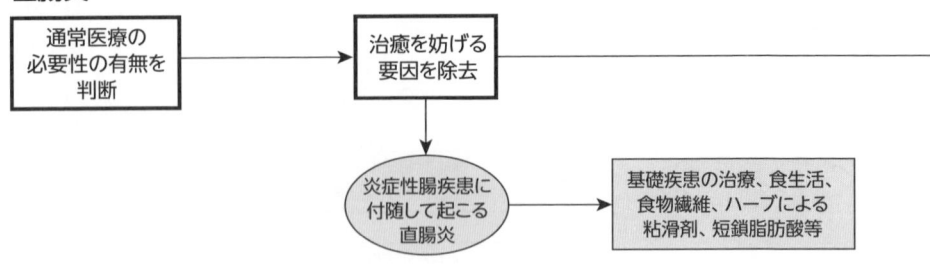

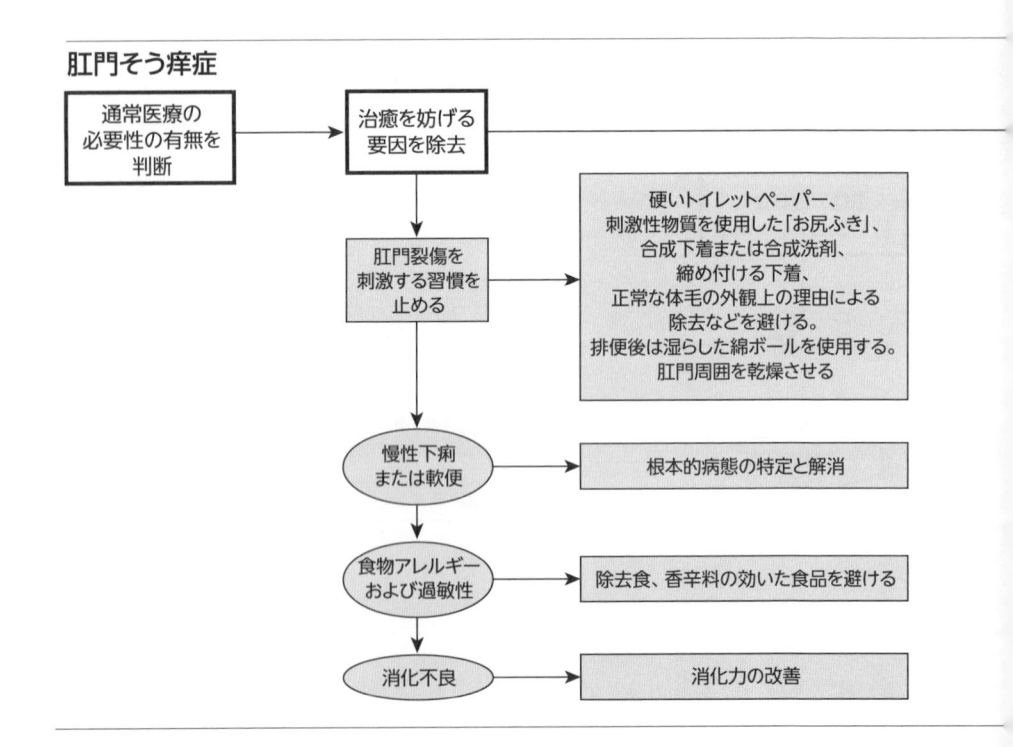

```
[通常医療の必要性の有無を判断] → [治癒を妨げる要因を除去]
                                    ↓
                              (炎症性腸疾患に付随して起こる直腸炎) → [基礎疾患の治療、食生活、食物繊維、ハーブによる粘滑剤、短鎖脂肪酸等]
```

肛門そう痒症

```
[通常医療の必要性の有無を判断] → [治癒を妨げる要因を除去]
                                    ↓
                              (肛門裂傷を刺激する習慣を止める) → [硬いトイレットペーパー、刺激性物質を使用した「お尻ふき」、合成下着または合成洗剤、締め付ける下着、正常な体毛の外観上の理由による除去などを避ける。排便後は湿らした綿ボールを使用する。肛門周囲を乾燥させる]
                                    ↓
                              (慢性下痢または軟便) → [根本的病態の特定と解消]
                                    ↓
                              (食物アレルギーおよび過敏性) → [除去食、香辛料の効いた食品を避ける]
                                    ↓
                              (消化不良) → [消化力の改善]
```

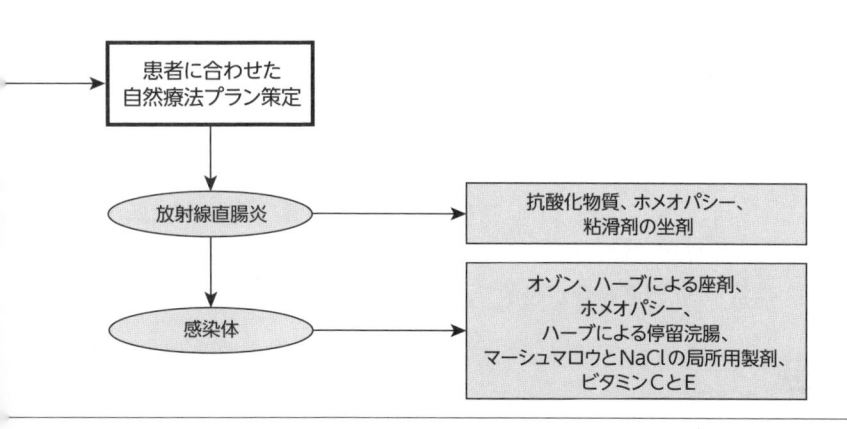

● 肛門科疾患

```
患者に合わせた
自然療法プラン策定
    │
    ▼
 (放射線直腸炎) ──→ [抗酸化物質、ホメオパシー、粘滑剤の坐剤]
    │
    ▼
  (感染体) ──→ [オゾン、ハーブによる座剤、ホメオパシー、ハーブによる停留浣腸、マーシュマロウとNaClの局所用製剤、ビタミンCとE]
```

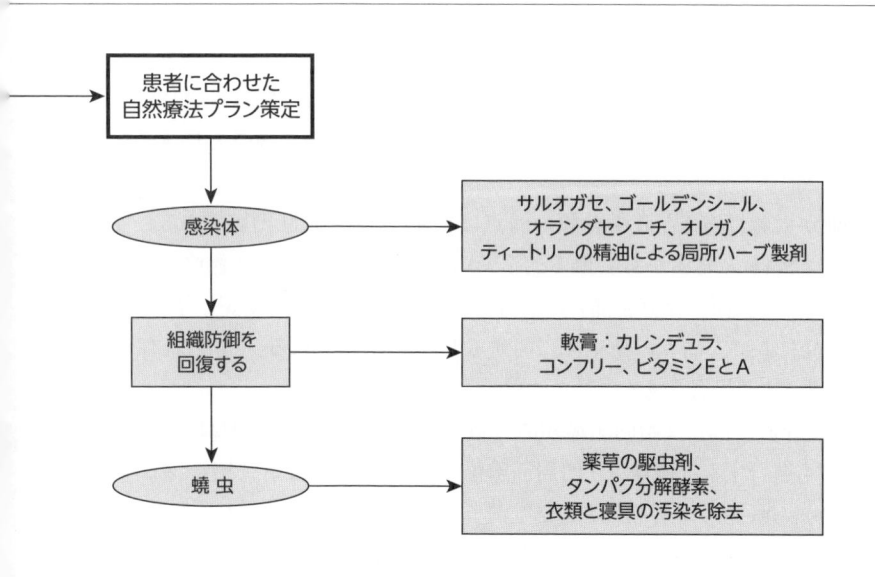

```
患者に合わせた
自然療法プラン策定
    │
    ▼
  (感染体) ──→ [サルオガセ、ゴールデンシール、オランダセンニチ、オレガノ、ティートリーの精油による局所ハーブ製剤]
    │
    ▼
 (組織防御を回復する) ──→ [軟膏:カレンデュラ、コンフリー、ビタミンEとA]
    │
    ▼
  (蟯虫) ──→ [薬草の駆虫剤、タンパク分解酵素、衣類と寝具の汚染を除去]
```

静脈による。
- 筋肉：肛門挙筋は、骨盤底を形成し、恥骨直腸筋係蹄を形成するのを助ける。骨盤底を貫通するとともに、恥骨直腸筋係蹄は腸に方向転換させて、便が排泄されやすいようにする。括約筋メカニズムは便意の自制をコントロールする。
- 肛門管の神経支配：S2、S3 および S4 から始まる陰部神経。
- 主症状：疼痛、圧痛、直腸の痙縮、出血、搔痒、便の変化、仙骨の腰痛、脚を伝う電撃痛、月経痛、排尿障害、貧血、前立腺炎、落ち着きのない状態（子供）、異物。一見無関係の症状が、肛門直腸管が起源である場合がある。

肛門疾患

痔瘻と肛門膿瘍

- 遠位端が歯状線の近くに位置する肛門陰窩の感染の結果である。陰窩に詰まった糞便により、肛門腺が感染する。感染は内・外括約筋間のスペースへと進行するが、一般に、外括約筋を越えて侵入することはない。大部分の肛門腺は後部に位置している。そのため、多くの膿瘍は坐骨結節より後部のラインから排膿する。前部のものは、発症した所から放射状に排出する。直腸瘻または膿瘍は憩室炎、患部の外傷または HIV のような免疫系機能不全などの内臓腸疾患を示唆する場合がある。
- 新生血管が大幅に増えた直腸粘膜の弱点は糞便が詰まった肛門腺である。周囲の組織は腫脹し、発赤があり、触ると痛みがある。感染が内・外括約筋間に留まっている場合、表面上は直腸痛には明確な所見がない。診察による圧力を含む疼痛の誘発によって、痛みの発生源に関する手掛かりが得られる。患者は、原因不明の発熱がある場合がある。
- 隣接した坐骨直腸窩には脂肪組織があり、直腸の膨満を起こす。膿瘍は、どのような方向にも進行する。純粋な肛門周囲膿瘍では、切開排膿は禁忌とされる。病変の大部分には、膿の下層組織および空洞への浸潤を起こさないために手をつけないのである。他の膿瘍と違って、肛門括約筋の過剰な壊死を避けるため、肛門周囲膿瘍が化膿して先端が黄色くなり破裂するのは避けなくてはならない。
- 肛門膿瘍は、外科手術の相談をすること。手術は膿の出口を開いて、二次的治癒を可能にする。膿瘍が破裂した場合または患者が急性症状で受診して専門医への紹介がすぐにできない場合、局所療法が膿瘍の排膿に役立つ。ハーブ（ゴールデンシール、サルオガセ、カレンデュラ）による抗菌性製剤によって灌注す

る。
- 膿瘍を伴う毛嚢炎：切開排膿する。肛門管または坐骨直腸窩は関与していない。ホメオパシー：カルク・サルファ、シリケア、ヘパ・サルファ、ミリスティカ。タマネギ、ニンニク、またはジャガイモのパップ剤は引込作用がある。また、温冷交替浴による座浴を行うとよい。膿瘍が敗れた後、切開排膿した後には、これらのハーブ溶剤によって灌注する。

肛門陰窩炎

- 肛門陰窩は遠位の終了地点である歯状線で肛門柱によって形成されたしわの間のポケットのこと。フィステルと違って、肛門陰窩炎については論争があり、発症は稀である。症状は、排便によって悪化する疼痛。兆候は、限局性の圧痛と歯状線の発赤、直腸の痙縮。直腸裂を除外する。慢性症状では、淋病による細菌感染が示唆される。
- 治療：ハーブ製の坐剤、座浴、食物繊維豊富な食生活、必要に応じて局所麻酔。必要であれば肛門陰窩をフックを使用してきれいにする。カレンデュラとゴールデンシールの溶液を生理食塩液に加えて灌注する。

肛門裂傷

- 肛門裂傷：スリット上の肛門粘膜の裂傷で歯状線よりも下にできるもの。大部分（70～80％）は後方正中部に発生する。前方正中部（10％～20％）は女性の方が起こりやすい。肛門括約筋は円形というより楕円形であり、その細い部分の後方正中線上に、裂傷ができやすい。肛門裂傷は慢性下痢あるいは便の硬い小児にも発症する。先天性の肛門の変形によって起こる場合もある。前後方向の垂直軸の病変は内臓腸疾患（クローン病、扁平上皮細胞または直腸の腺癌、梅毒性裂溝および結核性潰瘍）を示唆する。
- 排便で伸びることにより引き起こされた肛門括約筋の痙縮による体性神経支配によって強い痛みを感じる。肛門裂傷は悪循環を生む。疼痛が括約筋痙縮を起こし、括約筋が締まり、排便によって痛みが増す。症状は、排便時および排便後の疼痛と出血である。患部が拡がると、それは潰瘍化し、感染する場合がある。通常の治療は、直腸の拡張、内肛門括約筋切開術、電気凝固術、または外科的切除である。
- 原因：硬い大きな便の排泄、出産時の外傷、慢性下痢、外傷、食物アレルギー、排便時の長時間のいきみ。高リスク要因：大量に牛乳を飲む乳幼児で、慢性的な

便秘がある場合、特に母乳哺育期間が短いと、起こりやすくなる。性格特性：熱情的、衝動的。素因：直腸肛門の手術歴、梅毒、クローン病。

- 診察：痛みと痙縮により困難。直腸鏡による診察は麻酔が必要になる。肛門括約筋の3時と9時の位置に、1～2%のリドカイン局所注射によって、診察可能な弛緩が得られる。裂溝は直腸鏡なしに視認できる。肛門の皮膚を引き出し、組織を検査する。歩哨堆または拡大した乳頭突起は慢性裂肛を示唆する。肛門狭窄症と繊維症は慢性状態を示す。
- 鑑別診断：クローン病。特に患者が若い場合、周期的または慢性下痢、裂傷が前後方向の垂直軸上にある場合、扁平上皮癌、梅毒性潰瘍、稀に結核性の場合もある。肛門挙筋の痙縮には病変はない。
- 治療は困難である。外科手術は患部を切除し、疼痛は緩和されるが、根本原因が解決していない場合、再発が起こる。また手術によって、後の人生で大便失禁を起こしやすくなる。患者には、治癒までには悪化と寛解が起こることを教育する。
- 初期治療：疼痛と痙縮の緩和。ホメオパシー：同毒療法薬が見つかれば、すぐに効果がある。レメディーは、カモミラ、グラファイト、硝酸、ラタニア、セピア、シリケアスーヤなど。頻繁に服用すること。タンパク質分解酵素 2,500μU、2カプセルを1日3回、食間と就寝前に服用すると、疼痛が緩和する。ニトログリセリンの0.2%溶液は直腸の痙縮を戒厳し、5%のリドカインクリームは括約筋への血流を高める（括約筋への血流不足は、裂傷メカニズムの促進につながる）。
- ビタミンAとE、パンテノール、カレンデュラ、コンフリーの塗り薬は、組織に栄養を与えて治癒を促進する。市販の製剤の中には収斂作用のあるホウ酸を含むものがある。排便後に毎回、および就寝時に塗布する。治癒しはじめたら、完治するまで1日に2回塗布すればよい。
- イオン浸透療法：亜鉛電極を使用し、治癒を促進するために正電流を流し、内在する裂傷を硬化させ、出血を抑え、疼痛を軽減する。患者は負の電極パッド上に横たわり、10mAの電流を10分間当てる。
- 患者は排便時にいきまないように注意し、トイレットペーパーや化学物質、アルコール清掃などよりも、水に濡らした綿ボールで拭くようにする。肛門管の中まで拭かないこと。
- 座浴は血流が改善する。代替策として、温水、冷水を会陰の部分にスプレーで散布する。
- 慢性的便秘が原因である場合は、食物性繊維の摂取量を増やす。慢性下痢の場合、原因を特定する。過敏性大腸症候群、クローン病などの場合は、食生活の

● 肛門科疾患

改善が不可欠である。痔とクローン病が起こる率が高いのは、血液型O型のグループであり、食物不耐性がその理由である。
- 頻繁な再検査：治癒の評価、患者を安心させる。治癒後は、適切な腸機能とよい食生活の習慣を維持する。

痔疾

▶内痔核

- 20代から形成され始め、症状は30代から表れる。50歳以下の人々の50%に症候性の痔疾がある。米国の人口の3分の1に、様々な低度の痔疾がある。
- 原因：遺伝、過度の静脈圧、妊娠、長時間座り続ける/立ち続ける、排便時にいきむ、重量挙げ、門静脈の弁の欠損。肛門周囲の静脈性うっ血を亢進する要因は痔疾を増悪させる。腹腔内圧を増加させる因子：（排便、妊娠、咳、くしゃみ、嘔吐、身体運動、および肝硬変による門脈圧亢進症）、排便時のいきみ、長時間立っている、または座っていること。
- 主症状：排便に関わる掻痒感、灼熱感、炎症、肛門と肛門周囲の腫脹、トイレットペーパー、または便器の血液付着、粘液の浸出。内痔核は、滅多に痛みや痒みを伴うことがない。痔疾の特徴：排便後の出血また脱肛。内痔核の疼痛は脱肛による絞扼と血栓により生じる。他の痛みは裂傷などの共存する病変が原因である。掻痒は、過剰な粘液が伴う場合以外には稀である。
- 肛門直腸線の上、右前方、右後方、および左側部に発症する。その他の部位には二次的な痔疾が発症する。たまに、内痔核が肛門括約筋より下に脱出するほど、大きくなることがある。
- 症状と検査所見によって分類される。第1段階：出血はあるが脱肛はない。第2段階：排便後に脱肛する。自然に戻る。第3段階：排便時に脱肛し、手で戻さなくてはならない。第4段階：常に脱肛し、戻すことができない。第2、3、および4段階は、出血が伴わない場合もある。第4段階：絞扼により血流量の低下と血栓が起こることがある。
- 内外痔核：袋のように膨れた腫脹として表れる隣接した外痔核と内痔核が組合わさったもの。内痔核を治療すれば、外痔核も治癒すると思われる。患者に外痔核がある場合、内痔核もあると推定される。
- 食物繊維豊富な、精製されていない食品を食べる文化圏では痔疾は稀である。食物繊維の少ない食生活では、便が小さく、硬くなり、排便時にいきむことになる。

いきむと腹圧が高まり、静脈還流を妨害し、骨盤のうっ血が亢進し、血管が弱くなる。

▶治療

- 高食物繊維な、野菜、果物、豆類、全粒粉の豊富な食生活は、蠕動を増進し、糞便を軟らかく、大きく、排泄を容易にするため、あまりいきまなくても排出できる。
- 天然物質で便を膨張させる：オオバコ種子とグアーガムは水分を引き寄せゼラチン状の塊になる。これらの物質はふすまやセルロース線維よりも刺激が少ない。6週間で、症状（出血、疼痛、掻痒感、脱出）の緩和と排便の習慣の改善が得られる。
- 朝食：朝食を食べない人々では、痔疾または肛門裂傷の発症率が7.5倍である。
- フラボノイド：ルチンおよびヒドロキシエチルルトシド（HER）は静脈組織を強化して痔疾の予防と治療に役立つ。HER（1日1,000mgを4週間）は妊婦の痔疾の兆候と症状を緩和する。微粉化フラボノイドの混合剤（ジオスミン90%とヘスペリジン10%）を出産の8週間前から使用開始し、産後4週間まで継続すると、妊婦に有効であった。治療は受け入れられやすく、妊娠の進行、胎児の発達、出生時体重、新生児の成長や栄養にも影響を与えない。
- 局所療法：座薬、軟膏、肛門直腸パッドでは一時的な効果しか得られない。治療に使用できる天然素材：ウィッチヘーゼル（ハマメリス）、ココアバター、ペルーバルサム、酸化亜鉛、アラントイン、ホメオパシー。ハイドロコーチゾンクリームは痒みを軽減する。長期使用では、肛門掻痒感が増悪することもある。
- 薬草療法：坐剤として局所的に使用するか、内服する。ルバニック、赤外線またはレーザー治療の後に肛門坐剤を使用すると、治癒の促進および出血量の減少が得られる。
- 水治療法：合併症を伴わない急性の再発に温座浴が良い。慢性症状には、温冷交替の座浴を行う。
- 手術：第1および第2段階は、特に急性の場合、医療的に管理する。ハーブ製の坐剤と処方されたホメオパシー剤によって急性の再発を鎮静化することができる。合併症がなく、無症候性の第1および第2段階は、治療は推奨しない。食物繊維豊富な食生活で、食事内容に気を配ること。硬化薬の注射は第1および第2段階には有益であるが、肛門裂傷、炎症性腸疾患、クローン病、白血病、門脈圧亢進症などには禁忌とされる。硬化薬療法は、第3および第4段階では通常効果がないとされている。輪ゴム結紮法：院内処置で行われ、余分の組織を除去し、かつ傷跡は新規の組織と入れ替わる。肛門部の膨満感や圧迫感を感じ、ゴムが櫛状線へあまりにも接近していると痛みを感じる。合併症：出血、稀に敗血症

および死。第1および第2段階、そして時に第3段階にも適応される。医師のバンド装着の技術が成功の要因である。
- 凍結手術：静脈叢を破壊するために液体窒素または亜酸化窒素を痔疾に充てて、瘢痕化させ組織を入れ替わらせる。第2および第3段階とコンジロームに適応されるが、第4段階、慢性潰瘍、急性血栓形成性痔核には禁忌とされる。続発症：疼痛、腫脹、出血。
- 痔核切除術は、余分な組織の切除であり、最も侵襲性が高い。外来で受ける手術としての施設が必要である。合併症：疼痛、肛門括約筋の不安定性。
- 単極直流療法：Keeysey考案の技法：（逆ガルバーニ電流）。米国で最も良く行われる治療である。痛みがなく、効果的で、すべての段階の痔疾の安全な治療が行うことができる。また内痔核に関連した慢性裂肛を軽快する。2回の治療で慢性疼痛が軽減し、裂傷は4週間で治癒する。この院内治療法では、麻酔は必要ないが、特に過敏な患者、神経質な患者には局所麻酔をする。この場合2%のプロカイン溶液を痔疾に直接注射する。生理化学的作用によって血管が吸収および破壊され、根治することができる。作用機序は痔疾内に導入されると、ガルバーニ電流の陰極は血液と組織中の水分と接触して水素ガスおよび水酸化物イオンを生成する。水酸化物は痔疾と毛細血管を破壊し、加水分解を起こし、痔疾を硬化させる。痔疾の消散：吸収または破裂による。直腸の中への血栓成分の流出があり、剰余組織が収縮する。患者は、治療後に自由に歩行することができる。痔疾は治療後7～10日で消滅する。治療は各痔疾ごとに行う。
- レーザー凝固法（IRC）：第1および第2段階に適応、第3および第4段階では単極直流療法と組み合わせて行う。高熱の噴出が内部で起こり、陽極処理された青いサファイア・チップから痔疾の表面に発射される。IRCで余分な組織を凝結させる深さは、1～1.5秒の光の噴射時間によって決定する。治療には7～10日間の治癒期間が必要である。通常、単極直流療法と組み合わせると、1カ所あたりの治療回数が減少する。輪ゴム結紮、レーザー、または凍結療法と比べると、IRCの結果の方が優れており、病状が軽い。
- 予防：排便時にいきまないようにして、長時間座り続けるあるいは立ち続けることを避ける。内在する肝臓病を治療する。適切な腸活動のために、食物繊維豊富な食生活をする。静脈構造の完全性を亢進するために、プロアントシアニジンやアントシアニジンが豊富な食品（ブラックベリー、チェリー、ブルーベリーなど）、栄養素、薬草を利用する。サプリメント：ビタミンA、ビタミンB群、抗酸化物質としてビタミンC、ビタミンE、亜鉛は脈管の完全性維持および治癒を促進する。

▶外痔核

- 外痔核は、便秘、下痢、重量上げ、くしゃみによるバルサルバ、咳、出産による下直腸動脈静脈叢の拡張または血栓によって発症する。
- 症状：出血を伴う多くの場合痛みのある肛門周囲のこぶ。不快感は軽度からほとんどない。ホメオスタシスが回復すれば、自然に治癒する。外部肛門皮膚垂は以前の外痔核の残遺物である。血栓症と膨張によって、急性浮腫と疼痛のサイクルが起こり、排便、長時間の着座、排便後の出血により悪化する。
- 鑑別診断：脱出された内痔核、肛門周囲膿瘍、歩哨痔核を伴う直腸の裂溝、肥大した肛門突起、炎症性皮膚垂、および扁平コンジロームまたは、尖圭コンジローム。
- 治療：血栓症や過度の疼痛がなければ、医療的に管理する。圧迫を軽減し、血栓を溶かすこと。長期管理には、患者の教育、食生活の改善、脈管の完全性促進が重要である。初期治療は、タンパク質分解酵素 2,400μU を 2 カプセルを 1 日 3 回、食間に、また就寝時に 2 カプセル摂取すると、血栓症の軽快と疼痛の緩和が得られる。温冷交替浴による座浴は疼痛の緩和と血流の向上に役立つ。ホメオパシー：イーキュラス、アロエ、ウィッチヘーゼル、塩酸、ラタニア、セピアは疼痛を緩和し、治癒を促進する。
- 長期管理：害のある食品を除去して、食生活を改善する。果物と野菜による食物繊維と市販の食物繊維サプリメントを利用して繊維を多く摂る。薬草療法：ホースチェスナッツ、ストーンルート、ウィッチヘーゼル、マーシュマロウ、スリッパリーエルムは、静脈の血流回復と炎症を起こした組織の鎮静効果がある。ハーブの緩下薬は腸機能の調整によって、腸と結腸機能が正常化するのを補助すると思われる。
- 急性血栓性外痔核：迅速な外科的切除または切開が正当である。血栓の切除の前には麻酔が必要である。切除による傷は縫合せずに、自然治癒すべきであるが、そうすると術後の痛みは強くなる。血栓の切開およびデブリドマンは疼痛を軽減するが、あまりにも早く閉じて血栓が再形成されることがある。小手術または直腸の手術に関する参考書を参照背よ。
- ハーブの鎮痛剤：ジャマイカドックウッドとベラドンナは直腸の痙縮の疼痛に効果がある。ヘンベイン（Hyoscyamus niger）は術後の管理を容易にする。局所療法：アルニカ、セントジョーンズワート、カレンデュラによる。
- 温冷交替座浴にベタジンを 14g 投入すると、治癒の促進と感染の予防ができる。タンパク質分解酵素 2,400μgU は疼痛を緩和する。ホメオパシーのアルニカ、カレ

ンデュラ、およびスタフィスグリアも、疼痛緩和効果がある。

肛門周囲の皮膚科疾患

尖圭コンジローム
- 症状：肛門周囲の固着または異物感。大きな病変は排便を妨げる。衛生上の問題もある。患部は柔らかく、湿潤、赤味のあるピンクで、茎がある。鑑別：第二期丘疹性梅毒疹の扁平コンジローム。再帰的な蛍光抗体法による血漿レアギン迅速試験を行うこと。尖圭コンジロームは生検によって診断する。
- 治療：25%のポドフィルム溶剤を局所塗布し、6〜8時間経過後に洗い流す。数回の塗布が必要になる。皮下の1%または2%のリドカインの注射の後、レーザー凝固法を行う。適切なホメオパシーのレメディと優れた栄養プログラムによって、疾患過程の進行につながる患部の抑制を防止することができる。ホメオパシーには、陰部疣贅に有効なレメディが多くある。体質的なホメオパシーレメディの使用によって病変を根絶し、再発のリスクを低減する。

扁平コンジローム
- 肛門性器の疣贅：ヒトパピローマウイルス（HPV）の6、11、16、18、31、33、35型が原因。性的接触によって感染する。外見は柔らかく、湿潤、ピンクから灰色、しばしば集合体で茎のある扁平から突出のある疣贅。発生場所：暖かく、湿潤な肛門性器部で、しばしば肛門周辺に集合体となって、同性愛で肛門性交をする男女に見られる。
- 鑑別診断：第二期丘疹性梅毒疹である扁平コンジローム。病変が療法に応答しない場合、または生検によって扁平上皮癌と診断する。
- 治療：25%のポドフィルム、ニオイヒバ軟膏、ホメオパシー剤、凍結療法、赤外線または電気外科的乾燥法。

クラミジア性リンパ肉芽腫症
- 感染体：クラミジア・トラコマティスの血清型。
- 外観：急速に潰瘍化し治癒する丘疹による病変。直腸粘膜にできる場合、直腸炎の徴候および症状が存在する。非常に痛い鼠蹊部のリンパ節炎または横痃が後に発生する。後期段階：瘻孔形成、潰瘍、繊維症、直腸または肛門狭窄症、脚および生殖器のリンパ浮腫。非性病性リンパ肉芽腫症のクラミジア血清型も直腸

炎に密接に結び付けられるが、症状の重篤性はない。
- リンパ節が関与した場合、白血球数は 20,000/mℓ に達することもある。貧血が起きる可能性がある。感染部位からのクラミジア血清型の培養は診断となるが、補体結合および免疫蛍光検査法による抗体検査が利用可能である。
- 早急に治療すれば、予後は良好である。細胞の変化は予後を悪化させる。逆症療法の治療：ドキシサイクリン、エリスロマイシン、スルフイソキサゾールなどの抗生物質は有効である。ホメオパシーとハーブについては以下の「直腸炎」の項を参照する。

ヘルペス

- 最も頻繁に遭遇する肛門周囲の病変。症状と兆候：灼熱感、焼けつくような痛み。直腸裂と混同される。診察：紅斑を土台とする小胞が侵食し潰瘍を形成する。HIV または他の免疫無防備状態では、患部は深い潰瘍を形成し、長期間治癒しない場合もある。診断：ツァンクスメアまたはウイルス培養。
- 治療：現在の皮疹への治療。局所療法：リコリスの根とレモンバーム（*Melissa officinalis*）エキスは様々な痛みを緩和し、治癒を促進する。2%の硫酸亜鉛は有効である。ホメオパシーは疼痛と発信に有効で、大発生を抑える。ストレス解消法：ヘルペスの発信は、しばしば過剰なストレスや他の疾患のある時に起こる。
- 長期的戦略：アルギニンを含む食品（ナッツ類、ピーナッツ、チョコレート）を減らす。リジンの摂取量を 1 日 500～1,000mg に増やすと大発生を抑制する。ビタミン C、E、及びビタミン B 群と亜鉛、銅は有効である。

毛巣嚢胞

- 定義：尾骨または仙骨から会陰まで走る稀な先天性の管から絶え間ない排液があるもの。先天性および後天性の要因が関係する。慢性的分泌物が認められる。
- 罹患率：若い白人成人に最もよく見られる。アフリカ人にはあまり見られない。アジア人では見たことがほとんどない。素因：先天的肛門後方のくぼみ、肥満、深い殿裂、過剰な体毛。
- その中線上の位置と、肛門ではなく仙骨の方への排泄を示す瘻管を探針が通り抜けることから、痔瘻およびフルンケル症から識別される。
- 治療：瘻管が感染した場合、切開排膿が必要な場合がある。しかし、肛門膿瘍の項と同様のハーブ調合剤による洗浄も有効であろう。

● 減量と局部の過剰な体毛を除去すると、感染のリスクと症状の低減になる。ホメオパシーの、シリシア、カルカレア・サルフリカム、ヘパ・サルフなどが役に立つ。ホメオパシーのレメディであるスーヤを併用して、難治性の症例が完治した例がある。

一過性直腸痛

- 一過性直腸痛、または肛門挙筋症候群。女性よりも男性に多い。焼けつくような激しい痛みが、尾骨または直腸付近に短時間、感じられる。通常、自然に消失する。睡眠中に起こって、目が覚める場合もあるが、いつでも起こる。
- 原因：肛門挙筋または恥骨尾骨筋の痙縮で、深在性の、しばしば激しく、疼く、または焼けつくような疼痛が伴う。直腸および（または）男性では前立腺に限局した痛みに感じられる。
- 兆候：肛門挙筋の緊張と締まり、圧痛、肛門括約筋の上に引き寄せされる。
- 機序：姿勢が悪い、慢性的不安感、直腸の部分に精神的に固着する、骨盤の窪みを形成する尾骨またはその他の骨のミスアラインメント。
- 鑑別診断：腰椎椎間板疾患、尾骨痛、前立腺炎、仙骨前方の腫瘍、形成中の坐骨直腸膿瘍、脊髄腫瘍、直腸の病変。
- 治療：患者に病因を再認識させる。筋肉弛緩法、温パック、脊椎および骨盤骨調整、下腹部、腰仙椎、会陰のマッサージ。慢性症例は深部組織マッサージに応答する（Rofing）。

直腸炎

- 症状：直腸痛、テネスムス、直腸からの分泌物、便の混じった血液。
- 兆候：グラム染色、またはライト染色液の湿式マウントで白血球が多量に見られる。肛門鏡検査を行って、炎症、粘液膿性排出物、粘膜の摩損度、出血、および潰瘍。重度の潰瘍化と出血がある場合は、クラミジア性リンパ肉芽腫を示唆する。
- 病原体：クラミジア（生殖器感染症とLGV免疫型）、酵母、細菌（淋病）、寄生虫、外傷、レクチン、食事中の過剰な食物繊維、体外放射線、梅毒、トリコモナス、クローン病。潰喫煙者および虫垂切除術を行った人では、潰瘍性直腸炎のリスクが高い。
- 治療：病因に基づいて行う。結腸がんのための外照射療法、前立腺がんのためのシード線源インプラントが原因である場合、放射線療法開始前に治療を開始し、放射線治療の期間中と終了後数週間後まで継続する。放射線直腸炎には抗酸化物質が有効である。抗酸化物質を組み合わせることによって、放射線治療に悪い影響はない。ホメオパシーのレジューム・ブロムを200Cのポテンシーで治療の

前後に使用すると皮膚の熱傷が低減する。その他のレメディーでは、X線、ソル、カドミウム・メタリカムを使用する。粘滑性肛門坐剤は直腸粘膜の炎症を鎮静化し、疼痛を軽減する。

- 炎症性腸疾患に付随して起こる直腸炎：食生活、食物繊維、ハーブの粘滑剤、腸溶性コートしたペパーミントの精油などで基礎疾患を治療する。短鎖脂肪酸を直腸投与すると、直腸結腸炎の症状が緩和される。
- 感染体：細菌、クラミジア、酵母、真菌、トリコモナス、および寄生虫。治療：オゾンの注入。ハーブの坐剤、ホメオパシー、トリコモナスが感染体である場合には、ゴールデンシール、サルオガセ、ヤロウで調合した停留浣腸を行う。マーシュマロウを0.9％の塩化ナトリウム溶液に加えたものも有効である。この製剤を最初の診察時で、治療の開始として局所に適用する。ビタミンCとEは、治癒を促進する。
- 次の診察までにこの治療を10～14日間継続する。潰瘍性疾患では完治に長期の治療期間を要する場合がある。

肛門そう痒症

- 症状：慢性の肛門周囲の皮膚のかゆみ。引っ掻くことによる擦過傷。慢性化した患部の肥厚化、夜間、睡眠中に掻いたり、痒みで目が覚めたりする。間欠性から持続性の痒み、灼熱感、および痛み。局所軟膏によって一時的に軽快する。兆候：様々な程度の紅斑、腫脹、擦過傷、肥厚化、および引っ掻きによる裂傷。
- 原因：硬いトイレット・ペーパーで拭き過ぎること、乾燥作用のあるアルコール、着色料、抗菌剤または殺菌剤を染み込ませた「お尻ふき」、合成繊維製の下着や合成洗剤、きつい下着類による空気循環の低下、慢性下痢または軟便。正常な体毛を外見のために徐毛すると、正常な細菌叢を乱す。
- 感染体：蟯虫とカンジダ。肛門周囲の痒みが主に夜間にある場合、蟯虫が疑われる。小児に多発し、家族に感染する。カンジダは湿式マウントで検出できる。蟯虫には粘着テープによる検出法が用いられる。
- 周期的または慢性下痢：酸性便と洗い過ぎによる痒み。衝動的に拭いてしまう人は綿ボール、入浴用洗浄剤、または湿ったタオルを使用するとよい。
- 石鹸、洗剤、漂白剤、染料、香水などを変えた場合は、最近の発症の原因であるかもしれない。増悪する食品：ピーナッツ、コーヒー、コーラ類、ビール、香辛料の効いた食品、酸性食品、食物アレルゲン。
- 疾患：乾癬、接触皮膚炎、前がん状態かがん性の病変、ボーエン病（上皮内上皮腫）、角化棘細胞腫、メラノーマ、扁平上皮がん、基底細胞がん。

● 肛門科疾患

- 臨床検査：細菌感染の疑いがあれば、培養と感受性試験を行う。KOH法および（または）湿式マウントによって酵母と真菌を検出する。股部白癬はウッド灯検査によって診断する。疑わしい病変のパンチ生検を行う。
- 治療：香辛料の強い食物や有害な食物と食物アレルゲンも除去する。患者の消化能力の改善。感染体の特定。酵母、真菌、または細菌の局所療法。始めに、3％の過酸化水素で洗浄し、サルオガセ、ゴールデンシール、オランダセンニチ、オレガノ、およびティートリーの精油による調合剤を塗布する。塗布後は自然乾燥させる。皮膚防御関門を再建するため、カレンデュラ、コンフリー、ビタミンEおよびAによる軟膏を塗布し、治癒を促進する。根本原因が取り除かれれば、7日～10日で寛解する。
- 蟯虫：衣類や寝具の洗濯は、温水あるいは湯を用いて、夜間に直腸外に産卵された卵を駆除する。
- サイクルを打破するために、排便後に湿った綿で拭き、肛門周囲の過剰な湿気を拭きとる。酸化亜鉛の局所塗布も肛門そう痒症に有効であることが証明されている。

自然療法の治療アプローチ

- **ホースチェスナッツ（*Aesculus hippocastanum*）**：強壮剤、収れん剤、麻酔性および防腐剤、タンニン酸とエスクリンが豊富に含まれる。適応症：内臓痛、痔疾、著しいうっ血、および内部に異物があるような直腸の一時的な閉塞感を伴う直腸の炎症。痒み、温熱感、疼き、または直腸痛、直腸の神経痛、そして直腸炎。
- **ヤロウ（*Achillea millefolium*）**：弱い収斂作用、変質剤および利尿剤、軽度の出血を止める粘液細胞膜の強壮剤。適応症：粘液状の分泌物を伴う出血性痔核。
- **マーシュマロウ（*Althea officinalis*）**：粘液を多く含む。炎症を起こした直腸粘膜に電荷を回復する。肛門座薬として、腫脹、過敏性、炎症を抑制する。
- **シナモン**：ハーブによる肛門坐剤に使用され、出血を止める。
- **ストーンルート（*Collinsonia canadensis*）**：変性・強壮・刺激作用、および利尿作用。適応症：静脈の維管束組織の調子を整える。慢性の便秘による痔疾と静脈不全、直腸の狭窄の感覚と重量感および温熱感の伴う非常に乾燥した便。直腸炎、痔瘻および直腸潰瘍。
- **ウィッチヘーゼル（ハマメリス）（*Hammamelis virginiana*）**：強壮・収斂作用。脈管の完全性を回復する。適応症：拡張蛇行静脈、出血、痔疾。青ざめて、軟

弱な静脈組織。脈管の充血と血液の鬱滞、強い痛みのある痔疾は潰瘍化する場合がある。
- **ゴールデンシール**：抗菌性。ヒドラスチン、ベルベリン、カナジンおよび刺激性の樹脂を含む。作用：粘膜の潰瘍化に作用し、軽度の出血を抑制する。痔疾への収斂作用がある。適応症：便秘による痔疾に胃の虚脱感と鈍い頭痛が伴う場合、重い炎症と痛みを伴う肛門裂傷で、排便時およびその前後に激しい灼熱感を感じる場合。
- **ブッチャーズブルーム**(*Ruscus aculeatus*)：静脈の腫脹を低減する。血管収縮作用により出血を低減する。

骨粗鬆症

Osteoporosis

診断のポイント

◎ 重度の背中の痛みが出るまでは無症候性であることが多い
◎ 閉経後の白人女性に最も多い
◎ 股関節部と脊椎の特発性骨折
◎ 身長が低くなる
◎ Tスコアとして定義される数値が、健康な若い成人よりも-2.5の標準偏差の骨ミネラル密度である

概要

- 骨粗鬆症はヒトに最も多い骨疾患であり、閉経後の女性にとっての健康上の脅威である。その特徴は、骨量低下、骨組織のマイクロアーキテクチャーの劣化、骨の脆弱性、骨折の危険度の上昇である。米国では年間約150万人が骨粗鬆症による骨折をする。そのうちの25万件は股関節の骨折である。股関節を骨折した女性の半数は、補助なしに歩行することができない。
- 胸部および(または)腰部の脊椎骨折によって、疼痛、身長の低下、目立った脊柱後弯、または胸椎の変形、動作の範囲が制限され、姿勢が変化し、肺機能が制限され、消化に問題が起こる、などの影響が出る。
- 骨粗鬆症によって、抑うつ、不安感、自己評価の低下、および歯が抜けることもある。

病理

- 骨再構築は骨吸収(分解)と骨形成の過程である。破骨細胞は骨吸収のために

骨粗鬆症

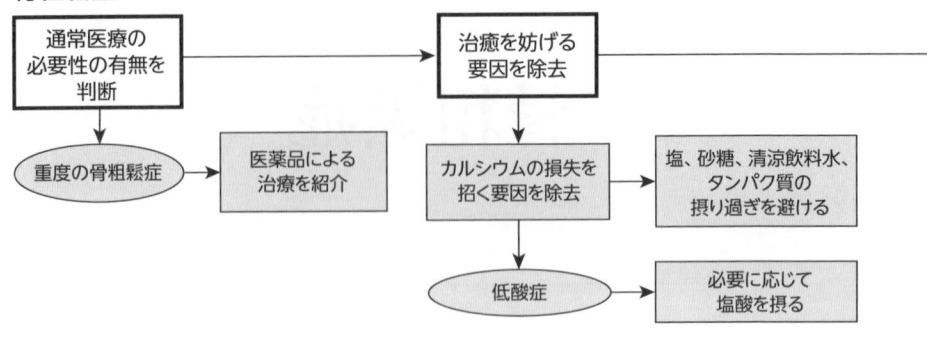

```
通常医療の必要性の有無を判断
  ├─→ 重度の骨粗鬆症 ─→ 医薬品による治療を紹介
  └─→ 治癒を妨げる要因を除去
         ├─→ カルシウムの損失を招く要因を除去 ─→ 塩、砂糖、清涼飲料水、タンパク質の摂り過ぎを避ける
         └─→ 低酸症 ─→ 必要に応じて塩酸を摂る
```

無機質およびタンパク質の酵素による溶解を引き起こす。骨芽細胞は、再石灰化と骨形成のためにコラーゲンの基質タンパク質を作成する。骨再構築は通常、骨吸収と形成の差である。除去と補充のバランスが崩れると骨損失と骨折の危険を引き起こす。

- 骨量は幼少期に急速に増加し、10代後半からは速度は緩いものの、20代までは増加を続ける。女性は、17歳までに骨形成プロセスは完了する。骨量が最大になるのは28歳で、その後は、大腿骨頸部で年間0.4%の割合で、徐々に減少する。閉経後の5〜10年間は、減少の速さは2%に加速する。70歳以上になると、減少の割合はより緩和する。

危険因子

- **遺伝的要因**：最大骨量のレベルは遺伝的要因に左右される。骨粗鬆症による骨折をした女性と第一親等に骨粗鬆症の女性がいる若い女性は、骨量が正常以下

● 骨粗鬆症

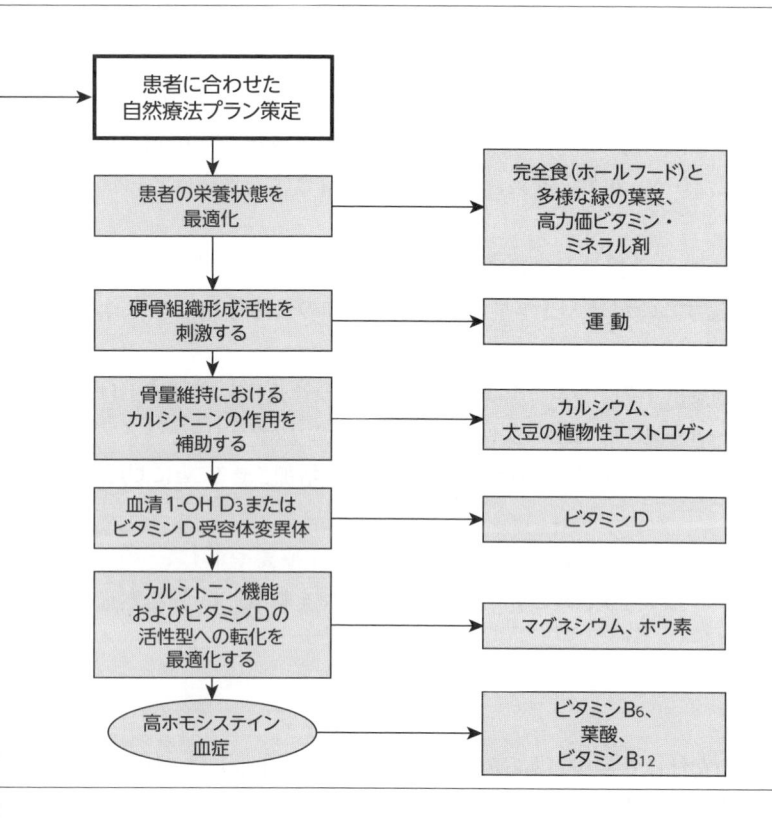

```
患者に合わせた
自然療法プラン策定
    ↓
患者の栄養状態を最適化 → 完全食（ホールフード）と多様な緑の葉菜、高力価ビタミン・ミネラル剤
    ↓
硬骨組織形成活性を刺激する → 運動
    ↓
骨量維持におけるカルシトニンの作用を補助する → カルシウム、大豆の植物性エストロゲン
    ↓
血清1-OH D₃またはビタミンD受容体変異体 → ビタミンD
    ↓
カルシトニン機能およびビタミンDの活性型への転化を最適化する → マグネシウム、ホウ素
    ↓
高ホモシステイン血症 → ビタミンB₆、葉酸、ビタミンB₁₂
```

である。黒人女性は、白人女性と比較して骨量が多い。現在ではビタミンD受容体遺伝子の検査によって、骨粗鬆症の遺伝的リスクを検査することができる。ビタミンD受容体の障害がある女性は、ビタミンDを大量に摂取する必要があり、特に1-OH D₃が望ましい。

● **生活習慣**：生活習慣、ホルモン状態、カルシウムとビタミンD摂取量、運動、月経開始年齢、月経周期、および飲酒、喫煙の有無などの、閉経後の骨粗鬆症のリスクへの影響は、遺伝よりも少ない。閉経後の骨粗鬆症のリスクに関係する要因は、身体的活動、動物性タンパク質摂取、酸塩基のホメオスタシス、カルシウムとビタミンD摂取量、過剰な喫煙と飲酒である。バランスのよい食事、適量のカロリー、タンパク質、カルシウムを生涯続けることが、最大骨量を維持するための秘訣である。カルシウムとビタミンDは高齢の女性には非常に重要である。カルシウムの必要量は年齢によって変化し、更年期はカルシウムの必要量を引き上げる。65歳以上の女性は、若い女性よりもカルシウムの吸収力が半減している。活性型ビタミンDを生産する

腎臓の酵素活性も低下する。
- **食餌性タンパク質**：動物性タンパク質の摂取量が多く、植物性タンパク質が少ないと、前腕の骨折リスク上昇につながる。赤身の肉は酸性物質産生をもたらし、酸性物質とのバランスを保つため、ナトリウムの骨からの溶出を引き起こし、酸塩基のホメオスタシスが保たれる。果物と野菜、植物性タンパク質豊富な食事はアルカリを形成する。
- **喫煙**：喫煙をする女性は骨損失が急速に進み、骨量が少なく、骨折率も高い。喫煙者は、更年期に達するのが最大2年早い。喫煙は未知の代謝作用によってエストロゲンを阻害する。
- **アルコール**：週200g以上のアルコールは転倒と股関節の骨折リスクを引き上げる。適量のアルコール摂取は、高齢の女性の股関節骨折のリスクを引き下げる。アルコールはエストラジオール濃度およびカルシトニン排出を増加させることにより骨吸収を抑制する。
- **身体活動**：非常に活動的な人は骨量が多い。長期のベッド療養や車イスへの拘束は急速な、著しい骨損失を引き起こす。運動は骨芽細胞を刺激して、骨粗鬆症リスクを低減する。

ホルモン因子

- **更年期**：すべての女性に骨損失があるが、更年期の始めの5年間にはこれが加速する。エストロゲンの減少は骨吸収の速度を速める。更年期が平均年齢（51歳）より早く起こる程、骨への内因性エストロゲンの保護効果が早く失われる。早発閉経（40歳未満）、思春期に月経開始が遅かった、無月経または奇発月経の場合、骨粗鬆症のリスクが高い。あるべき月経のうち半数がなかった女性は、椎骨量が12%少なく、半数以上がなかった女性は健康な対照群と比較して骨量が31%少ない。
- 血中カルシウム濃度は、わずかな幅の適正値に厳密に保たれている。カルシウム濃度の低下は、副甲状腺ホルモン分泌の増加および甲状腺と副甲状腺からのカルシトニン分泌の減少を引き起こす。カルシウム過剰は副甲状腺ホルモンの分泌低下とカルシトニン分泌の増加を招く。
- 副甲状腺ホルモンは骨の破骨細胞の骨吸収を増加させることで血清カルシウム濃度を引き上げ、腎臓によるカルシウム排出を低減、小腸でのカルシウム吸収を増加、腎臓の25-(OH)D3の1,25-(OH)2D3への変換作用を促進する。
- エストロゲンは破骨細胞の副甲状腺ホルモンへの感受性を高め、骨の分解が促進

し、血中カルシウム濃度が上昇する。血中カルシウム濃度が上昇すると副甲状腺ホルモンは低下し、活性型ビタミン D の減少とカルシウム排泄の増加を招く。

その他

危険因子が多く存在するほど、骨量の低下の可能性と骨折リスクが上昇する。危険要因のみで骨量の低下を評価することはできないが、最適な予防方法決定に役立つ臨床的リスク評価の指標になる。個々の女性のリスクは、その女性の将来の骨の健康に最も深い関わりのあるパラメータである。病気と薬品は正常な骨代謝を阻害することがある。

- **遺伝的要因：**
  - 第一親等に低度外傷骨折がある
  - 白人またはアジア人
  - 体格が華奢
  - 骨粗鬆症の家族歴
- **月経の状態：**
  - 早期の閉経でホルモン補充療法や経口避妊薬の使用を伴わないもの
  - 無月経の履歴（神経性食欲不振、過プロラクチン血症、または運動誘発性の無月経による）、稀発月経、月経開始が遅い、無排卵
  - 更年期前の性機能低下症
- **病気：**
  - 腎臓病および腎臓結石、関節リウマチ、多発性骨髄腫、慢性閉塞性肺疾患、脊柱側わん症、神経性食欲不振、糖尿病、クッシング病、甲状腺機能亢進症、原発性副甲状腺機能亢進症、高カルシウム尿症、ビタミン D 欠乏症
  - 胆嚢疾患、原発性胆汁性肝硬変、脂肪吸収不全症、低酸症、乳糖不耐性
  - 15 年以上の慢性の腰痛の病歴
  - 圧力骨折の病歴
  - 長期のベッド療養、麻痺、または車イスで過ごすこと
  - 45 歳以後にその他の骨折歴
  - 標準体重以下
  - 歯の症状：顎の骨損失、60 歳以前から義歯である、歯の喪失が増加、
  - 出産経験なし（臨月までの妊娠を経験したことがなく、高エストロゲン濃度が持続したことがない）

- 環境および生活習慣要因：
  - 日光への曝露が少ない
  - 妊娠および授乳中のカルシウムとビタミンD摂取量が不足
  - 食餌性要因：カフェインの摂り過ぎ、動物性タンパク質の摂り過ぎ、塩分の取り過ぎ、リンの摂り過ぎ、食餌性カルシウムの不足
  - 生活習慣要因：運動不足、適度の(多量の)アルコール摂取、喫煙
- 薬物：
  - イソニアジド、フロセミド、ヘパリン、テトラサイクリン、抗痙攣薬、性腺刺激ホルモン放出ホルモン、コルチゾンまたはプレドニゾン、およびアルミニウム含有制酸剤、リチウム
- 外科手術：
  - 甲状腺全切除、腸管の部分あるいは全切除、体重管理のための腸のバイパス術

診断上の留意ポイント

- 閉経後のすべての女性の骨粗鬆症リスクを病歴、理学的検査、検査によって評価すること。評価の目的は、骨粗鬆症あるいは骨折のリスクがある女性を特定すること、骨粗鬆症の診断および(または)重篤度の判定、骨損失の二次的な原因を特定する、転倒またはケガの危険度を特定することである。
- 危険因子を特定するために、病歴と理学検査に注目すること。骨粗鬆症の理学的徴候は、身長低下が3.8cm以上(毎年計測)、胸椎の過度の後弯、老人性円背、虫歯、歯の脱落、歯茎の後退、腰背痛。
- 骨ミネラル密度のレントゲン検査：骨密度検査は骨粗鬆症の検査に最も適している。ゴールドスタンダードは二重エネルギーX線吸収法(DEXA)である。他には、CTスキャン、踵の超音波検査、X線写真があるが、いずれも診断や経過観察には適していない。以下の検査は骨ミネラル密度を測定するもので、その正確さを比較したもの。

● 骨粗鬆症

骨ミネラル密度測定検査の比較

方　法	測定部位	精　度
二重エネルギーX線吸収測定法（DEXA）	股関節、脊椎、全身	90-99%
末梢型二重エネルギーX線吸収測定法（PDXA）	前腕、指、かかと	90-99%
単一X線吸収測定法（SXA）	かかと	98-99%
定量的超音波法（QUS）	かかとと、脛	不明
定量的コンピューター断層撮影（QCT）	脊椎	95-97%
末梢型定量的コンピューター断層撮影（PQCT）	前腕	92-98%

出典：Jergas M, Genant HK :Current methods and recent advances in the diagnosis of osteoporosis, arthritis Rheum 36:1649-1662, 1993

　DEXAはCTスキャンやX線写真よりも放射線被爆量が少ない。DEXAは大腿骨股関節部および腰椎の密度を測定できる。測定には、大腿骨が好ましい。特に60歳以上の女性は、脊椎の測定は骨外性の骨形成のために信頼性が低い。脊椎は、エストロゲンの低下による骨損失が早く、閉経後すぐの女性に役立つ。末端のDEXA測定部位は正確であるが、実用性は低い。その数値には、骨折リスクと大腿骨と脊椎の骨ミネラル密度との相関性が認められないと思われる。北米更年期学会の推奨する骨ミネラル密度の検査の適応症は、

- 骨損失の二次的な原因（ステロイド剤使用、副甲状腺機能亢進症）
- 骨減少症のX線写真によるエビデンス
- 65歳以上のすべての女性
- 若い閉経後の女性で、閉経期以後の脆弱性骨折がある、体重が軽い、脊椎または股関節骨折の家族歴

　医師の多くが、骨ミネラル密度検査を増やして、更年期の諸症状に対応するための女性たちの意志決定を支援している。

　骨ミネラル密度検査結果の報告：ZスコアまたはTスコアのいずれかの標準偏差。Zスコアは年齢相当群の健常者の骨ミネラル密度平均値との標準偏差、Tスコアは若年層の最大骨ミネラル密度の平均値との標準偏差である。世界保健機構の骨粗鬆症の診断に使用されているのはTスコアである。

骨ミネラル密度の T スコアの意味

状　態	T スコア	意　味
正　常	−1 を超える	若年健常者の標準偏差で 1 以内
骨減少症	−1 から−2.5	若年健常者の標準偏差で 1 から 2.5 少ない
骨粗鬆症	−2.5 未満	若年健常者の標準偏差で 2.5 以上少ない

骨代謝の臨床検査

- 骨代謝回転の生化学的マーカー
    - 尿検査による骨の分解産物：Ⅰ型コラーゲン架橋 N-テロペプチドまたはデオキシピリジノリン。
    - 骨損失率と相関する骨代謝回転測定：骨粗鬆症の診断または骨損失の監視のために行うものではない。
    - 治療の成功（または失敗）を監視：DEXA と比較して、素早いフィードバックが得られる。DEXA では治療効果が検出されるまでに 2 年間が必要である。
    - 骨密度を測定するために DEXA を使用：骨代謝回転率を測定するために尿の骨吸収評価を使用する。
    - 2 年間で尿中分解産物のマーカーが減少すると、骨密度測定値が上昇するが、臨床診療においてのマーカーの価値はまだ確立されていない。
- 骨損失の二次的原因に対する付加的検査：血清カルシウム濃度、24 時間尿中カルシウム検査、副甲状腺ホルモン、甲状腺刺激ホルモン、赤血球沈降速度、全血珠算定、ビタミン D 濃度。間接的カルシウム吸収検査：胃酸レベル、ビタミン D 濃度

治療上の留意ポイント

骨粗鬆症の治療と予防の目的：
- 適切な骨量を保つ
- 骨強度を保つ
- 骨格の脆弱化を防止
- マイクロアーキテクチャーの劣化を防止
- 骨折の危険を防ぐ、または減らす

骨粗鬆症は多くが予防できる。医薬品によって、脊椎のおよび股関節の骨折の危険度は 50％低減することができる。更年期後の女性を含む北米更年期学会による

● 骨粗鬆症

薬品の指針および適応症は：
- 脊椎骨折の経験がある
- 骨ミネラル密度のTスコアが−2.5未満
- 骨ミネラル密度のTスコアが−2未満で、非脊椎脆弱性骨折の経験があり、体重が57.6kg未満または股関節または脊椎骨折の家族歴あり
- 骨損失の二次的な原因がある患者は、個別の治療が必要である。
- 高齢の更年期後の女性で、非外傷性、非病理性の脊椎骨折の経験のある女性は、再度脊椎骨折または股関節骨折をする危険性が非常に高い。特にこれらの女性は、骨密度に関わらず実績の通常の医薬品による治療の候補者である。

医薬品

- **ホルモン補充療法(HRT)**：エストロゲン補充療法(ERT)およびHRTは骨代謝と骨吸収の速度を低減する。ERTは更年期前の女性の骨吸収の速度を抑制することが可能。ERTおよびHRTは危険度を54%抑制している。更年期から5年以内に開始すると、ERTもHRTも骨折リスク低減により効果的である。10年以上継続した場合、リスク低減はより大きく手首の骨折が75%、股関節骨折で73%低下する。ただし、乳がん、血栓、脳卒中、非致死性心筋梗塞、胆石症、乳房圧痛、体液鬱滞、子宮出血、頭痛のリスクは高まる。個人に合わせた治療：リスク・ベネフィット比を特定する。ERTとHRTは閉経後5〜10年の期間に最も効果的である。最適な持続期間および最大持続期間は、まだ特定されていない。また、ERTおよびHRTはビスホスホネートに不耐性である場合、またはその他の両方に応答しない更年期障害の諸症状がある場合以外には、第1の長期療法であるとは見なされていない。
- **ビスホスホネート**：破骨細胞を抑制し、骨吸収を低減する。アレンドロネート、エチドロネート、リセドロネートなど。これらは骨ミネラル密度を上昇させ、骨折リスクを抑制する。
- **その他の薬**：選択的エストロゲン受容体修飾剤、カルシトニン、およびチボロン（米国ではまだ入手不可能）。

生活習慣

コーヒー、アルコール、および喫煙は負のカルシウムバランスを引き起こし、骨粗鬆症リスクを高める。定期的に運動するとリスクは低下する。運動は、HRTやERTよりも骨の健康を維持するために重要である。

- **運動**：身体の健康は骨密度の主要な決定因子である。週に3回、1時間の軽度の運動をすると、閉経後の女性の骨損失を防ぎ、骨密度を高める。拘束は尿・糞便のカルシウム排出率を倍増し、負のカルシウムバランスを引き起こす。骨強度に最も効果的な方法は運動である。

▶一般的食餌性要因

骨粗鬆症の原因と疑われる食餌性要因は：
- 低カルシウム摂取と高リン摂取
- 高タンパク食
- 高度な酸性食
- 高食塩摂取量
- 微量元素欠乏症
- 菜食（乳卵菜食および完全菜食）：骨粗鬆症のリスクを引き下げる。菜食主義者の骨量は、20代、30代、40代までは、雑食する人々と変わりがないが、それ以後には違いが表れる。菜食主義者の骨粗鬆症の発症が少ないのは、骨損失が少ないことが原因である。高タンパク、高リン酸塩食はカルシウムの尿中排泄量を引き上げる。1日のタンパク質摂取量を47gから142gに増加すると、カルシウムの尿中排泄量は2倍になる。
- 胃酸：カルシウムは胃酸によってイオン化されなければ吸収されない。炭酸カルシウムはイオン化されにくいことが大きな問題である。閉経後の女性の40%で胃液酸度減少が起こるが、胃酸のpH値の上昇が表面化するのは、一晩絶食後に炭酸カルシウムなどの溶けにくいカルシウム塩が投与された時のみである。一晩絶食後で胃酸が不十分である患者は、炭酸カルシウムとして経口投与されたカルシウムを4%しか吸収しない。一方、正常な胃酸であれば、22%が吸収される。クエン酸カルシウム、乳酸カルシウム、またはグルコン酸カルシウムなどのあらかじめイオン化されたカルシウムの方が好ましい。クエン酸カルシウムであれば胃酸が低下していても45%が吸収される。食事と一緒に服用した場合、高齢の被験者で萎縮性胃炎のある患者でも、H_2受容体拮抗薬を服用している患者であってもカルシウムの吸収に違いは表れない。
- 砂糖：精製された砂糖を摂取後は、カルシウムの尿中排泄が増加する。アメリカ人は平均して1日に、125gのショ糖、50gのブドウ糖果糖液糖、およびその他の単糖、グラス一杯のリン酸塩を多量に含んだ炭酸飲料、多量のタンパク質を摂取している。

● 骨粗鬆症

- **清涼飲料水**：リン酸塩を多く含むがカルシウムは含まれていない。米国での1人あたり消費量は1日に約425gである。子供の清涼飲料水摂取は、成長骨の石灰化を阻害する主要な危険因子である。血清カルシウム値は1週間に消費する清涼飲料水の本数と負の相関関係にある。
- **緑の葉菜**：緑の葉菜（ケール、コラードの葉、パセリ、レタス）を食べると、骨粗鬆症を予防できる。これは、骨の健康を維持する多くのビタミンやミネラル（カルシウム、ビタミン K1、ホウ素）が豊富に含まれるためである。
- **ビタミン K1**：植物に含まれるビタミン K の形態。ビタミン K1 は不活性なオステオカルシンをその活性型へ転換する。オステオカルシンは骨組織中の主要な非コラーゲン性タンパク質で、カルシウムイオンを基質タンパク質につなぐ役割をしている。ビタミン K 欠乏症は骨の石灰化を阻害するが、これは活性型のオステオカルシンが不足していることによる。骨粗鬆症による骨折をした患者の血中ビタミン K1 濃度は非常に低い。また骨折の重篤度は、循環ビタミン K1 レベルと強い相関関係にある。循環ビタミン K レベルが低いほど、骨密度も低い。ビタミン K1 の豊富な食品は、暗緑色の葉菜、ブロッコリー、レタス、キャベツ、ホウレンソウ、緑茶である。アスパラガス、オート麦、全粒小麦粉、生のグリーンピースから摂取するとよい。
- **ホウ素**：微量元素は骨粗鬆症を予防する。1日 3mg のホウ素を閉経後の女性に投与すると、尿中カルシウム排泄が 44% 減少し、最も活性の高いエストロゲンである 17-β エストラジオールが著しく増加する。ホウ素は、エストロゲンやビタミン D を含む特定のホルモンの活性化に必要である。またホウ素はビタミン D を腎臓で活性型に転換するためにも必要（1,25-(OH)2D3）である。ホウ素欠乏症は骨粗鬆症や更年期障害を増悪する場合がある。主要な供給源は、果物と野菜である。アメリカ人で1日の推奨摂取量の最低限である2種類の果物と3皿の野菜料理を満たしているのは、10% にも満たない。1日に1皿は野菜を食べるという人は 51%。用量：ホウ素を1日 3〜5mg。ホウ素は閉経後の女性において ERT の効果のいくつかを模倣する。
- **大豆**：骨に対してプロエストロゲン作用をする。その作用機序は、エストロゲン受容体と結合、性ホルモン結合グロブリンの形成を促進、チロシン・キナーゼを阻害する、というようなものであると思われる。大豆は卵巣が切除された動物の骨損失を抑制するが、その効果は ERT ほどではない。大豆の植物性エストロゲンであるゲニステインは骨を維持する同様の効果がある。ゲニステインは in vitro および in vivo で破骨細胞を抑制する。閉経後の女性がイソフラボン 55〜90mg を 6 ヵ月間摂取した後、腰椎のミネラル量と密度が上昇した。大豆タンパク食は第 4 腰椎の

骨損失を予防し、やや効果は薄いものの右大腿骨の損失も防止される。大豆タンパクは皮質骨（大腿骨の主要な存在）よりも海綿骨（脊椎の主要構成物）に強い効果を示す。大豆の効果はERTほど強くないものの有望である。閉経前の閉経周辺期ではない女性で、大豆イソフラボンの摂取量が多い女性は脊椎および大腿骨頸部の骨ミネラル密度が高かった。閉経後の女性では、1日に56mgのゲニステインやダイゼインを摂取した女性は骨ミネラル密度への効果はなく、1日90mgのゲニステインやダイゼインを摂取した場合は、基底線と比較して2％の増加が見られた。大豆製品の中には、乳製品の1人前分よりもカルシウムを多く含むものもある。

サプリメント

骨には多くの栄養素が常に供給されている必要がある。1種でも不足すると骨の健康に悪影響を及ぼす。ビタミンKとホウ素（前述）に加えて、骨には以下の栄養素が必要である。

- **カルシウム**：2年以上の治療において、プラセボよりもカルシウムサプリメントに効果が見られ、骨損失が2％減少した。脊椎骨骨折の相対危険度は21％減少するが、非椎骨骨折の相対危険度は14％しか減少しない。これと比較して、カルシウムの食餌性供給源（牛乳など）は、カルシウムの摂取量が著しく低かった場合以外では骨粗鬆症とのつながりを示さない。カルシウムのサプリメントの骨粗鬆症と股関節骨折に対する効果に関する臨床研究は、カルシウムの形態による違いはなく、特にビタミンDと併用した場合は違いが少なかった。吸収率の違いは、臨床的に意味はない。食事と一緒に摂取した場合、カルシウムは不溶性塩（炭酸塩）でも可溶性塩（クエン酸塩）と同じくらい吸収される。炭酸カルシウムのみで、治験の期間中の骨損失は有意に防止された。カルシウムのみでは、プレマリンとカルシウムの併用よりは効果が小さいが、カルシウムのサプリメントには大きな健康リスクがない。ERTとHRTは骨粗鬆症のリスクが高い女性のみに行うこと。カルシウムのサプリメントを継続することで、女性の総骨ミネラル密度の喪失率が持続的に低下する。その結果、カルシウムを摂取している女性は、プラセボと比較して、骨折の発症率がはるかに低かった。4年間、カルシウムを補助した（1日2,000mg）高齢の閉経後の女性は股関節と足首の骨損失が見られなかった。比較対照群（カルシウム摂取量は1日950mg）は股関節と足首のすべての箇所でカルシウム補助をした群と比較して、はるかに多い骨損失が見られた。どちらのグループでも、4年間に脊椎の骨損失は見られなかった。更年期前の骨密度と骨粗鬆症リスクには強い相関関係が

● 骨粗鬆症

ある。そのため、強靭な骨を造ることは、幼少時から始まる生涯の目標である。とは言え、多くの女性は、骨粗鬆症については更年期の数年前になるまでは、気に掛けていないことであろう。幸いにも、カルシウムのサプリメントは更年期前の女性の骨損失を遅らせる。更年期の前にカルシウムを補助することが非常に重要ということになる。カキの殻、ドロマイト、骨粉、その他のカルシウムのサプリメントは、鉛が混入している可能性がある。食品医薬品局のカルシウムの許容鉛濃度は 800mg あたり 1μg である。最も鉛含有量が多いのは未精製の炭酸カルシウム（カキの殻を原料とするもの）である。6 歳以下の小児の総許容一日摂取量は 6μg 未満である。幼い子供は精製された炭酸カルシウムまたはキレート化カルシウム製品を利用すること。キレート化カルシウムは、特にクエン酸カルシウムは、炭酸カルシウムよりも吸収されやすい。精製された炭酸カルシウムとその他の精製された製品であれば、鉛含有量は少ない。カルシウムがクエン酸塩とその他のクレブス回路中間物（フマル酸塩、リンゴ酸塩、コハク酸塩、アスパラギン酸塩）と結合したものが、最も望ましいと思われる。クレブス回路中間物は、最適なカルシウムのキレート剤としてすべての要件を満たしている。

— 容易にイオン化される
— ほぼ完全に分解される
— 毒性がほとんどない
— ほかのミネラルの吸収を促進する

カルシウム・ハイドロキシアパタイト、つまり精製された骨粉は吸収率が 20％で、炭酸カルシウムとクエン酸カルシウムは 30％である。

推奨カルシウム摂取量

年齢	1 日あたり推奨摂取量（元素カルシウム）
9〜18 歳	1,300mg
19〜50 歳	1,000〜1,200mg

● **ビタミン D**：カルシウムの吸収を促進する。それは皮膚の 7-デヒドロコレステロールに当たる日光の作用によって合成される。日光は 7-デヒドロコレステロールをビタミン D_3（コレカルシフェロール）に転換する。肝臓はそれを 25-ヒドロキシコレカルシフェロール（25-(OH)D_3）に転換する。これはビタミン D_3（コレカルシフェロール）の 5 倍強力である。さらに 25-ヒドロキシコレカルシフェロールは腎臓で 1,25-ヒドロキシコレカルヂフェロール（1,2-(OH)$_2D_3$）に変換されるが、これは D_3 の 10 倍強力で

ある。肝臓や腎臓の障害はこの転換を阻害する。骨粗鬆症患者の中には、25-OD-D3 が高く、1,25-(OH)2D3 が低い人々がいて、腎臓障害の可能性がある。腎臓での転換にはホウ素が役割を果たす。1 日 700IU のビタミン D3 は、年間の股関節骨折の発生を 60%抑制する。ビタミン D3 を 2 年間、1 日 400IU 摂取すると、股関節（大腿骨頚部）の骨密度が左が 1.9%、右が 2.6%上昇した。ビタミン D とカルシウムの併用で、カルシウムを 1 日 1,200mg、ビタミン D3 を 1 日 800IU 摂取すると、結果はやや向上した。ビタミン D は、特に介護施設の高齢者、赤道から離れた地域に住んでいる人々、あまり外に出ない人々などには有益である。用量：初期の研究では、活性型ビタミン D3 の濃度は 400〜800IU の間ではあまり変わりがないとしていたが、最近の研究では 1 日 2,000IU の用量で、大幅に高い効果を示すとしている。ビタミン D 受容体に遺伝的障害のある人々は 1 日 25,000IU の 1-OH-D3 によって治療されている。血清 1-OH-D3 によって監視を行う。

- **マグネシウム**：カルシウムのサプリメントに匹敵するほど、骨粗鬆症の予防と治療に重要である。骨粗鬆症の女性は、そうでない女性と比べると骨に含まれるマグネシウムが少ない。ヒトのマグネシウム欠乏症は、最も活性の高いビタミン D（1,25-(OH)2D3）の血清濃度が低く、骨粗鬆症の場合と共通している。その機序は、25-(OH)D3 を 1,25-(OH)2D3 に転換する酵素がマグネシウムに依存しているのか、マグネシウムが副甲状腺ホルモンとカルシトニンの分泌を媒介しているのか、どちらかと思われる。250〜750mg の水酸化マグネシウムを 1 年間継続して補助することで、骨ミネラル密度がやや改善する。

- **ビタミン B6、葉酸、ビタミン B12**：これらの栄養素の欠乏症は高齢者に起こりやすく、骨粗鬆症の原因となる。ビタミン B6、葉酸、およびビタミン B12 は、メチオニンをシステインに転換する際に関与する。ビタミン欠乏症はホモシステインの上昇を招き、アテローム性動脈硬化症と骨粗鬆症に関係する。高血中ホモシステイン濃度は閉経後の女性に見られ、コラーゲン交差結合に干渉し、不完全な骨基質形成をもたらして、骨粗鬆症を増悪させる。骨粗鬆症は、骨の有機相・無機相の両方の喪失を引き起こす。臨床検査では全く葉酸が欠乏していなくとも、葉酸の補助によって閉経後の女性のホモシステインが低減する。ビタミン B6 と B12 はホモシステインの代謝を助ける。これらの栄養素は、それぞれ単独で使用するよりも、併用することでよい結果が得られる。

- **シリコン**：交差結合コラーゲン鎖に必要で、骨基地巣の結合組織の完全性を強化する。シリコン濃度は成長骨の石灰化部位で増加する。リモデリングの間のカルシウム再添加はシリコンを必要とするであろう。骨粗鬆症患者または骨再生の

● 骨粗鬆症

促進が望まれる場合、シリコンの需要が高まり、サプリメントが必要となるであろう。
- **フッ素**：骨芽細胞活性およびカルシウムの正のバランスを促進する。フッ化物はフッ素リン灰石として骨の結晶構造に組み入れられるが、長期的に過剰に曝露されたことによって骨がもろくなっているため、骨基質の形成は貧弱でもろい。フッ化物による治療指数はわずかなものである。推奨1日摂取量は60〜70mgで、フッ化ナトリウムは33〜50%の患者に副作用が表れる。それは、関節痛、胃痛、悪心、嘔吐などであり、これはフッ化物を食事と一緒に摂る事で緩和できる。腸溶性コートなどのより新しい製剤か、胃での消化を防ぐ徐放性剤の使用によって臨床的効果が向上し、副作用も減少する。骨粗鬆症の治療には、フッ化物のサプリメントは薦められない。
- **イプリフラボン**：大豆イソフラボンに似た、合成的に作られたイソフラボノイドで日本、ハンガリー、イタリアで骨粗鬆症予防と治療に認可されている。臨床研究においては、よい結果を示している。イプリフラボン（200mgを1日3回）によって、骨粗鬆症の女性たちの骨ミネラル密度は6ヵ月で2%、12ヵ月で5.8%向上した。1日に600mgのイプリフラボン摂取によって、12ヵ月後に骨ミネラル密度が6%上昇し、対照群の骨ミネラル密度は0.3%減少した。天然のイソフラボンである大豆に含まれるゲニステインとダイゼインは、同様の結果をもたらすと思われる。乳癌に対する大豆イソフラボノイドの有益性を考えると、大豆製品は推奨に値する。その機序は、カルシウム代謝に対するカルシトニンの作用が促進されることによる。最も新しく大規模な研究では、肯定的な結果は出ていない。イプリフラボンは骨粗鬆症の治療に重要ではない可能性もある。あるいは、骨減少症の女性か骨粗鬆症の予防に適していて、骨粗鬆症の治療には適していないのかもしれない。リンパ球減少の発現率と効果のなさ、イプリフラボンのリスク・ベネフィット比を検討しなくてはならない。イプリフラボンは、他の骨粗鬆症の治療が受け入れられない、耐性がない、または禁忌が示されている場合に、検討されるべきかもしれない。効果を監視するために、骨ミネラル密度を監視し、副作用を検知するために白血球濃度を監視する。

自然療法の治療アプローチ

骨粗鬆症は、適切な食餌療法と生活習慣によって予防できる疾患である。健康で強固な骨を形成することは、生涯を通じて優先的課題としなくてはならない。骨からカルシウムを浸出させるような食生活あるいは生活上の慣習は改め、骨の健康を促進する食生活と生活習慣を選択すること。

第 1 の目標：予防。重篤な場合、ここに述べられた薬物を含む従来のケアとともに、この章の推奨事項を実施する。ビスフォスフォネートとカルシトニンは副作用があるが、重症例ではその副作用を上回る有益性（股関節骨折の防止）がある。

- **運動**：体重負荷運動を週に 4 回と週 2 回の筋力トレーニング、ウェイトトレーニングを行う。
- **食生活**：カルシウムの排出を促進する食餌性の要因（塩、砂糖、タンパク質、および清涼飲料水）を回避する。緑の葉菜と大豆製品を積極的に摂る。

ビタミン D の形態別相対活性度

種類	相対活性
ビタミン D_3	1
ビタミン D_2	1
25-(OH)D_3	2-5
25-(OH)D_2	2-5
1,25-(OH)$_2D_3$	10
1,25-(OH)$_2D_2$	10

▶ サプリメント

- 高機能総合ビタミン・ミネラル剤
- **カルシウム**：1 日 800〜1,200mg（食餌性摂取量を推量し、残りをサプリメントで摂取して目標量に達するようにする）
- **ビタミン D_3**：1 日 2,000〜4,000IU
- **マグネシウム**：1 日 400〜800mg
- **ホウ素（テトラヒドロホウ素ナトリウム）**：1 日 3〜5mg

子宮筋腫

Uterine Fibroids

診断のポイント

- ◎ 多くが無症候性
- ◎ 症状のある場合には、漠然とした不快感、圧迫感、うっ血、鼓脹、重圧感、性交痛、ひん尿、腰痛、腹部腫脹、不正出血
- ◎ 不正出血は筋腫のある女性の30%で起こる
- ◎ 子宮筋腫は壊死によって退縮し、嚢胞様変性に帰着することがある
- ◎ 石灰化が起こることもある
- ◎ 診察は、内診および経腟超音波
- ◎ 主要な診断上のポイント：筋腫と卵巣の悪性腫瘍、卵管/卵巣部の膿瘍、結腸憩室、骨盤腎、子宮内膜症、腺筋症、先天性異常、または子宮肉腫の鑑別

概要

- 子宮筋腫は平滑筋細胞と結合組織で構成されている。エストロゲンによって増殖が促進される。生殖可能期間に発症し、妊娠中に増殖、更年期以降は退行する。無排卵性周期に不規則な相対的エストロゲン過剰がともなう閉経期前後に、急速に成長することがある。
- 発症率は40歳までの女性で20〜25%、女性全体では50%未満である。アフリカ系アメリカ人女性はより発症率が高い。筋腫は主な女性の外科手術の最も一般的な適応症であり、女性の最も一般的な固形腫瘍である。
- 原因はあまり分かっていない。要因は子宮筋腫自体の局所的なエストラジオール濃度上昇、エストロゲン受容体の密度が筋腫組織で周辺の子宮筋層よりも高く、

子宮内膜よりも低いことである。

- 50〜80%の筋腫が無症候性である。異常な出血（月経過多および不正子宮出血）は 30%の子宮筋腫の女性に起こる。尿管の圧迫によって水腎症が起こることがある。不妊症の原因の 2〜10%が筋腫である。大きな筋腫は胎児の成長を妨げて妊娠を阻害し、卵膜の早期の破裂、停留胎盤、分娩後出血、異常分娩または胎位異常に関連している。筋腫がある場合の流産の確率は、ない場合の 2〜3倍である。
- 変性変化：子宮筋腫は血液供給の限度を超えて増大する。すると細胞の詳細が腫瘍の血管分布の減少によって失われる。細胞壊死によって囊胞様変性が起こる。時間経過によって石灰化が、特に閉経後の女性で起こる。

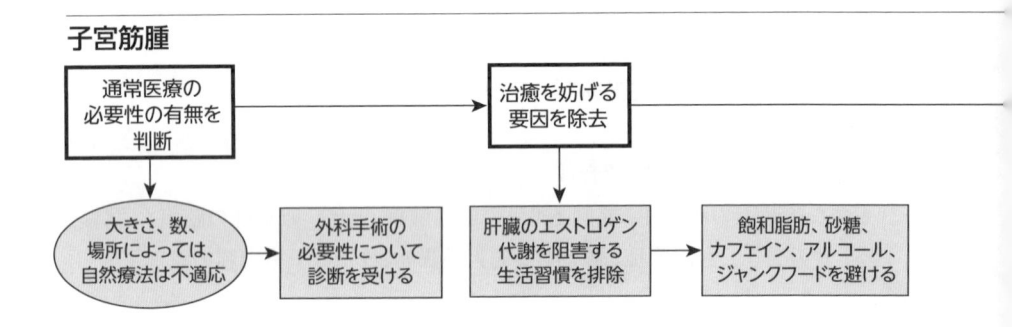

子宮筋腫

```
通常医療の必要性の有無を判断 → 治癒を妨げる要因を除去
    ↓                              ↓
大きさ、数、場所によっては、    肝臓のエストロゲン    → 飽和脂肪、砂糖、
自然療法は不適応                代謝を阻害する           カフェイン、アルコール、
    ↓                          生活習慣を排除            ジャンクフードを避ける
外科手術の
必要性について
診断を受ける
```

160

● 子宮筋腫

診断

- 有糸分裂の計数、核異型性および他の形態学的特徴に基づいて、子宮の平滑筋の腫瘍は平滑筋腫、不確かな悪性度の平滑筋腫瘍、平滑筋肉腫に分類することができる。
- 推定による筋腫の診断：病歴と内診による。触診所見：子宮の腫脹、腫瘤の触知、または子宮の周辺の不規則な形態。
- 卵巣の悪性腫瘍、卵管または卵巣膿瘍、憩室、骨盤腎、子宮内膜症、先天性異常、骨盤の癒着または、希少であるが腹膜腫瘍などと、筋腫の可能性の鑑別診断をする。これらのすべては病歴、理学的検査、経腟超音波検査によって鑑別可能。粘膜下の茎のある子宮筋腫は腹腔鏡検査法で視認できる。腹腔鏡検査法は筋層内・漿膜下の子宮筋腫を見ることができる。

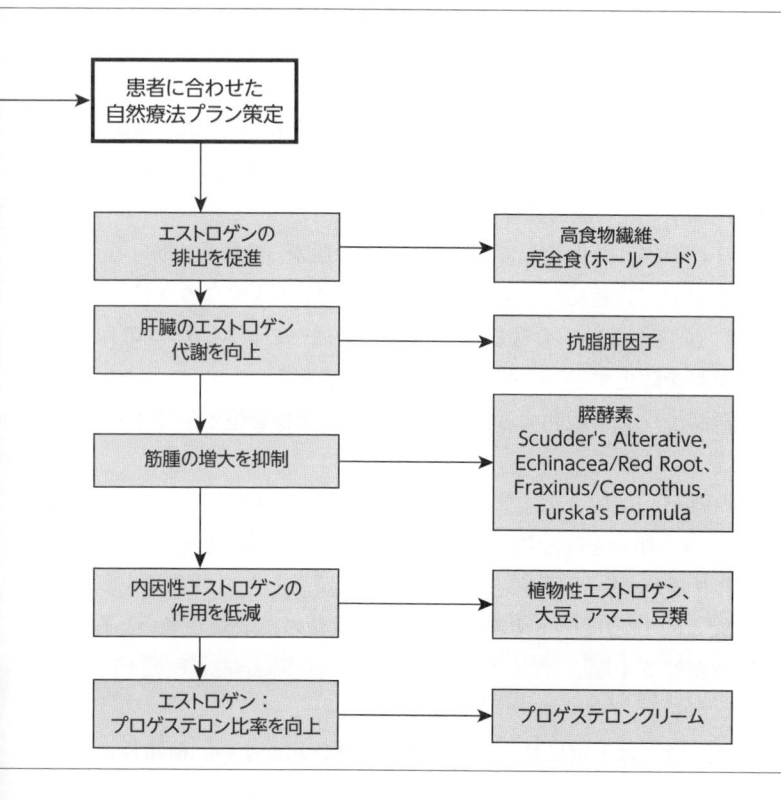

```
患者に合わせた
自然療法プラン策定
    │
    ▼
エストロゲンの          →   高食物繊維、
排出を促進                  完全食（ホールフード）
    │
    ▼
肝臓のエストロゲン      →   抗脂肝因子
代謝を向上
    │
    ▼
筋腫の増大を抑制        →   膵酵素、
                            Scudder's Alterative,
                            Echinacea/Red Root、
                            Fraxinus/Ceonothus,
                            Turska's Formula
    │
    ▼
内因性エストロゲンの    →   植物性エストロゲン、
作用を低減                  大豆、アマニ、豆類
    │
    ▼
エストロゲン：          →   プロゲステロンクリーム
プロゲステロン比率を向上
```

161

- 子宮筋腫は発症部位によって以下に分類される。粘膜下（子宮内膜のすぐ下）、筋層内（子宮の子宮筋壁内）、漿膜下（子宮の外壁から発症）、広膜間（子宮頚部の2層の広膜の間）、有茎（粘膜下または漿膜下の茎のある筋腫）。

治療上の留意ポイント

　自然療法によって困難な症状を緩和できる。筋腫を縮小させる外科手術に代わる方法に、信頼できるものはないが、自然療法は筋腫が増大するのを抑え、多くの症状が消失、または軽快する。個々の症例では報告があるとしても、筋腫の縮小を期待しないこと。筋腫は、閉経後、エストロゲンの低下によって起こる。

食生活

- 自然療法は、健全な生活習慣と食生活があってこそ効果を発揮する。食生活と生活習慣を変えると、多量の出血や痛みが低減する。
- 肝臓はエストラジオールをエストロンにそして子宮に影響のない弱いエストロゲンであるエストリオールに転換して代謝、排出する。
- 飽和脂肪、砂糖、カフェイン、アルコール、およびジャンクフードは、エストラジオールのエストロン、エストリオールへの代謝を阻害し、ビタミンB群が不足しているか、ビタミンB群の代謝を阻害することから、悪影響がある。ビタミンB群は代謝プロセスを促進し、エストロゲン量の調節に寄与する。
- 全粒粉はビタミンB群の優れた供給源で、エストロゲンの腸からの排出を助ける。菜食主義で高食物繊維、低脂肪食の女性は、雑食で低食物繊維食の女性よりも、血中エストロゲン濃度が低い。食物繊維は子宮の組織へのエストロゲンの作用を低減させて、筋腫を防止するうえ、縮小させる可能性もある。
- 高食物繊維食は膨満とうっ血を緩和する。便の嵩を増し、排便を整えることから、膨満を改善すると思われる。
- 子宮筋腫は子宮内膜がんのリスクが4倍に上昇する。食生活の3つの決まりとして、食物繊維を増やす、脂質を減らす、大豆製品とその他の豆類を増やすことを心がける。脂質摂取量が多いと、子宮内膜がんのリスクが高まり、食物繊維を多く摂ると子宮内膜がんのリスクは低下する。また大豆と豆類の摂取量が多いと子宮内膜がんのリスクが低下する。
- その他の植物性エストロゲン（全粒粉、野菜、果物、海藻）
- 大豆の植物性エストロゲンは子宮に対するエストロゲン様作用がない。植物性エ

ストロゲンは、組織選択的にエストロゲン様作用を及ぼす。

サプリメント

推奨サプリメントは、伝統、学説、理論および臨床経験に基づくものであり、治験による科学的根拠に基づいたものでない。

- **抗脂肝因子**：イノシトールとコリンは抗脂肝性の作用があり、肝臓からの脂肪除去を促進する。抗脂肝因子はビタミン、ハーブ、および動物の肝臓エキスを混合して、エストロゲンの代謝と排出をする肝機能をサポートする。
- **膵酵素**：腹部膨満、ガス、消化不良、未消化の食品が便に出る、吸収不良などの症状を含めた膵機能不全を治療する。膵酵素は線維組織と平滑筋組織を消化し、子宮筋腫を溶かす。このような目的で使用するときは、サプリメントは食後よりも食間に摂取する。

薬用植物

▶伝統的薬草

子宮筋腫の縮小あるいは増殖抑制、筋腫の大きさや数が減少した緩やかな成功の事例報告に基づく処方（最新の処方については Gaia Herb 社のウェブサイト http://www.gaiaherbs.com/ を参照のこと）。

- Scudder's alterative
    - エンゴサク（延胡索）　Dicentra canadensis（corydais tubers）
    - 榛の木の樹皮　Alnus serrulata（black alder bark）
    - アメリカハッカクレンの根　Podophyllum peltatum（mayapple root）
    - セイヨウゴマノハグサ　Scrophularia nodosa（figwort flowering herb）
    - イエロードックの根　Rumex crispus（Yellow dock root）
    - 少量の湯に30～40滴入れて、1日に3回摂取
- Compounded Echinacea/red root
    - エキナセア
    - ニュージャージーティー　Ceanothus americanus（red root）
    - ワイルドインディゴの根　Baptisia tinctoria（Baptisia root）
    - ニオイヒバ　Thuja occidentalis（thuja leaf）
    - スティリンジアの根　Stillingia sylvatica（stillingia root）
    - ブルーフラッグの根　Iris versicolor（blue flag root）

―サウザンプリクリーアッシュの樹皮　Zanthoxylum clava-herculis（prickly ash bark）
● Compounded Fraxinus/Ceanothus
　　―アメリカトネリコの樹皮　Fraxinus americanus（mountain ash bark）
　　―ニュージャージーティー　Ceanothus americanus（red root）
　　―ライフルート　Senecio aureus　（life root）
　　―アメリカハッカクレンの根　Podophyllum peltatum（mayapple root）
　　―フォルスユニコーンの根　Chamaelirium luteum（helonias root）
　　―ゴールデンシールの根　Hydrastis canadensis（goldenseal root）
　　―ロベリア（インディアンタバコ）　Lobelia inflate（lobelia）
　　―ショウガ　Zingiber officinale（ginger root）
● Compounded Gelsemium/Phytolacca（Turska's formula）
　　―カロライナジャスミンの根　Gelsemium sempervirens（Gelsemium root）
　　―ポークウィード　Phytolacca americana（poke root）
　　―セイヨウトリカブト　Aconitum napellus（aconite）
　　―ホワイトブリオニーの根　Bryonia dioica（bryonia root）
● その他のハーブエキス
　　―チェストツリー　Vitex agnus-castus（chaste tree）
　　―ネトル　Urtica dioica（nettles）
　　―ゴボウ　Arctium lappa（burdock root）
　　―セイヨウタンポポの根　Taraxacum officinalis（dandelion root）
　　―オレゴングレープ　Berberis aquifolium（Oregon grape）

▶局所療法
● **ポークウィードオイル**：毎晩、就寝前に腹部の子宮上部に塗りこむ
● **ヒマシ油パック**：骨盤部に週に3回〜4回行う

植物性エストロゲン

● 薬草には3種類の植物性エストロゲンが見つかっている。それはレソルシル酸ラクトン、ステロイドおよびステロール、そしてフェノール類である。
　　―**レソルシル酸ラクトン**：本当の植物性エストロゲンではない。植物のカビによる汚染から作られる。
　　―**ステロイド**：古典的なステロイドのエストロゲン・エストラジオールおよびエストロン

● 子宮筋腫

はリンゴの種、ナツメヤシとザクロに、10億分の1から10程度のごく少量含まれている。ジオスゲニンは20種類の植物から見つかったステロイド誘導体である（ヤマイモなど）。β-シトステロールは最も一般的な植物性エストロゲンである。供給源は植物油で、麦芽油、綿実油、大豆油に含まれる。またβ-シトステロールはニンニクとタマネギの主要なエストロゲンである。ハーブでは、リコリスの根、ソーパルメット、レッドクローバーなど。スチグマステロールはβ-シトステロールと関係している。大豆油はスチグマステロールの供給源であり、β-シトステロールよりも実験室におけるプロゲステロン合成のよい材料になる。薬草では、ゴボウ、フェンネル、リコリス、アルファルファ、アニス、セージなどに含まれている。

— **フェノール類**：フラボノイドの一種。豆類、特に大豆に多く含まれるイソフラボンが含まれる。クメスタン類にはクメステロールというエストロゲン様物質があり、イソフラボンの6倍のエストロゲン作用を持つ。リグナンは穀類に多く含まれ、アマニに最も多く含まれている。

● 植物性エストロゲンは子宮がんの発症を抑制する。
● レッドクローバーには植物性エストロゲンが最も豊富に含まれている。クメスタン類とイソフラボンは、ステロイド系ホルモン（エストラジオールなど）の典型的な刺激を、すべての標的器官で変化させる。クメステロールは一時的に子宮と膣のエストラジオールの取り込みを亢進させるが、長期的には受容体でエストラジオールと競合して取り込みを阻害する。
● 植物性エストロゲンのエストロゲン様作用は用量依存性である。十分な量を投与されると、すべてのエストラジオールと同じ標的組織でエストロゲン様作用をする。
● 大豆の植物性エストロゲンは子宮内膜へのエストロゲン刺激はない。エストロゲン拮抗剤であり、大豆の植物性エストロゲンの摂取量の高い国々での子宮内膜がんの発症率が低いことに関係している。
● 雷公藤（Tripterygium wilfordii Hook f.）：中国の伝統的生薬で、子宮筋腫に使用される。治験ではその有効性と時間依存性が示された。28%が3～4ヵ月で、52%が5～6ヵ月で反応した。治療によって黄体ホルモンと卵胞刺激ホルモンが増加し、エストラジオールとプロゲステロンが低下した。治療効果は、卵巣に対する可逆的な抑制作用によるものと思われる。

天然プロゲステロン

● プロゲステロンは子宮筋腫の増大を抑制すると思われる。モルモットにプロゲステ

ロンを投与すると、エストロゲン誘発性の腫瘍形成が抑制。臨床的に診断された子宮筋腫がプロゲステロン療法の後、消失した。
- ジョン・リー博士によると、三十代中ごろの女性の多くに、無排卵月経があり、エストロゲンの量は正常（あるいは正常以上）であるのに、プロゲステロンの分泌が低下しているという。エストロゲン優位、プロゲステロン欠乏の兆候は、水分と塩分の貯留、線維嚢胞性の乳房組織の腫脹、体重増加（腰および胴周り）、抑うつ、性欲低下、骨塩喪失、および子宮筋腫である。天然プロゲステロン補充療法は更年期までの間、子宮筋腫の増殖を止める（通常、筋腫が縮小）。その後、筋腫は委縮する。
- 子宮筋腫（激しい出血を伴わない）治療に望ましい天然プロゲステロン：塗り薬で1オンス（28.35g）あたり400mgのプロゲステロン含有のもの。小さじ4分の1を1日1回から2回、生理後1週間塗布する。次の2週間（月経周期の後半）は小さじ4分の1から2分の1を、1日2回塗布する。月経週の1週間は、プロゲステロンクリームは使用しない。塗布する部位は、内腕、胸、内腿、および（または）てのひら。
- ミッチェル・レイン博士によると、エストロゲンが直接的に筋腫増殖するという証拠はないが、プロゲステロンとプロゲスチンは筋腫を増進させる。筋腫の発生および増殖は、イベントの多段階の連鎖を伴うものである。

自然療法の治療アプローチ

- 食生活：高食物繊維、低脂肪、を心がけ、全粒粉、アマニ、大豆製品を多く摂る。飽和脂肪、砂糖、カフェイン、アルコールを避ける。

サプリメント
- **抗脂肝因子**：食事と一緒に、1日に1～4錠
- **醉酵素**：食間に2～4カプセルを1日3回
- **Scudder's alterative**：1日3回、少量の湯に30～40滴をたらして飲む

薬草療法
- **Echinacea/red root compound**：1日3回、少量の湯に30滴たらして飲む
- **Fraxinus/Ceanothus compound**：1日3回、少量の湯に30滴たらして飲む
- **トゥルスカの処方（Turska's formula）**：1日3回、少量の湯に5滴たらして飲む

● 子宮筋腫

局所療法
- 天然プロゲステロンクリーム：小さじ4分の1を1日2回、月経周期の15日目から25日目に使用。
  筋腫の大きさ、数、場所によって外科手術を検討すること。
- 筋腫摘出
- 漿膜下の茎のある子宮筋腫のための腹腔鏡手術
- 子宮鏡下切除術
- 子宮腟上部切断術
- 腹腔鏡補助下腟式子宮摘出術

子宮内膜症

Endometriosis

診断のポイント

◎ **子宮内膜症の三徴候**：月経困難症、性交痛、不妊症
◎ **理学的検査**：以下のうち一つ以上の所見：骨盤領域および（または）ダグラス窩の圧痛、卵巣の腫脹または圧痛、子宮の後屈と癒着、骨盤内臓器の固着、癒着
◎ **骨盤内超音波断層法**：子宮内膜腫の検出および硬度
◎ **確定診断**：腹腔鏡検査法または開腹術による骨盤の子宮内膜の移植増殖を視診

概要

　子宮内膜症は、10～15％の24～40歳までの月経のある女性が罹病している。主要な危険因子は遺伝、すなわち母親または姉妹に同病の患者がいることである。その他には、月経周期が短い、月経期間が長い、若年齢からの運動不足、高脂肪食、子宮内避妊器具使用、エストロゲンのバランスの乱れ、生来の赤毛、薬物などの乱用の来歴、抗精子抗体による骨盤内の免疫作用、免疫不全、エストロゲンへの出生前の曝露、環境エストロゲン、内分泌かく乱物質（PCB、除草剤、プラスチック、洗剤、家庭用洗浄剤、アルミ缶の内層）、ダイオキシン、エストロゲンの肝臓代謝障害などが危険因子となる。子宮内膜症は、内膜の増殖によって不妊症および流産を招く。子宮内膜腫（卵巣の異所性子宮内膜）は患者の3分の2で起きている。不妊症は、卵管の瘢痕化、癒合、未破裂卵胞によって子宮内膜症引き起こす。

● 子宮内膜症

診断上の留意ポイント

- **症状が月経開始時または開始後に表れ、時間とともに悪化する。三徴候**：月経困難症、性交痛、不妊症。特徴は、月経前の急性の痛みが月経開始後1～2日または1ヵ月間継続する、嘔吐、下痢、骨盤内や腹部痙攣と陣痛様の疼痛、慢性的共圧陣痛、腰の圧迫、脚に下がる放散痛、排尿痛、排便痛、鼻血、膀胱または腸からの出血、疲労感。
- **意外な事実**：痛みと疾患の程度はあまり関連していない。重篤度は、病変の数よりも、その深さと関連がある。
- **理学検査**：以下のうち一つ以上の所見：骨盤領域および（または）ダグラス窩の圧痛、子宮後屈と癒着、骨盤内臓器の固着、癒着。その他の所見には、膣または子宮頸部に子宮内膜組織または外科的瘢痕組織が含まれる。月経初日あるいは2日目の検診で、直腸と膣の間の中隔の圧痛が認められる。
- **骨盤内超音波断層法**：疼痛と腫瘍の評価に役立つが、確定診断にはならない。卵巣の腫瘍の検出、子宮内膜症の大きさ、特徴、粘調度の判定を行う。子宮内膜症で血中CA125が陽性になることがあるが、子宮内膜症、子宮筋腫、悪性病変の区別、および正常組織との識別ができない。
- **確定診断**：組織の腹腔鏡検査法または開腹術による視診と生検
- **エストロゲンが移植増殖を刺激**：外因性のホルモン作用を操作する治療が奏功する場合がある。

治療上の留意ポイント

食生活

- 目的：
    — 免疫反応の正常化
    — ホルモン代謝と毒素の解毒をする肝機能の正常化
    — 代謝廃棄物を除去
    — 腸管通過時間および腸の微生物相の改善
- **高食物繊維食品**は腸管通過時間を最適化し、腸内の微生物相における善玉菌のバランスを整えると、エストロゲンを脱抱合化する有害な菌種と入れ替わり、エストロゲンが再循環する。低タンパク、高繊維有機菜食は血漿中の活性非抱合型エスト

子宮内膜症

```
[通常医療の必要性の有無を判断] → [治癒を妨げる要因を除去]
                                    ↓
                              [子宮内膜症を増悪する環境汚染物質を避ける] → [ダイオキシンおよびダイオキシン様PCSを避ける]
                                    ↓
                              [子宮内膜症を増悪する食餌性要因を低減する] → [砂糖、赤身の肉、アルコール、カフェインを低減する]
```

ロゲンが減少し、前炎症性のアラキドン酸摂取量が低減する。植物性タンパク質、大豆、木の実のバター（アーモンド）、鮭がよい。肝臓の第2相をサポートする野菜：ニンジン、ビート、アーティチョーク、レモン、タンポポの若葉、クレソン、ゴボウ、キャベツの仲間の野菜を積極的に摂る。ブロッコリー、芽キャベツ、キャベツ、カリフラワーに含まれるインドール-3-カルビノールは、やや活性の低いエストロゲン代謝産物に好意的に作用する。タマネギ、ニンニク、ニラは免疫亢進性の有機硫黄化合物とバイオフラボノイド（ケルセチン）を含み、酸化からの防御、炎症の防止、腫瘍成長の阻害の効果がある。

- **植物性エストロゲン**：大豆イソフラボンおよびアマニ・リグナンは、子宮内膜症の症状を緩和するのに有効である。
- **香辛料**：ターメリック（クルクミン）は環境中の発がん物質から防御、炎症抑制、胆汁分泌の促進の作用がある。ミルクシスルの種を水に浸してすりつぶしたものは、

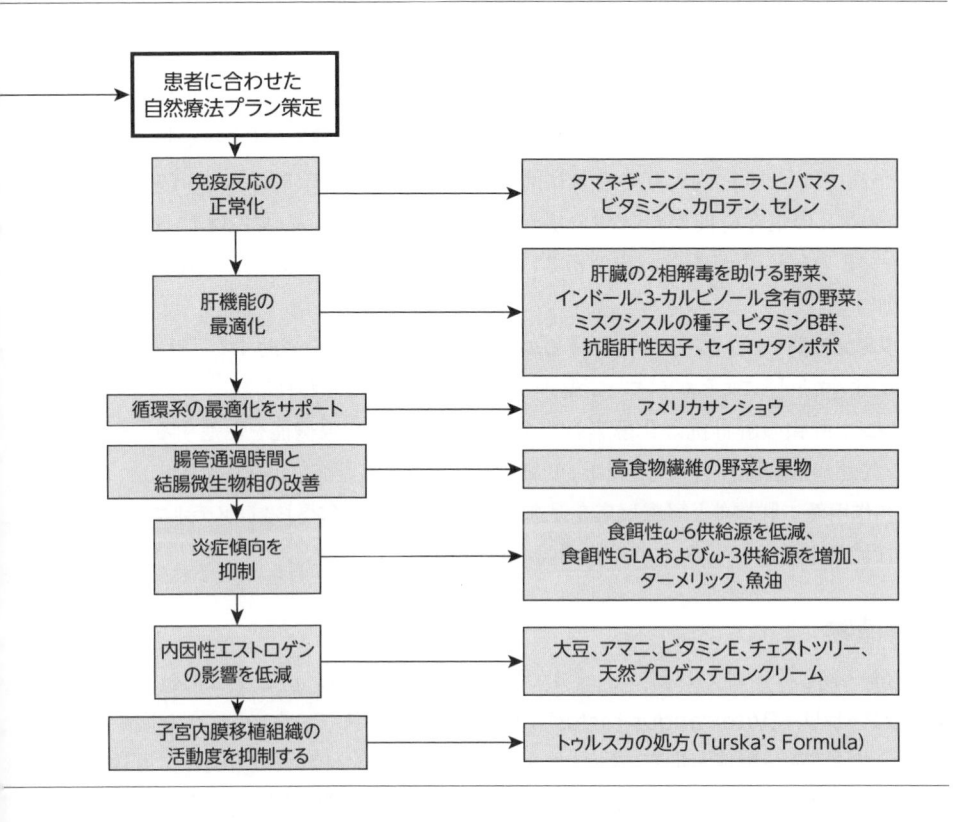

```
                    ┌──────────────┐
                ───→│ 患者に合わせた │
                    │ 自然療法プラン策定 │
                    └──────┬───────┘
                           ↓
                    ┌──────────┐       ┌──────────────────────────────┐
                    │ 免疫反応の │ ────→ │ タマネギ、ニンニク、ニラ、ヒバマタ、 │
                    │ 正常化    │       │ ビタミンC、カロテン、セレン        │
                    └────┬─────┘       └──────────────────────────────┘
                         ↓
                    ┌──────────┐       ┌──────────────────────────────┐
                    │ 肝機能の  │       │ 肝臓の2相解毒を助ける野菜、       │
                    │ 最適化    │ ────→ │ インドール-3-カルビノール含有の野菜、│
                    │          │       │ ミスクシスルの種子、ビタミンB群、  │
                    │          │       │ 抗脂肝性因子、セイヨウタンポポ     │
                    └────┬─────┘       └──────────────────────────────┘
                         ↓
                    ┌──────────────┐   ┌──────────────┐
                    │ 循環系の最適化をサポート │ → │ アメリカサンショウ │
                    └──────┬───────┘   └──────────────┘
                           ↓
                    ┌──────────┐       ┌──────────────────┐
                    │ 腸管通過時間と │ →  │ 高食物繊維の野菜と果物 │
                    │ 結腸微生物相の改善 │  └──────────────────┘
                    └────┬─────┘
                         ↓
                    ┌──────────┐       ┌──────────────────────────┐
                    │ 炎症傾向を │       │ 食餌性ω-6供給源を低減、      │
                    │ 抑制     │ ────→ │ 食餌性GLAおよびω-3供給源を増加、│
                    │          │       │ ターメリック、魚油           │
                    └────┬─────┘       └──────────────────────────┘
                         ↓
                    ┌──────────┐       ┌────────────────────────────┐
                    │ 内因性エストロゲン │ → │ 大豆、アマニ、ビタミンE、チェストツリー、│
                    │ の影響を低減 │     │ 天然プロゲステロンクリーム        │
                    └────┬─────┘       └────────────────────────────┘
                         ↓
                    ┌──────────────┐   ┌──────────────────────────┐
                    │ 子宮内膜移植組織の │ → │ トゥルスカの処方(Turska's Formula) │
                    │ 活動度を抑制する │   └──────────────────────────┘
                    └──────────────┘
```

肝機能を補助する。生のアマニは抗炎症脂肪酸を増やす。海藻のヒバマタ(Fucus)はT細胞の産生を促進し、毒素を吸収する。
- 砂糖、カフェイン、乳製品、赤身の肉、アルコールは**控え目**に。

サプリメント

- **ビタミンC**：細胞性免疫を促進し、自己免疫および疲労を低減、毛細血管脆弱性および腫瘍成長を抑制する。
- **β-カロテン**：免疫力亢進、T細胞の増加、初期の腫瘍成長を予防。β-カロテンの3分の2がビタミンA(レチノール)に転換される。免疫機能に関係するのは、カロテンよりもビタミンAの方である。
- **ビタミンE**：子宮内膜症の患部の異常増殖と並行して起こる乳腺異形成(細胞の過剰増殖)の患者のプロゲステロン/エストラジオール比率の異常を正す。ビタミ

ンEはアラキドン酸脂質経路を抑制し、炎症性化学物質の放出を防止する。
- **必須脂肪酸**：γ-リノレン酸（ボラジ、ブラックカラント、月見草に含まれる）とα-リノレン酸（アマニ、ナタネ、カボチャ、ダイス、クルミに含まれる）は、非炎症性のプロスタグランジンを増加して組織の炎症反応抑制を助ける。ω-3脂肪酸に対するω-6の比率が高いほど、子宮内膜症の有無に関わらず女性の細胞内に存在するインターロイキン-8の生存時間が長くなり分泌が増える。子宮内膜症の女性はインターロイキン-8の分泌量が多く、ω-6のω-3に対する比率が高ければ、それに比例して増加する。
- **ビタミンB群**：ビタミンB群は肝臓のエストロゲン不活性化を補助する。サプリメントによって肝臓によるエストロゲン処理がより効率化すると思われる。
- **セレン**：肝臓の解毒抗酸化酵素合成を助け、白血球と胸腺機能を促進する。セレン欠乏症は細胞性免疫を阻害し、T細胞を減少させて炎症を亢進させる。
- **脂肪作用薬**：肝機能と解毒反応を促進する。コリン、ベタイン、およびメチオニンは胆汁流量を増進し、エストロゲン代謝物の排出を促進する。

薬用植物

月経痛と同じハーブ（バレリアン、セイヨウカンボク、ブラックコホシュ）を使用する。

- **チェストツリー（*Vitex angus-castus*）**：脳下垂体に作用して、プロゲステロン産生を促進する黄体形成ホルモンを増加させ、女性のホルモンバランスを整える。用途は、エストロゲン過剰と関係する子宮筋腫、月経前症候群、閉経期、子宮内膜症の症状の緩和。
- **セイヨウタンポポの根（*Taraxacum officinale*）**：肝臓および胆嚢の老廃物を放出するための解毒作用と過剰なエストロゲンの不活性化を補助する。セイヨウタンポポには抗腫瘍作用があると思われる。葉にはビタミンA、C、およびK、カルシウム、抗脂肝性のコリンが含まれている。
- **アメリカサンショウ（*Xanthoxylum americanum*）**：毛細血管の充血および停滞した循環の治療。全身の血流を亢進し、酸素と栄養素の輸送と細胞の老廃物の除去を促進する。骨盤内の血流を促進して、骨盤内のうっ血を解消する。
- **マザーワート（*Leonurus*）**：穏やかに神経を鎮静させる鎮痙剤。子宮痙攣と痛みの緩和のために、子宮または骨盤内の極度の「娩出様の」痛みの際にリラックスさせる効果がある。月経痛で、休息の必要がある時には軽い鎮静薬になる。
- **トゥルスカの処方（*Turska's formula*）**：異常ながん細胞増殖を抑制する古くからの自然療法で、骨盤内の細胞増殖という点で共通している子宮内膜症でも有効で

ある。その成分は、モンクスフッド（*Aconite napellus*）、カロライナジャスミン（*Gelsemium sempervirens*）、ホワイトブリオニア（*Bryonia alba*）、およびポークウィード（*Phytolacca ameriana*）などが含まれている。モンクスフッドとカロライナジャスミンのアルカロイドは未分化間葉細胞の微小管の構築と異常な異所性の骨盤の病変を阻害する。ホワイトブリオニアには抗腫瘍作用がある。ポークウィードの糖タンパク質は、免疫促進のためのリンパ球幼若化現象を促進する。また抗炎症作用もある。この調合によるチンキ剤は、誤った使用法によって毒性を発揮することがある。

その他
- **天然プロゲステロン**：プロゲステロンは受容体の保持力を低下させて血清エストラジオールを低減することで、エストラジオールの作用を変化させる。プロゲステロンが不足するとエストロゲンが過剰になりホルモンバランスが崩れる。天然のプロゲステロンは、単独で使用するのではなく、包括的な治療計画の一部として利用すること。適応する女性には、クリーム製剤を、小さじ4分の1の量で1日3回の塗布を3週間続けた後、（月経中の）1週間停止する。その他の女性では、月経前に1週間使用する。より高用量を必要とする女性は、天然のプロゲステロンの経口微粉末を周期に従って使用する。
- **ダイオキシン曝露**：サルの子宮内膜症の発生率と重篤度が増悪する。げっ歯動物では移植した子宮内膜組織の増殖と生存を促進する。ダイオキシンは発がん物質であり、子宮内膜症に影響する増殖因子、サイトカイン、およびホルモンに作用する。ダイオキシン様PCBで、非ダイオキシン様PCBではないものは、子宮内膜症に関連している。

自然療法の治療アプローチ

食生活
食物繊維豊富な果物と野菜を多く摂り、ω-6脂肪酸（家畜動物製品）を減らすこと。ω-3脂肪酸（養殖でない魚類、亜麻）を多く摂る。インドール-3-カルビノール（ブロッコリー、芽キャベツ、キャベツ、カリフラワー）を増やす。カフェインは制限すること。

サプリメント
―ビタミンC：1日6～10gを分割で

— β-カロテン：1日 50,000〜150,000IU
— ビタミンE：1日 400〜800IU（各種トコフェロール混合で）
— 魚油：1日 1,000mg
— ビタミンB群：1日 50〜100mg
— セレン：1日 200〜400μg
— 抗脂肝性物質：コリン 1,000mgとメチオニンまたはシステイン 1,000mgを1日3回

薬草療法

- チェストツリー＋セイヨウタンポポの根＋アメリカサンショウ＋マザーワートチンキ（同量ずつ）：小さじ半分から1杯を1日3回
- トゥルスカの処方（モンクスフッド 1 ½ドラム＋カロライナジャスミン 1 ½ドラム＋ホワイトブリオニア 1 ½ドラム＋ポークウィード 3ドラム＋水 ½ドラム）：1日5滴
- 局所プロゲステロンクリーム：
  — **方法1**
    - 1日目〜7日目はクリームの使用なし。
    - 8日目〜28日目に小さじ¼から½杯分を1日2回塗布。
  — **方法2**
    - 1日目〜14日目はクリームの使用なし。
    - 15日目〜28日目に小さじ¼から½杯分を1日2回塗布。
  — **方法3**
    - 1日目〜21日目はクリームの使用なし。
    - 22日目〜28日目に小さじ¼から½杯分を1日2回塗布。

歯周病

Periodontal Disease

診断のポイント

- **歯肉炎**：紅斑、輪郭変化および出血などの特徴を持つ歯肉の炎症
- **歯周炎**：限局性の痛み、動揺歯、歯周ポケットの形成、紅斑、腫脹および(または)化膿。X線検査によって歯槽骨破壊が見られることもある

概要

　歯周病(PD)は歯肉の炎症(歯肉炎)および(または)歯周組織(歯周炎)による炎症性の症状を包括的に表す。これらの疾患過程は歯肉炎から歯周炎へと進行する。歯周病は全身性疾患(糖尿病、膠原病、白血病、その他の白血球の機能障害、貧血、またはビタミン欠乏症)の症状発現である場合がある。炎症マーカーで冠動脈疾患の危険因子である血清C反応性タンパク質濃度が上昇することから、アテローム性動脈硬化症に関連付けられている。

- 歯槽骨喪失は非炎症性と思われる。歯周病の定義は、歯の喪失を引き起こすだけのプロセスは除外する(これは主に骨粗鬆症か内分泌不均衡による)。これらの症状は全身性疾患を反映するものである。
- PDよりも基礎症状に焦点を置くこと。非炎症性の歯槽骨喪失は異なる病因による別の疾患なのである(「骨粗鬆症」の章を参照)。
- この章の目的は、炎症性PDの原因のコントロールと予防をサポートするために、栄養面と生活習慣を改善することについて述べることである。
- 治療には、歯科医または歯周病専門医、栄養面に注力している医師が共同で行うことが望ましい。口腔衛生は重大であるが、多くの場合不十分である。宿主防御

歯周病

```
通常医療の必要性の有無を判断
  ↓
口腔衛生を最適化 → 半年ごとに歯科医の診察を受け、プラークと歯石を除去

治癒を妨げる要因を除去
  ↓
家庭および職場で口腔衛生を最適化 → 食後はサンギナリンを含む練り歯磨きで歯磨きをする。毎日フロスをする
  ↓
唾液の分泌を促進 → 食物繊維豊富な食生活
  ↓
砂糖を摂取しない → ショ糖と他の精製された炭水化物を避ける
  ↓
喫煙 → 禁煙プログラム
```

の正常化が必要である。宿主防御因子は栄養状態によって決定される。

罹患率と疫学：罹患率は年齢とともに増加する。10歳で15%、20歳で38%、35歳で46%、50歳で54%が罹患している。男性は女性よりも罹患率および重症度が高い。また、教育レベルと収入は、罹患率と負の相関関係がある。都会の住民よりも、農村部の住民は重症度も罹患率も高い。

病理

宿主抵抗性に伴われる要因には以下のようなものがある：

- **歯肉溝**：歯を取り囲むV字型の間隙で、側面は歯と接合し、もう一方が歯肉の遊離縁の内層である上皮である。歯肉溝は唾液のクリーニング作用を受けにくいため、細菌の理想の住み家である。歯肉滲出液は微生物にとって豊富な栄養源である。歯肉溝の深さは診断パラメータになる。歯周病患者は半年ごとに歯科医による検査を受けるべきである。

● 歯周病

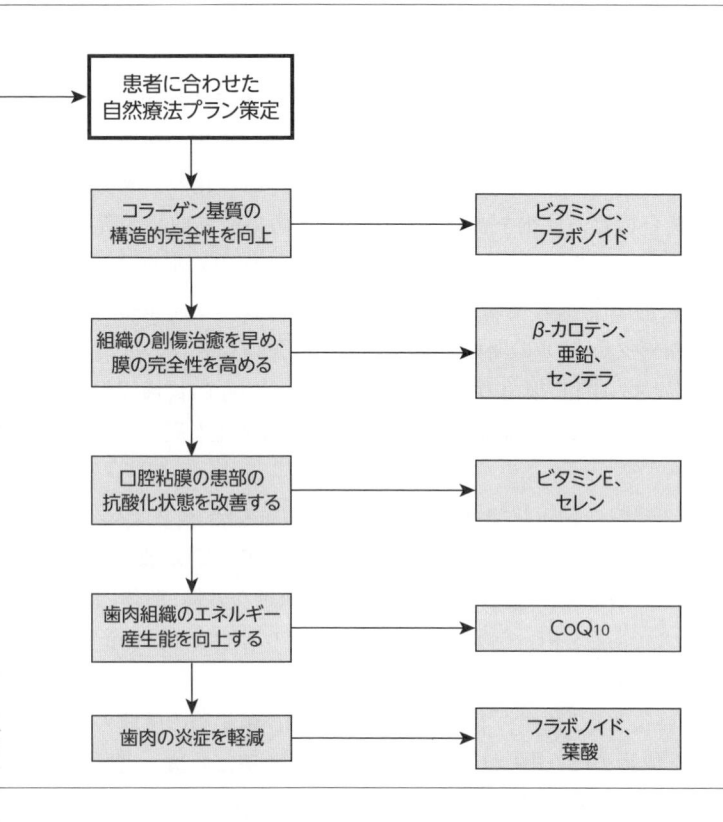

```
患者に合わせた
自然療法プラン策定
    │
    ├──→ コラーゲン基質の         ──→ ビタミンC、
    │    構造的完全性を向上            フラボノイド
    │
    ├──→ 組織の創傷治癒を早め、    ──→ β-カロテン、
    │    膜の完全性を高める            亜鉛、
    │                                  センテラ
    │
    ├──→ 口腔粘膜の患部の         ──→ ビタミンE、
    │    抗酸化状態を改善する          セレン
    │
    ├──→ 歯肉組織のエネルギー     ──→ CoQ10
    │    産生能を向上する
    │
    └──→ 歯肉の炎症を軽減         ──→ フラボノイド、
                                       葉酸
```

- **細菌**：歯垢は歯周病の病因物質である。細菌は宿主防御を損なう物質である、菌体内毒素、白血球毒素、細菌抗原、老廃物および毒性化合物を分泌する。
- **多形核白血球**：好中球（PMN）は病原菌に対する第一次防御である。PMNの機能障害は、歯周組織には危機的である。高齢者および糖尿病、クローン病、チェディアック-東症候群、ダウン症、若年性歯周炎患者では、PMNが抑制され、急速に進行する歯周病のリスクが非常に高い状態を確立している。一時的な好中球減少症およびPMNの機能欠陥は、歯周病の無活動と増悪を交互にもたらす場合がある。PMNは多量のフリーラジカル、コラゲナーゼ、ヒアルロニダーゼ、炎症伝達物質および破骨細胞刺激物を放出する。
- **マクロファージと単球**：歯周病で増加し、細菌と壊死組織片を食菌する。歯肉の患部のプロスタグランジンの主要な供給源で、コラーゲンの破壊に関係する酵素を大量に放出する。
- **リンパ球**：リンホカインを産生する。リンホカインの役割は、他の免疫物質の陰で目

立たないものになっている。リンホカインはPMNと単球走化、線維芽細胞破壊、そして破骨細胞活性化を促進する。

- **補体系**：カスケード（古典的および第2補体活性化経路）を引き起こす作用を持つ22種類のタンパク質（血清総グロブリンの10%超）が感染と組織傷害の病理発生に対する免疫性および非特異的抵抗性を引き起こす。補体活性化の生成物は、マスト細胞からの媒介物質の放出を調節する。それにより平滑筋収縮の促進、好中級、単球、好酸球の走化性、免疫付着反応による貪食作用が制御される。これらの反応の最終的な作用は、歯肉の透過性の亢進、細菌および副産物の侵入増加、正のフィードバックサイクルの開始である。他には、免疫複合体の可溶化、細胞膜の溶解、ウイルスの中和、細菌の殺傷などがある。歯周病では、歯周ポケットでの補体活性化第2経路による補体の活性化が組織破壊の主な原因である。

- **マスト細胞とIgE**：マスト細胞の脱顆粒でで炎症性メディエータ（ヒスタミン、プロスタグランジン、ロイコトリエン、キニン、セロトニン、ヘパリン、セリンプロテアーゼ）が放出される。脱顆粒を引き起こすのは、IgE複合体、補体成分、機械的な外傷、菌体内毒素およびフリーラジカルである。PDでの歯肉におけるIgEの増加は、PDの進行にアレルギー要因が関わっている患者がいることを示唆する。

- **アマルガム修復**：歯の修復および補綴の不具合は歯肉炎および歯根膜の破壊の一般的原因である。充填物のはみ出しは、プラークや細菌の蓄積に最適な状況である。銀アマルガムは抗酸化酵素活性を抑制する。水銀の蓄積はフリーラジカル捕捉酵素であるグルタチオンペルオキシダーゼ、スーパーオキシドジスムターゼおよびカタラーゼを消耗する。コラーゲンのプロテオグリカン類とグリコサミノグリカン（GAG）はフリーラジカルに感度が高い。

- **その他の限局性因子**：食片圧入、補充されていない欠損歯、不正咬合、舌突出、歯ぎしり、歯ブラシ外傷、口呼吸、タバコ。

- **喫煙**：深刻な歯周病と歯の喪失と関連している。タバコの有害作用とは、フリーラジカルによる上皮細胞の損傷である。喫煙はアスコルビン酸濃度を引き下げ、損傷作用を促進する。カロテンとフラボノイドは喫煙の毒性を低減する。

- **コラーゲン基質の構造と完全性**：歯根膜のコラーゲンは歯槽骨の骨膜として働く。骨膜は咀嚼時にかかる強大な圧力を分散する役割をしている。歯周組織のコラーゲン基質（特に歯肉上皮の細胞外プロテオグリカン類）が圧力の分散率、炎症性メディエーター、細菌およびその副生成物、分解酵素の透過性を決定する。歯根膜のコラーゲン中のタンパク質の代謝速度が速いため、コラーゲン合成に必

● 歯周病

要な補助因子(タンパク質、ビタミンC、B6、A、亜鉛、銅)の不足あるいは枯渇している場合に、コラーゲンの完全性は委縮によって損なわれやすい。歯周組織のコラーゲンにはグリコサミノグリカン(ヘパリン硫酸、デルマタン硫酸およびコンドロイチン-4硫酸)が豊富に含まれている。コラーゲン基質の安定化は、主な治療目標である。

治療上の留意ポイント

歯周病の栄養学上の見地からの治療目標は以下の通り:
- 創傷治癒期間の短縮
- 膜とコラーゲンの完全性の向上
- 炎症とフリーラジカル損傷を低減
- 免疫状態の亢進

ビタミンC(アスコルビン酸):PDの予防に主要な役割を果たす。壊血病における歯肉炎の典型的症状は、アスコルビン酸が膜とコラーゲンの完全性と免疫能を維持することを示している。欠乏によって間葉組織のコラーゲン、基質、細胞間質の不具合が起こる。骨に対する欠乏症作用は、類骨形成の遅延または停止、損骨芽細胞活性の抑制および骨粗鬆症である。不顕性の欠乏によっても、創傷治癒の遅れが生じる。ビタミンCの低下は口腔粘膜の菌体内毒素および細菌の副生成物への透過性の増進と白血球機能(PMN)の阻害と関わっている。ビタミンCは、PMNの走化性および貪食作用の促進、マイトジェンのリンパ球増殖反応の亢進、インターフェロンレベルの上昇、抗体反応、免疫グロブリンレベル、および胸腺ホルモンの分泌と関わっている。また、ビタミンCは抗酸化および抗炎症作用があり、創傷治癒を早める。

ショ糖:砂糖はプラークの蓄積を促進する。また、浸透作用とビタミンCとの競合によってPMNの走化性と貪食作用を低減する。平均的アメリカ人は1日に175gのショ糖に加えてその他の精製された炭水化物をも消費しており、PDのリスクが高められている。

ビタミンA:欠乏によって歯周病が起こりやすくなる。ビタミンAの欠乏に関連するのは:
- 歯肉上皮の角化異形成
- 歯肉上皮細胞の早期核溶解
- 炎症性浸潤と変性
- 歯周ポケットの形成

- 歯肉の歯石形成
- 感染に対する感受性の増加
- 歯槽骨形成異常

　ビタミン A はコラーゲン合成および創傷治癒をサポートし、上皮組織および粘膜表面の完全性と分泌を維持、免疫機能を亢進する。β-カロテンは上皮組織と親和性があり、強力な抗酸化作用があるため、ビタミン A よりも優れていると思われる。

亜鉛と銅：亜鉛はビタミン A の相乗剤である。歯周病の重篤度は銅/亜鉛比率の上昇と関連しており（他の原因による炎症とも一致）、メタロチオネインの活性化をも意味する。メタロチオネインの活性化は、炎症に反応して起こる亜鉛の隔離を増加させながら、セルロプラスミン形成を増加させる。歯肉と歯周組織における亜鉛の機能には以下のものがある。

- 膜の安定化
- カルシウム流入の阻害
- 抗酸化活性
- DNA、RAN、およびコラーゲン合成の酵素を含む 40 種類の酵素中の金属成分
- プラークの増大の阻害
- マスト細胞の脱顆粒阻害
- PMN の走化性および貪食作用を含む多数の免疫作用

　亜鉛は創傷治癒を促進する。亜鉛はカルシウムとカルモデュリンを介したプロセス（マスト細胞の脱顆粒、菌体内毒素による組織損傷、血管透過性の亢進）に関わっている。1 日に 2 回、5%の亜鉛溶液によって口内洗浄し、プラークの増加を抑制するとよい。

ビタミン E とセレン：抗酸化メカニズムにおいて相乗的に機能し、PD を防止する。両者は互いに相手の作用を強化しあう。ビタミン E は創傷治癒期間を短縮する。ビタミン E の抗酸化作用は、抗酸化酵素への水銀の毒性を防止するために銀アマルガムに必要である。セレンとビタミン E は歯肉のプロテオグリカンと GAG のフリーラジカルによる損傷を防止し、歯周病を予防する。水銀は組織内の抗酸化酵素であるスーパーオキシドジスムターゼ、グルタチオンペルオキシダーゼ、およびカタラーゼを消耗する。動物実験ではこの水銀の毒性はビタミン E のサプリメントによって防止できる。

CoQ10（ユビキノン）：ミトコンドリアの酸化的リン酸化反応と抗酸化剤である。研究に参加した PD 患者の 70%がサプリメントによって有効な反応が得られた。二重盲検においてプラセボよりも有効であった。

フラボノイド：歯周病治療計画において最も重要な物質である。以下の作用によっ

● 歯周病

て、炎症を抑制しコラーゲンを安定させる。
- 膜透過性の低下によって、炎症性メディエーターと細菌産物の負荷を軽減する
- 強力な抗酸化作用によりフリーラジカル損傷を防止
- ヒアルロニダーゼとコラゲナーゼによる酵素的切断を阻害する
- マスト細胞の脱顆粒を阻害
- コラーゲン線維と直接交差結合する

　ケルセチン、カテキン、アントシアニジン/プロアントシアニジンのサプリメントを使用するとよい。ルチンにはコラーゲン安定作用はほとんどない。3-0-methyl-(+)-catechinは、プラークの増大と歯槽骨吸収を抑制する。

葉酸：欠乏症が世界で最も多い栄養素である。局所あるいは全身投与どちらでも、変色、出血傾向、浸出液流出およびプラークスコアの減少によって、歯肉の炎症を軽減する。葉酸による洗口液（葉酸 0.1%）は、経口サプリメント1日2gまたは5gよりもかなり効果的であり、プラークからの菌体内毒素と結合するという局所機構を示唆している。葉酸を使用した洗口液は、特に妊婦、経口避妊薬使用者、歯肉の炎症反応が強い患者、または葉酸の代謝拮抗物質（フェニトイン、メトトレキサート）の使用者には適している。

- 子宮頚部と口腔粘膜の上皮は、妊娠と経口避妊薬によるホルモンの影響による終末器官葉酸欠乏症による影響を受ける。経口避妊薬の子宮頚部異形成も薬理的用量の葉酸（1日8〜30mg）に反応する。妊娠中の女性と経口避妊薬を利用している女性の血清と白血球には葉酸と結合する高分子が含まれ、終末器官葉酸欠乏症の主因になっている。

薬用植物

- **ブラッドルート（*Sanguinaria canadensis*）**：ベンゾフェナントリジン系アルカロイドを含み、市販の錬り歯磨きと洗口液に含まれるサンギナリンも含まれている。サンギナリンは抗菌および抗炎症性があり、細菌の付着を阻害する。細菌は凝集し、形態学的に不規則になる。クロルヘキシジンによる洗口液よりも効果は低いが、多くの症例に有効で、クロルヘキシジンは合成物質であるが、サンギナリンは天然物質である。

- **センテラ（ツボクサ）（*Centella asiatica*）**：センテラに含まれるトリテルペノイドは、優れた創傷治癒作用がある。深刻な歯周病や手術が必要な場合にも、役に立つ。深刻なPDまたは手術が必要な場合に有益。重度のPDのレーザー手術後に回復を促進する。

181

自然療法の治療アプローチ

すべての関連因子を抑制する。全体的なアプローチを推奨する。喫煙は重度のPDへの治療の全てで成功率を大きく引き下げる。

- **口腔衛生**：プラークと歯石を取り除くために、定期的に歯科医を訪ねる。食後の歯磨きとフロスを毎日行うこと。
- **食生活**：食物繊維豊富な食生活は、予防効果のある唾液の分泌を促進する。ショ糖とすべての精製された炭水化物を避ける。
- **サプリメント**：
  - ビタミンC：1日3〜5gを分割して。
  - ビタミンE（各種トコフェロール混合で）：1日400〜800IU
  - β-カロテン：1日に250,000IU（指示があれば用量は増やす）を6ヵ月継続する（ビタミンAの代わりとして、類似した作用とより優れた安全性のため）。
- **セレン**：1日400μg
- **亜鉛**：1日30mgのピコリン酸亜鉛（別の形態であれば1日60mg）。15mlの5%溶液でうがいをする
- **葉酸**：1日2mg。15mlの0.1%溶液によるうがいを1日2回
- **ケルセチン**：500mgを1日3回
- **薬草療法**：フラボノイドを豊富に含むエキス、ビルベリー（*Vaccinium myrtillus*）、ホーソン（*Crataegus* spp.）、グレープシード（*Vitis vinifera*）、または緑茶（*Camellia sinensis*）。緑茶のエキスまたは緑茶を多く飲むのが、最もコスト効率が良い。グリーンティーエキスで50%のポリフェノール含有するものを、200〜300mgを1日に2回摂取する
- **ブラッドルート**：エキスを使用した練り歯磨きを使用する
- **センテラ・トリテルペノイド**：純粋なトリテルペノイド30mgを1日2回

情動障害（うつ病）

Affective Disorders

診断のポイント

うつ病（大うつ、または単極性うつ病）：米国精神医学会作成の「精神疾患の診断・統計マニュアル」(DSM-IV)の基準による。
- ◎ 体重減少を伴う食欲不振、または体重増加を伴う食欲亢進
- ◎ 不眠または過眠
- ◎ 多動または活動不能
- ◎ 通常の活動へ興味・関心の喪失、性欲の減退
- ◎ 活力減退と疲労感
- ◎ 倦怠感、自己非難、不当な罪悪感
- ◎ 思考力または集中力の減退
- ◎ 死、自殺への反復的思考

以上のうち5つ以上が少なくとも1ヵ月継続している場合、臨床的うつ病と診断される。4つ該当の場合は、うつ病の可能性がある。

気分変調症：少なくとも2年間、うつの状態が続き（小児・思春期までは1年間）、以下のうち3項目が当てはまる。
- ◎ 自己評価が低く自信が持てない
- ◎ 悲観的、絶望感、自暴自棄
- ◎ 日常の楽しみや活動への興味喪失
- ◎ 社会活動からの引きこもり
- ◎ 疲労感や無気力感
- ◎ 罪悪感、過去を思い煩う
- ◎ 短気、怒りの激情

うつ病

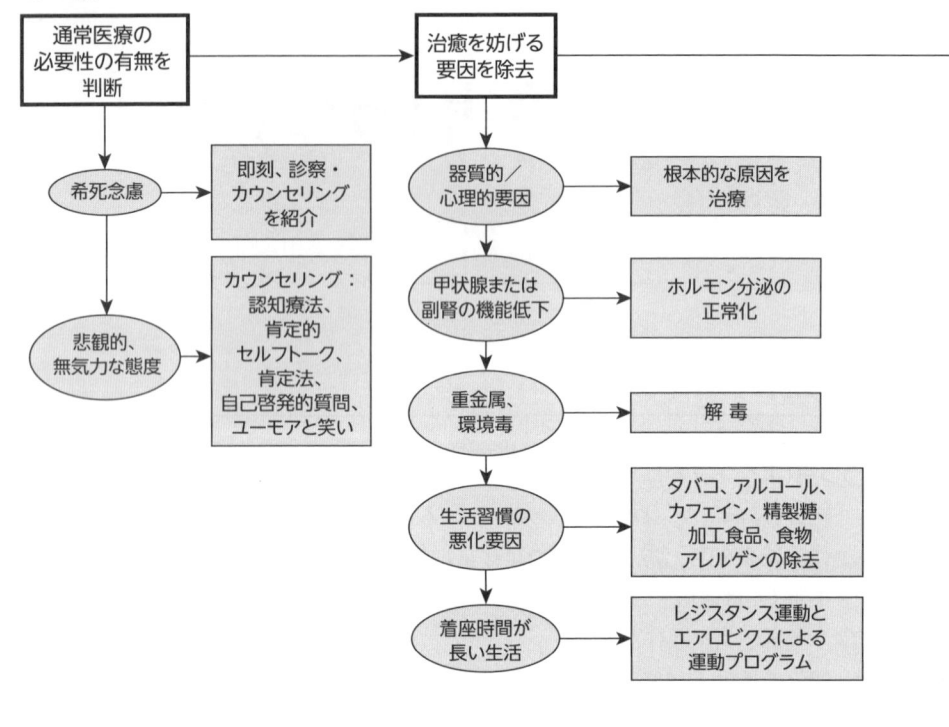

```
通常医療の必要性の有無を判断
├─ 希死念慮 → 即刻、診察・カウンセリングを紹介
└─ 悲観的、無気力な態度 → カウンセリング：認知療法、肯定的セルフトーク、肯定法、自己啓発的質問、ユーモアと笑い

治癒を妨げる要因を除去
├─ 器質的／心理的要因 → 根本的な原因を治療
├─ 甲状腺または副腎の機能低下 → ホルモン分泌の正常化
├─ 重金属、環境毒 → 解毒
├─ 生活習慣の悪化要因 → タバコ、アルコール、カフェイン、精製糖、加工食品、食物アレルゲンの除去
└─ 着座時間が長い生活 → レジスタンス運動とエアロビクスによる運動プログラム
```

◎ 生産性の低下

◎ 集中力、決断力の欠如

躁病期：主に上機嫌であるが、短気、敵愾心が表れることもよくある。過大な自負心、誇大妄想、自慢、観念奔逸、睡眠欲求の低下、精神運動性の亢進、運動の活発化および食事への無関心による体重減少が見られる。

季節性情動障害：冬季にうつ病が周期的に発症するもの。しばしば夏季の軽躁を伴う。

　情動障害は気分障害とも言われるが、その気分とは、人の考え方を支配し一定期間継続する感情の抑揚である。一時的な気分の変化（悲しみ、悲嘆、上機嫌）などは日常の一部であり、病的であるかどうかの線引きは困難である。うつ病と躁病がどちらか単独、または交互に表れることが一般的症状であり、うつ病が単独で発症する場合が最も多い。その場合、単極性と呼ばれ、躁病のみ、または躁病とうつ病が交互に発

● 情動障害

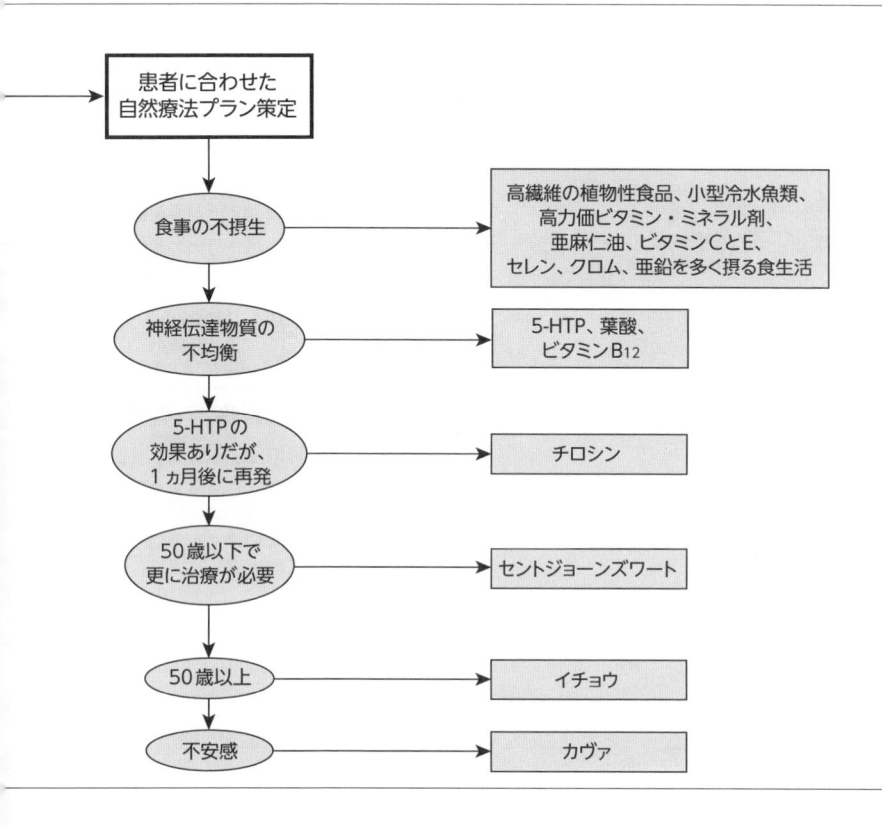

```
患者に合わせた
自然療法プラン策定
    ↓
 食事の不摂生 ──→ 高繊維の植物性食品、小型冷水魚類、
              高力価ビタミン・ミネラル剤、
              亜麻仁油、ビタミンCとE、
              セレン、クロム、亜鉛を多く摂る食生活
    ↓
 神経伝達物質の ──→ 5-HTP、葉酸、
   不均衡        ビタミンB₁₂
    ↓
  5-HTPの
  効果ありだが、──→ チロシン
 1ヵ月後に再発
    ↓
 50歳以下で
 更に治療が必要 ──→ セントジョーンズワート
    ↓
  50歳以上 ──→ イチョウ
    ↓
   不安感 ──→ カヴァ
```

現する場合は双極性と言う。

◎ **脳の機能に変化を及ぼし感情と行動に作用する要因**：遺伝／年齢に特異的な神経の発達（年齢特有の行動の原因）／発達中の脳の可塑性／動機付けの状態が生物学的動因によって影響を受け、目標に合わせて優先順位に従って行動したり、受け取った情報を都合よく解釈したりする／記憶情報とその処理方法／新しく入ってくる情報を、その場の状況に応じて適合させられる環境／脳疾患または病変が引き起こす異常機能／中枢神経系における代謝またはホルモン機構、あるいはその生化学的環境。

　この章の目的は、脳内の神経伝達物質のレベルを変更する気分や治療に影響を与える栄養素、環境、生活習慣について解説することである。

双極性(躁病)うつ病

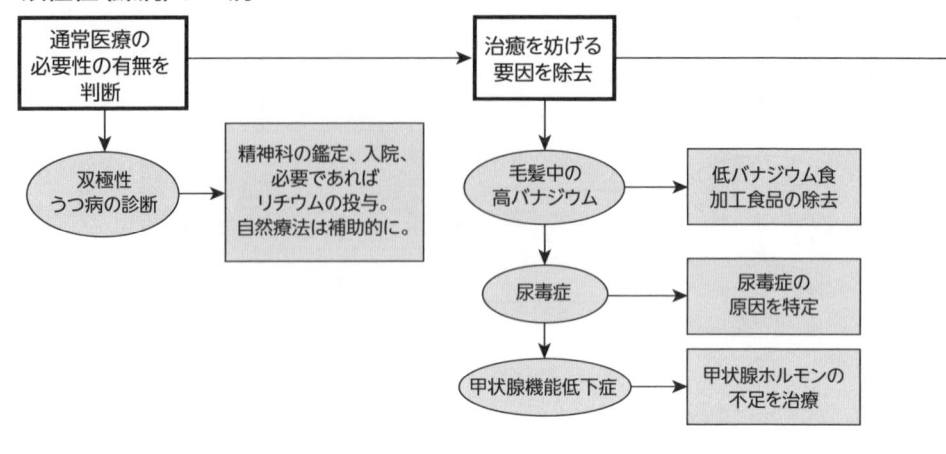

```
通常医療の必要性の有無を判断
  ↓
双極性うつ病の診断 → 精神科の鑑定、入院、必要であればリチウムの投与。自然療法は補助的に。

治癒を妨げる要因を除去
  ↓
毛髪中の高バナジウム → 低バナジウム食 加工食品の除去
  ↓
尿毒症 → 尿毒症の原因を特定
  ↓
甲状腺機能低下症 → 甲状腺ホルモンの不足を治療
```

うつ病

概要

- **5タイプの理論モデル**
  - 自己攻撃モデル：多数の臨床例があるにも関わらずはっきりと解明されていない。
  - 喪失モデル：うつ病は人、物、地位、自負心、あるいは習癖を失ったことへの反動だと仮定する。
  - 人間関係モデル：うつ病になる人は他人(医師も含まれる)を操る手段としてうつ病を利用しており、すねる、沈黙する、物や人を無視等の行動をする。
  - 学習性無力感モデル：うつ病は悲観と絶望が習慣化した結果だとする。
  - 生体アミン仮説モデル：生体アミンの生化学的異常。

  マーティン・セリグマンによって提唱された学習性無力感モデルは最も有効である。

- **生体アミンモデル**：うつ病についての医学的観点の主流。心理学的に原因がはっきりしている場合には、カウンセリングも重要である。
- **学習性無力感モデル(セリグマン)**：動物も人間も実験的に無力感を感じさせ、行

● 情動障害

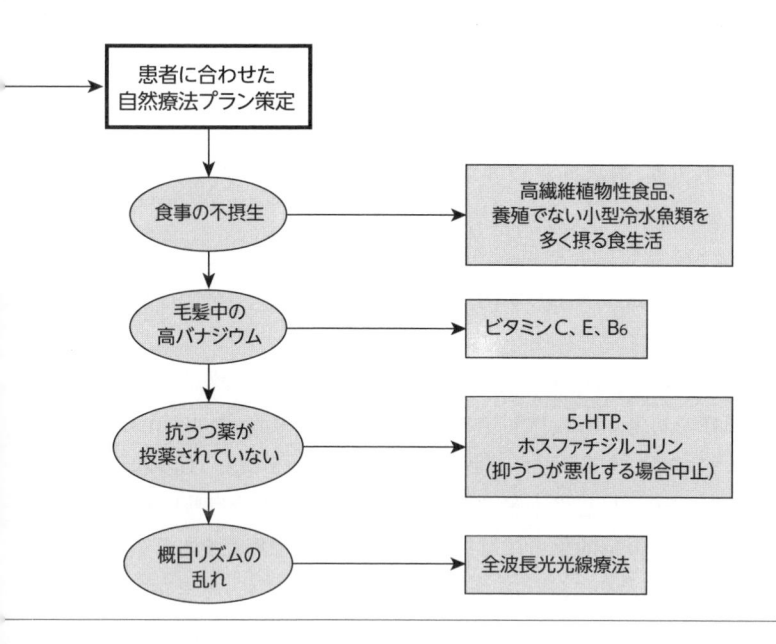

```
患者に合わせた
自然療法プラン策定
   │
   ▼
食事の不摂生  ───→  高繊維植物性食品、養殖でない小型冷水魚類を多く摂る食生活
   │
   ▼
毛髪中の
高バナジウム  ───→  ビタミンC、E、B₆
   │
   ▼
抗うつ薬が
投薬されていない ───→ 5-HTP、ホスファチジルコリン（抑うつが悪化する場合中止）
   │
   ▼
概日リズムの
乱れ  ───→  全波長光光線療法
```

動力を奪うことができる。無力化された動物の脳内モノアミン量は変化するが、環境をコントロールする術を教えられた動物は、脳内の化学物質が正常化する。無力化された動物の脳内モノアミンの変化は、うつ病になった人間の脳内モノアミンの生化学的変化に対応している。これは、精神薬理学に変革を起こした。動物を実験的に無力感を学習させ、抗うつ剤を与えたところ、無力感を克服して環境を自分でコントロールしはじめたのである。抗うつ剤はモノアミンのバランスを回復し、行動様式を変えさせることができる。患者自身が人生を自らコントロールする力を得られるよう支援することができれば、その脳内の生化学的変化は薬剤に優るものがある。楽観主義を身に付けさせることは強力な手法である。自分でコントロールできない出来事に対する反応を決定付ける要因は、「説明スタイル」と呼ばれ、患者が自分自身にどのようにその出来事を説明するかを示す。楽観的な人々は絶望感やうつになりにくく、肯定的で楽観的な「説明スタイル」を持っている。悲観的な人々は何か悪いことがあるとうつになりやすい。彼らの「説明スタイル」は否定的、宿命論的である。楽観主義のレベルとうつ病およびその他の病気のリスクには、直接の関係がある。

治療上の留意ポイント

　どのような栄養、環境、社会、および心理的要素が発症に関わっているかを特定。うつ病に関わるとされる単純な器質的要因である以下のものを取り除く。栄養素の欠乏あるいは過剰、薬物（処方薬、無認可薬、アルコール、カフェイン、ニコチンなど）低血糖症、消耗、ホルモン失調、アレルギー、環境要因、微生物要因。

　精神医学は心理的要因を特定し除去するよりも、神経伝達物質の操作に重点を置いている。器質的要因があるなしに関わらず、うつ病の患者には必ずカウンセリングを行うこと。

- **カウンセリング**：医学文献において最も有効で支持されているのは、認知療法である。抗うつ剤と同様の効果があり、再発率は低い。患者は、失敗、敗北、損失、および無力感についてのこれまでの考え方を変える新しい技術を教えられる。これには5段階の手法があり、(1)患者が最悪な気分の時に、否定的な自動思考があることを自覚させる。(2)否定的思考に対抗するために反証に焦点をあてる。(3)否定的思考に対抗するために、違った説明を考える。(4)反すう思考（否定的思考が常に心の中でぐるぐると回っている状態）を避けるように、意識的に思考をコントロールする。(5)否定的思考や信念について疑問を持ち、肯定的で力を与える思考や信念に入れ替える。この技法には長時間の精神分析は必要なく、問題解決指向である。
- **器質的・生理的要因**：前からあった身体的状況として、糖尿病、心臓病、肺疾患、慢性関節リウマチ、慢性の炎症、慢性の痛み、がん、肝臓病、多発性硬化症、処方薬、抗高血圧剤、抗炎症剤、避妊薬、抗ヒスタミン薬、コルチコステロイド、精神安定剤、鎮静薬、PMS、ストレスまたは副腎機能の低下、重金属、食物アレルギー、甲状腺機能低下症、低血糖症、栄養素の欠乏、睡眠障害。
- **包括的臨床評価の実施**：栄養、環境、社会、心理的要因を確認し、器質的要因を除去する。栄養素の欠乏または過剰、薬物（処方薬、無認可薬、アルコール、カフェイン、ニコチン）低血糖症、ホルモン失調、アレルギー、環境要因、微生物。根底にある器質的要因に関わらず、カウンセリングは実施すること。

▶ホルモン要因

　甲状腺ホルモンおよび副腎ホルモンについて述べる。
- **甲状腺**：うつ病は甲状腺疾患の初期症状でもある。甲状腺ホルモンのわずかな減少がうつ症状を起こす場合がある。甲状腺機能低下症は、うつ病に引き起こさ

れた視床下部-下垂体-甲状腺系の機能障害から生じたのか、甲状腺の機能低下から生じたのかは定かでないが、その両方が原因かもしれない。甲状腺機能低下症の検査を、関連する症状（疲労など）がある場合は特に、行うべきである。

- **ストレスと副腎機能**：うつ病に関連した副腎の機能不全はストレスが原因の場合がある。副腎ストレス指数では、唾液中のコルチゾールとDHEAが測定される。うつ病の徴候は、朝のコルチゾール増加と、DHEAの減少である。コルチゾールの増加は視床下部-下垂体-副腎系（HPA）の障害を反映するもので、デキサメタゾン抑制試験（DST）はこの関係を利用したものである。気分に影響を与えるHPAの調節異常には、ストレス反応に依存しないコルチゾール過剰、夜間のコルチゾール分泌異常、およびデキサメタゾンによる不適切な抑制がある。中枢神経の影響により体内で合成されるコルチゾールが増加すると、うつ病、躁病、神経過敏、不眠、そして総合失調症（高度）が発症する。グルココルチコイドが気分に影響を与えるのは、トリプトファンオキシゲナーゼの誘導と関連がある。トリプトファンをキヌレニン経路に短絡し、セロトニンとメラトニンの生成がその犠牲になる。

- **視床下部-下垂体機能試験**：DSTと甲状腺刺激試験は情動障害が視床下部の機能不全が原因であるかどうかを決定付け、重度情動障害と重度精神障害の区別などの、精神疾患の分類を行う。DSTはスクリーン試験としての臨床的価値はほとんどなく、尿中遊離コルチゾールと大した違いはない。甲状腺ホルモンを測定してもすべての甲状腺機能低下症を判別することはできず、効果的なスクリーニング法ではない。甲状腺刺激試験（TRH）はより感度が高く、潜在的な甲状腺機能低下症を診断できる。甲状腺の機能不全は様々な病気に関わりがあるため、TRHの臨床的有用性は広範囲である。

  TRHによる甲状腺機能低下症の重症度分類は以下の通りである。

  ― **グレード3**（潜在性甲状腺機能低下症：4%）：甲状腺機能障害の典型的な症状なし。T3レジン取込み（T3RU）、サイロキシン（T4）、甲状腺刺激ホルモン（TSH）は正常範囲内であるが、TRHではTSHの異常と判定される。

  ― **グレード2**（軽度の甲状腺機能低下症：3.6%）：軽度の単発的臨床的徴候または症状あり。T3RU、T4は正常。TSH基礎値の上昇、TRHでの異常。

  ― **グレード1**（顕在性甲状腺機能低下症：1%）：典型的な甲状腺機能低下の徴候および症状あり。異常な検査値（T3RUおよびT4の低下、TSHの上昇、TRHでの異常）。

▶環境毒

- **重金属**(鉛、水銀、カドミウム、ヒ素、ニッケル、アルミニウム)、溶剤(クリーニング用洗剤、ホルムアルデヒド、トルエン、ベンゼンなど)、農薬、除草剤は、神経組織に対する親和性がある。関連する症状：うつ病、頭痛、精神錯乱、精神疾患、四肢の刺痛、異常反射運動、その他の神経機能障害を示す徴候。
- **病歴および毛髪ミネラル検査**：環境毒の影響について把握する。毛髪検査では不十分な場合、より精度が高い8時間鉛動員試験を行う。これは、キレート化合物であるEDTAを注射し、8時間後に尿中に排出された鉛の濃度を測定するもの。

▶生活習慣

　喫煙、過度のアルコール摂取、糖分過剰、カフェイン摂取を避けること。定期的な運動、健康的な食生活を心がけること。抗うつ剤に比べて、副作用も金銭的負担もなく、臨床的に有効である。

- **喫煙**：若年死の主因。ニコチンは副腎ホルモン(コルチゾール)分泌を高揚するが、これはうつ病の特徴である。コルチゾールとストレスによりトリプトファンオキシゲナーゼが活性化し、トリプトファンの脳内への輸送量が減少。脳内のセロトニンはトリプトファンの輸送量に依存しているため、コルチゾールはセロトニンとメラトニンの濃度を減少させる。コルチゾールは脳内セロトニン受容体の刺激に対する反応を抑制し、セロトニンへの感受性が低下する。さらに喫煙は、ビタミンCが喫煙の解毒に使われるために、相対的ビタミンC欠乏を引き起こす。脳内のビタミンCレベルが低下すると、うつ病や解離症状の原因となる。
- **アルコール**：脳の活動を抑制。副腎ホルモンの分泌を高揚。脳細胞の働きに干渉。睡眠サイクルを乱す。低血糖症を招き、糖分の渇望を起こす。糖分の摂取は低血糖症をさらに悪化させ、精神的・情緒的問題を大きくする。
- **カフェイン**：刺激性。反応の程度は個人差があるが、抑うつや不安になりがちな人はカフェインへの感受性が高い。カフェイン中毒は、不安神経症、動悸、イライラ、頻発頭痛などの臨床的症状を伴う。コーヒー摂取量が中程度以上の学生は、摂取量が少量の学生よりもうつ病の発生が多く、成績が伸び悩む。うつ病患者のカフェイン摂取量は多い(1日700mg以上)。精神疾患患者において、カフェイン摂取量と精神病の重症度には明らかな関連がある。カフェインと精製糖の組合せは、うつ病と臨床的関連があり、どちらか一方ずつ摂取するよりも悪い。米国人の平均

カフェイン摂取量：1日150〜225mg（コーヒー1〜2杯分）。非常に感受性の高い人では、カフェイン抜きのコーヒーに含まれるわずかな量でも反応することがある。精神疾患のある人は、カフェインは完全に除去するべきである。
- **運動**：最も効果的な天然の抗うつ剤。健全な心臓の為に有益であるものが、心臓血管機能の健康と同じくらいに精神的回復に寄与すると思われる。深大な抗うつ効果があり、不安感、抑うつ、および不定愁訴の減少、自尊心の向上、幸福感の高まり、そして気分に直接の影響を及ぼすエンドルフィンの増加が得られる。座ってばかりいる人はジョギング好きの人に比べて、よりうつ症状が強く、生活ストレスをより感じやすく、コルチゾールが高く、また、β-エンドルフィンが少ない。運動によって、身体的活動とうつ病の生化学的関係を強化、自尊心の回復、勤務態度の向上などの効能が得られ、抗うつ剤や精神療法と同じくらい効果的である。最適な運動は、筋力トレーニング（重量挙げ）や、有酸素運動（早歩き、ジョギング、自転車、バスケットボール、クロスカントリースキー、水泳、エアロビクス、ラケットスポーツなど）である。

▶栄養

一つの栄養素の欠乏によっても脳機能は影響を受け、抑うつや不安を引き起す。栄養状態は認知力、感情、行動に強く影響を与える。欠乏症が検査で確認されていなくても、栄養補助は有益である。高力価の総合ビタミン剤が基盤となる。うつ病患者には栄養素の欠乏が多く、葉酸、B12、B6 は最も不足しやすい。

ビタミン欠乏症の行動的影響

欠乏ビタミン	行動的影響
チアミン	コルサコフ精神病、抑うつ、無気力、不安、焦燥感
リボフラビン	抑うつ、焦燥感
ナイアシン	無気力、不安、抑うつ、過剰興奮性、躁病、せん妄、器質性痴呆、情動不安定
ビオチン	抑うつ、極度の疲労感、傾眠
パントテン酸	不安、短気、うつ状態、疲労
ビタミン B6	落ち着きのなさ、焦燥感、音過敏
葉酸	健忘、不眠、無気力、焦燥感、抑うつ、精神病、せん妄、痴呆
ビタミン B12	精神病的状態、抑うつ、焦燥感、錯乱状態、記憶喪失、幻覚、妄想、偏執症
ビタミン C	疲労感、心気症、抑うつ、解離症状

- **食生活**：脳は常に糖分を必要としている。低血糖症の予防は必須。その症状は、精神の動揺（抑うつ、不安、短気）、疲労、頭痛、目のかすみ、多汗、精神錯乱、奇妙な行動、思考散乱性言語、ひきつけなど。低血糖症はうつ病患者によく見られる。精製炭水化物を避けること。完全食（ホールフード：丸ごと食せるもので、なるべくあまり調理されていないもの。精製されていない穀類、魚、皮ごと食べる野菜・果物など）、自然な非加工食品、植物性食品（果物、野菜、全粒穀物、豆、種実類などの多い食事）が健康を促進する。
- **葉酸とビタミン B12**：多くの経路で協働する。葉酸欠乏症は世界的にも最多の栄養素欠乏症であり、うつ病患者に 31〜35%、そのうち高齢者では 35〜92.6%に見られた。葉酸欠乏症に最も多い症状は抑うつである。ビタミン B12 欠乏症は、症例数はやや減るもののうつ病の誘因であり、高齢者には殊に起こりやすい。葉酸、ビタミン B12、および S-アデノシルメチオニン（SAM）はメチル基供与体であり、SAM は体内の主要なメチル基供与体である。メチル化に依存している主要脳内物質、テトラヒドロビオプテリン（BH4）は、各アミノ酸からモノアミン神経伝達物質（セロトニンとドーパミン）を生成する補酵素である。うつ病が再発した患者は、BH4 が減少しており、その原因は SAM 濃度の低下であると思われる。葉酸とビタミン B12、及びビタミン C は BH4 の生合成を促し、これらの栄養補助剤によって BH4 とセロトニンを増加させることができる。抗うつ剤として葉酸を用いる場合の投与量は多量だが、15〜50mg は安全範囲（てんかんのある場合は除く）で、通常の抗うつ薬と同様の効果がある。葉酸とビタミン B12 を各 800μg 投与すれば欠乏症を予防可能。葉酸のサプリメントを用いる場合は必ずビタミン B12 も摂取し、ビタミン B12 欠乏症にならないように注意する。
- **ビタミン B6**：うつ病患者に欠乏。特に避妊薬またはプレマリンを服用している女性は注意。すべてのモノアミン合成に必要。用量：1日 50〜100mg。
- **亜鉛**：70 種の金属酵素の補因子。深刻な欠乏症状は、水疱性-膿疱性皮膚炎、下痢、脱毛、再発性感染症。体内亜鉛濃度の乱れは気分障害を誘発する。抗うつ薬は、亜鉛の基線が低下しているうつ病患者の、海馬の亜鉛を上昇させる。亜鉛は NMDA 型グルタミン酸受容体のアンタゴニストであると思われる。小規模研究：亜鉛は抗うつ薬を服用している患者の、ハミルトンうつ病評価尺度やベックうつ病調査表における重症度を下げる効果がある。長期使用時は銅と均衡をとること。
- **セレン**：アルコール中毒患者はセレン濃度が低下している。セレン濃度が低下すると気分が落ち込むが、高セレン食品やサプリメントで改善される。低セレン濃度

● 情動障害

は抑うつ、不安、混乱、敵意をもたらす。うつ病とアルコール中毒を併発すると、自殺リスクが上昇。

- **クロム**：糖分過剰摂取はうつ病につながる。クロムはインスリン濃度を調整する。非定型うつ病（全抑うつ病の5分の1）では、気分反応性、食欲亢進と体重増加、過眠症、鉛様麻痺、対人関係での拒絶過敏、早期発症、慢性度の亢進、身体障害、自殺傾向が他のうつ病よりも多い。1日400〜600μgのピコリン酸クロムによって、非定型うつ病患者の抑うつに効果がある。脳内セロトニンレベルの変化とインスリン感受性亢進が起こることによる。

- **ω-3 脂肪酸**：欠乏症はうつ病の誘因。神経細胞膜のリン脂質組成に影響。脳は体内で最大のリン脂質供給源。ω-3系油脂などの必須脂肪酸（EFA）の欠乏と飽和脂肪の過剰は、流動性が不足した細胞膜の形成を招き、細胞内外への分子の通過を細胞膜が調節する働きを抑制し、ホメオスタシスと適正な神経細胞の機能を損ない、それが行動、気分、および精神機能に影響を与える。脳細胞の皮膜の流動性などの生物物理学的特性が、神経伝達物質合成やシグナル伝達、神経伝達物質の結合と取込み、モノアミン酸化酵素の活性に影響するため、うつ病の病因になる。ω-3必須脂肪酸は、心臓血管疾患を抑制すると同じく、うつ病の進行を抑制するものと思われる。食事や薬品によって血漿コレステロールを下げることは、自殺、殺人、およびうつ病を増加させる。食品から摂取する脂肪の量と種類は、細胞膜の生物物理学的、および生化学的な特質を変化させる。コレステロールを下げるための食事の節制が、ω-3脂肪酸に対するω-6脂肪酸の比率を上昇させ、エイコサペンタエン酸とドコサヘキサエン酸を減少させる。ω-3必須脂肪酸の摂取量減少はうつ病の発症率上昇と相関関係にある。うつ病と冠動脈疾患には一貫した関係性があり、ω-3脂肪酸欠乏症も関わっている。

- **食物アレルギー**：うつ病と疲労は食物アレルギーと結び付けられており、「アレルギー性毒血症」は、抑うつ、疲労、筋肉関節痛、眠気、集中困難、神経過敏などの症状がある。

▶ モノアミン代謝と前駆体療法

モノアミン前駆体（トリプトファン、5-HTP、チロシン）は、モノアミン代謝に影響を及ぼすモノアミン酸化酵素（MAO）や三環系抗うつ薬に替わる、天然の代替物質である。

- **トリプトファン事件**：30年以上もの間、L-トリプトファンは米国をはじめ世界中の何百万もの人びとに、不眠症やうつ病に安全かつ効果的に利用されていた。1989

年10月、米国への最大の供給元（50～60％）であった日本の昭和電工によって、好酸球増加・筋痛症候群（EMS）の原因と考えられる物質に汚染された製品が製造された。原因はL-トリプトファン製造に使用されたバクテリアの変更とろ過プロセスにあった。EMSの徴候と症状は、好酸球が1,000/m㎡（通常の2倍）、好酸球が放出するヒスタミンによるアレルギーおよび炎症、筋肉と関節の強い痛み、高熱、衰弱、手足の腫れ、発疹、息切れである。EMSの発症は、汚染されたL-トリプトファンを服用した人のうち男性で5万人に144人、女性で5万人に268人、または250人に1人であった。発症したのは、キヌレニン経路が汚染物質に反応して異常に活性化した人だけだった。キヌレニンとその代謝物（キノリン酸）は、その他のEMSの関連疾患と関係付けられている。（1991年、スペインでの有毒油症候群。過去最大規模の食品関連流行疾患の一つ）。総合ビタミン剤を服用していた人びとには、EMSに対してある程度の保護作用があった。ビタミン（B6とナイアシン）が、トリプトファンをキヌレニン経路から遠ざけたか、汚染物質がビタミン依存性の酵素によって代謝されたと思われる。

- **L-トリプトファン**：セロトニンとメラトニンを増加する。うつ病患者はトリプトファンとセロトニンが不足している。サプリメントによる補給は結果が一定しておらず、8件の研究のうちプラセボと比較して有意であったのは2件のみであるという報告の一方で、11件のうち9件は抗うつ薬と同等の結果が得られたという報告もある。着目すべきは、研究規模、うつ病の重症度、期間、そして用量である。トリプトファンオキシゲナーゼはトリプトファンをキヌレニンに転換し、脳内に輸送されるトリプトファンを減少させているが、エストロゲンやコルチゾールなどのホルモンとトリプトファンは、これを刺激し亢進する。結論は、L-トリプトファンは単独では効果がやや弱いため、必ずビタミンB6およびナイアシンアミドと併用し、キヌレニン経路を遮断する。5-HTPとの併用はさらに効果的。
- **5-HTP**：キヌレニンに転換されず、脳血管関門を容易に突破する。経口L-トリプトファンは3％がセロトニンに変換されるのみであるが、5-HTPの経口投与では70％が変換される。5-HTPはエンドルフィンとカテコールアミンを増加させ、セロトニン再摂取阻害剤と三環系抗うつ薬と同等の効果がある。メリットは、費用、耐用性、副作用が少ない、または軽い点にある。
- **フェニルアラニンとチロシン**：フェニルアラニンは水酸化によってチロシンに、分解によってフェニルケトン酸に、脱炭酸によってフェニルエチルアミン（PEA）に転換する。PEAにはアンフェタミン様の内因性刺激剤であり、抗うつ剤である（PEAは生体アミンでチョコレートに多く含まれる）。うつ病患者は尿中PEAが低く、総合失調

症では高い。D-フェニルアラニンとL-フェニルアラニンは尿中PEAと、中枢神経系のPEA濃度を上昇させる。フェニルアラニンはチロシンヒドロキシラーゼ阻害体であり、サプリメントによってフェニルアラニンのPEA転換が増加する。チロシンは微量アミン（オクトパミン、チラミンおよびPEA）の増加、カテコールアミン合成促進、甲状腺ホルモン合成促進の作用がある。L-ドパは単独では情動障害への効果は低い。うつ病患者には時折、血漿チロシン濃度の低下が起こるが、これが彼らの中枢神経系でのノルエピネフリン代謝回転を減少させるものと思われる。脳内チロシン濃度を調べるには、血漿チロシン濃度の、脳への取込みで競合する物質（ロイシン、イソロイシン、バリン、トリプトファン、フェニルアラニン）の総計との比率を用いる。チロシンのサプリメント摂取によって、中枢神経系でのノルエピネフリンの主たる分解産物である3-メトキシ-4-ヒドロキシフェニルエチレングリコール（MHPG）の尿中濃度が上がる。これを生化学的マーカーとして利用しどのアミノ酸を補給するかを決めることが可能。フェニルアラニンとチロシンは、三環系抗鬱薬とMAO阻害剤の代替として有望な選択肢。Van Praagによる研究：5-HTPが有効であった患者のうち20％が、血中5-HTP濃度や推定脳内セロトニン量に変化がないにも関わらず、1ヵ月後にうつ病を再発。他のモノアミン神経伝達物質（ドーパミン、ノルエピネフリン）の減少があり、チロシンのサプリメントによって改善した。

- **SAM**：モノアミン、神経伝達物質およびリン脂質のメチル化に関わる。SAMは脳内でメチオニンから生合成され、うつ病患者ではこの過程に障害がある。SAMのサプリメントによって、うつ病患者のセロトニン、ドーパミン、およびリン脂質の増加、神経伝達物質の受容体との結合の向上、セロトニンとドーパミンの活性化、脳細胞膜の流動性の向上と抑うつの軽快が得られる。SAMは高価ではあるが、効果的な抗うつ剤。用量は1日4回400mg（1日量1,600mg）。三環系抗うつ薬よりも即効性があり耐性も高い。SAMと三環系抗うつ薬との比較試験で、SAM投与群の62％、三環系抗うつ薬（デシプラミン）投与群の50％が著しく回復した。両群のハミルトンうつ病評価尺度が50％低下した患者は、血漿SAM濃度も有意に上昇していた。SAM経口投与による深刻な副作用はなく、悪心や嘔吐が数人にあった。用量は、200mgを1日2回からスタートし、3日目から400mgを1日2回、10日目から400mgを1日3回、20日目以降は400mgを1日4回。双極性（躁病）患者は軽躁病や躁病への感受性を高めるため、SAMを服用しないこと。

- **薬用植物**
  - **セントジョーンズワート**（*Hypericum perforatum*）：ヒペリシンおよびハイパーフォリン含有量が標準化されたエキスは、天然の抗うつ剤として最も研究が進ん

でいる。その作用は、セロトニンの再取込み調節、インターロイキン-6の活性強化、シグマ受容体アゴニスト作用によるもの。多くの症状に有効：抑うつ、不安、無気力、睡眠障害、不眠、食欲不振、無価値感。抗うつ薬に対するメリットは、副作用が少ない、コストが低い、患者の耐薬性が高いこと。肝臓のシトクロムP450酵素によるハイパーフォリンの薬剤（経口避妊薬を含む）分解亢進作用に注意すること。

- **カヴァ**（*Piper methysticum*）：薬学データと臨床研究での好結果に基づき、ドイツ、英国、スイス、そしてオーストリアで神経性不安、不眠、抑うつ、および落ち着きのなさの治療に認可。ベンゾジアゼピンと比較しても遜色ない効果があり、麻酔薬の副作用（知力の損傷、依存性）がない。カバラクトーン（30～70％）含有量が標準化されたエキスを選択すること。用量の誤りが頻発しており、最大の効果をえるためのこの薬草の正しい利用法を心得ておくこと。厳しい不安を伴ううつ病に最も効果的。

- **イチョウ**（*Ginkgo biloba*）：イチョウ・フラボン配糖体24％、テルペノイド6％で標準化されたイチョウ葉エキスは、50歳以上のうつ病患者に特に有効である。脳血管不全患者の気分改善効果あり。50歳以上の患者に対し、抗うつ薬と併用するとその効力が増大できる。加齢に伴う主要な脳化学現象であるセロトニン受容体の数的減少を抑制。その作用は、フリーラジカルによる受容体生合成の損傷や大脳のニューロン膜あるいはレセプタの変性を修復、または予防、タンパク質合成を亢進、強力な酸化防止効果である。

自然療法の治療アプローチ

患者のうつ病の起因要素を正確に把握する。神経伝達物質レベルを安定させ、栄養状態、生活習慣の改善、心的健康の回復を試みる。

- **食生活**：繊維豊富な植物性食品（果物、野菜、穀類、豆、生の種実類）を多く摂る。カフェイン、ニコチン、その他の刺激物、糖分、アルコールを避ける。食物アレルギーの特定とアレルゲンの除去。養殖でない冷水性小型魚類を週2回以上。
- **生活習慣**：カウンセラーを紹介するか、患者が積極的、楽観的心的態度を持てるようアドバイスし、目標設定を支援する。肯定的セルフトークと肯定法を用い、自己啓発を促す質問を見つけ、生活に笑いとユーモアを取り入れる。少なくとも週3回以上30分以上の運動をする。毎日、リラックス・ストレス解消テクニックを10～15分行う。

● 情動障害

- **サプリメント**
  - 高力価総合ビタミン・ミネラル剤
  - ビタミンC：500〜1,000mgを1日3回
  - ビタミンE：1日200〜400IU
  - セレン：1日200μg
  - クロム：1日400〜600μg
  - 亜鉛：1日25mg
  - 亜麻仁油：1日大さじ1杯
  - 5-HTP：100〜200mgを1日3回
  - 葉酸とビタミンB12：1日800μgずつ
- **薬用植物**：
  - 50歳以下：セントジョーンズワートエキス（0.3%ヒペリシン、4%ハイパーフォリン含有）：300mgを1日3回。重篤な症状には5-HTPを併用。
  - 51歳以上：イチョウ葉エキス（24%イチョウ・フラボン配糖体、6%テルペノイド含有）を80mg1日3回。重篤な症状にはセントジョーンズワートと5-HTPの両方またはどちらかと併用。
  - 著しい不安：カヴァエキス（カワラクトーン標準化）：カワラクトーン45〜70mgを1日3回。

双極性（躁病）うつ病と軽躁

概要

　双極性うつ病は、大うつ病の期間と気分が高揚する時期が交互に訪れるもの。気分の高揚が比較的穏やかで、期間が4日以内であれば、軽躁病という。躁病はより長く激しい。自制心の欠如により、自分や他人を傷つける可能性があり、本格的な躁病の発症は入院が必要。標準的治療はリチウムを用いて、気分の安定と躁病相の発現を防ぐ。抗うつ薬との併用でも単独の使用でもよい。抗うつ薬は時折、躁病や軽躁病を誘発する。双極性うつ病のうつ病相を薬品でコントロールすることは困難。

▶診断のポイント

　双極性うつ病の診断基準。以下のうち3つ以上で、双極性うつ病と診断される。
- 自尊心肥大、または誇大性
- 睡眠欲求の減少

- 著しい多弁、電話を掛け続ける
- 著しい思考奔逸と同時に、頭の中を色々な考えが駆け巡っている感覚
- 集中できず、すぐに気が散る
- 社会的または仕事上の活動が増え、週に60〜80時間働く
- 抑制のできない浪費による馬鹿騒ぎのような、判断力の低下、性的に無分別になる、金銭面での決定の失敗など

治療上の留意ポイント

まず2週間の入院で、血中リチウム濃度が正常になるまで、抗精神病薬により安静を保つ。気分が落ち着くまで、通常医療に委ねる。うつ病の治療原理は躁病にも当てはまるが、症状が深刻であれば栄養療法は一次療法ではなく、補助的に行うこと。選択的セロトニン再吸収阻害剤はリチウムと併用すると効果的。5-HTPおよびセントジョーンズワートはリチウムの補助剤として有効と思われ、副作用もない。

- **トリプトファン**：効果的用量は通常かなり多く、L-トリプトファンを1日12g。5-HTPの方がよりよい選択であり、リチウムと併用で100mgを1日3回用いる。
- **ホスファチジルコリン**：ホスファチジルコリンの大量投与（1日15〜30gを高純度で、または同量をレシチンとして）は躁病にモノアミン前駆体以上に効果がある。リチウムは血液脳関門を通過するコリンの流動を阻害して、中枢神経系のコリン作動性の活性を高める。躁病は中枢神経系でのコリン作動性の活性低下と関連がある。このため、ホスファチジルコリンによって中枢神経系のコリンが増加すれば症状が軽快する患者があると思われる。
- **ω-3脂肪酸**：ある4ヵ月間の二重盲検、偽薬比較試験において効果が確認され、副作用もなかった。用量：1日9.6gのω-3脂肪酸。メリット：より長い緩解期間、ニューロンの信号伝達経路を、炭酸リチウムとバルプロエートと同様の方法で阻害すると思われること。
- **バナジウム**：躁病患者の毛髪からバナジウム濃度の上昇が見られ、回復とともに正常化した。うつ病患者は毛髪バナジウムは正常で、血液および血漿バナジウムが上昇、回復により正常化する。バナジウム・イオンはNa+K+-ATPアーゼの強い阻害体。リチウムはこれを抑制する。バナジウム酸塩を、より阻害力の弱いバナジルに還元する療法としてアスコルビン酸、メチレンブルー、EDTAを各々、または組み合わせて用いる。アスコルビン酸1日3gは著しい臨床的改善をもたらす。低バナジウム食：低バナジウム食品には、脂肪、油脂、生の果物、野菜（1〜

● 情動障害

5ng/g）。全粒穀類、魚介、肉、乳製品は5～30ng/g、加工食品（ピーナッツバター、精白パン、朝食用シリアル）は11～93ng。Na+K+-ATPアーゼを阻害するその他の治療すべき要因は、尿毒症、甲状腺機能低下症、およびカテコールアミン非感受性がある。ビタミンEおよびB6はNa+K+-ATPアーゼの活性を高めることが実験上確認されている。ビタミンEは粘膜を安定させる。
- **概日リズム**：躁うつ病患者は概日リズムの乱れ、季節パターンでの症状の増悪、光への過敏性がある。1日の明暗サイクルを修正する光線療法が奏功する場合がある。（後述の「季節性情動障害」の項を参照）。

自然療法の治療アプローチ

うつ病に対する食生活・生活習慣の指針と同様にする。
- **食生活**：低バナジウム食。精製食品、加工食品を除去し、生の果物と野菜を増やす。
- **サプリメント**：
  ― ホスファチジルコリン：1日10～25g（患者によっては抑うつが誘発される場合があり、その際には即座に中止する）
  ― ビタミンC：1日3～5gを数回に分けて服用
  ― ビタミンE：1日400～800IU
  ― ピリドキシン：1日100mg

季節性情動障害（SAD）

概要

冬季の抑うつと夏季の軽躁がある。典型的症状として、冬季に、抑うつ、緩慢、仮眠、過食、糖分渇望があり、夏季に気分の高揚、活動的、精力的になる。

治療上の留意ポイント

- **メラトニン**：露光量が最大の要因。ホルモンの変調として、松果体からのメラトニン分泌減少と副腎のコルチゾール分泌増加が要因。メラトニンのサプリメントは、脳内メラトニンの増加とコルチゾール分泌の抑制によってSADを改善すると思われる。
- **光線療法**：全波長光の光線療法は、松果体のメラトニン合成と分泌を回復、概日リズムの回復によって、SADと臨床的うつ病に対する抗うつ作用を持つ。通常の蛍

光灯照明器具に全波長光蛍光灯（全8本）を設置。患者は、午前5時から8時までと午後5時半から8時半までの間、約1メートル（3フィート）離れた所に座る。その間、患者は1分間に少なくとも1回は光に顔を向けるが、それ以外は別のことをしても良い。この療法は社会生活を制限してしまうので、照明器具の電球を全波長光に取り替えるだけでも効果がある。

● **セントジョーンズワート（*Hypericum perforatum*）**：セントジョーンズワートエキス（0.3%ヒペリシン、4%ハイパーフォリン含有で標準化されたもの）：300mgを1日3回でSADを改善するが、光線療法と併用するとより効果的。肝臓のシトクロムP450酵素による薬剤分解亢進作用注意すること。

自然療法の治療アプローチ

冬季には光線療法を延長し、室内では常に全波長光を使用する。夜間のメラトニン（就寝45分前に3mg）、日中にセントジョーンズワートまたは5-HTP。

女性の抜け毛

Hair Loss in Women

診断のポイント

◎ 脱毛症と診断されない抜け毛の増加

概要

毛周期の生理学

　ヒトの頭皮には10万〜35万個の毛包があり、成長と退行の周期を繰り返している:
- **成長(発育相)期**:タンパク質合成の活発な遺伝的表現
- **休止期**
- **退行期**:毛球は外側へ移動し脱落する。古い毛が抜け落ちた後、毛乳頭は新しい毛髪のために用意する。

　年齢、病状、および栄養やホルモンなどの因子が毛周期の所要時間に影響を与える。脱毛は、老化の一部として一般的である。毛髪の成長は40歳ごろまでにゆっくりになる。古い毛髪に新しい毛髪が取って代わるのにも、時間が必要になってくる。この問題は、アンドロゲンの影響により、男性により顕著である。

女性の脱毛

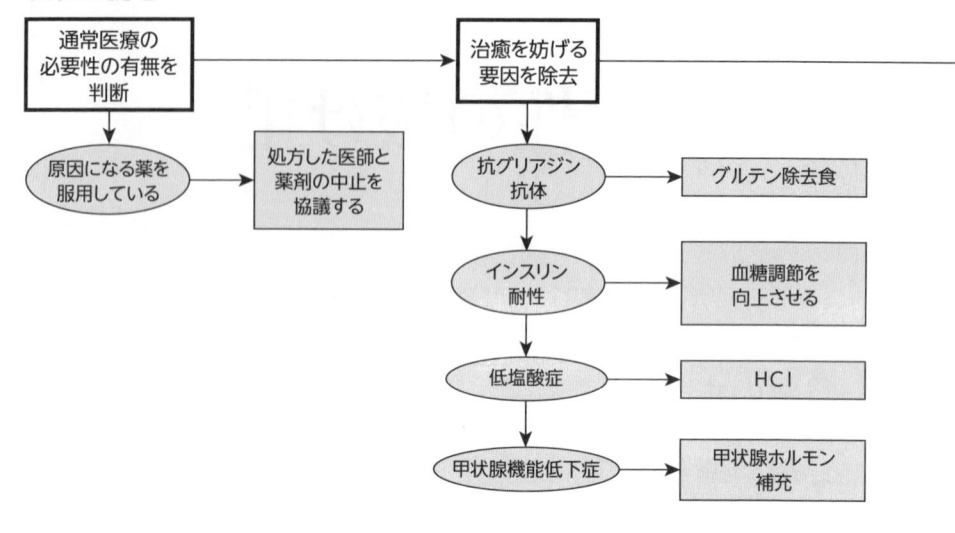

```
通常医療の              治癒を妨げる
必要性の有無を          要因を除去
判断
  │                      │
  ▼                      ▼
原因になる薬を  →  処方した医師と    抗グリアジン  →  グルテン除去食
服用している      薬剤の中止を      抗体
                  協議する
                          │
                          ▼
                    インスリン    →  血糖調節を
                    耐性              向上させる
                          │
                          ▼
                    低塩酸症      →  HCl
                          │
                          ▼
                    甲状腺機能低下症 →  甲状腺ホルモン
                                        補充
```

治療上の留意ポイント

女性の薄毛の原因

- アンドロゲン性の女性型抜け毛
- 薬物の副作用
- 栄養素欠乏症
- 甲状腺機能低下症
- 抗グリアジン抗体

女性型脱毛症

　女性型脱毛症(広汎性のアンドロゲン依存の脱毛症)は男性型よりも広範囲に広がり、50歳までに30%の女性に発症する。要因は遺伝、過剰なアンドロゲン、インスリン耐性、多嚢胞性卵巣症候群、低抗酸化状態(グルタチオン低下など)である。

アドバイス：
- 食事、生活習慣、およびサプリメントによる血糖調節の向上

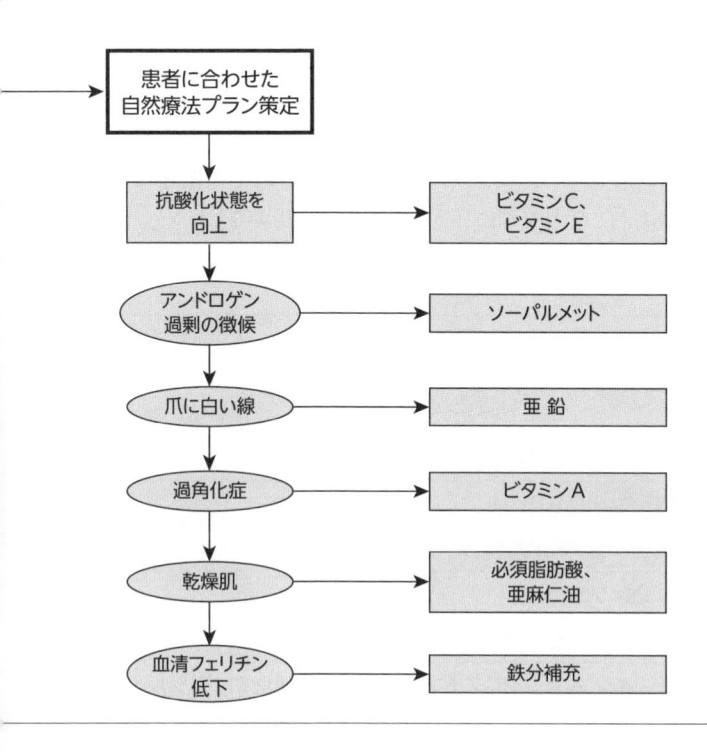

```
                    ┌──────────────┐
         ────────→  │ 患者に合わせた│
                    │ 自然療法プラン策定│
                    └──────┬───────┘
                           │
                    ┌──────┴───────┐      ┌──────────────┐
                    │ 抗酸化状態を  │─────→│ ビタミンC、   │
                    │    向上      │      │ ビタミンE     │
                    └──────┬───────┘      └──────────────┘
                           │
                    ╭──────┴───────╮      ┌──────────────┐
                    │ アンドロゲン  │─────→│ ソーパルメット│
                    │ 過剰の徴候    │      └──────────────┘
                    ╰──────┬───────╯
                           │
                    ╭──────┴───────╮      ┌──────────────┐
                    │  爪に白い線   │─────→│   亜 鉛      │
                    ╰──────┬───────╯      └──────────────┘
                           │
                    ╭──────┴───────╮      ┌──────────────┐
                    │   過角化症    │─────→│  ビタミンA   │
                    ╰──────┬───────╯      └──────────────┘
                           │
                    ╭──────┴───────╮      ┌──────────────┐
                    │   乾燥肌     │─────→│ 必須脂肪酸、  │
                    ╰──────┬───────╯      │  亜麻仁油    │
                           │              └──────────────┘
                    ╭──────┴───────╮      ┌──────────────┐
                    │ 血清フェリチン│─────→│   鉄分補充   │
                    │     低下     │      └──────────────┘
                    ╰──────────────╯
```

- 抗酸化物質の摂取量増加
- ソーパルメットエキス
- ホルモン補充療法

　活性酸素種（またテストステロン）は男性型脱毛症に関与しており、男性の脱毛症患者（女性も同様と推察）の毛包には高いレベルで存在するが、これはグルタチオン低下が原因。ビタミン C および E はグルタチオン保護作用がある。

アドバイス：

- **ビタミンC**：1日に 1,000〜1,500mgを数回に分けて
- **ビタミンE**：1日 400IU（各種トコフェロールを混合で）

　ソーパルメットエキスは良性の前立腺肥大症に効果があるが、5-αリダクターゼという酵素によって男性型と女性型の脱毛症で増加するジヒドロテストステロン（DHT）形成を阻害する作用がある（女性型脱毛に使用されるフィナステライド［プロペシア］と同様の機序）。ソーパルメットエキスは DHT の核内受容体への輸送も阻害する。

- **用量**：脂肪酸およびステロールが 85〜95％で標準化されたものを 1 日 320mg

薬の副作用

　以下の薬剤のうち 1 種のみを服用している際の脱毛については、薬剤のみが脱毛の原因ではない。化学療法薬剤（フルオロウラシルなど）については、その関連は明白である。医学的に適切であれば、原因薬剤に替えて自然療法を用いるとよい。

脱毛を起こす薬剤の分類

分　類	例
非ステロイド系抗炎症薬（NSAID）	イブプロフェン、インドメタシン、ナプロキセン
抗生物質	ゲンタマイシン、クロラムフェニコール
抗凝血薬	クーマディン、ヘパリン
抗うつ薬	フルオキセチン、デシプラミン、リチウム
抗てんかん薬	バルプロ酸、フェニトイン
心血管薬	アンギオテンシン変換酵素阻害薬、β 遮断薬
化学療法剤	アドリアマイシン、ビンクリスチン、エトポシド、フルオロウラシル
内分泌系薬	ブロモクリプチン、クエン酸クロミフェン、ダナゾール
痛風治療薬	コルヒチン、アロプリノール
脂質低下薬	ゲムフィブロジル、フェノフィブラート
潰瘍治療薬	シメチジン、ラニチジン

栄養素欠乏症

　亜鉛、ビタミン A、必須脂肪酸（EFA）および鉄の欠乏をまず検討する。
- **亜鉛**：爪床の白い線は、わずかの傷でも治りが遅い状態を示しており、亜鉛欠乏の徴候である。
- **ビタミン A**：ビタミン A 欠乏症の徴候である上腕後部の過角化症がないか調べる。
- **EFA**：EFA 欠乏症の徴候であるひじと肌全般の乾燥を調べる。
- **鉄**：血清フェリチン試験を行う。注意：多くの検査で通常の濃度を低フェリチン（10〜30μg/ℓ）と判定している。血清フェリチンが 30μg/ℓ 未満であれば、鉄補充を行う。低血清フェリチンは、身体が鉄を保存しようとするために、毛髪の成長と再

生が阻害される。

顕著な広汎性の脱毛がある女性では、これらの栄養素がすべて不足していることが多い。これらの栄養素の摂取を増加し、適宜サプリメントを利用する。警告：多くは低塩酸症である可能性がある。塩酸サプリメントを食事時に服用する。また、高力価ビタミン/ミネラルサプリメントで第一鉄を含むものと亜麻仁油大さじ1杯を毎日摂取する。もし血清フェリチンが30μg/ℓ未満であれば、さらに鉄のサプリメントを補充する。コハク酸塩、フマル酸塩あるいは他のキレート化合物と結合した鉄30mgがよい。腹部不快感が引き起こされる場合、食事時に30mgを1日3回摂取することを勧める。2ヵ月後、血清フェリチンの再検査を行う。血清フェリチンの回復で、しばしば毛髪の健康の回復と脱毛の減少が得られる。

甲状腺機能低下症

脱毛は甲状腺機能低下症の主徴候である。血中甲状腺ホルモン検査の結果を指標にするとよい。成人の1～4%が中等度から重度の甲状腺機能低下症であり、さらに10～12%が軽度の甲状腺機能低下症である。米国人女性の罹患率は20%。

抗グリアジン抗体

グルテンとそのポリペプチド誘導体であるグリアジンは、小麦、オオムギ、およびライ麦に含まれている。グリアジンへの抗体は考査反応して毛包を攻撃し、円形脱毛症を招く。これは自己免疫疾患であり、部分的に完全な脱毛が起こるのが特徴。

セリアック病（非熱帯性スプルー、グルテン過敏性腸疾患あるいはセリアック病）は、吸収不良と小腸の構造異常を招き、食事中のグルテン除去によって正常に戻る。グルテン不耐性の人々も、多くは明らかな胃腸症状を呈しない。しかし、脱毛として密かに症状が出ているのである。抗グリアジン抗体検査を行う代わりに、脱門全般と円形脱毛症には、より精度の高い抗ヒト表皮トランスグルタミナーゼ抗体の検査を行う。この検査は、セリアック病を示唆する胃腸症状がある場合は特に行うべきである。

セリアック病の診断における重要な特徴

- 大量の、薄い色の、悪臭のする脂っぽい脂肪便
- 体重減少と複数のビタミンおよびミネラル欠乏症の徴候
- 血清グリアジン抗体濃度上昇
- 空腸の生検によって診断確定

じんま疹

Urticaria

診断のポイント

◎ **じんま疹（発疹）**：膨らんだ蛇行性の境界とを有する境界明りょうな紅斑性の膨疹。中央が白く、融合して巨大な膨疹を形成する場合もある。真皮の上層のみに生じる

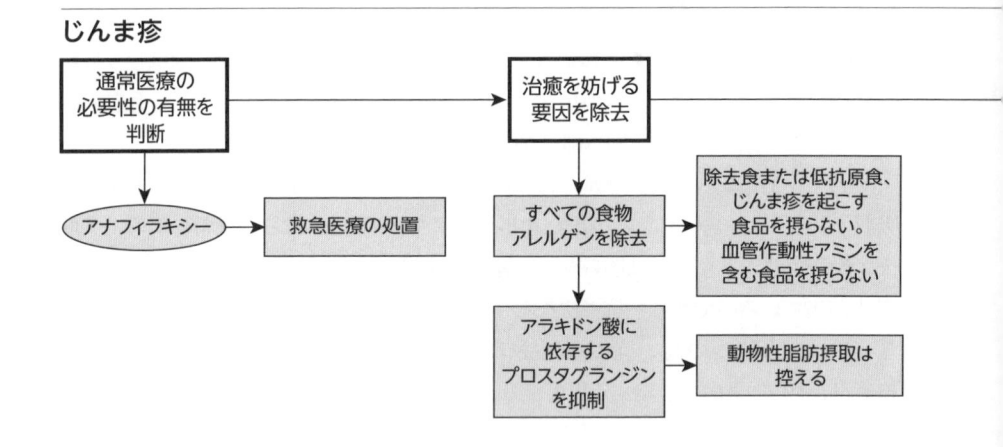

じんま疹

```
[通常医療の必要性の有無を判断] ──→ [治癒を妨げる要因を除去] ────────────→ [除去食または低抗原食、じんま疹を起こす食品を摂らない。血管作動性アミンを含む食品を摂らない]
      │                              │
      ↓                              ↓
[アナフィラキシー] → [救急医療の処置]  [すべての食物アレルゲンを除去]
                                     │
                                     ↓
                                   [アラキドン酸に依存するプロスタグランジンを抑制] → [動物性脂肪摂取は控える]
```

◎ **血管性浮腫**：じんま疹に似た発疹であるが、より大きく、境界明瞭な浮腫状の病変が真皮と皮下組織に表れるもの
◎ **慢性または急性**：じんま疹と血管性浮腫の両方またはどちらかが繰り返し再発し、6週間以内に軽快する場合を急性、それ以上継続する場合は慢性とする
◎ **特殊な形態**：皮膚描画症、コリン性じんま疹、日光じんま疹、寒冷じんま疹は目立った特徴のある特殊な形態のじんま疹である

じんま疹は人口の14～25%が経験する。若年成人層（思春期後から30代まで）が最も起こりやすい。特発性の慢性じんま疹を起こす患者の40%は、好塩基球上の肥満細胞と高親和性IgE受容体に対して、臨床的に関連する機能性の自己抗体を持っている。自己免疫性じんま疹という病名は、持続的な一般的じんま疹であるこの亜型について使われる。

病理・病態

じんま疹（Utricaria）は、ヒスタミン酸を含有するネトル（セイヨウイラクサ）の学名

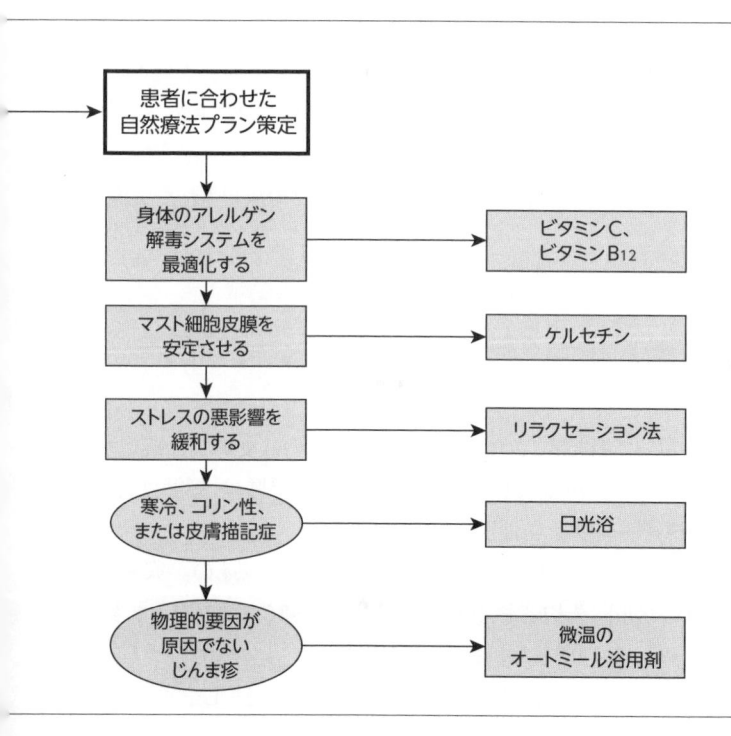

```
患者に合わせた自然療法プラン策定
  ↓
身体のアレルゲン解毒システムを最適化する → ビタミンC、ビタミンB₁₂
  ↓
マスト細胞皮膜を安定させる → ケルセチン
  ↓
ストレスの悪影響を緩和する → リラクセーション法
  ↓
寒冷、コリン性、または皮膚描記症 → 日光浴
  ↓
物理的要因が原因でないじんま疹 → 微温のオートミール浴用剤
```

Utrica dioica から名付けられた。その機序はマスト細胞と好塩基球からの炎症伝達物質の放出による。IgE と抗 IgE との免疫複合体以外の物質も、関与している。IgE 媒介型じんま疹は非免疫型じんま疹よりも発症が少ないものと思われる。病因や開始因子は多様であっても兆候や症状は一貫しているが、病理・病因は一つの発生機序に帰するものではない。しかし、マスト細胞とマスト細胞依存の媒介物質が重要な役割を果たしている。

- 媒介物質の 3 つの供給源：
  - **前成(一次)メディエーター**：顆粒内に内包され、即座に放出される
  - **二次形成メディエーター**：前成メディエーターと周辺の細胞および組織との相互作用によって、ただちにまたは数分以内に形成されるもの
  - **顆粒マトリックス由来メディエーター**：あらかじめけいせいされた形成された目ディエーターがマスト細胞の脱顆粒後徐々に顆粒から遊離し、組織中に何時間も留まるもの
- 最も一般的な免疫的機序は IgE によって媒介される。
- 初期の脈管の変化はマスト細胞から生じる(ヒスタミンとアラキドン酸の最終生成物)。膨疹および発赤は数分以内に生じ、30～60 分間持続する。
- 持続遅延型の反応では、マスト細胞走化性因子による白血球浸潤が生じる。発現までには時間があり、紅斑、浮腫、および硬結などが 2 時間後に表れ、12～24 時間持続する。白血球浸潤はマスト細胞の活性化の第 2 波を引き起こすか、毒性のリソソーム酵素およびメディエーターを放出する。
- メディエーターに引き起こされるイベントはメディエーターのタイプや放出された組織による。

原因

物理的じんま疹

じんま疹は物理的刺激によって引き起こされる。最も一般的なのは皮膚描記症、コリン性、および寒冷じんま疹である。より稀なじんま疹または血管性浮腫は、接触性、日光、圧迫性、温熱、水性、振動性、運動誘発性じんま疹などがある。

皮膚描記症：皮膚に中程度の圧力が加わった後、すぐに膨疹が表れるもの。家具、ガーター、ブレスレット、時計のベルト、タオル、および寝具などとの単純な接触でじんま疹が出る。発症率は 1.5%～5%。物理的じんま疹では最も数多い。男女の比率は 1：2。平均発症年齢は 30 代。きつい衣服を着ている肥満の人々に最も発症しやすい。

- **病変は接触後1〜2分**：紅斑が3〜5分後に浮腫になり、反射性じんま疹が周りに表れる。10〜15分後に浮腫が最大になる。紅斑は1時間以内に消えるが、浮腫、最長3時間持続する
- **他の病気との関連**：寄生虫病、虫さされ、精神神経障害、ホルモンの変化、甲状腺障害、妊娠、更年期、糖尿病、免疫学的変化、他のじんま疹。薬物療法の前後、カンジタ・アルビカンス、血管性浮腫、過好酸球増加症
- **コリン性じんま疹**：熱反射性じんま疹は2番目に数多い物理的じんま疹。汗腺がコリン作動性の求心性繊維によって刺激を受けて起こる。病巣は小型の膨疹を反射性紅斑が取り巻く形になる。膨疹は、体幹部や上腕部に多く生じ、毛包かその間に表れる
- **コリン性じんま疹をおこす3つの刺激タイプ**：受動的加熱、運動、および情緒的ストレス
- **誘発する行動**：運動、暖かい風呂、サウナ、辛い香辛料、飲酒
- **発症**：2〜10分以内で、30〜50分間持続
- **全身症状**：マスト細胞の放出が皮膚のみでなく全身性であることを示唆する症状として、頭痛、眼窩周囲浮腫、涙液分泌および目の灼熱感、悪心と嘔吐、腹部痙攣、下痢、目まい、低血圧、および喘息発作などが見られる
- **寒冷じんま疹**：冷たいもの、水、および空気との接触で、じんま疹と(または)血管浮腫が生じる。患部は接触のあった部位に限られる。冷たいものから離れ、皮膚が再び温まってから数秒から数分で発生する。接触したものが冷たいほど、反応が速くなる。接触部分が広範囲でありじんま疹が全身に広がると、紅潮、頭痛、悪寒、目まい、頻脈、腹痛、悪心、嘔吐、筋肉痛、息切れ、喘鳴、意識喪失などがおこる。
  - ─寒冷じんま疹は様々な臨床症状に伴って発症する。ウイルス感染、寄生虫の繁殖、梅毒、多数の虫刺され、ペニシリン注射、食生活の変化、ストレスなどである。寒冷じんま疹のある小児では、アナフィラキシーが、特に水泳によって起きる可能性が高まる。
  - ─伝染性単核症、クリオグロブリン血症、また骨髄腫と関連があり、それらの診断の数年前に寒冷じんま疹が発症している場合がある。

自己免疫性じんま疹

- 慢性じんま疹のうちの少数で、自己免疫性基盤があり、IgE の自己抗体または Fcε レセプター Ia、(高親和性 IgE 受容体のサブユニット)が関わっている。慢性じんま疹の患者では24〜76%が自己免疫抗体を持っている。その場合、より重症化、

長期化する傾向がある。中年女性はじんま疹発症と自己免疫、特に甲状腺疾患によるものが、高い割合で発症する。IgE受容体自己抗体を持つ患者は、より頻繁に甲状腺自己抗体を持っていることが多い。
● 自己免疫は腸管透過性と関わっている。小腸での潜在性の赤血球機能不全が腸管のヒスタミンへの過敏症を亢進させる。自然療法によって、過剰な、または潜在的腸管透過性を治療し、内毒素による全身性の炎症反応を抑制することができる。

薬剤誘発性じんま疹

● 成人のじんま疹の主要な原因。小児では、食物、食物アレルギー、または感染が主。多くの薬物は分子が細かいために、それ自身で抗原かアレルゲン性の活性を誘発することはできない。通常は、体内で合成された高分子と結合するハプテンとして作用し、ハプテン特異性抗体をもたらす。または、マスト細胞と直接作用し合って脱顆粒を起こす。多くの薬剤がじんま疹の原因になるが、特にペニシリンとアスピリンでは起こりやすい。
● ペニシリン：抗生物質は薬剤誘発性じんま疹の最もよくある原因である。ペニシリンアレルギーの人口比は10%で、そのうちの25%にじんま疹、血管浮腫、またはアナフィラキシーが起きる。ペニシリンは煮沸や蒸気蒸留では破壊することができず、食物中に含まれているかどうかを検知することもできない。牛乳に混入したものは、肉に入ったものよりもアレルギー性が高い。炭水化物と金属の存在によって、ペニシリンはよりアレルギー性の高い物質に分解される。
● アスピリン／非ステロイド系抗炎症薬(NSAID)：アスピリン感受性指標としては、喘息よりもじんま疹が一般的である。アスピリン過敏症の発症率は、じんま疹患者では健康な対照群よりも20倍も高くなっている。アスピリン過敏症は慢性じんま疹の患者の2〜67%に発症している。アスピリンによるシクロオキシゲナーゼの阻害は、エイコサノイドがアスピリンによってロイコトリエン合成に向けられて、平滑筋の収縮と血管透過性が亢進することによる。アスピリンとその他のNSAIDは腸管透過性を亢進させ、抗原の適切な処理がなされなくなる場合がある。1日650mgのアスピリンを3週間投与すると、患者の感受性が低下し、通常はアレルギー反応を引き起こしやすい食品への反応も低下する。喘息患者でも同様の効果が得られるが、治療中止後9日間で効果がなくなった。これは治療の効果が切れたのかもしれないし、プラセボ反応であった可能性もある。NSAIDによるじんま疹は、より長期のより顕著な自己反応性が見られる。

食物アレルギー

　IgE 媒介性じんま疹は特定のレアギンの抗原を摂取することによって発症する。最も一般的なのは牛乳、魚、肉、卵、豆、およびナッツ類、柑橘類、キウイ、ピーナツ、そしてリンゴである。アトピー体質の患者は、IgE の作用によるじんま疹を経験するが、直接のマスト細胞ヒスタミン放出が関わる場合は偽アレルギー性の反応が起こる。食物アレルギーの基本的基準は、アレルゲンを腸管粘膜から吸収することである。しかし、トマト、ワイン、および調理用の薬草（バジル、フェヌグリーク、クミン、ディル、ショウガ、コリアンダー、キャラウェイ、ターメリック（ウコン）属の植物、パセリ、コショウ、ローズマリー、タイム）に含まれる芳香性の揮発性成分は、非 IgE 媒介型のイベントでは開始因子となる場合がある。

● 腸管透過性を亢進する要因：食品中の、あるいはアミノ酸への微生物作用に由来する血管作用性アミン、アルコール、NSAID、および食品添加物。
● 食物アレルギーはじんま疹の腸管透過性を亢進する場合がある。腸管透過性は自己免疫と関連している。慢性じんま疹は部分的に自己免疫のプロセスに関わっている（前述の「自己免疫性じんま疹」の項を参照）。遺伝的感受性によって、腸管透過性は慢性じんま疹の発症に関わる免疫活性を促進し長期化させるのに重要な役割を果たす。
● 慢性じんま疹患者の 85％で、胃液酸度、腸運動、および小腸と胆管の機能に変化が起こり、さらに選択的 IgA 欠損症、胃腸炎、減酸症および無塩酸症も発症する。これらの変性は、消化管の防御機構および免疫機能をも変化させる。
● IgG の反応は最も強い食物アレルギー反応を引き起こす。IgE の抗原抗体複合体は、補因子の活性化とマスト細胞の脱顆粒を誘発するアナフィラトキシンを促進する。

食品添加物

● 着色料：食品添加物は、子供の慢性じんま疹の重要な要素である。着色剤（アゾ染料）および調味料（サリチラート、アスパルテーム）、保存料（ベンゾアート、亜硝酸塩、ソルビン酸）、酸化防止剤（クレゾール、亜硫酸塩、ガリウム酸塩）、乳化剤、および安定剤（ポリソルベート、植物性のガム）によって、感受性の強い人々はじんま疹を起こす。
● タートラジン（アゾ色素の FD & C の黄色 5 号）：食用着色料として、じんま疹を誘発することが初めて報告された色素である。米国では、認可を受けた着色料の

1日の1人あたりの平均消費量は15mgで、その85%がタートラジンである。小児はより多く摂取している。タートラジン過敏症は人口の0.1%で発症するが、アスピリン過敏症の人々では20～50%に跳ね上がる。タートラジンはシクロオキシゲナーゼ阻害剤であり、小児の喘息およびじんま疹の誘発剤でもある。タートラジン、ベンゾアートおよびアスピリンはリンホカイン白血球抑制因子を増加させる。血管周囲のマスト細胞および単核細胞はじんま疹患者の95%で増加している。食用着色料を食生活から排除することが非常に有効である。

食用香料

- **サリチル酸エステル**：サリチル酸エステルは食品の香料として使用されており、ケーキミックス、プリン、アイスクリーム、チューインガム、および清涼飲料水などに使われている。その作用はアスピリンと同様である。1日の食品からのサリチル酸の摂取量は10～200mg、臨床実験で使用されるサリチル酸は300mgである。天然食品からの摂取は果物（ベリー類、ドライフルーツ）で、レーズンとプルーンに最も多く含まれる。また、リコリス（カンゾウ）とペパーミントの飴にも使用される。種実類にも多少含まれている。サリチル酸エステルはある種のハーブや香辛料に多く含まれ、カレー粉、パプリカ、タイム、ディル、オレガノ、およびターメリックなどがその例である。
- **その他の香料**：シナモン、バニラ、メントール、およびその他の揮発成分もじんま疹を引き起こすことがある。人工甘味料のアスパルテームも同様である。

食品保存料

- **安息香酸塩**：安息香酸、安息香酸塩は最も一般的な食品保存料である。アレルギー反応が起こるのは1%以下であるが、慢性じんま疹患者で陽性が出るのは4～44%である。魚やエビは安息香酸塩が多く含まれており、じんま疹の患者はこれらの食品にも共通のアレルギー反応を引き起こされる。
- ブチル化ヒドロキシトルエン（BHT）およびブチル化ヒドロキシアニソール（BHA）は、加工食品に利用される主要な酸化防止剤である。慢性じんま疹の患者の15%がBHTの経口負荷試験で陽性と診断される。
- **亜硫酸塩**：感受性の高い人々に、喘息、じんま疹、および血管浮腫を引き起こす。この添加物はあらゆる食品や薬物に添加されている。微生物腐敗、褐変および変色を防止する働きがあるため、生の食品（エビ、果物、野菜）に噴霧されたり、抗酸化剤または保存料として医薬品に使用されたりしている。1人あたりの平均摂取量は、1日あたり2～3mgである。ワインやビールを飲む人々は、多ければ1日あたり

10mg摂取している。外食に頼っている人々の場合は多ければ1日あたり150mgも摂取する。酵素の亜硫酸オキシダーゼは代謝により亜硫酸塩をより安全な硫酸塩に転換し、尿に排出させる。亜硫酸オキシダーゼは、微量元素のモリブデンに依存する。

- **食用乳化剤および安定剤**：これらが含まれる食品には、抗酸化剤、保存料、および着色料が使用されていることが多い。アイスクリームに使用されるポリソルベートはじんま疹を起こすことがある。植物性ガム（アカシアガム、アラビアガム、トラガカントガム、マルメロのペクチン、カラギーナンなど）も感受性の高い人々にはじんま疹を起こす。

感染症

小児のじんま疹の原因では、感染症が最も多い。成人では、繰り返し曝露されることによって多くの微生物に対して免疫寛容が生じる。

- **細菌感染**：次の2つの状況でじんま疹を引き起こす。
  — 小児の急性レンサ球菌扁桃腺炎で急性じんま疹を起こすことが多い。
  — 成人の慢性歯牙感染で慢性じんま疹を起こすことが多い。
- **ウイルス感染**：B型肝炎は、ウイルス感染によるじんま疹の原因として最も多い。ある研究によると、慢性じんま疹患者の15.3%が抗B型肝炎表面抗体を持つ。また、じんま疹は感染性単核球症とも関わりがあり（5%）、臨床症状が発現する数週間前にじんま疹が生じる場合がある。
- **カンジダ・アルビカンス**：慢性じんま疹患者に対してカンジダ抗体の即時型皮膚テストを行うと、19～81%に陽性反応が出る。慢性じんま疹患者の25%で、カンジダへの感受性が重要な因子になる。陽性反応が出た患者の70%は、イースト菌を使用した食品による経口誘発テストにアレルギー反応を示した。陽性反応のあった人々には、カンジダを除去することで治癒する人もいるが、イースト除去食に反応する人の方がより多い。イースト除去食とは、パン、ソーセージ、ワイン、ビール、サイダー、ブドウ、スルタナ（種なし干しブドウの一種）、マルミット、マーマイト、ボブリル、酢、トマト、ケチャップ、ピクルス、およびイーストを使った加工食品を除去した食事である。食事療法とナイスタチンによるカンジダ除去を行うこと。酵母細胞壁エキスによるカンジダへの減感作療法は一部の患者に有効であるが、治療では胃腸内の発酵促進と酸度の上昇、イースト除去を同時に行うこと。

治療上の留意ポイント

- **心理的要因（ストレス）**：慢性じんま疹の根本原因として最も多い。ストレスで腸の分泌型 IgA が減少する。リラクセーション療法と催眠療法が一部の患者には有効であろう。
- **紫外線療法**：慢性じんま疹患者にはある程度有効。紫外線 A 波と B 波を使用する。寒冷、コリン性、および皮膚描記症じんま疹に対して最も有効。
- **甲状腺**：じんま疹と甲状腺疾患と自己免疫の関係は立証されている。健常者における抗甲状腺抗体の保有率は 3%～6%で他の自己免疫症状がしばしば見つかる（悪性貧血や白斑など）。一部の慢性じんま疹患者は、甲状腺ホルモン治療（下記を参照）によって腺の炎症を抑えること、または抗甲状腺性薬によって軽快する。
  ― 特発性の慢性じんま疹および血管性浮腫と推定される患者群は、甲状腺自己免疫疾患も持っていた。L-チロキシン療法によって 4 週間で緩解した患者もあった。甲状腺ホルモン補充療法は、甲状腺自己免疫疾患があるものの、甲状腺機能は平常である患者の慢性じんま疹を劇的に改善することができた。抗甲状腺抗体には臨床的効果との相関性は見られない。抗甲状腺薬か放射性ヨウ素による治療で、甲状腺中毒症に関連した慢性じんま疹の回復が得られた。甲状腺の状態を十分に診断し、推定に基づいて甲状腺抑制薬による治療などをしてはいけない。甲状腺機能が正常な慢性じんま疹患者への甲状腺ホルモン療法の使用は、その有効性が対照試験で証明されてはいないが、甲状腺自己免疫疾患は、他の療法に反応が出ない場合には、有無を診断すべきである。

診断

理学的検査と病歴

- **詳細な病歴**：すべての薬剤、サプリメント、薬草療法、旅行、最近の感染症、職業上の曝露、病変のタイミングと発症、形態、関連する症状、家族の病歴、既存のアレルギー。
- **接触過敏性**：ラテックスと物理的刺激への曝露。
- **刺青の経験**
- **食生活と生活習慣の記録**：食べた物、主な活動、排便・排尿の状態を日時とともに

記録し、じんま疹と食物や活動との時間的な関係を特徴づけることに重点を置く。
- **包括的理学的検査**：手掛かりを見つけ出すことと併発症の発見。

臨床検査
- 実施した検査の数と診断の数には関連性がない。
- 全身性疾患（物理的じんま疹、アレルゲン、感染および心理的な原因は除外）がじんま疹の原因として立証されているもの、考えられているものは患者の1.6%のみである。その中には、脈管炎、甲状腺疾患、自己免疫疾患、その他のリューマチ性疾患、遺伝性血管浮腫および血液疾患または腫瘍などが含まれる。
- 食物アレルギーの皮膚検査は賛否両論がある。慢性じんま疹の患者への食物アレルギーの皮膚検査は偽陽性、偽陰性が多い。特定の食物アレルゲンを示唆する特別な履歴がない（曝露と時間的経過により食物アレルギーと一致する症状が表れる）場合、特に皮膚描記症と血管性浮腫の患者では、皮膚検査は逆効果。
- 的確な病歴聴取、身体診察とその後の治療によって症状が緩解しない場合、検知可能であるが、推察されていなかった根本原因を見つけ出すために、全血珠算定を行って、差異、尿検査、赤血球沈降速度、肝臓機能検査、抗核抗体滴定値、抗甲状腺性自己抗体を伴う甲状腺パネルを行う（伝染性・寄生性の症状、リウマチ性疾患、甲状腺の症状、血液の症状）。
- 疑いのある場合は、皮膚生検によってじんま疹様血管炎を除外する。研究所では自己抗体によるじんま疹に注意して、抗 FcεRIα 自己抗体を検出することが可能であるが、これらの検査は標準ではなく、慣例的、または広く利用可能ではない。
- 専門家の中には自己血清皮膚試験をするものもある。患者の血清を遠心分離器にかけ、皮膚プリック試験に使う。この形態による自己免疫の半定量的な機能分析は、IgE または皮膚のマスト細胞と結合する IgE 受容体への自己免疫を検査するもの。

サプリメント
- **ビタミン B12**：事例報告では、急性および慢性じんま疹に対する有効性を示唆する。多くの患者では血清 B12 は正常であるが、補助することで効果がある。注射による B12 投与では、プラセボ効果も除外できない。
- **ケルセチン**：in vitro で、マスト細胞の安定剤であり、多くの炎症の経路を阻害する。クロモグリク酸ナトリウム（1日200〜400mg）はケルセチンに似た化合物であり、食物アレルゲンの摂取によるじんま疹と血管性浮腫の予防効果が優れている。

自然療法の治療アプローチ

慢性じんま疹の通常医療による管理：患者の多くは抗ヒスタミン剤への反応が不十分で、慢性の掻痒感による不快感と失望を感じている。全身ステロイド療法に反応する患者もいるが、深刻な副作用が長期的使用を否定している。単独に使用される薬剤または組み合わせて使用される薬剤がそれぞれ多数あるが、じんま疹の症状と根本原因の治療に医薬品が無力であることを示している。

患者のじんま疹が反応する因子を特定、制御すること。これまでの経過による判断が最適である。急性のじんま疹は、特に原因物質が除去または低減された場合には、通常自己限定的である。慢性じんま疹も原因物質の除去に反応する。深刻なアナフィラキシーでは、緊急措置は必須である。

- **食生活**：除去食または低抗原食は慢性じんま疹では最も重要である。アレルゲンの疑いのある食品と食品添加物をすべて除去する。
  — 最も厳格な除去食は、水、ラム肉、米、洋ナシ、および野菜のみを食べる。じんま疹への関連が多い食品(牛乳、卵、鶏肉、果物、ナッツ類、食品添加物)を避ける。直接のアレルギー性がないとしても血管作用性アミンを含む食品を避ける。まず止めるべき食品は塩付け肉、アルコール、チーズ、チョコレート、柑橘類、および貝類である。
  — アラキドン酸依存のプロスタグランジンを抑制し、動物性脂肪の少ない食生活にする。
- **サプリメント**：
  — ビタミンC：1gを1日3回
  — ビタミンB_{12}：週に1回、1,000mgを筋肉内投与
  — ケルセチン：食前20分に250mg
- **心理面**：毎日、録音したリラクセーションプログラムによるリラクセーション法を行う。

理学療法

- 毎日の日光浴：15～20分間。または紫外線A波のサンルーム(特に慢性物理性じんま疹)。
- オートミール浴用剤による微温浴。
- 注意：症状が温熱、冷温、または水が誘因となる場合、物理療法は注意が必要である。

セルライト

Cellulite

診断のポイント

◎ 「マットレス現象」：皮膚の凸凹や変形の表れ
◎ 症例の 90〜80％は女性
◎ 患部（脚）がきつい感じ、あるいは重い感じがする
◎ 皮膚をつままれる、押される、あるいは強くマッサージするなどすると、痛みを感じる

概要

　セルライトとは、数百万の欧米の女性をひどく悩ませている、美容上の問題である。蜂巣炎（cellulitis）と違って炎症や感染は全く関わっていない。「皮下組織層変形症」あるいは「浮腫性脂肪過多症」などの呼称が相応しいと言える。

組織学的特徴

- 大腿の皮下組織は 3 層の脂肪があり、各層のあいだに結合組織（基質）が挟まれている。大腿部の皮下組織は男性と女性では異なっている。女性では、最上部の皮下層は「縦型の脂肪細胞室」で構成されている。それぞれの細胞室は上部を覆っている皮膚（真皮）の結合組織とつながっている結合組織の放射状、弓状の隔壁によって分けられている。男性の最上部の皮下組織は薄く、結合組織の壁は縦横に交差する網状である。真皮（皮下組織と真皮の間の結合組織）は女性よりも厚くなっている。
- 「つまみ」検査：女性の大腿部の皮膚と皮下組織をつまむと、凸凹や皮膚の変形が表れる。男性は、ほとんどが皺が寄るのみで、凸凹は見られない。

セルライト

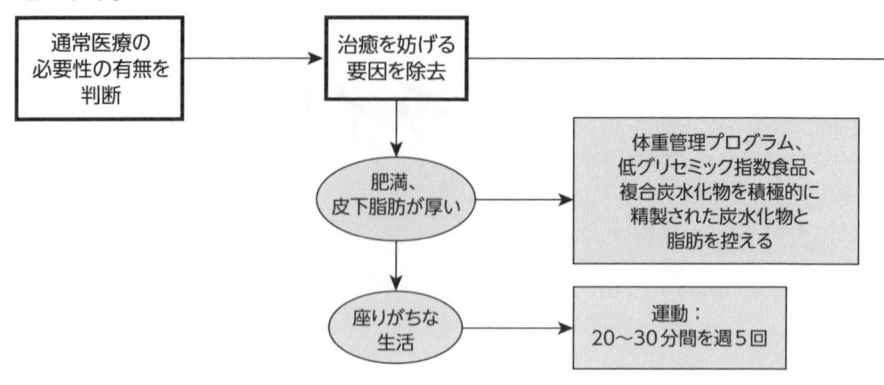

```
[通常医療の必要性の有無を判断] → [治癒を妨げる要因を除去]
                                    ↓
                              [肥満、皮下脂肪が厚い] → [体重管理プログラム、低グリセミック指数食品、複合炭水化物を積極的に 精製された炭水化物と脂肪を控える]
                                    ↓
                              [座りがちな生活] → [運動：20〜30分間を週5回]
```

- 加齢とともに、元々男性よりも薄い女性の真皮は、より薄く、たるんでくる。すると脂肪細胞がこの層に移動する。脂肪細胞室を仕切る結合組織の壁も薄くなり、脂肪細胞室が肥大化する。結合組織の衰え（菲薄化）がセルライトとそのざらざらした散弾のような感触の主要な原因である。
- 脂肪組織の上部の脂肪細胞室の沈下と突出が交互におこることから症状が表れる。女性の脂肪細胞室は縦型であり、組織が弱ると脂肪細胞が真皮の下部に陥没する。
- 真皮上層のリンパ管の膨満と表皮下の弾性線維の減少も関わっている。

臨床像

セルライトができる部位（臀部と大腿部、下腹部、頚部のうなじおよび上腕部）は女性型肥満の影響を受ける部分である。

4段階の分類

- **第0期**：被験者が立っていても横になっていても、大腿部や臀部の皮膚表面はなめらか。皮膚をつまむとしわや溝ができるが、凸凹は表れない。多くの男性とやせ形の女性にあてはまる、正常な段階。

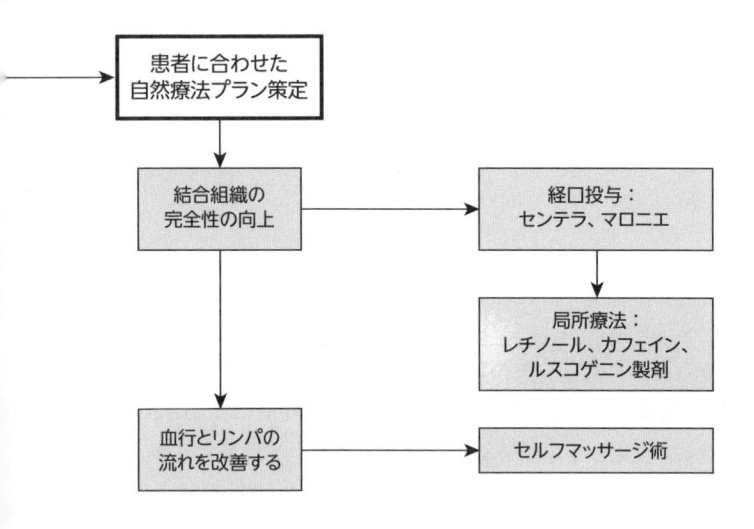

```
患者に合わせた
自然療法プラン策定
    │
    ├──────────────→ 経口投与：
結合組織の                センテラ、マロニエ
完全性の向上                    │
    │                          ↓
    │                    局所療法：
    │                    レチノール、カフェイン、
    │                    ルスコゲニン製剤
    ↓
血行とリンパの ──────→ セルフマッサージ術
流れを改善する
```

- **第1期**：立っている時と横になっている時の皮膚表面はなめらか。つまみ試験は明らかに陽性で、凸凹、皮膚表面の変形が生じるが、多くの女性に表れる普通の症状でもある。男性の場合は、男性ホルモン欠乏症の兆候の場合がある。構造的な素因のため、多くの人にとって望みうる一番上の段階である。
- **第2期**：横になっている間は皮膚表面はなめらかであるが、立っている時に、患部の皮膚に凸凹や変形が見られる。35～40歳以上の肥満型の女性によく見られる。
- **第3期**：横になっていても立っていても、マットレス現象が見られる。更年期後と肥満の女性に多く見られる。

多くの女性は第0期であることを望むが、構造的素因があるために、第1期を達成することが最善の結果である。

治療上の留意ポイント

最善の方法は予防することである。脂肪細胞の数と大きさは母親の出産前の栄養状態によって決まる部分が大きく、それが重要な素因となっている。運動によって皮下脂肪層を薄く保ち、標準体重を生涯維持することである（やせ形の女性や女性アスリートにはセルライトはほとんど見られない）。

生活習慣

- **減量と運動**：治療の主体。減量は徐々に（特に40歳以上の女性）行う。急激な減量は症状を悪化させることがある。
- **マッサージ**：大いに有効。特に自分で手やブラシを使って行うと、血行とリンパの流れが良くなる。末端から心臓の方向に向けて行う。

局所療法

多くの化粧品やハーブ製品は、科学的な証拠はない。ブラダーラック（*Fucus vesiculosus*）は17世紀から肥満に対して使用されている海藻である。ヨウ素が多く含まれており、甲状腺機能を促進すると思われるが、セルライトへの効能は証明されていない。ただし、組織を鎮静、軟化して調子を整える効果がある。非侵襲性の試験で効果を認められたブレンドは、レチノール、カフェイン、ルスコゲニン（ブッチャーズブルーム[*Ruscus aculeatus*]）から抽出）の混合物であり、「オレンジスキン」、皮膚および下皮の構造（皮膚の機構的特質）、皮膚のフローメトリー（微小循環）に有意に改善が見られた。このブレンドには相乗効果がある。局所ビタミンA（レチノール）塗布によって、セルライトのある女性の皮膚組織構造の改善、弾力性の向上、粘着性の低減、伸張性の改善などが得られる。症状が「マットレス現象」のみの場合により顕著な効果が表れる。外観上の粒々、でこぼこの変化はなく、下皮の真皮と線維性糸状体におけるfactor XIIIa陽性dendrocyteの数が2〜5倍に増加した。カフェインはカテコールアミン誘発の脂肪分解を促進する。コーラノキの種はカフェインを豊富に含む。ルスコゲニンは結合組織構造の完全性を高める。

薬用植物

- **センテラ（*Centella asiatica*）**：ツボクサ。70%トリテルペン酸（アシアト酸、アシアトシド）含有の経口エキスの、セルライト、下肢の静脈不全、静脈瘤への効果は高い。センテラは結合組織の代謝を正常化し、グリコサミノグリカンの合成を促進して組織の完全性を高めるが、コラーゲン合成や細胞増殖を過剰に促進したりすることはない。グリコサミノグリカンはコラーゲン線維を囲む無定形の細胞間マトリックス（基質）を構成している。センテラは結合組織構造を強化し、硬化症を低減、セルライトのある脚の血行改善などの効果がある。
- **エスシン**：マロニエ（*Aesculus hippocastanum*、別名 *horse chestnut*）、またはセイヨウトチノキと呼ばれる木の種から分離される物質で、抗炎症作用と抗浮腫作

● セルライト

用がある。毛細血管の壁にある微小孔の数と大きさを小さくして毛細血管の透過性を低下させる。エスシンは血管強壮剤として拡張蛇行静脈と静脈血栓症を改善する作用がある。経口でも、エスシンとコレステロールの化合物として局所に塗布しても効果があるエスシンの局所塗布は毛細血管の脆弱性と鼓脹を抑制するため、痣に塗布すると効果的である。

自然療法の治療アプローチ

セルライトは病気とは言えない、組織の変化による美容上の問題である。過剰な皮下脂肪あるいは皮下結合組織の変性が脂肪室の拡張とマットレス減少を引き起こす。皮下脂肪を減らし、結合組織の完全性を高めること。セルライトには、しばしば拡張蛇行静脈が伴う。どちらの症状も主に支持結合組織の完全性が失われることが主な原因である。マットレス現象が男性に表れた場合は、アンドロゲン欠乏症(一次性あるいは二次的な性機能低下症)の兆候である。

食生活：複合炭水化物（低血糖インデックス、低血糖負荷）を増やし、精製された炭水化物（高血糖インデックス）を減らし、低脂肪を心がける。肥満があれば減量を勧める。

身体療法：
- **運動**：20～30分間の有酸素運動を週5日以上。
- **マッサージ**：患部を定期的にセルフマッサージ。

薬草療法

- **経口投与**：
    — センテラエキス(70%トリテルペン酸)：30mgを1日3回
    — マロニエ
- **根の皮**：500mgを1日3回
- **エスシン**：10mgを1日3回
- **局所療法(軟膏)**：1日2回塗布する
    — コレステロールとエスシンの混合物：0.5%～1.5%
    — コーラノキエキス(cola vera)(14%カフェイン)：0.5%～1.5%
    — ブラダーラック：0.25%～75%

線維筋痛症候群

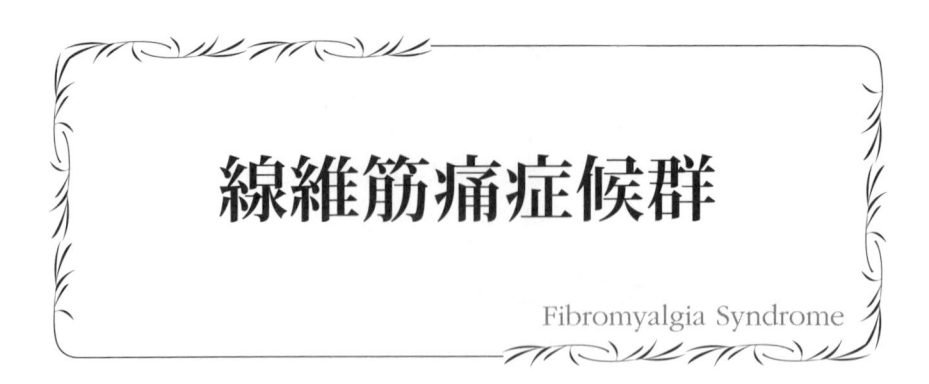

Fibromyalgia Syndrome

診断のポイント

◎ 人口の2～13%が罹患し、そのうち80～90%は女性である

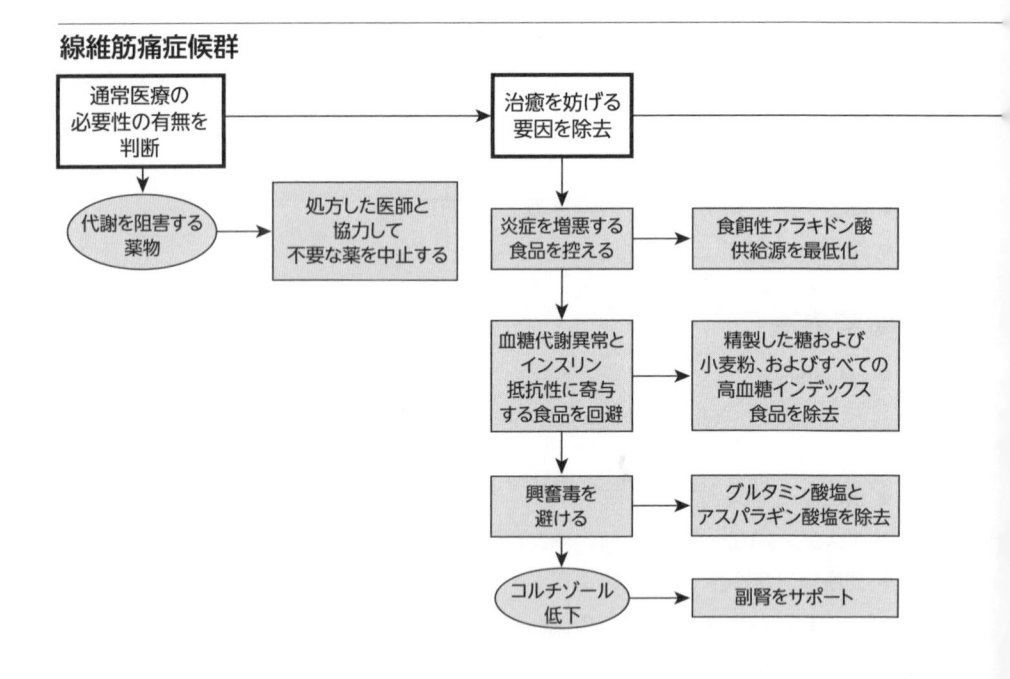

線維筋痛症候群

- 通常医療の必要性の有無を判断
  - 代謝を阻害する薬物 → 処方した医師と協力して不要な薬を中止する
- 治癒を妨げる要因を除去
  - 炎症を増悪する食品を控える → 食餌性アラキドン酸供給源を最低化
  - 血糖代謝異常とインスリン抵抗性に寄与する食品を回避 → 精製した糖および小麦粉、およびすべての高血糖インデックス食品を除去
  - 興奮毒を避ける → グルタミン酸塩とアスパラギン酸塩を除去
  - コルチゾール低下 → 副腎をサポート

● 線維筋痛症候群

◎ 慢性的びまん性疼痛で、軸性疼痛、左側、右側、上部および下部の痛みがある
◎ 18ヵ所の圧痛点のうち11ヵ所以上で異常な圧痛が認められること
◎ 関係する症状として、疲労感、こわばり、頭痛、睡眠障害、過敏性大腸、抑うつ、認知機能障害、不安感、悪寒、感覚異常、シェーグレン症候群、運動不耐性、月経困難症

鑑別診断

- 線維筋痛症候群(FMS)の2つの主要な基準は、3ヵ月以上続く広範囲の疼痛と圧痛である。
- FMSの症状には甲状腺機能低下および細胞の甲状腺ホルモン不応症が含まれる場合がある。甲状腺検査および甲状腺ホルモン療法の治験はFMSがこれらの疾患と関連しているかどうかを鑑別する。
- 鑑別すべき疾患は、関節炎、筋疾患、リウマチ性多発筋痛症、糖尿病性多発神経

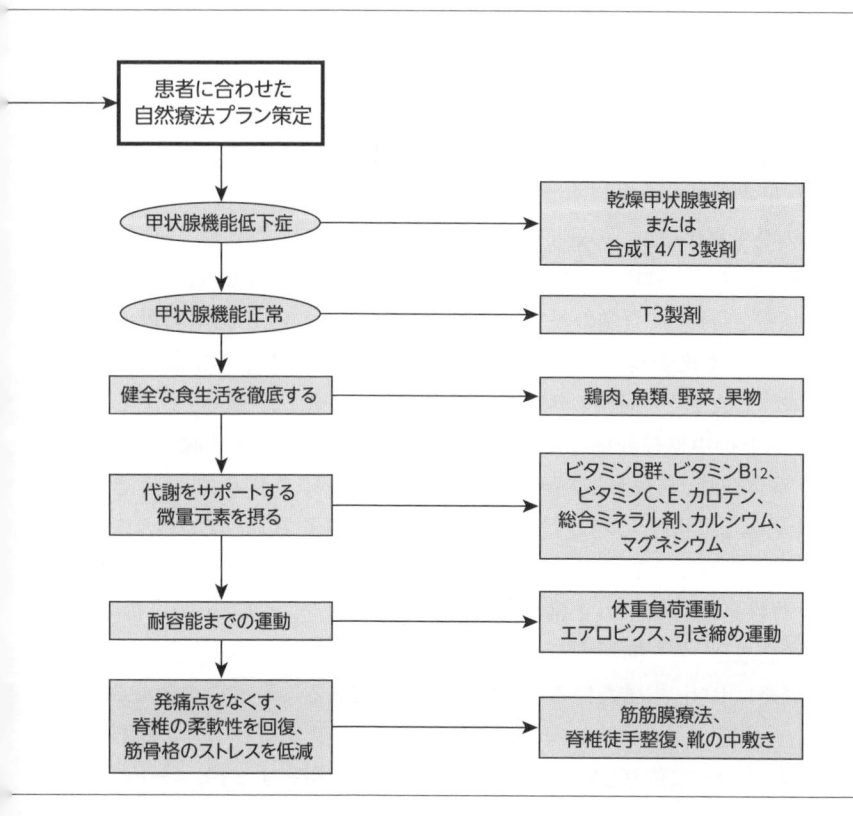

```
患者に合わせた自然療法プラン策定
  ↓
甲状腺機能低下症 → 乾燥甲状腺製剤 または 合成T4/T3製剤
  ↓
甲状腺機能正常 → T3製剤
  ↓
健全な食生活を徹底する → 鶏肉、魚類、野菜、果物
  ↓
代謝をサポートする微量元素を摂る → ビタミンB群、ビタミンB12、ビタミンC、E、カロテン、総合ミネラル剤、カルシウム、マグネシウム
  ↓
耐容能までの運動 → 体重負荷運動、エアロビクス、引き締め運動
  ↓
発痛点をなくす、脊椎の柔軟性を回復、筋骨格のストレスを低減 → 筋筋膜療法、脊椎徒手整復、靴の中敷き
```

障害、強直性脊椎炎、椎間板症、噴門または胸膜痛、複数の筋筋膜疼痛症候群、そして紅斑性狼瘡。
- 注意深い診断によって、FMS（甲状腺機能低下症または細胞の甲状腺ホルモン不応症以外）を鑑別すること。FMS の患者の症状は、疼痛が主症状である亜型の甲状腺機能低下症か、耐甲状腺ホルモン症の患者と識別することができない。

概要

- **セロトニン欠乏説**：中枢神経系のセロトニン欠乏症は脳幹・脊髄の下行性疼痛抑制系の効率を低下させて、平常の求心性のインプットに強い痛みを感じることになるというもの。この説は否定されている。
- **代謝低下説**：誘因は甲状腺機能低下症および（または）甲状腺ホルモンへの細胞の抵抗性、不健康な食生活、栄養素欠乏症、低い体力レベル、および代謝妨害薬物などである。甲状腺ホルモン調節不全（ITHR）はFMSにおける2つの主な特徴である慢性のびまん性疼痛と異常な圧痛の根本要因であると思われる。脳幹・脊髄下行性疼痛抑制系の代謝プロセスでのITHRは以下を引き起こす：
  — 自発痛または進行中の痛み
  — 圧痛（機械的刺激への痛覚域値の低下）
  — 痛覚過敏（侵害刺激への応答性増大）
  FMSの2つの発生機序は以下の通り：
- ITHRは、侵害受容ニューロンから放出されるサブスタンスPを増やし、遅い侵害受容信号の加重を助長して脊髄の侵害受容信号を増幅する。FMS患者の髄液はサブスタンスPの濃度が高い。甲状腺ホルモンは、サブスタンスPの前駆体のプレプロタキキニン-Aとその同族のサブスタンスP受容体の遺伝子転写を代理して、サブスタンスPの中枢神経細胞による合成と分泌を阻害する。甲状腺ホルモン療法は、下垂体前葉、脳核および脊髄の後角でのサブスタンスPの濃度を引き下げる。また過剰な甲状腺ホルモンはサブスタンスP濃度を正常以下のレベルにまで引き下げる。
- ITHRは、下行性疼痛抑制系の正常な機能に不可欠な、ノルエピネフリンの脳幹青斑細胞での合成と分泌を抑制する。

抗侵害受容経路はセロトニンまたはノルエピネフリンを分泌するニューロンを含んでいる。セロトニンの分泌は、ノルエピネフリンによって増大する。正常なセロトニン分泌は、ノルエピネフリンの分泌に依存している。セロトニンは伝達を阻害するオピエートの

介在ニューロンによる分泌を促進する。オピエートは、神経伝達物質のグルタメートとサブスタンス P の求心性ニューロンからの放出の遮断と、求心性線維終末（C 線維および Aδ 線維）での Ca^{++} 流入と K^+ 流出遮断によって、脳に信号を伝達する脊髄視床ニューロンへの侵害受容の信号を阻害する。下行性ニューロンからのノルエピネフリン低下は選択的に後角介在ニューロンのセロトニンを低下させ、オピエートが低下する。侵害受容の信号の伝達は疼痛知覚を高める。

FMS 患者は、ノルエピネフリンが低下（髄液中低ドーパミンおよび低ノルエピネフリン代謝産物）している。青斑核には、脳のトリヨードサイロニン（T3）が最も高濃度で存在している。T3 は二つの律速酵素を調節している。(1) チロシンはチロシン水酸化酵素によってジヒドロキシフェニルアラニンに転換する。ジヒドロキシフェニルアラニンはドーパミンに転換される。甲状腺機能低下症の患者の、青斑核ノルアドレナリン作動性神経でのチロシン水酸化酵素は活性が低下している。甲状腺ホルモン療法はチロシン水酸化酵素の活性を高める。(2) ドーパミン β 水酸化酵素はドーパミンをノルエピネフリンに転換する。甲状腺疾患での疼痛抑制系およびその他の組織内のノルエピネフリンについては詳しい研究がされていない。

その他の要因：多くの FMS 患者は疼痛のために身体活動は活発ではない。ドーパミン低下による運動性の低下も不活発性を招く。身体活動の低下は疼痛抑制系の無効化に寄与する。

ITHR は筋肉および関節痛、感覚異常と認知機能障害、抑うつ、寒冷不耐性、運動不耐性、虚弱と疲労、皮膚と粘膜の乾燥、便秘、月経困難症、月経過多、増加した血小板 α2 アドレナリンレセプタ密度の増加、脳血流量低下、末梢血流量低下、睡眠障害、除波睡眠不全、低血圧、ストレスへの交感神経性レスポンス鈍化、硬直と腫脹、過敏性大腸症候群、多尿、血清ヒアルロン酸上昇、プロコラーゲン III 低下、基質プロテオグリカン増加、ピリジノリンとヒドロキシプロリン低下、解糖異常、高エネルギーリン酸塩の細胞レベル低下、ヒト成長ホルモンとソマトメジン C 低下の原因となる。甲状腺ホルモンのアドレナリン作動系への影響は FMS が α アドレナリン優位と関係していることを示唆する。

全く同じ症状が、FMS、甲状腺機能低下症、および甲状腺ホルモンへの末梢細胞の抵抗性で発現する。FMS 患者の 90％に何らかの甲状腺疾患あるいは細胞の抵抗性が見られる。FMS が十分に軽快した唯一の治験では、経口甲状腺ホルモンとその他の代謝調節療法が用いられた。

その他の代謝調節療法

　甲状腺ホルモンは必要であるが、完全な回復には不十分である。その他の療法（健全な食生活、サプリメント、耐容能以内の運動）によってもいくらかの改善が得られるが、完全な回復ではない。付加的療法として、理学療法が必要である。

- **食生活**：菜食。興奮毒であるL-グルタミン酸ナトリウムおよびアスパルテームを除去。クロレラ・ピレノイドサを摂取。ベリー類、果物、野菜、根菜、ナッツ類、発芽した種子、スプラウトによる調理されていない植物性食品中心の食生活。減塩で、調理をしない野菜のみの乳酸菌豊富な食生活。

- **サプリメント**：ビタミン B_1、B_6、B_{12}、C、E、および $β$-カロテンは抗侵害受容性作用がある。マイヤーズカクテル（ビタミンB群、ビタミンC、カルシウム、マグネシウムの静脈内投与）、5-HTP、S-アデノシルメチオニン（SAM）、マグネシウム、リンゴ酸、アロエベラエキス、植物性サッカライド、フリーズドライの果物や野菜、ディオスコリア（ヤマノイモ科）、ビタミン・ミネラル剤、コラーゲン加水分解物、アスコルビゲンとブロッコリー粉末の混合物。

- **耐容能以内の運動**：FMSの運動療法は結果が一貫していない。心臓血管強化運動、特に低強度の持久力トレーニングでは最も多く回復が見られている。持久力運動はFMSの肉体的限界を改善する。ITHRによる代謝効率の低下は、患者がFMSに影響されやすくする場合がある。激しい運動は症状を増悪する。FMS患者の血小板中の $α2$ アドレナリン受容体濃度が高い場合、中枢神経系の受容体密度を示すものである。カテコールアミンの高密度膜受容体との結合はエネルギー代謝を阻害し、症状の悪化につながる。治療の初期段階では、カテコールアミンの分泌を抑えるために軽度の運動を実施すること。甲状腺ホルモン療法は、$α2$ アドレナリン受容体密度を引き下げ、$α2$ アドレナリン受容体を増加させ、カテコールアミン増加に細胞が適切な反応ができるようにする。$α2$ アドレナリン受容体優位からのシフトは、甲状腺ホルモン療法の後で活発に活動が可能になることへの説明になる。

- **理学療法**：FMSの疼痛を抑えるために必要である。脊柱徒手整復、軟組織手技、および発痛点療法は疼痛を和らげる。FMSを増悪する病変：筋筋膜の発痛点と脊柱関節の固定化。神経筋骨格の病変で侵害受容を起こすものは、疼痛抑制系障害のために疼痛が増悪する。神経筋骨格の病変は睡眠を阻害し、代謝低下の患者は症状が悪化する。

治療上の留意ポイント

甲状腺臨床検査

▶甲状腺機能検査
- 原発性甲状腺機能低下症(甲状腺の機能低下によるホルモン欠乏症)は2つの標準的甲状腺検査バッテリーによって検知される。
  ― チロキシン(T_4)、T_3取り込み、遊離T_4指数、甲状腺刺激ホルモン(TSH)
  ― 遊離T_3、遊離T_4、TSH

  治療されていない原発性甲状腺機能低下症ではTSHが上昇している。血清TSHの基準範囲の上限は$2.5\mu U/m\ell$である。

- 甲状腺放出ホルモン(TRH)刺激試験は2種類の症状を識別する。
  ― 甲状腺機能正常(視床下部の脳下垂体-甲状腺系の機能が正常)
  ― 中枢性甲状腺機能低下症(脳下垂体または視床下部の機能不全に引き起こされたホルモン欠乏症)

  血液TSHの基底レベルを測定、その後TRHを投与し、30分後に再度TSHを測定する。30分後の数値から基底レベル値を引いて、TRH投与へのTSH分泌反応を測定する。正常値は$8.5〜2.0\mu U/m\ell$。$8.5\mu U/m\ell$未満であれば、下垂体性甲状腺機能低下症、$20.0\mu U/m\ell$を超える場合は、中枢性甲状腺機能低下症を示唆する(TRHへのTSH分泌の過剰反応は、下垂体性と視床下部性甲状腺機能低下症の識別はしない)。しかし、その他の下垂体性あるいは視床下部ホルモン異常(分析)、脳下垂体または視床下部の構造的異常(画像)、またはTRHまたはTSH遺伝子の突然変異(ヌクレオチド配列決定)という証拠がなければ、診断は暫定的である。

▶甲状腺抗体

原発性甲状腺機能低下症の最も一般的な原因は自己免疫性甲状腺炎である。検査はチログロブリンおよび甲状のミクロソームの(ペルオキシダーゼ)抗体の滴定値で、FMSには重要である。甲状腺抗体が上昇している患者は、甲状腺機能検査の結果は何年も基準範囲内であるが、筋骨格症状のある患者では抗甲状腺ミクロゾーム抗体が高い。これらの抗体は女性よりも男性に多く見られる。自己免疫性甲状腺炎では、甲状腺ホルモンレベルが中枢神経系の疼痛抑制系を調節するには低すぎて、甲状腺機能検査(TSHを含む)による検出を逃れる。

▶初期の甲状腺状態に基づいた甲状腺ホルモン療法

- **FMS に原発性あるいは中枢性甲状腺機能低下症を伴う**：T_4 と T_3 が含まれ、その比率が 4：1 であるものを使用する。用量：2〜4 グレイン（T_4 を 76μg と T_3 を 18μg から T_4 を 152μg と T_3 を 36μg）。甲状腺機能低下症と甲状腺機能正常である FMS 患者は、通常の T_4 補充では回復しない。T_4 と T_3 を含む製剤と T_3 のみの製剤は効果的で、T_4 補充療法という従来の必須療法に反している。
  — 甲状腺機能正常を示す試験結果にも関わらず適用されたホルモン療法
  — TSH レベルでなく、特定の用量に対する臨床反応に基づいて滴定された用量
- 有効量とは、TSH レベルを抑制するが、甲状腺中毒症の症状は表れず、心電図、骨密度測定、または血清および尿の生化学検査による甲状腺中毒症の証跡も見られない用量である。
- **検査では甲状腺機能が正常な FMS**：最初は T_3 のみの製剤を投与する。甲状腺機能正常と診断された患者の 75％に、次の 4 つの基準による局部的な末梢細胞の甲状腺ホルモン不応症が見られる。
  1. T_3 製剤投与前は甲状腺機能正常（TRH 負荷を含む甲状腺機能検査）
  2. T_3 の超生理的用量による甲状腺機能低下様の FMS 症状と兆候の回復がある
  3. T_3 療法開始による血清遊離 T_3 が極度に高くなる
  4. 組織の甲状腺中毒症のエビデンスなし。連続心電図、血清および尿の生化学検査、骨密度測定

  これらの患者は T_3 のみの製剤（徐放性の T_3 製剤でない）を 1 日に超生理学的用量を単回投与した場合のみ有効である。T_3 の用量は 75〜125μg。患者の中には、より高用量が安全かつ効果的な場合もある。FMS 患者には甲状腺機能低下症と細胞の甲状腺ホルモン不応症が併発している場合もある。各患者に、どの形態のホルモン剤が最も効果的か、時間をかけて判断すること。

▶用量の調節

甲状腺機能検査は各患者に安全で最も効果的な用量を決めるためには利用できないため、組織応答によって用量を滴定する。甲状腺機能検査から細胞の代謝の状態（下垂体前葉の甲状腺刺激ホルモン分泌細胞以外）を推測することは正当化できない。各組織の細胞中の T_3 と T_4 の濃度は血漿 TSH、T_3、または T_4 から正確に予測することはできない。TSH レベルは、アキレス腱反射の緩和の速度と同様、組織

の代謝状態とは関連性があまりない。症状および兆候は、甲状腺機能検査よりも、組織の代謝状態の正確で信頼できる指標である。

▶リハビリテーションモデル：データ駆動型臨床決定

代謝を阻害する要因をすべて特定する。それらの要因を正す、除去する、あるいは補完する治療法を個々に策定する。データ駆動型のリハビリテーションモデルは、臨床状態の客観的評価手法によるベースラインの監視、反復的監視を必要とする。

▶患者の客観的評価手法

2～6ヵ月かけて徐々に回復する。毎週、あるいは隔週で患者の臨床状態を客観的尺度によって数的に評価する。各測定後に測定値を線グラフにデータ点として記録する。治療前の基底値を、初期値として各グラフに記録すること。データ点をつなぐ線を引き、傾向ラインを作成し、治療の効果を評価する。典型的には、すべての測定値が一緒に改善、現状維持、悪化の方向に向かう。患者の主観的な状態は、通常、傾向ラインと密接に呼応する。軽微な後退があるもののまったく改善が見られなかったという誤った結論は、客観的に、実際の改善を表すグラフを見直すことで、すぐに訂正される。以下に（計測ごとに行う理学的検査以外に）5つの客観的評価をあげる。

- **体表面形態の疼痛分布**：FMSの症状の変化の最も感受性の高い指標は、疼痛が体表の何%で感じるかを表したものである（慢性のびまん性疼痛はFMSを評価する主要な基準の一つである）。疼痛分布の細かい変化を身体の図に書き込む。前回の評価以後のうずく、疼痛、ひりひりする、圧痛などを感じる箇所を塗りつぶす。患者が塗りつぶした図面の上にテンプレートを重ねる。このテンプレートは体表を36に分割して、各部位に百分率での値が割り当てられている。塗りつぶされた部分の数値を合計し、それをグラフにデータ点として書き込む。データ点を線でつなぎ、疼痛分布の時間的傾向を表すグラフにする。
- **圧痛点への平均圧力および痛覚域値**：改定された圧痛検査では痛覚測定法（1cm²あたりのキログラム数）によって圧力と疼痛閾値を表す。米国リウマチ学会のFMS判定基準（1990）よりも精密で、より証拠に基づく決定を可能にする。平均刺激限界値を計算して線グラフへ書き込む。
- **FibroQuest症状調査票**：100mmの視覚的アナログスケール（VAS）により、最も一般的なFMSの症状であり、甲状腺機能低下症、末梢細胞の甲状腺ホルモン不応症とも共通の特徴である13の症状を評価するもの。患者は、それぞれの症状の

強度をスケールの適当な場所に印を付けて表す(1から10)。治療開始時に各症状の点数を合計し、印を付けた症状の数で割って、平均値を出す(基底値)。平均値を線グラフに書き込む。
- **線維筋痛症の影響に関する質問項目(Fibromyalgia Impact Questionnaire)**：患者の機能的状態を測定する。合計スコアをデータ点として線グラフに書き込む。
- **ツァン自己評価式うつ尺度(Zung's Self-Rating Depression Scale)**：抑うつはFMS患者に多発する。この尺度をVAS尺度に追加して、抑うつを評価する。スコアを線グラフに書き込む。
- **理学的検査**：FMS治療に甲状腺ホルモンを使用する場合、上記の5つのFMS尺度と理学的検査(アキレス腱反射[弛緩期]、脈拍数、基礎体温)によってホルモンへの組織応答を評価する。これらの組み合わせは、甲状腺ホルモン検査よりも信頼性が高い。

▶すべてのFMS患者にとって不可欠な統合代謝療法

以下の代謝を妨害する要因を抑制あるいは除去する。
- **甲状腺ホルモン**：FMS患者の90%は何らかの甲状腺疾患を持っている。
- **食生活の改善**：慢性疼痛に寄与する前炎症性のプロスタグランジンE_2とロイコトリエンB_4を増加させるアラキドン酸を最低化する。精製された炭水化物を控える。解糖系でのITHR、クエン酸回路、および電子伝達はアデノシン三リン酸(ATP)とクレアチンリン酸産生を阻害する。血糖代謝異常および精製した炭水化物によるインシュリン抵抗性は、ITHRによる高エネルギーリン酸塩の産生低下を増悪する。
- **広い範囲の栄養素サプリメント**：最適な細胞内物質代謝による甲状腺ホルモンとの相乗効果が得られる。
- **耐容能までの運動**：十分な強度の身体活性度は、組織代謝を最適化し、中枢神経系の下行性侵害受容抑制機構を刺激する。

▶付加的要因が必要な患者のために

- **副腎皮質機能不全**：コルチゾール低下はFMSに似たいくつかの症状(虚弱、疲労間、ストレスに対処不能、運動耐性、低血圧、侵害受容閾値低下)をもたらす。コルチゾール低下は、治療効果のある高用量の甲状腺ホルモンに患者が不耐性になる場合がある。しかし、ITHRのみで副腎皮質機能不全を起こす場合もある。コルチゾール低下がITHRを原因としているなら、甲状腺ホルモン療法が欠乏症

を改善すると思われる。
- **神経筋骨格系病変**：侵害受容を生成する神経筋骨格系の病変（筋筋膜性発痛点および脊柱の関節の病変）には理学療法を実施する。ITHR による筋肉中の高エネルギーリン酸塩低下から起こる自律性骨格筋の痙縮による神経筋骨格系病変は、永続的である。
- **代謝阻害薬**：患者の中には代謝を阻害する薬物を中止し、維持量の投与から、他の薬を必要に応じて使うよう転換すべき人々がいる。
  - β遮断薬：甲状腺機能低下症の場合と同様に、細胞膜のβアドレナリン受容体密度を引き下げ、代謝を直接的に阻害する。アイソフォーム移動は中枢神経系の下行性疼痛抑制系を阻害し、FMS の特徴である疼痛や圧痛が伴う。
  - FMS の地用として麻薬、精神安定剤、筋弛緩物質が処方される。患者は激しい運動をする気を失い、アネルギーおよび疼痛知覚が強化される。
  - 抗うつ剤（FMS に一般的に処方される）およびうっ血除去薬は、外因性の甲状腺ホルモンと併用すると頻脈を起こすものがある。患者にはこれらの薬を止めさせて、ホルモン剤の用量を治療効果のある高用量に引き上げること。

自然療法の治療アプローチ

FMS の状態評価

治療の前および治療の間に、FMS の状態を診断する。週に1回または2週間に1回、そしてホルモン用量を増加する前には、再検査を行う。各検査時には、理学的診断と5つの FMS 測定法を実施する：
- 疼痛分布を、身体図に基づき、36 部位のうち疼痛のある身体部位を百分率で示す。
- 平均圧痛点スコアと 1cm あたりの圧力（kg）…痛覚測定
- 重篤度推定…視覚的アナログスケール（FibroQuest 症状調査票）
- 機能状態…線維筋痛症質問票（FIQ）
- 抑うつ…ツァン自己評価式うつ尺度

各評価尺度のスコアを使用して線グラフを作成する。個別のレジメンの変更は、線グラフのスコアの傾向と理学的検査、医師・患者の主観的評価に基づいて行う。この過程を（2〜6ヵ月）、線グラフとスコアが正常値になり、FMS の基準に合致せず、症状が消失し完全に機能的な状態になるまで続ける。

患者の安全
- 代謝リハビリテーションを行う前に心電図検査を実施する。必要に応じて、治療の合間にも検査する。不整脈は通常、代謝療法の障害にはならないが、甲状腺ホルモンによる治療の前に識別しておく。
- 甲状腺中毒症の兆候と症状および管理について患者の教育を行う。病歴が示唆する通り、副腎皮質機能不全に対する検査を行う。コルチゾールの産生が低下した場合は、甲状腺ホルモン療法の前にコルチゾールの生理学的投与量による治療を少なくとも一次的に行うこと。

甲状腺ホルモン療法
- **甲状腺機能低下症**：1グレイン（60mg）の乾燥甲状腺製剤または合成 $T_3 \cdot T_4$ 混合製剤（比率4：1）。1ヵ月毎に用量を1〜2グレイン増加する。
- **甲状腺機能正常**：T_3 製剤から開始。用量50〜75μgで継続。毎週または隔週で用量を6.25〜12.5μgずつ増量する。患者の症状が消失し、FMSの基準に合致しない、完全に機能的な状態になるまで、用量を増量する。

安全で効果的な用量を判定する際に、血清および唾液の甲状腺ホルモンレベルは参考にならない。組織応答に基づいて滴定する。

食生活
食材：脂肪分のない肉（鶏肉および魚類）、果物、野菜、全粒粉とアラキドン酸を最低化、興奮毒になる添加物（グルタミン酸およびアスパラギン酸塩）。有機食品およびろ過された飲料水を使用する。

サプリメント
- **ビタミンB群**：1錠がビタミンB_1を50mg以上含有するもの、1錠を1日2回
- **ビタミンB_{12}**：1日5,000〜10,000μg（疼痛管理のため）
- **ビタミンC**：1〜3gを1日3回
- **ビタミンE**：1日に800〜1,600IU（各種トコフェロールを混合で）
- **カロテノイド**：1日15mg
- **総合ミネラル剤**：1日2回
- **カルシウム**：1日2,000mg
- **マグネシウム**：1日1,000mg

- **耐容能までの運動**：患者の好みの運動で、症状が消えるまで徐々に強度を増す。運動を組み合わせる。骨の健康を増進するための体重負荷運動、心肺機能を高めるためのエアロビクス、除脂肪体重を形成するための引き締め運動などは代謝を向上する。温水運動療法は理想的導入方法である。
- **理学療法**：筋肉の発痛点をなくすための筋筋膜療法、脊椎およびその他の関節の柔軟性を取り戻すための脊椎徒手整復は、侵害受容の閾値と可動性を高める。検査結果によって、弾力性のある靴の中敷きを作成するため、体重支持面の型どりをする。患者によっては、この中敷きによって筋骨格のストレスとその結果として生ずる中枢神経系への侵害受容が低減する。

代謝を害する薬の中止

β遮断薬、抗うつ剤、維持量の麻酔薬、精神安定剤、筋弛緩剤を中止する。

喘息

Asthma

診断のポイント

◎ 呼吸困難、せき、および粘性の強い粘液状の痰の喀痰

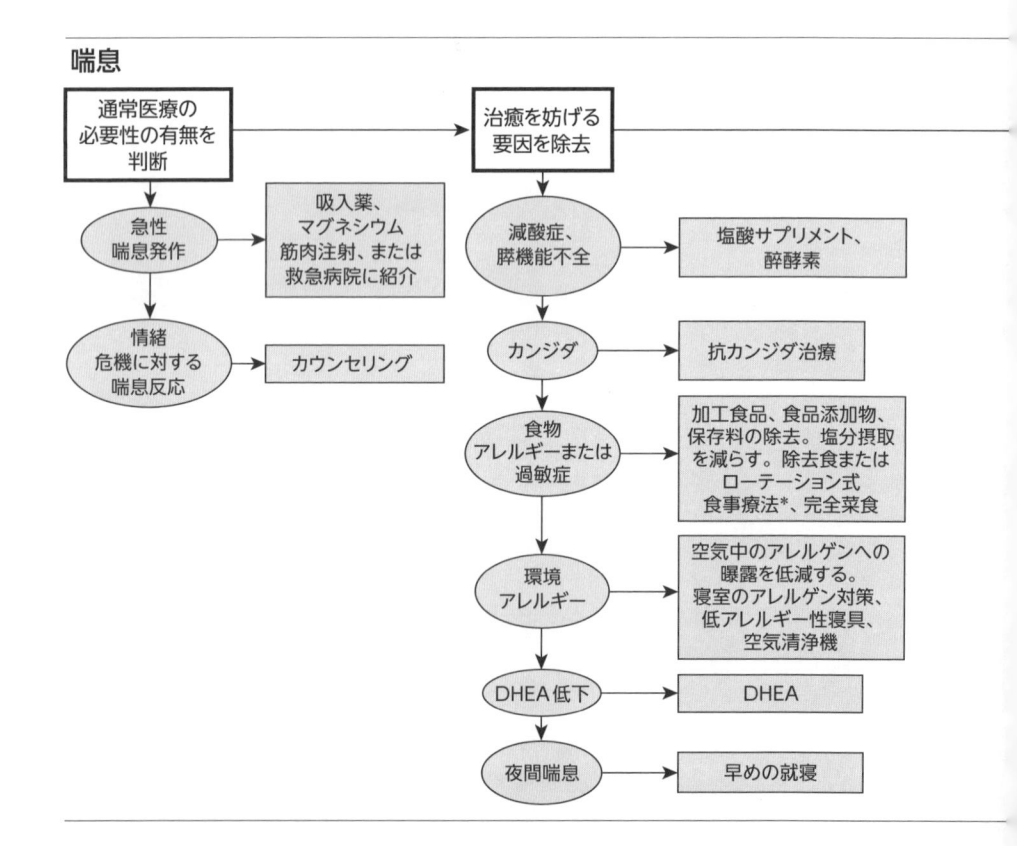

喘息

- 通常医療の必要性の有無を判断
  - 急性喘息発作 → 吸入薬、マグネシウム筋肉注射、または救急病院に紹介
  - 情緒危機に対する喘息反応 → カウンセリング
- 治癒を妨げる要因を除去
  - 減酸症、膵機能不全 → 塩酸サプリメント、酵素
  - カンジダ → 抗カンジダ治療
  - 食物アレルギーまたは過敏症 → 加工食品、食品添加物、保存料の除去。塩分摂取を減らす。除去食またはローテーション式食事療法*、完全菜食
  - 環境アレルギー → 空気中のアレルゲンへの曝露を低減する。寝室のアレルゲン対策、低アレルギー性寝具、空気清浄機
  - DHEA低下 → DHEA
  - 夜間喘息 → 早めの就寝

● 喘息

◎ 呼気相が長く、全身性の喘鳴と笛声音が伴う
◎ 好酸球増加症、血清 IgE の増加、食物あるいは吸入アレルギー検査で陽性

概要

　気管支喘息は、気管支痙攣、粘膜の浮腫および粘性の高い粘液の過度の排出により換気不全を起こす特徴を持つ過敏性障害である。米国での罹患率は約 3%で、すべての年齢層で発症するものの、10 歳未満の子供に最も多発している。小児では、男女比が 2：1 であるが、30 歳までには男女差がなくなる。

- **主要な因子**：気道の過敏性。β-アドレナリン遮断、気道平滑筋でのサイクリックヌクレオチド不均衡、マスト細胞からの炎症伝達物質の放出。米国での罹患率は急速に上昇しており、特に子供に増えている。原因として、免疫系統へのストレスの増加（大気・水・食品の化学汚染の増悪、ダニ・ゴキブリの昆虫アレルゲン、乳児の

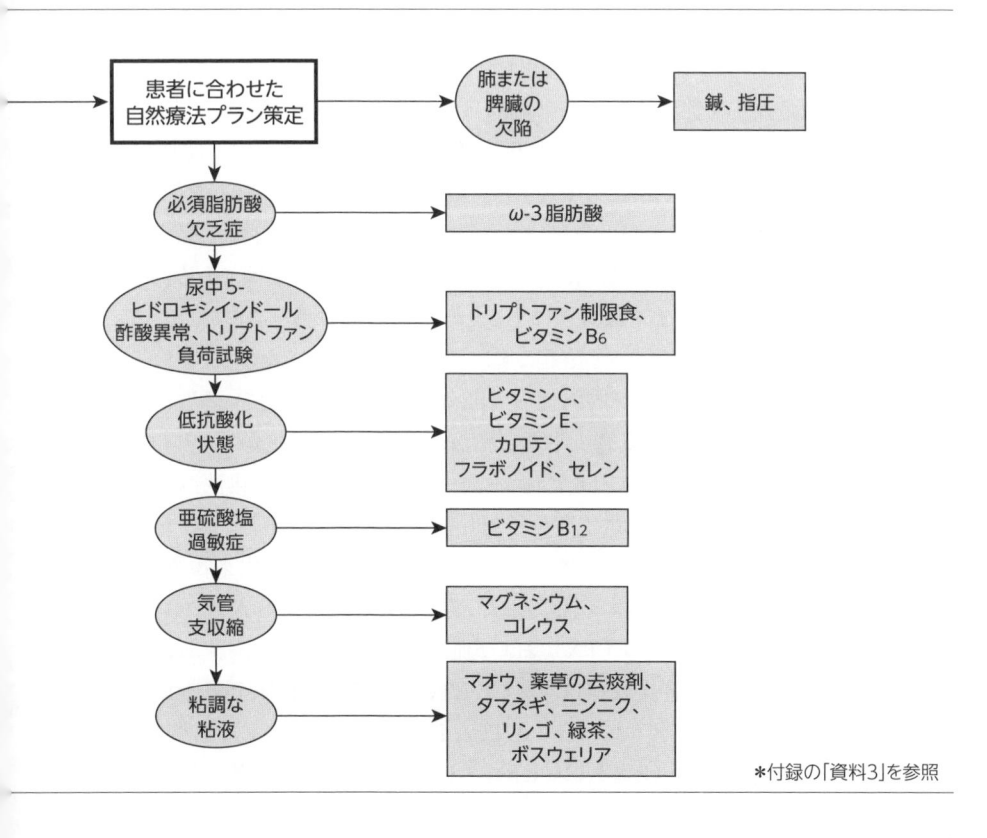

```
患者に合わせた         肺または
自然療法プラン策定  →  脾臓の      →  鍼、指圧
                      欠陥
        ↓
   必須脂肪酸       →  ω-3脂肪酸
   欠乏症
        ↓
   尿中5-
   ヒドロキシインドール →  トリプトファン制限食、
   酢酸異常、トリプトファン  ビタミンB6
   負荷試験
        ↓
   低抗酸化         →  ビタミンC、
   状態                ビタミンE、
                       カロテン、
                       フラボノイド、セレン
        ↓
   亜硫酸塩         →  ビタミンB12
   過敏症
        ↓
   気管            →  マグネシウム、
   支収縮              コレウス
        ↓
   粘調な          →  マオウ、薬草の去痰剤、
   粘液                タマネギ、ニンニク、
                       リンゴ、緑茶、
                       ボスウェリア
```

*付録の「資料3」を参照

235

尚早な離乳と固形食の導入、食品添加物、肥満の増加、植物の遺伝子操作による
アレルギー性の食品成分の増加）。
- **感受性を高める複数の遺伝的変数**：グルタチオン S トランスフェラーゼ M1（酸化ス
トレスに反応する遺伝子）の欠損は感受性を高める。これは抗酸化物質が必要で
あることを示唆する。染色体 20p13 の遺伝子 ADAM33 は気道のリモデリング、
抵抗性と関係している。染色体 7 番と 12 番の遺伝子も関連している。
- **主要な分類：**
  ― 外因性またはアトピー性：免疫学的に、増加した血清 IgE 媒介性。
  ― 内因性：抗原抗体反応ではなく、化学物質、冷気、運動、感染症、補体活性
  化第二経路を活性化する物質、および感情的混乱などの因子への気管支
  の反応。

原因

炎症と Th1/Th2 バランス：ヘルパー T 細胞免疫反応の不均衡が免疫システム媒
介性の気道の炎症のメカニズムを構成している。CD4 陽性 T 細胞：Th1 および
Th2。Th1 はインターフェロンと IL2 を放出し、がん、多発性硬化症、ウイルス、IV 型
アレルギーの免疫反応を促進する。Th2 細胞は IL4、IL6、IL9、IL13 および IgE の
放出促進し、好酸球増加症、および B 細胞体液性免疫活性化をもたらす。関連する
疾患：喘息、アトピー症候群、およびアレルギー。喘息患者は、正常な Th1 遺伝子発
現を持っているが、Th2 遺伝子が上方制御されることから、Th2 が優性になる。遺伝
子、菌類、重金属、栄養素、ウイルス、および汚染は、この上方制御の要因である。「衛
生仮説」とは、病原菌への曝露を最低限にするために、清潔な生活を選ぶことが、ア
レルゲンへの Th2 優勢な免疫反応を引き起こすし、喘息やアトピーをもたらす。
- **メディエーター**：外因性および内因性の Th2 の不均衡が関与している要因は、
サイトカインで活性化された気管支収縮と粘液分泌のマスト細胞からメディエー
ターの放出を促進する。顆粒内メディエーターには、ヒスタミン、走化性ペプチド
（好酸球遊走因子［ECF］）および高分子好中球走化因子［NCF］）、プロテアー
ゼ、グリコシダーゼ、およびヘパリン・プロテオグリカンがある。細胞膜由来物質は、リ
ポキシゲナーゼ産物（ロイコトリエン［LT］および遅反応性物質［SRS-A］）、プロスタ
グランジン（PG）、トロンボキサン（TX）、および血小板活性因子（PAF）である。メ
ディエーターの効果は気管支収縮（ヒスタミン、LTC4、LTD4、LTE4、PGF2alpha、
PGD2、PAF）、粘膜の浮腫（ヒスタミン、LTC4、LTD4、LTE4、PAF）、血管拡張
（PGD2、PGE2）、粘液栓（ヒスタミン、ヒドロキシエイコサテトラエン酸［HETE］、

LTC4)、炎症性細胞浸潤（NCF、ECF-A、HETE、LTB4、PAF)、および上皮組織の落屑（プロテアーゼ、グリコシダーゼ、リソソーム酵素、および好中球と好酸球の塩基性タンパク質）。メディエーターは慢性喘息で上皮と間葉組織に影響して気道のリモデリングを引き起こす。誘導成長因子は線維芽細胞、平滑筋増殖、および内壁を肥厚化するマトリクスタンパク質の蓄積を促進する。

- **軽度の間欠型喘息と中等症から重症の持続型喘息**：後者は、亜急性および慢性の気管支炎症に好酸球、好中球および単核細胞の浸潤を伴う。間欠型は、気管の平滑筋の収縮に引き起こされる。

- **リポキシゲナーゼ産物**：ロイコトリエンは喘息では最も強力な化学的メディエーターである。SRS-A（LTC4、LTD4、LTE4）はヒスタミンの 1,000 倍強力な気管支収縮物質である。喘息患者にはアラキドン酸代謝の不均衡があり、それがリポキシゲナーゼ産物の相対的増加を引き起こす。喘息患者の血小板はシクロオキシゲナーゼ代謝産物が 40% 減少、リポキシゲナーゼ産物が 70% 増加している。この不均衡はアスピリン喘息ではさらに増悪する。アスピリンと非ステロイド性抗炎症薬はリポキシゲナーゼを促進しながら、シクロオキシゲナーゼを阻害し、アラキドン酸をリポキシゲナーゼ経路に振り向けるため、過剰なロイコトリエンが生産される。タートラジン（黄色 5 号）はシクロオキシゲナーゼ阻害物質であり、特に子供に喘息を誘発する。またビタミン B6 の代謝拮抗物質でもある。

- **自律神経系（副交感神経対交感神経支配）**：β_2-アドレナリン作動性レセプタは肺の組織に局在しており、カテコールアミンに反応している。副交感神経の迷走神経への刺激でアセチルコリン（Ach）が放出され、平滑筋の受容体と結合、cGMP が形成される。cGMP の増加および（または）相対的 cAMP 欠乏は気管の収縮と、マスト細胞と好塩基球の脱顆粒を起こす。交感神経性の活動度の低下、β_2 レセプタ数の減少、または過敏症も、サイクリックヌクレオチドの不均衡を促進する。メディエーターには β_2 レセプタを遮断し、cGMP を増加させるものもある。

- **副腎**：コルチゾールは β レセプタを活性化する。エピネフリン（Epi）は β レセプタの主要な刺激因子である。喘息の発作はコルチゾールと Epi（β_2 レセプタを刺激して、AMP からの cAMP 形成を触媒する作用を促進）の相対的な欠乏に引き起こされ、cAMP/cGMP 比率の低下と気管支の収縮に結びつく。

- **百日咳ワクチン**：出産初日から母乳哺育され、6 ヵ月までは母乳のみ、離乳は 1 歳から、という子供たちで、百日咳ワクチン投与を受けていない子供が喘息になる相対危険度は 1%。百日咳以外のワクチンを投与された子供では 3%、百日咳ワクチンを投与された子供は 11% である。203 名の百日咳ワクチン投与されていないグルー

プでは、16名が百日咳に罹患し、予防接種をした243名では、1名のみであった。
- **インフルエンザワクチン**：比較的新しい、低温適応性の三価経鼻インフルエンザワクチンは子供、若者に安全であると見なされていたが、35ヵ月の小児から18歳の若者では、喘息および反作用的な気道疾患が起こる相対危険度が4.06に増加する。

治療上の留意ポイント

- **減酸症**：検査を受けた喘息の小児の80%で、胃酸分泌が不十分であった。低酸症と食物アレルギーは喘息の素因である。
- **腸管透過性上昇**：胃腸の透過性は食物抗原負荷を高め、免疫システムの対応が追い付かず、新たなアレルギーの発症リスクが上がり、気管支収縮物質への曝露が増加する。
- **原因食物の特定**：
  - **カンジダ・アルビカンス**：消化管におけるカンジダの異常増殖は、喘息を含むアレルギー症状の原因因子である。カンジダが産生する酸性プロテアーゼはその原因となるアレルゲンである。
  - **食品添加物**：着色剤、アゾ染料（タートラジン［橙］、サンセットイエロー、アマランス［赤］、ニューコクシン［赤］）および非アゾ染料のパテントブルーを避ける。最も一般的な保存量である安息香酸ナトリウム、4-ヒドロキシ安息香酸エステル、二酸化硫黄である。亜硫酸塩が使用されているのはサラダ、野菜（特にジャガイモ）、レストランで出されるアボカドのディップ、ワイン、ビールである。モリブデン欠乏症は亜硫酸塩過敏症を引き起こすことがある。これは、亜硫酸オキシダーゼという亜硫酸塩を中和する酵素が、モリブデン依存性であることによる
  - **塩分**：塩分摂取過多は、気管支の反応度および喘息の死亡率を悪化させる。気管支のヒスタミンへの反応度は、24時間尿中ナトリウム値と正比例の関係にあり、食餌性ナトリウムの増加に伴って上昇する。
- **エストロゲンとプロゲステロン**：重度の喘息の女性は、ホルモンの変動を低減することを検討する。エストロゲンとプロゲステロンは平滑筋弛緩剤である。プレ更年期、および更年期後の女性の軌道はは、外因性のホルモン補充療法への反応が違うと思われ、この治療とは別の評価方法が必要である。月経前と月経期にはホルモン濃度が低く、喘息の女性は発作を起こし、肺機能の低下により入院することもある。ホルモンの変動を安定させること（妊娠または経口避妊薬）によって肺機

能が向上し、服薬を要することが減る場合がある。肝臓の解毒と薬草の利用によって、より安全にホルモンバランスを整えることができる。奏功しない場合は、天然のホルモン補充療法による、低リスクな方法もある。

- **DHEA**：更年期後の喘息の女性は、対応対照群と比較して、DHEAの低下が見られる。経皮的な17b-エストラジオール(E2)と酢酸メドロキシプロゲステロンは、喘息患者の血清DHEA濃度を高めるが、対照群では変化が見られない。DHEAの喘息治療上の有益性は発揮されていないが、免疫機能における重要性からは、有効性の可能性が示唆される。
- **メラトニン**：メラトニンが上昇すると夜間喘息の気道の炎症とリウマチ性関節炎の炎症に寄与する可能性が懸念される。夜間喘息の血清メラトニンのピーク値は、努力呼気容量の一晩での変化と反比例しているが、夜間喘息でない場合と健康な対照群では関連していなかった。夜間喘息患者のメラトニン放出は遅れている。サプリメントと早めの就寝によってメラトニンのピーク値になる時間が遅れている状態を正すことができるうえ、症状が緩和される。喘息患者、特に夜間喘息に、さらに研究が進むまで、メラトニンを与えないこと。

食生活

- **有益な食品**：果物と野菜に含まれる抗酸化物質は呼吸器系の健康を害するリスクを低減する。ビタミンC豊富な果物は、喘息の罹患率を引き下げ、子供の肺機能を向上させる。果物は少量の摂取増でも効果がある。魚類は子供の気道の過敏性を引き下げ、成人の肺機能を向上させる。果物は咳を減少させる。果物(1日180g以上)、全粒粉(1日45g以上)、および適度なアルコール(1日1〜3杯)は、努力呼気容量を139ml増やし、COPD(慢性閉塞性肺疾患)の罹患率を50％引き下げる。りんごと赤ワイン(適量)の抗酸化物質は喘息の重症度を緩和する。
- **食物アレルギー**：すぐに過敏症が発症する食品(頻度の高い順)：卵、魚、貝類、ナッツ類、ピーナツ。しばらくしてから発症する食品(頻度の高い順)：牛乳、チョコレート、小麦、柑橘類、食品着色料。除去食により、アレルゲンが特定され、特に乳幼児の喘息治療になる。乳幼児期(生後2年)に一般的アレルゲンを避けることは、高リスク(家族性の来歴)の子供のアレルギー傾向を低減する。
- **母乳哺育**：母乳は喘息を予防する。母乳を飲んでいない子供の方が、喘息に罹患しやすい。母乳中のビタミンCは母親の摂取量に比例する。母親の摂取量が少ないと、赤ちゃんの摂取量も減るため、酸化ストレスへの感受性が高まる。予防的対策を行うこと(ハウスダスト除去、ペットを飼わない、禁煙、生後1年まで保育園

に行かない、完全母乳哺育または4ヵ月までは一部を加水分解された乳清ミルクにする)で、家族にアトピーの病歴のある乳児が、1〜2歳で喘息になるリスクを低減する。再発性の喘鳴が90%で低減した報告もある。

- **完全菜食**：長期の実験（すべての動物性食品の除去）では、実験を完了した25名（9名が途中脱落）のうち92%で、肺活量、1秒間の努力呼気容量（FEV1）、身体的作業能力、ハプトグロビン、IgM、IgE、コレステロール、およびトリグリセリドに有意な改善があった。完全菜食は感染症の予防効果もある。患者の71%が4ヵ月以内に反応を見せた。92%は、反応が表れるまでに1年間が必要であった。すべての肉、魚、卵、乳製品、塩素入りの水道水（飲用はミネラルウォーターのみ）、コーヒー、紅茶、チョコレート、砂糖、塩を除去した食生活をするもの。ハーブのスパイスは使用可。水、ハーブティーは1日1.5ℓまで認められる。自由に摂取できる野菜は、レタス、ニンジン、ビート、タマネギ、セロリ、キャベツ、カリフラワー、ブロッコリー、ネトル、キュウリ、ハツカダイコン、キクイモ、豆類（大豆とグリーンピース）である。ジャガイモは量の規制がある。自由に摂取できる果物は、ブルーベリー、ホロムイイチゴ、ラズベリー、イチゴ、ブラックカラント、スグリ、スモモ、ナシである。リンゴと柑橘類は除外する。穀物は制限するか、除去する。完全菜食の効能は、食物アレルゲンの除去、プロスタグランジン代謝の変化、抗酸化物質とマグネシウムの摂取量増加である。アラキドン酸の供給源（動物性食品）を回避すること。アラキドン酸から作られる炎症性プロスタグランジとロイコトリエンは喘息性反応を強化する。完全菜食は、医療費の低減になり（コルチコステロイド、その他の薬剤療法）、患者の自分の健康への責任感を高める。

栄養

- **ω-3脂肪酸(n-3EFA)**：週に1度以上魚を食べる子供は、食べない子供と比較して、喘息になるリスクは3分の1になる。EPAとDHAを含む魚油のサプリメントは気道のアレルゲンへの過敏性と呼吸器機能を改善する。これらの効果が得られるのは、細胞膜内のn-3とn-6の比率の上昇とアラキドン酸の低減によるものである。n-3EFAはロイコトリエン合成を炎症性の4シリーズから炎症性の弱い5シリーズに変換し、喘息症状を緩和することによる。n-3への細胞膜の代謝回転のために、効果が表れるまでに1年間が必要である。

- **トリプトファン代謝とピリドキシン(ビタミンB6)サプリメント**：喘息児はトリプトファン代謝の障害とセロトニンの血小板輸送の低減が見られる。トリプトファンはセロトニン（喘息の気管支収縮剤）に転換される。セロトニンは血中と喘息患者の痰に多

く含まれ、尿中 5-ヒドロキシインドール酢酸(セロトニンの分解産物)の上昇を引き起こす。尿中 5-ヒドロキシインドール酢酸は症状の重篤度と相関している。患者は、トリプトファンを控えた食生活またはビタミン B_6 のサプリメントによって恩恵を受けられる。対照群と比較して、喘息患者の血漿および赤血球中リン酸ピリドキサールは低下している。1日 50〜100mg の経口ビタミン B_6 は、喘鳴と発作の重篤度を軽減し、気管支拡張剤とコルチコステロイドの用量を低減する。B_6 はステロイドに依存している患者を改善することはできないが、テオフィリンを服用している患者に適応する。テオフィリンは P5P(ピリドキサル-5-フォスフェート)を減少させる。ビタミン B_6 サプリメントはテオフィリンの副作用(頭痛、悪心、短気、睡眠障害)を低減する。トリプトファン負荷試験によって、ビタミン B_6 の濃度とサプリメントの必要性を確認することができる。ビタミン B_6 に反応している患者は、キヌレン酸およびキサンツレン酸の尿中排泄が増加する。

- **抗酸化物質**：喘息の罹患率の上昇は、抗酸化物質の摂取量低下によって説明できる。急窒素酸化物性の喘息発作時の患者の血清総抗酸化物質は低下している。遺伝子は抗酸化物質の必要性に影響を与えると思われる。1日 50mg のビタミン E と 250mg のビタミン C はオゾンによる肺機能の減退から、子供を守る。抗酸化物質は肺がレドックス状態を維持するよう助け、オキシダントによる気管支収縮の促進と、その他の物質への過敏性の亢進が生じるのを防止している。鎮痛剤(抗酸化剤グルタチオンを消耗するアセトアミノフェンなど)は喘息患者の利用には注意が必要である。

- **ビタミン C**：気道表面の細胞外液による内張りの主要な抗酸化物質である。喫煙者の子供は喘息の罹患率が高く(タバコの煙は呼吸器のビタミン C と E を消耗する)、成人の喘息は環境中の酸化促進剤に曝露された場合に症状が増悪し、ビタミン C のサプリメントによって軽減する。窒素酸化物は内因性および外因性の発生源からのオキシダントである。ビタミン C は窒素酸化物による実験動物の肺の損傷を防止する。喘息患者は血清および白血球中のアスコルビン酸濃度がかなり低下している。臨床的に喘息患者はビタミン C の必要性が高い。11 件の研究のうち 7 件で、1日 1〜2g のビタミン C によって呼吸器系の計測値および症状の著しい改善が見られる。高用量ビタミン C 療法でヒスタミンが提言する。ヒスタミンは、当初は毛細血管透過性と平滑筋収縮を促進し、免疫反応を増幅するが、後に蓄積した白血球を抑制し炎症を阻止する。ビタミン C は白血球によるヒスタミン分泌を防止し、ヒスタミン解毒を促進する。ビタミン C は、長期使用によってのみ血中ヒスタミンを引き下げる。

- **フラボノイド**：抗原、好中球のホスホリパーゼA2、リポキシゲナーゼ、アナフィラキシーの収縮平滑筋、肺のホスホジエステラーゼ（cAMPを増やす）、SRS-Aの生合成、およびカルシウム流入に刺激を受けたマスト細胞と好塩基球からのヒスタミン放出を抑制する主要な抗酸化物質。ケルセチンはビタミンCを節約し、マスト細胞膜を安定化する。供給源は、ケルセチンサプリメント、グレープシード、松の樹皮、緑茶、またはイチョウ。プログレープシードと松の樹皮由来のアントシアニジンは肺への親和性がある。
- **カロテン**：気道上皮の完全性を向上させる強力な抗酸化物質。リポキシゲナーゼの基質として働き、アラキドン酸と競合して、炎症性ロイコトリエン形成を低減すると思われる。
- **ビタミンE**：抗酸化物質で、リポキシゲナーゼとホスホリパーゼを阻害する。
- **セレン**：喘息患者のセレン濃度は低下している。グルタチオンペルオキシダーゼ（セレン依存性金属酵素）はヒドロペロキシエイコサテトラエン酸（HPETE）をHETEに還元し、ロイコトリエン形成を低減する。喘息患者には、グルタチオンペルオキシダーゼ低下がしばしば見られる。
- **ビタミンB12**：Jonathan Wright, MDによると小児喘息の中心的存在。週1回の1,000μgの筋肉注射によって、労作時の息切れ、食欲、睡眠、および全体的な症状が改善する。ビタミンB12は、特に亜硫酸塩に敏感な患者に有効である。負荷のかかる前に亜硫酸塩の影響を遮断する亜硫酸塩コバラミン複合体を経口投与（1〜4mg）すると、最も高い予防効果が得られる。。
- **マグネシウム**：マグネシウムの筋肉注射（毎時間2gの硫酸マグネシウムを合計24.6gまで）は急性の喘息発作とCOPDの急性増悪期に有効であることが立証され、かつ臨床的に受け入れられている。マグネシウムの筋肉注射は緊急性のある場合（急性心筋梗塞または喘息）にのみ必要である。経口マグネシウムは体内のマグネシウム貯蔵量の最適化に有効である。組織内のマグネシウムを増加させるには、6週間が必要である。食餌性のマグネシウム摂取量は、肺機能と喘息の重篤度と単独で関係しており、マグネシウムのサプリメントには正当性がある。

薬用植物

薬草の誤った利用によって、症状が悪化し入院が必要になることもある。歴史的に喘息に使用されているのは、マオウ（*Ephedra sinica*）と薬草の去痰薬の併用で、リコリス（カンゾウ）（*Glycyrrhiza glabra*）、グリンデリア（*Grindelia camporum*）、ユーフォルビア（*Euphorbia hirta*）、サンデュー（モウセンゴケ）（*Drosera rotundifolia*）、

セネガ(*Polygala senega*)が用いられる。マオウに含まれるアルカロイドは、軽度から中程度の喘息と花粉症に、気管支拡張作用がある。気管支拡張は、投与後1時間で始まり、5時間持続する。

- **リコリス(カンゾウ)の根**：抗炎症性で、かつ抗アレルギー性であると文書で証明されている。主要な有効成分はグリシルレチン酸である。ホスホリパーゼ A2 を阻害し、膜リン脂質からのアラキドン酸を開裂し、エイコサノイド合成を開始する。リコリスも去痰剤である。

- **ロベリア(インディアンタバコ)(*Lobelia inflate*)**：アルカロイドのロベリンは優れた去痰剤である。古くから喘息に用いられているが、in vitro で、気管支収縮作用のある呼吸器の刺激剤である。神経節のニコチン性アセチルコリン受容体と結合し、治療効果をもたらす Epi と NE の放出を促進する。単独でも効果的であるが、伝統的にその他の薬草、特にアカトウガラシ(*Capsicum frutescens*)およびザゼンソウ(*Symphlocarpus factida*)と組み合わせて用いる。

- **アカトウガラシ(カイエンヌ)(*Capsicum frutescens*)**：カプサイシンは、気道の粘膜の物理的あるいは化学的刺激物に対する、持続的な減感作を引き起こす。カプサイシンは呼吸器系の神経中のサブスタンス P(血管透過性と血流を増やす)を消耗する。サブスタンス P は末梢神経系のヒスタミンとの相乗作用と直接的作用によって神経性炎症へ結び付けて考えられたウンデカペプチドである。呼吸器と消化管には多くのサブスタンス P 含有ニューロンがあり、アトピー(喘息とアトピー性皮膚炎)に寄与すると考えられている。

- **ナツメ(*Zizyphi fructus*)**：中国の伝統的な喘息およびアレルギー性鼻炎治療薬で、乾燥重量1gあたり100〜500nmol の cAMP を含有しており、その他の植物あるいは動物の組織で報告されているものの10倍の濃度である。cAMPを増す β-アドレナリン作動性受容体刺激物を含んでいる。

- **緑茶(*Thea sinensis*)**：メチルキサンチンおよび抗酸化物質を含み、喘息治療を補助する。

- **ニンニク科**：タマネギ、ニンニクは TxA_2、PGD_2、および PGE_2 を生成するシクロオキシゲナーゼ経路を阻害して、アラキドン酸代謝産物の生合成を遮断する。タマネギはケルセチンとベンジルおよび他のイソチオシアン酸塩(カラシ油)を含有している。

- **インディアン・イペカク(*Tylophora asthmatica*)**：アーユルヴェーダで喘息とその他の呼吸器障害に用いられる。作用機序は分かっていないが、アルカロイド(チロフォリンなど)による抗ヒスタミン、抗痙攣性作用とマスト細胞の脱顆粒阻害作用に

よるものと思われる。200mgのインディアン・イペカクの葉を1日2回、6日間継続したところ、治療期間中とその後2週間、症状と呼吸機能の改善が見られる。副作用（悪心、塩への味覚が局部的に減少、口腔内の軽度の痛み）の発症はプラセボで6.6%、インディアン・イペカクで16.3%である。効果は短期的。

- **イチョウ(*Ginkgo biloba*)**：固有のテルペン（ギンコライド）が含まれ、喘息、炎症、およびアレルギーの主要な媒介物質であるPAFと拮抗する。イチョウは呼吸器脳を向上させ、気道の過敏性を抑制する。用量は、準ギンコライドを1日120mgであるが、イチョウフラボン配糖体24%、テルペノイド6%に標準化されたイチョウ葉エキスを使用した場合、非常に高価になる。

- **アロエベラ(*Aloe vera*)**：コルチコステロイドに依存していない患者には有効であると思われる。新葉の上澄み液から作られるエキスは、冷暗所（4℃）で7日間保存すると、多糖類画分が増加する。このエキス1gが400mgの中性多糖類を生成する。冷暗所保存をしていないアロエベラエキスでは30mgしか作られない。生理食塩水で20%に希釈したアロエベラエキス5mlを1日2回、24週間継続したところ、ステロイドに依存していない患者の40%で改善が得られた。作用機序は、免疫系の促進により、防御機構が回復することによると思われる。

- **コレウス・フォルスコリ(*Coleus forskohlii*)**：フォルスコリンは細胞内cAMPを増加させ、気管支の筋肉を弛緩させ、呼吸器症状を和らげる。研究で使用されたのは、純フォルスコリンの吸引であり、経口エキスの使用については、まだ判断されていない。その利用の歴史とさらなる作用機序からは、使用が推奨される。

- **フランキンセンス(*Boswellia*)**：アーユルヴェーダで使用される薬草で、ロイコトリエンの生合成を阻害する。フランキンセンスのゴム樹脂300mgを1日3回、6週間継続による治療により、40名の患者のうち70%で気管支喘息が軽快した。対照群での改善は27%である。呼吸困難とラッセル音の消失、発作数の減少、努力呼気容量の増加、肺活量とピーク呼気速度、および好酸球増加症の軽快と沈降率の減少などの効能がある。

鍼と指圧：慢性喘息は肺または脾臓の欠陥と関連している。急性の症状は、冷たい風などの環境中の要因と肺の熱（炎症と好酸球増加症）などの体内の条件によって発症する。慢性喘息は、肺の虚弱、または肺の気を養う脾臓の虚弱による。悲嘆は肺の気を弱める。慢性喘息への標準的治療の補助として鍼（治療20回）は、18.5倍の向上（St.George's Respiratory Questionnaireによる）が見られ、毎日の指圧の自己治療を8週間続けたところ過敏性のドメインスコアの11.8倍の改善とともに、6.57倍の改善があった。

自然療法の治療アプローチ

　潜在的疾患および誘発因子を特定し、改善しなくてはならない。(1)過敏性をもたらす疾患、(2)過剰な炎症反応を起こす代謝疾患、(3)喘息誘発性アレルゲンを避けるための、生活習慣、食生活、および環境の改善、(4)重篤度を抑えるために、炎症プロセスを調節する、(5)急性発作での気管支収縮への効果的治療。

- **環境**：空気中のアレルゲン（花粉、ふけ、チリダニ）への曝露を最低化する。イヌ、ネコ、カーペット、ラグ、布張りの家具、アレルゲンが貯まりやすい表面のものを避ける。寝室はアレルゲン防止をするとよい。マットレスにアレルゲン防止用のビニールカバーをし、シーツ、毛布、枕カバー、ベッドパッドを毎週洗濯すること。Ventflex（低アレルギー性合成繊維）製の寝具を利用するとよい。空気清浄機、HEPAをセントラルヒーティングやエアーコンディショニングシステムに取り付けること。

- **食生活**：すべての食物アレルゲン、添加物、もし悪化要因であればバナナも回避する。たくさんの食品アレルギーがある場合は、4日間のローテーション式食事療法（付録の「資料3」を参照）を実施する。トリプトファンを控え目にすることも効果があるが、トリプトファン代謝に代謝不全があれば必須である。患者にアレルギーがなければ、タマネギとニンニクを積極的に摂取すること。もし患者が希望すれば、あるいは治療に反応がなければ、完全菜食（4ヵ月以上）を実施する。ただし、養殖でない小型の冷水海洋魚は例外としてもよい。適度に果物（特にりんご）を摂ることを推奨する。

- **サプリメント**(成人用量。サプリメント中にアレルゲンがあれば除外すること)：
  —ビタミンB6：25～50mgを1日2回
  —ビタミンB12：1日1,000μg（経口）または週1回の筋肉注射。6週間後に効果を査定する
  —ビタミンC：体重1kgあたり10～30mgを数回に分けて
  —ビタミンE：1日200～400IU
  —マグネシウム：200～400mgを1日3回
  —ケルセチン：400mgを食前20分に
  —グレープシードエキス(PCO、95%含有)：50～100mgを1日3回
  —カロテン：1日25,000～50,000IU
  —セレン：1日200μg

- **薬草療法**：

― マオウ：エフェドリン含有量が 12.5〜25.0mg 相当の量のエキスを 1 日 2 回または 3 回。未加工のマオウで 500〜1,000mg を 1 日 3 回、前述のハーブの去痰剤と併用できる
  ― リコリス（カンゾウ）：粉末根（1〜2g）、流エキス（1：1）2〜4mℓ、固形（乾燥粉末）エキス（4：1）250〜500mg、
  ― 緑茶：自由に飲む（緑茶のみ）
  ― インディアン・イペカク：200mg の葉、またはアルコール溶剤で抽出した乾燥エキス 40mg を 1 日 2 回
  ― コレウス・フォルスコリ（フォルスコリン 18％の標準化エキス）：50mg（フォルスコリン 9mg）を 1 日 2 回から 3 回
- **カウンセリング**：精神的な危機状態に反応して喘息発作を起こす患者にとって、重要である。また、中程度から重度の小児ぜんそく患者は、問題行動を起こす可能性がある場合に実施する。
- **鍼・指圧療法**：定期的な鍼治療と自己指圧治療。
- **急性発作**：医療上の緊急事態。マグネシウムの筋肉注射または救急病院に紹介。

単純ヘルペス

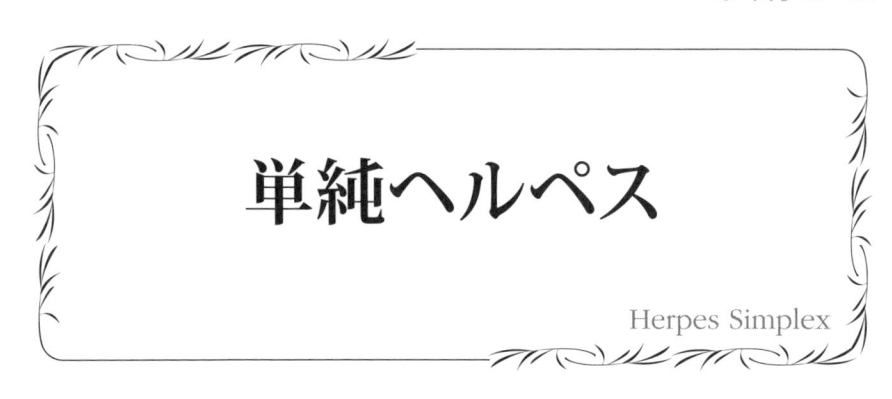

Herpes Simplex

診断のポイント

- ◎ 皮膚または粘膜の再発性ウイルス感染症。紅斑状に小水疱が単発または集簇性に多発する。しばしば口腔(ヘルペス性歯肉口内炎)、唇(口唇ヘルペス)、性器(性器ヘルペス)、および結膜と角膜(ヘルペス性角結膜炎)に発症する
- ◎ 潜伏期間は2〜12日で、平均6〜7日間
- ◎ 小水疱を掻き落してギムザ染色するとツァンクテストで陽性の結果が出る
- ◎ 局所のリンパ節腫脹
- ◎ 軽度の感染症、外傷、ストレス(情緒的、食物性、環境性)、日光曝露などの後に発症する

概要

　ヘルペスウイルス科には70種類以上のウイルスが属している。そのうちの4種がヒトの病気に関与する。単純ヘルペス(HSV)、帯状疱疹ウイルス(VZV)、エプスタイン-バーウイルス(EBV)、そしてサイトメガロウイルス(CMV)である。血清学ではHSVを2種類に分別し、HSV-1とHSV-2と称する。米国人の20〜40%が再発性HSVに感染している。成人では30〜100%が一つまたは両方のHSVに感染経験を持つ。社会経済的に下層グループで多く発症している。性器ヘルペスの第1要因として、HSV-1がHSV-2に取って代わっている。

- **再発率**：HSV-1による性器病変は再発率が14%で、HSV-2による場合は60%。男性の方が再発が多い。初感染後、HSVは知覚や自律神経節の中で潜伏する。再発部位は初感染時の患部またはその付近であり、日焼け、性交、月経、ストレ

ス、食物アレルギー、薬剤、特定の食品などが誘因となる。活動病変を持つパートナーとの性的接触による感染リスクは 75%。
- **免疫学的見地**：HSV 感染を防ぐには、宿主防御が最も重要。免疫機構が衰えるとしつこい性器感染症が見られる場合がある。細胞性免疫はヘルペス曝露の結果、抵抗性か、潜在的感染か、臨床的疾患を発症するのかを決める主要な因子である。唾液中の HSV 中和抗体は再発中には低下し、IgG の形であるが、唾液中の主な免疫グロブリンは IgA であることから、重要であると思われる。

診断

ゴールドスタンダードは組織片からの HSV 分離である。2〜7 日で細胞変性効果が確認できる。粘膜皮膚病変では皮膚片の直接染色で迅速に検査ができる。タイプごとの血清検査を行えば、未確認の感染の診断や疑わしい症例の診断確定ができる。

治療上の留意ポイント

宿主免疫状態の向上がヘルペス感染症の治療ではカギとなる。自然療法で細胞

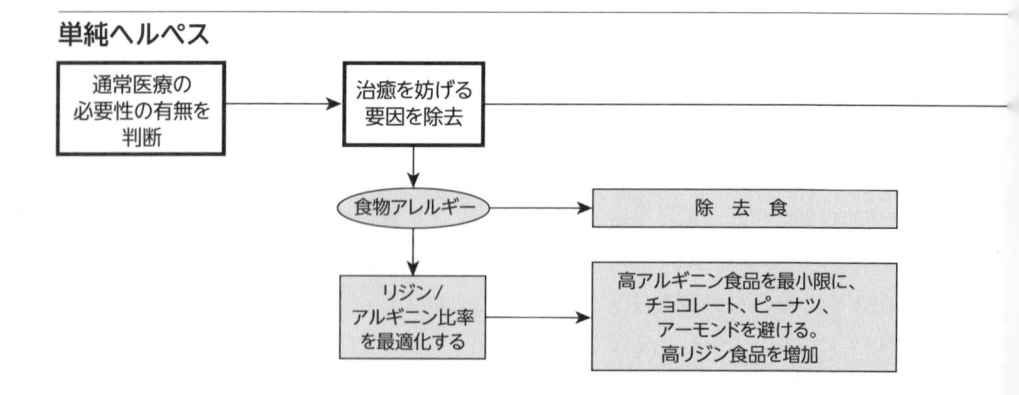

単純ヘルペス

```
通常医療の       治癒を妨げる
必要性の有無を → 要因を除去 ──────────────────────
判断               │
                   ↓
               食物アレルギー ─────→ 除 去 食
                   │
                   ↓
               リジン/              高アルギニン食品を最小限に、
               アルギニン比率 ────→ チョコレート、ピーナツ、
               を最適化する         アーモンドを避ける。
                                   高リジン食品を増加
```

248

● 単純ヘルペス

性免疫の強化の重要な手段としては、ウシ胸腺エキスの使用である。胸腺エキスは、免疫の衰えた人々の再発性感染症の回数および重症化を抑制し、HSV へのリンパ球増殖反応を亢進、ナチュラルキラー細胞活性化、そしてインターフェロン生産増加の作用がある。

- **亜鉛**：臨床実験では経口亜鉛（1日50mg）が有効。in vitro では HSV 複製を阻害する。in vivo では、細胞性免疫を強化する働きがある。0.01〜0.025%の硫酸亜鉛溶液を局所塗布すると症状を緩和し、再発を抑制する。
- **ビタミン C**：経口および局所塗布によってヘルペス性潰瘍の治癒率を高める。アスコルビン酸含有薬剤（Ascoxal）を1日に3回脱脂綿パッドに浸して2分間患部に当てると、痂皮が少ない日数で取れる、悪化する症例が減る、病巣からの HSV が培養される頻度が減るなどの効果がある。口唇ヘルペスでは、アスコビル酸塩とバイオフラボノイド混合物（初発症時に、水溶性バイオフラボノイド1,000mgと1,000mgのビタミン C を同量ずつ5回に分けて毎日摂取することを3日間続ける）は小胞形成を減らし、小胞膜が破れるのを防ぐ。この方法は発症初期に開始すると最も効果が得られる。
- **リジンとアルギニン**：リジンは in vitro でアルギニン代謝の拮抗作用による抗ウイルス活性がある。HSV 複製にはアルギニン豊富なタンパク質の合成が必要。ア

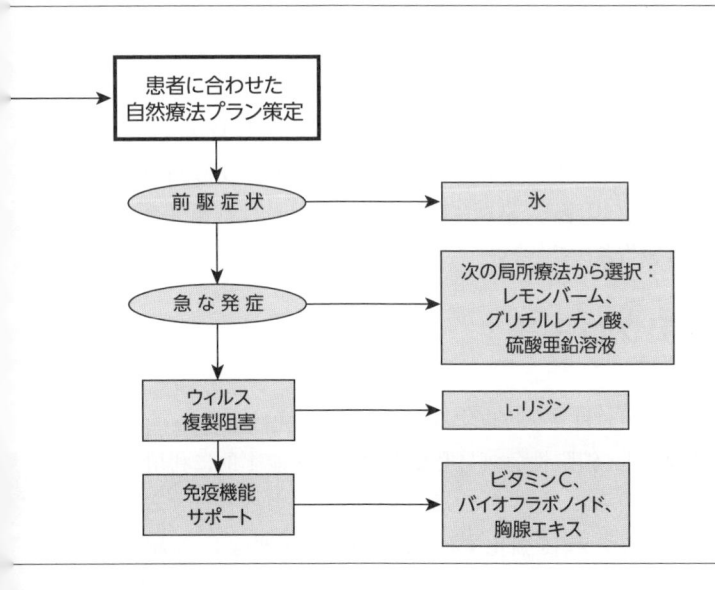

```
患者に合わせた
自然療法プラン策定
      ↓
   前駆症状 ────→ 氷
      ↓
                    次の局所療法から選択：
   急な発症 ────→   レモンバーム、
      ↓              グリチルレチン酸、
                    硫酸亜鉛溶液
   ウィルス
   複製阻害  ────→ L-リジン
      ↓
                    ビタミンC、
   免疫機能  ────→ バイオフラボノイド、
   サポート           胸腺エキス
```

ルギニンはオペロン協調的インデューサーであると思われる。リジンのアルギニンに対する優勢はアロステリック酵素阻害体として、またはオペロン協調的レプレッサーの役割をするのであろう。6ヵ月間、ナッツ類、チョコレート、ゼラチンの摂取制限をしながら、リジン1gを1日3回摂取することで、プラセボよりも大幅によい結果を得た。リジンとアルギニンは二塩基性アミノ酸で腸管輸送を競合し合う。高リジン食を与えたラットでは、血清レベルには変化がないにも関わらず、脳内アルギニンが60%低下する。HSVは潜伏期間中には神経節に潜伏している。リジンの補充とアルギニン回避は治療ではないが、行うべきである。リジン中止後1～4週間で再発があった患者もいるためである。

局所療法

- **レモンバーム（*Melissa officinalis*）**：濃縮エキス（70：1）はウイルスがヒトの細胞に感染するのを防ぐ相互作用のあるいくつかの成分が含まれる。再発は著しく抑制され、多くの患者が2度と再発しなくなる。感染を素早く阻止し、治癒を妨げる要因を除去期間を10日から5日短縮する。レモンバームは口唇ヘルペスの再発を抑止または再発の頻度を大幅に低下させる（非発症期間が3.5ヵ月以上）。再発の活性化中は1日2回、患部に厚めに（1～2mm）塗布する。非常に安全性が高く、長期使用にも適している。リコリスの根（カンゾウ）（*Glycyrrhiza glabra*）グリチルレチン酸（トリテルペノイド）含有の製剤は、単純ヘルペス、ワクシニア、ニューカッスル病および水疱性口内炎ウイルスの成長と細胞変性効果を阻害する。局所グリチルレチン酸療法は、治癒にかかる時間の短縮と口唇ヘルペスと性器ヘルペスの痛みを緩和するのに効果的。

- **レスベラトロール（3,5,4'-トリヒドロキシスチルベン）**：ブドウの天然成分で、抗HSV活性がin vitroで見られる。レスベラトロールクリーム（12.5～25%）の局所塗布はHSVの複製を効果的に阻害し、早期に頻繁に塗布されれば病巣発疹を抑止する。ヒトでの研究は報告されていない。

自然療法の治療アプローチ

- **目標**：現在の症状を早く治癒し、再発を防止する。そのために免疫システムをサポート、食物アレルゲンを制限し、細胞性免疫に必要な栄養素を能率的に利用する。HSVの複製を阻害するために、食事中のリジン・アルギニン比を操作する。既知の治療法はないが、免疫システムを強化することは、再発の頻度低下、持続時

間の短縮、および重症度抑制に大いに効果的である。
- **食生活**：食物アレルゲンと高アルギニン食を回避する一方、高リジン食を多く摂る食事法を確立する（付録の「資料1」を参照）。最悪のアルギニン/リジン比率の食品はチョコレート、ピーナツ、およびアーモンドである。
- **サプリメント**：
  - ビタミンC：1日2,000mg
  - バイオフラボノイド：1日1,000mg
  - 亜鉛：1日25mg
  - リジン：1,000mgを1日3回
  - 胸腺エキス：120mgの分子量10,000未満の純ポリペプチドまたは約500mgの未精製ポリペプチドフラクション
- **局所療法**：
  - 氷：前駆症状がある時、10分間押し当てて、5分間離す
  - 硫酸亜鉛溶液：0.025%溶液を1日3回
  - レモンバーム軟膏：1日2回塗布
  - グリチルレチン酸：1日2回塗布

中耳炎

Otitis Media

診断のポイント

急性中耳炎
◎ 耳痛と短気
◎ 発症前に上気道感染症かアレルギーの既往
◎ 鼓膜が発赤、混濁、膨隆し、正常な形態が失われる
◎ 発熱、悪寒

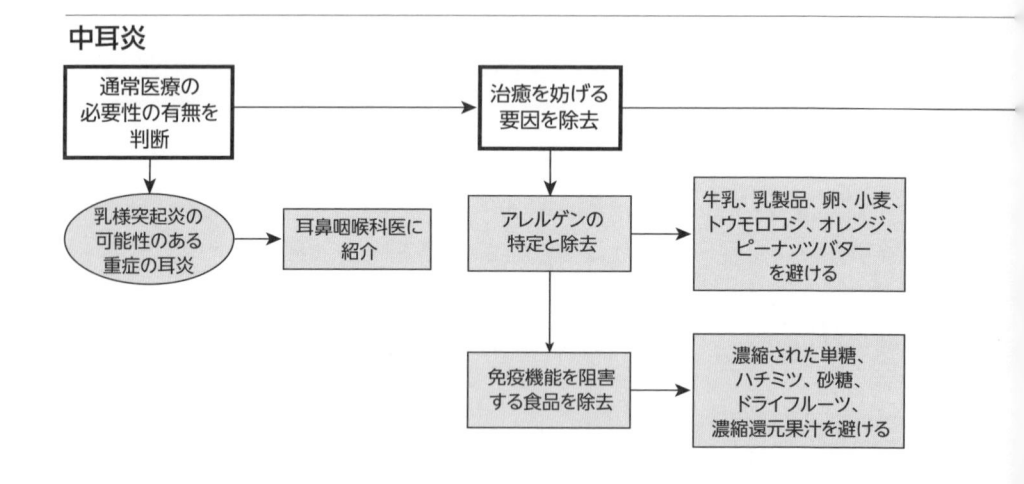

中耳炎

```
通常医療の          治癒を妨げる
必要性の有無を  →  要因を除去
判断                    ↓
  ↓
乳様突起炎の           アレルゲンの     牛乳、乳製品、卵、小麦、
可能性のある  → 耳鼻咽喉科医に  特定と除去  →  トウモロコシ、オレンジ、
重症の耳炎       紹介                                  ピーナッツバター
                                                           を避ける

                                      免疫機能を阻害     濃縮された単糖、
                                      する食品を除去  →  ハチミツ、砂糖、
                                                             ドライフルーツ、
                                                             濃縮還元果汁を避ける
```

● 中耳炎

慢性／浸出性中耳炎
◎ 耳痛を伴わない難聴
◎ 鼓膜の可動性低下

概要

中耳炎は中耳の炎症、腫脹、あるいは感染症であり、2種類に分類される：

- **急性中耳炎**：多くは、上気道感染症かアレルギー症状に続いて発症する。一般的な原因菌としては肺炎レンサ球菌（*Streptococcus pneumoniae*）（40%）、とインフルエンザ菌（*Haemophilus influenzae*）（25%）である。
- **慢性中耳炎**（漿液性、分泌性、非化膿性中耳炎、慢性滲出性中耳炎あるいは「glue ear」とも言われる。中耳の持続的腫脹が見られる。米国では2歳までに幼児の3分の2が急性中耳炎に罹患し、6歳までの小児の3分の2が慢性中耳炎に罹患する。小児の疾患として最も一般的な診断であり、小児科医を訪れた理由の50%以上を占める。その内科的あるいは外科的治療に年間80億ドルが費やされる。

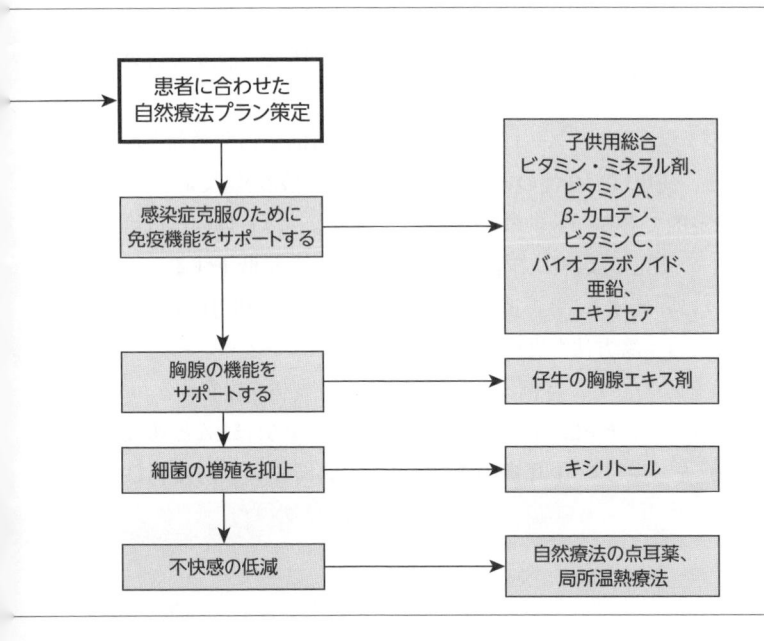

```
→ [患者に合わせた自然療法プラン策定]
    ↓
  [感染症克服のために免疫機能をサポートする] → [子供用総合ビタミン・ミネラル剤、ビタミンA、β-カロテン、ビタミンC、バイオフラボノイド、亜鉛、エキナセア]
    ↓
  [胸腺の機能をサポートする] → [仔牛の胸腺エキス剤]
    ↓
  [細菌の増殖を抑止] → [キシリトール]
    ↓
  [不快感の低減] → [自然療法の点耳薬、局所温熱療法]
```

標準治療

- 介入：抗生物質、鎮痛剤（アセトアミノフェン）、および（あるいは）抗ヒスタミン薬による。長期的感染症で薬剤に反応しない場合は、鼓膜に小さなプラスチック製の鼓膜チューブ留置術を行い、耳管からの中耳貯留液の咽頭への排出を促す。
- チューブ留置術を行った子供はさらに中耳炎による問題が増える傾向がある。正当な手術と認められるのは42%のみでほとんどの子供に手術は不要である。急性中耳炎で、このような通常療法とプラセボに有意差は認められない。また、非抗生物質療法、鼓膜チューブ、鼓膜チューブと抗生物質、抗生物質のみの比較のおいても有意差が見られない。抗生物質を投与されていない子供の方が、抗生物質を投与されている子供よりも再発が少ない。これは抗生物質による免疫抑制と呼吸器細菌叢の阻害によると思われる。
- 最近の国際的調査によると、大部分の子供の中耳炎の治療に抗生物質は推奨していない。通常の代替策は、鎮痛剤（アセトアミノフェン）と両親による注意深い監視をすることである。急性中耳炎の小児の80%が48時間以内にプラセボに反応する。自然療法では、鎮痛剤の毒性を避けるため、薬草の点耳薬（下記参照）を使用する。
- 抗生物質のリスク：アレルギー反応、胃蠕動異常亢進、細菌叢の増殖増進、鼻咽頭の細菌叢の悪化。抗生物質は病原菌を根絶することができず、中耳の重複感染を招き、再診の必要性が増す。抗生物質とステロイドの併用による治療の結果は芳しくない。
- 抗生物質は慢性カンジダ症を招き、「スーパーバグ」と言われる抗生物質の効かない耐性菌を発生させる。使用は全身性の非顕性感染症のみに限るべきである。
- 中耳炎は普通自己限定的である。子供の中耳炎の80%は2〜14日以内に自然に緩解する。2歳以下の幼児では数日以内の自然緩解率は30%に低下する。
- それぞれの子供を個々に評価すること。追跡治療：通常の薬剤を利用しない時は、決定前に医師と家族の連絡方法を決めておくこと。
- 難聴による発達の遅れを防ぐために、特例として、鼓膜チューブ留置を提案する。
- 肺炎球菌およびウイルス性ワクチンは、中耳炎の多元的な特質から、ほとんど効果がない。リスクと合併症を考慮して、中耳炎の予防として、この時期の予防接種は是認される。

● 中耳炎

原因

- 中耳炎の主要な危険因子：保育施設に通うこと、薪を燃やすストーブ、両親の喫煙あるいはその他の受動喫煙、食物アレルギー、母乳哺育をしない、おしゃぶりの使用など。
- 耳管機能の異常は中耳炎の発症機序として一般的であり、実質すべての中耳炎の根本原因と思われる。
- 耳管は中耳の気圧を調節しており、鼻や咽頭の分泌物や細菌から中耳を保護し、中耳の貯留液を排出している。嚥下時には、周囲の筋肉の動きによって耳管が開く。乳幼児は、耳管が細く水平に近いことから、耳管の疾患が起こりやすい。
- 耳管の閉そくは貯留液の蓄積を招き、免疫力の低下と病原菌の存在がある場合は細菌感染が起こる。閉塞は耳管が潰れる（組織が脆弱、開口機構の異常）、アレルギー性の粘液の詰まり、粘膜の浮腫、または感染によって起こる。
- 遺伝的要因：一卵性双生児は二卵性双生児に比べて中耳炎の病歴の合致率が高い。免疫グロブリンマーカーとヒト白血球抗原の研究では、遺伝の影響は特定されていない。

治療上の留意ポイント

　治療目標：耳管閉塞の原因因子を治療し、耳管の開通性と排出を確保する。免疫システムのサポート。人工栄養：耳の反復感染は、早期からの人工乳哺育と関わっている。牛乳のアレルギー性や母乳の抗感染作用などから、母乳哺育（少なくとも3～4ヵ月）には予防効果がある。子供の背中が床に着いた状態での哺乳瓶哺育は、ボトルの中身が中耳に逆流する場合がある。母乳の予防効果は、病原菌抑制の抗体を多く含有するためである。母乳哺育された乳児は人工乳保育の乳児よりも胸腺が20倍大きい。

- **食物アレルギー**：慢性中耳炎の主因として、アレルギーの役割は研究文献によって立証されている。中耳炎の子供の85～93％がアレルギーを持っている。その16％は空気中の物質のみにアレルギー反応を示し、14％は食物アレルギーのみであるが、70％は両方に対してアレルギーがある。母乳哺育を長期間行うと、食物アレルゲンを避けることによる中耳炎の予防に役立つと思われる。特に、母親が妊娠中から授乳期間中に感作性の食品（母親自身がアレルギーを持つ食品など）を除去していると、効果が得られる。小児が一般的にアレルギーを示しやすい食品（小

麦、卵、家禽、乳製品)は、生後9ヵ月までは除去、あるいは制限することも効果的である。子供の消化管は、特に生後3ヵ月間は抗体に対して透過性がある。食事様式を管理(同じ食品を頻繁に摂らない、一般的なアレルゲン食品を摂らない、新しい食品は1品ずつ、反応を見ながら与える)すること。

● **アレルギー反応**：耳管の閉そくを招く。耳管の炎症性浮腫と鼻の浮腫はトインビー現象(鼻と口を閉じて嚥下すると、空気と分泌物が中耳に流入する)を引き起こす。

● **慢性中耳炎**：常にアレルギーを考慮する。検査を受けた子供の93.3%が食物、空気中の物質、あるいは両方にアレルギーがあった。中耳炎の子供の92%が、空気中のアレルゲンの減感作療法あるいは食物アレルゲンの除去食によって改善した。再発性中耳炎の患者78%に、食物アレルギーとの統計的に有意な関係が見られる。除去食によって慢性中耳炎の患者の86%が軽快。あるいは、アレルゲンの疑いのある食品による負荷試験食は滲出性中耳炎の患者のうち94%に再発をもたらす。

● **最も一般的な食物アレルゲン(アレルギーの多い順)**：牛乳、小麦、卵の白身、ピーナツ、大豆、トウモロコシ、トマト、鶏肉、リンゴ。

● **胸腺エキス**：胸腺は白血球に働きかけるホルモン群を分泌しており、それらが白血球の適切な発達と機能をもたらしている。経口の仔牛の胸腺エキス剤は子供の免疫機能を向上させ、食物アレルギーの低減、呼吸器系の慢性感染症への耐性を高める。慢性中耳炎においても、特に効果が得られると思われる。

● **自然療法による薬草点耳薬**：耳痛は回復期にも残るため、心配した両親が不必要な抗生物質を要求する動機になる。自然療法の薬草点耳薬は抗生物質または鎮痛剤の点耳薬に匹敵する効果がある。薬草点耳薬の調合法：カレンデュラ(*Calendula officinalis*)の花(マリーゴールド)28%、セントジョーンズワート(*Hypericum perforatum*)の全草30%、マレイン(*Verbascum thapsus*)の花25%のそれぞれのオリーブ油抽出エキスと、ニンニクの精油0.05%含有のオリーブ油10%、ラベンダー(*Lavandula officinalis*)の精油5%、酢酸トコフェロール油(ビタミンE)2%を混合したもの。用量は5滴を1日3回。

● **キシリトール**：抗カリエス誘発性の甘味料で、一般に使用されている。カバおよび他の広葉樹に由来した糖アルコールであり、肺炎レンサ球菌を阻害する。キシリトールは急性中耳炎の発症を40%抑制する。キシリトールガムとして、あるいは薬用キャンディとして1日8.4g与えることで、保育園や学校などでの中耳炎の発症を減らすことができる。1日に4～5回与える必要があり、そのために服薬順守と全体

● 中耳炎

としての効果を阻害する場合もあるだろう。副作用は下痢になること。
- **加湿器**：子供の中耳炎や上気道感染の治療用として人気がある。湿度の低い環境に置かれた実験動物は、より快適な環境に置かれた動物よりも著しく多量の滲出液（耳管の貯留液）があった。湿度の低下は鼻の腫脹、耳管の換気の減少、耳管の内膜の乾燥などを招き、貯留液の排出が困難になるとともに、分泌が増加する。耳管の粘膜のマスト細胞はヒスタミンを放出し、浮腫が生じる。加湿器による加湿は滲出性の中耳炎の治療には重要な方策と言えるであろう。

自然療法の治療アプローチ

目標：アレルギーの特定と除去、特に食物アレルギー。免疫システムのサポート。
- **食生活**：急性の発作中にアレルゲンをはっきりと特定することは通常は困難である。最も一般的なアレルギー性食品（牛乳と乳製品、卵、小麦、トウモロコシ、オレンジ、ピーナッツバター）を除去する。砂糖、ハチミツ、ドライフルーツ、濃縮還元果汁などの濃縮された単炭水化物を含むものは免疫機能を阻害するので避けること。
- **サプリメント**：
  — 子供用総合ビタミン・ミネラル剤
  — ビタミンA：6歳未満の幼児は1日50,000IUを2日間、6歳以上は4日間
  — β-カロテン（天然のカロテノイド混合物）：1日あたり年齢×20,000IU（最大1日200,000IUまで）
  — ビタミンC：年齢×50mgを2時間おきに
  — バイオフラボノイド：年齢×50mgを2時間おきに
  — 亜鉛：1日あたり年齢×2.5mg（最大30mg）
  — 胸腺エキス：1日あたり純ポリペプチド120mg相当量で分子量10,000未満あるいは粗ペプチド500mgのポリペプチド分画
- **薬草療法**：
  — エキナセア属：6歳未満の子供には成人の半量とする。6歳以上には、成人と同量（エキナセアは子供にも安全である）。すべての容量は1日に3回まで与えることができる。乾燥根（またはお茶として）0.5～1g。全草フリーズドライ325～650mg、ムラサキバレンギク（*Echinacea purpurea*）の土より上の部分のしぼり汁を22%のエタノールで安定化させたもの2～3mℓ。チンキ剤（1：5）2～4mℓ、流エキス（1：1）2～4mℓ、固形（乾燥粉末）エキス（6：5：1またはエキナコサイド3.5%）150～300mg

257

―キシリトール：1日8gをガムとして、1日中噛む。またはシロップとして10gを数回に分けて摂る
―自然療法の点耳薬：患部のある耳に5滴を1日3回
● **理学療法**：患部を温めると、多くの場合不快感が低減できる。温めたオイル（マレインオイル）による温湿布、またはストローとヘアドライヤーで暖かい空気を耳に吹き込む。これらの方法で、中耳の気圧が下がり貯留液の排出を促進する。

つわり

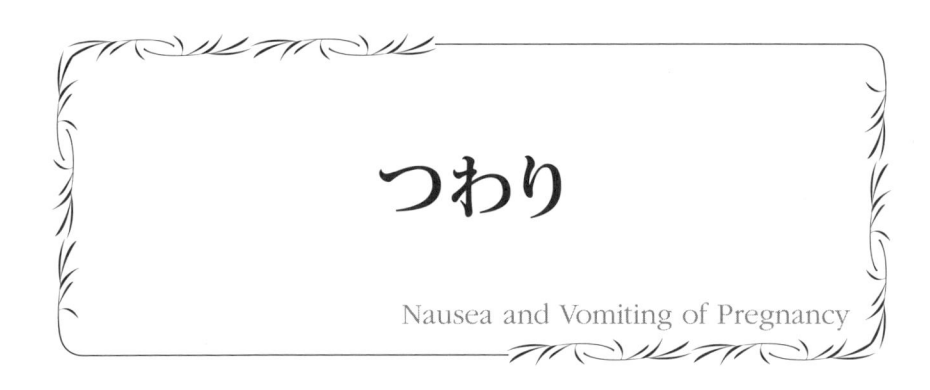

Nausea and Vomiting of Pregnancy

診断のポイント

◎ 妊娠の最初の3半期に起こる午前あるいは夕刻の悪心と嘔吐

概要

- つわりは妊娠の75%で起こっている。起こりやすいのは最初の3半期だが、第14週までに消失するのはそのうち50%に過ぎず、90%は第22週までに消失する。80%の女性が、終日続く吐き気を感じるという。
- 妊娠悪阻はつわりに激しい嘔吐、体重減少、脱水が伴うもの。妊娠悪阻は、生命に関わり、入院治療を必要とする場合もある。
- つわりの原因は分かっていない。考えられるものとして、ホルモンの変動または消化機能の変動、血液および"気"のアンバランス、甲状腺機能の変化、心理的障害、不適当な栄養状態、ストレス、および生活習慣などである。
- 対症療法よりも全人的治療を。生理的および代謝の変化(胃運動性低下、酸化ストレスまたは炭水化物、ビタミンB欠乏)が起こることがある。環境、精神状態、家族、人間関係、仕事または経済的ストレスを考慮する。

つわり

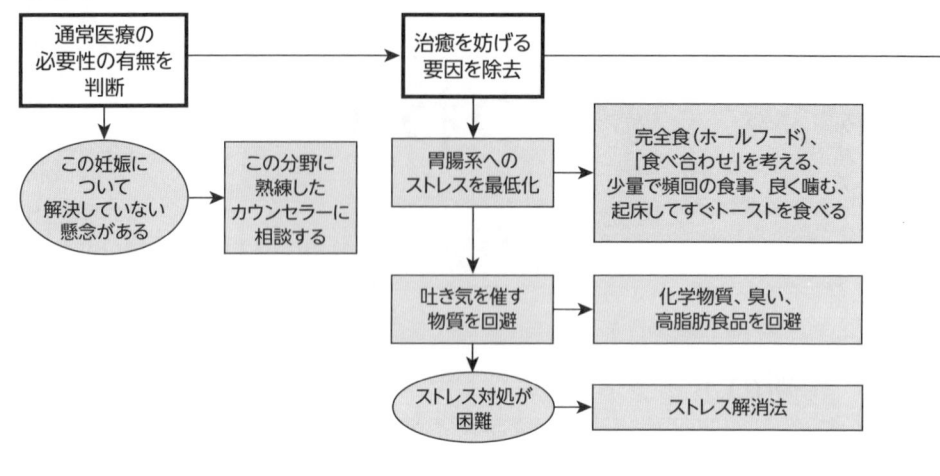

```
通常医療の必要性の有無を判断
├─ この妊娠について解決していない懸念がある → この分野に熟練したカウンセラーに相談する

治癒を妨げる要因を除去
├─ 胃腸系へのストレスを最低化 → 完全食（ホールフード）、「食べ合わせ」を考える、少量で頻回の食事、良く噛む、起床してすぐトーストを食べる
├─ 吐き気を催す物質を回避 → 化学物質、臭い、高脂肪食品を回避
└─ ストレス対処が困難 → ストレス解消法
```

治療上の留意ポイント

心理的、情緒的および生活習慣

- 生理的要因と心理的要因の両方が誘因になる。
- 妊娠が望まれたものであるかどうか。怒り、恐れ、ためらい、疑い、恨み、嫌悪、否定、または未解決の争いがないか、話し合う。
- 家族、人間関係、仕事、経済、その他のストレス要因について質問する。これらは環境毒への曝露である。

栄養

- バランスの良い完全食（ホールフード）。
- 胃が完全に空にならないように、少量ずつを定期的に食べ、血糖値が下がらないようにする。空腹と血糖値の低下はつわりの原因になる。
- もう一つの誘因である脱水を防ぐために、水分を十分に摂る。
- 妊娠悪阻、産後抑鬱症、および授乳の失敗は、亜鉛、マグネシウム、ビタミンB6、必須脂肪酸が関係している。
- **妊娠女性用総合ビタミン剤**は、健康的な食生活をしている場合でも、必要である。総合ビタミン剤はつわりを軽減する。

● つわり

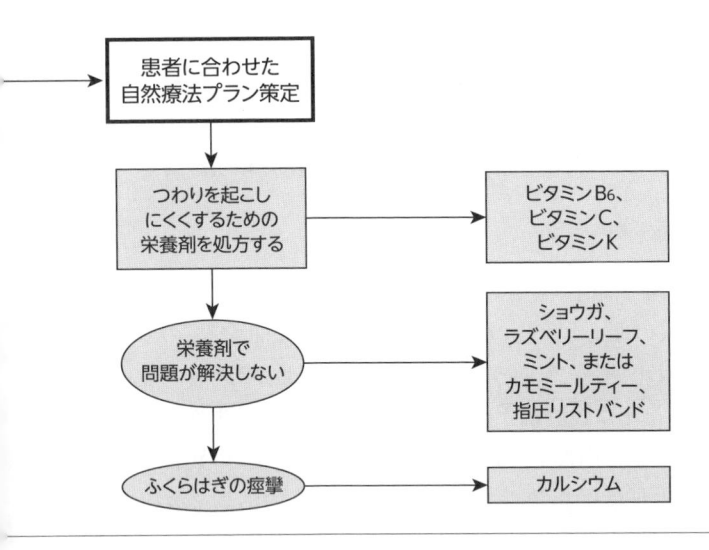

```
┌─────────────┐
│ 患者に合わせた │
│ 自然療法プラン策定 │
└─────────────┘
      │
      ▼
┌─────────────┐      ┌─────────────┐
│ つわりを起こし │─────▶│ ビタミンB6、 │
│ にくくするための │      │ ビタミンC、 │
│ 栄養剤を処方する │      │ ビタミンK   │
└─────────────┘      └─────────────┘
      │
      ▼
┌─────────────┐      ┌─────────────┐
│ 栄養剤で      │─────▶│ ショウガ、    │
│ 問題が解決しない │      │ ラズベリーリーフ、│
└─────────────┘      │ ミント、または │
      │              │ カモミールティー、│
      │              │ 指圧リストバンド│
      ▼              └─────────────┘
┌─────────────┐      ┌─────────────┐
│ ふくらはぎの痙攣 │─────▶│ カルシウム   │
└─────────────┘      └─────────────┘
```

- **ピリドキシン（ビタミン B6）**：ビタミン B6 はつわりを緩和する。実験的用量：1 日 30mg から 25mg のビタミン B6 を 8 時間ごとに。研究では、ビタミン B6、ショウガ、鍼を併用している。
- **ビタミン K／ビタミン C**：併用することによって臨床的に効果的。ある研究では、患者の 91％は 72 時間以内に緩解した。これらのビタミンは、どちらか片方のみでは効果がない。

薬用植物

- **ショウガ（*Zingiber officinale*）**：伝統的によく利用された効果的な鎮吐薬。手術と麻酔、化学療法、船酔い、およびつわりによる悪心と嘔吐を軽減する。ショウガの粉末根 250mg を 1 日 4 回で著しく緩和する。ショウガはメトクロプラミドと同等に嘔吐を抑制する。すべての薬草療法の中で、つわりに臨床的または科学的研究で成果をあげたのは、ショウガのみである。
- **ラズベリーリーフ（*Rubus idaeus*）**：中国、欧州、および北米で、妊婦への一般的な補助療法として使用された。ビタミン A、ビタミン B 群、ビタミン C、E、カルシウム、鉄、リン、カリウムが含まれている。タンニンは収れん性の作用がある。また子宮の強壮剤でもある。それは出産合併症に密接なつながりはなく、長期的毒性または催奇作用の証跡はない。

- 肝機能を促進し胃腸の調子を整えるハーブは、悪心と嘔吐にも効果がある。駆風効果のあるハーブは鎮静効果がある。ペパーミント（*Mentha piperita*）ティーが使用されているが、文書化された研究は不足している。薬草療法による妊娠への安全性が懸念されている。現在のところ、文書化された研究で、言及されたハーブによる妊婦あるいは胎児への不利益な副作用について、証明したものはない。

その他

- 指圧、鍼、および漢方：中国では何世紀もの間、つわりに広く使用されてきた。多くの研究は、内関という経穴の悪心と嘔吐の緩和効果についてに関するものである。指圧リストバンドは、つわり、不安感、抑うつ、行動機能障害、および悪心の緩和に有効である。内関への指圧は腹腔鏡手術後の悪心と嘔吐を軽減する。市販の調整可能な指圧リストバンドは内関を刺激し、船酔い、悪心に伴う胃の異常な活動、乗り物酔いの明確は生理学的指標である胃の異常な電気的活動を緩和する。調整不能なリストバンドでは効果がなく、内関への刺激が不十分であるためと思われる。内関に電気的刺激を与える調整可能なリストバンドもある。87%の女性でつわりが改善し、プラセボでは43%が改善した。

自然療法の治療アプローチ

心理的、情緒的および生活習慣

妊婦へのアドバイス：

- 妊娠をサポートする強力なシステムを構築する。自分が安定でき、健康を維持するために、依存できる人、活動を確保する。
- この分野に熟練したカウンセラーに、妊娠に関して解決していない葛藤を相談する。
- ストレスを溜めないようにする。瞑想、質の高い睡眠、リラクセーション、余暇
- 血行促進のため、運動および（または）ストレッチ運動を深い呼吸をしながら行う。
- 化学物質およびタバコの煙との接触をなるべく避ける。
- 冷たい水、電解質飲料で精製された砂糖が入っていないもの、希釈した果汁、紅茶、煮出し汁などによって、水分を十分に補給する。冷やした布を顔に当てる。新鮮な空気の中で過ごす（戸外や十分な自然換気のできる部屋）。再循環した空気または風通しが悪く閉鎖された部屋を避ける。

● つわり

食生活
- 新鮮な野菜、特に緑の葉野菜、バランスのとれたタンパク質、複合炭水化物、食物繊維を摂る。
- 食品の組み合わせを考える。タンパク質とでんぷん、でんぷん質の多い野菜、または砂糖を多く使った加工食品・飲料を、同じ食事で組み合わせないようにする。
- 少量の食事をゆっくりと、数回食べる。よく噛む。メインの食事は日中にする。食事中に水分は摂らない。
- 少量の複合炭水化物（ビスケットやトースト）を、起き上がる前に食べる（胃を落ち着けるため）。ゆっくりと起き上がり、水、ハーブティーにレモンかショウガとハチミツを入れたもの、またはカップ1杯のお湯にりんご酢大さじ1杯とハチミツ大さじ1杯を好みで入れたものを飲む。
- 少量の消化の良いスナックをバスルームに置いて、夜中に血糖値が下がったり、胃が空にならないようにする。
- 吐き気を催す臭いやスパイスを特定して回避。飽和脂肪または高脂肪食品を控える。タンパク質を増やすか、血液型によって食生活を調整する。

サプリメント
完全食（ホールフード）、消化のよい食事、妊婦用ビタミン剤、そして個別のニーズに応じて以下を追加する。
- **ビタミンB6**：25mgを1日2回から3回
- **ビタミンC**：250～1,000mgを1日2回から3回
- **ビタミンK**：1日5mg
- **カルシウム**（ふくらはぎの痙攣に）
- **必須脂肪酸**：亜麻仁油を大さじ1～2杯、または精製された魚油2～4カプセル

薬草療法
最初の3半期は次のもの以外、すべての薬草を回避する。
- **ショウガ**：乾燥粉末、煎剤、エキス、または天然のジンジャーエールで1～2g
- **ラズベリーリーフ、ミント、chamomile tea**：カップ1～3杯

ラズベリーリーフ、ミント、およびその他の安全な薬草を支持された場合、妊娠期間中にわたって利用する。

パーキンソン病

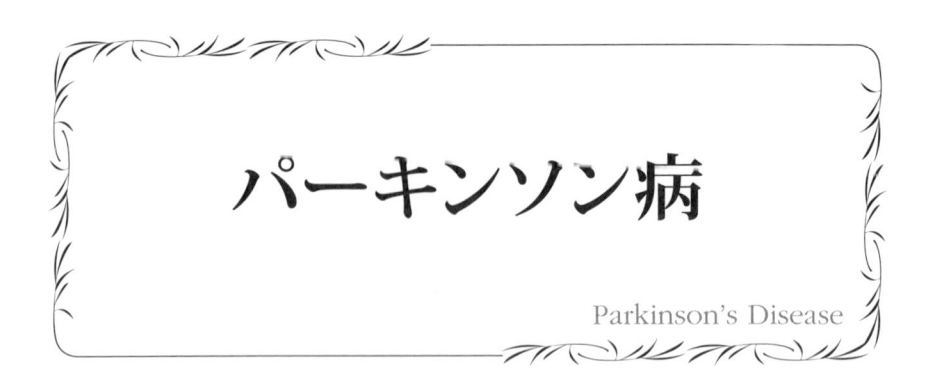

Parkinson's Disease

診断のポイント

◎ 安静時の震え（振戦・震盪）。通常、安静時に悪化し、動くと緩和する。左半身ま

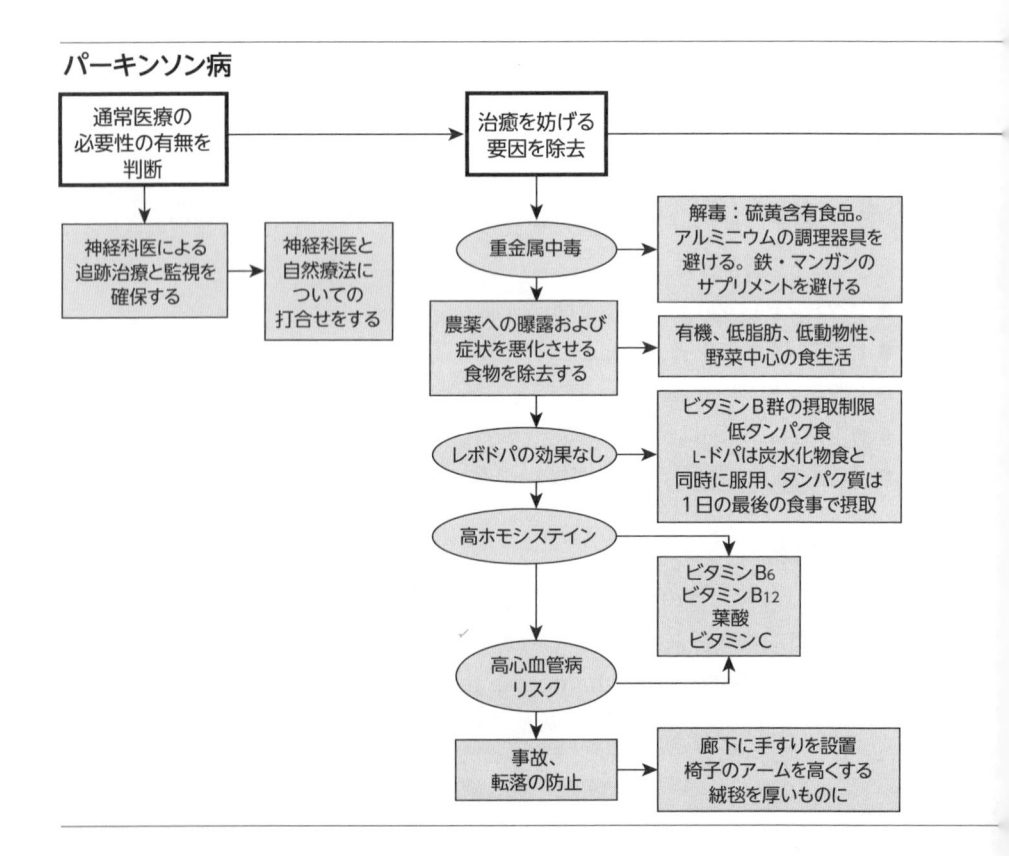

パーキンソン病

```
通常医療の              治癒を妨げる
必要性の有無を  ──→   要因を除去
判断                        │
  │                         ↓
  ↓                      重金属中毒  ──→  解毒：硫黄含有食品。
神経科医による  →  神経科医と                  アルミニウムの調理器具を
追跡治療と監視を    自然療法に                避ける。鉄・マンガンの
確保する            ついての                  サプリメントを避ける
                    打合せをする   
                         │
                         ↓
                      農薬への曝露および  ──→  有機、低脂肪、低動物性、
                      症状を悪化させる         野菜中心の食生活
                      食物を除去する
                         │
                         ↓                      ビタミンB群の摂取制限
                                                低タンパク食
                      レボドパの効果なし  ──→  L-ドパは炭水化物食と
                                                同時に服用、タンパク質は
                                                1日の最後の食事で摂取
                         │
                         ↓                      ビタミンB6
                      高ホモシステイン  ──→    ビタミンB12
                                                葉酸
                         │                      ビタミンC
                         ↓
                      高心血管病
                      リスク
                         │
                         ↓                      廊下に手すりを設置
                      事故、            ──→    椅子のアームを高くする
                      転落の防止                絨毯を厚いものに
```

● パーキンソン病

たは右半身どちらかから始まることが多い
◎ 親指と人差し指による「丸薬製造様」運動
◎ 動作が緩慢になる「運動緩徐」、または動くことができない「運動不能症」
◎ 動作の開始が困難
◎ 四肢硬直、ひきずり歩行、前屈姿勢
◎ 表情が乏しい、または無表情な「仮面顔貌」、声が小さい、または抑揚がない
◎ 小さな文字を書く小字症。書き終わりに向けてだんだんと文字が小さくなる
◎ えん下障害は病気が進んでいることを示す場合がある
◎ レヴィ小体（顕微鏡下で確認可能なタンパク質凝集体）は剖検によってのみ確認可能な、典型的なパーキンソン病の特質である

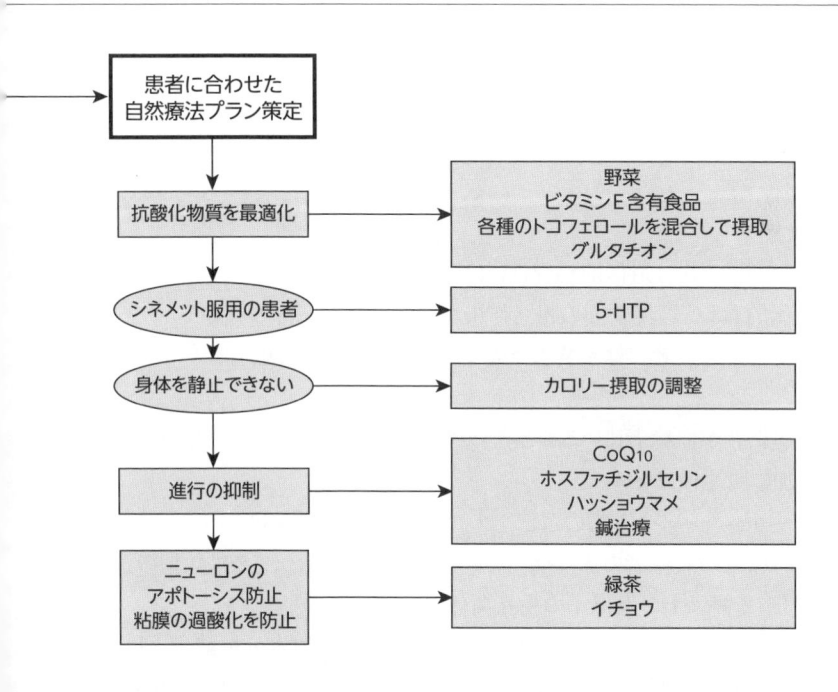

```
患者に合わせた自然療法プラン策定
        ↓
抗酸化物質を最適化 → 野菜
                    ビタミンE含有食品
                    各種のトコフェロールを混合して摂取
                    グルタチオン
        ↓
シネメット服用の患者 → 5-HTP
        ↓
身体を静止できない → カロリー摂取の調整
        ↓
進行の抑制 → CoQ₁₀
            ホスファチジルセリン
            ハッショウマメ
            鍼治療
        ↓
ニューロンのアポトーシス防止
粘膜の過酸化を防止 → 緑茶
                    イチョウ
```

概要

- 全人口の0.3%、55〜60歳以上の1%が発症。米国には50万人の患者がいる。
- 筋肉運動をコントロールする脳部位のニューロンの劣化が誘発する進行性神経障害で、神経伝達物質ドーパミンの不足、運動障害を引き起こす。
- 特徴：振戦、筋硬直、歩行困難、バランスや動作の調和が困難。
- 年齢とともに罹患率・発生率が上昇。平均発病年齢は60歳で、40歳以下では罹患率・発生率ともに低く、70歳代、80歳代で上昇する。
- 全世界で発生。人種や地理的な差異の因果関係については確認されていない。

病因

- 大部分は解明されていない。ミトコンドリア異常、環境神経毒素、潜在性毒素の選択的生成、解毒能力の低下、感染性病原菌、遺伝因子などによる病的状態が疑われる。
- 選択的運搬機構であるドーパミントランスポーターが、内因性あるいは外因性毒素を取り込みやすい傾向にあるために、関係する脳部位にあるニューロンが選択的に脆弱である可能性がある。

遺伝的要因

- 遅発症型パーキンソン病は遺伝的感受性には関連付けられていない。
- 発症には、遺伝的および環境要因の相互作用が関わっていると思われる。
- 多くのパーキンソン病患者には家族歴がなく、一親等血縁者に患者がいるのは15%のみ。
- パーキンソン病患者が血縁者にいる群とそうでない対照者群では、アルツハイマー病のリスク増加に関連性はない。
- アルツハイマー病とパーキンソン病の遺伝上のつながりを示す証拠はない。
- パーキンソン病患者の血縁者でリスクが上昇するのは、劣性遺伝または数個の遺伝子による遺伝（2個以上の遺伝子の相互関係が必須）。
- a-シヌクレイン、パーキン、UCH-L1（ユビキチンカルボキシ末端加水分解酵素L1）、DJ-1、NR4A2の5つの遺伝子の突然変異。6遺伝子座がパーキンソン病と関連付けられている。これらのほとんどが症例としては少ないが早期発症型パーキンソン病に関連している。

● パーキンソン病

- 遺伝的変異は遅発型間欠性パーキンソン病を説明することはできない。
- 遅発型パーキンソン病の遺伝子突然変異の病状は、非突然変異の患者と比較して臨床的な相関性はない。
- 双子の調査結果によると、その他の複合病と比較しても遺伝的な影響は低い。
- 対応策：環境要因、生活習慣および栄養面からの予防と治療を行う。

アポトーシス

- 脳のニューロンの消失は、パーキンソン病、アルツハイマー病、およびハンチントン舞踏病、そして筋萎縮性側索硬化症（ルー・ゲーリッグ病、ALS）の病理上の特徴である。
- アポトーシスの増加は神経成長因子の欠乏とフリーラジカルによる損傷によって起こる。
- 神経成長因子の長期投与はプログラム細胞死から神経成長因子を保護することができる。
- メラトニンによって、自然療法的にプログラム細胞死を抑制する可能性がある（後述の「メラトニン」の項を参照）。

有害物質への曝露

- 農薬への曝露、特に産業国の田園地帯に居住して井戸水を飲用することは、病因の一つでありパーキンソン病の発症を早める要因とされる。
- 脂肪親和性の強い殺虫剤ロテノンによるミトコンドリアの複合体Ⅰの慢性的、全身性の抑制は、高度に選択的な黒質線条体のドーパミン作用性の変性を引き起こし、運動低下と硬直につながる。ロテノンを投与されたラットの黒質ニューロンはユビキチンとα-シヌクレインを含有する原繊維性細胞質封入体を蓄積するが、それは細胞内のタンパク質封入体の主成分で、レヴィ小体と黒質のドーパミン作動性神経のレヴィ神経突起を形成する物質である。長期的ロテノン曝露は、大脳皮質と線条体の一酸化窒素および脂質過酸化生成物を増加させ、パーキンソン病の症状（運動不能症）と硬直を擬態する。
- 農薬生産における神経毒性の生成物で合成ヘロインの汚染物質であるメチルフェニルテトラヒドロピリジン（MPTP）への曝露後に、患者はパーキンソン症候群を発症する。MPTPは血液脳関門を通過してドーパミン作用性の細胞に選択的に侵入し、呼吸鎖でのミトコンドリア複合体Ⅰの機能を阻害する。MPTPは、レボドパ反応性パーキンソン症候群の発生に直接関係する唯一の環境要因であり、典型

267

的パーキンソン病とは臨床的に区別できない。同様の損傷を加える化学物質は他にも存在すると思われる。
- 溶剤：継続的で累積的な曝露が鍵となる。短期間の曝露によるリスク上昇についての証拠はない。トリクロロエチレンやトリクロロエタン、四塩化炭素、灯油、揮発油、アセトンなどの古い溶剤はより強く発病に関わっている。
- 職業上、特定の金属（マンガン、銅、鉛、鉄、亜鉛、アルミニウム）との接触があるとリスクが上昇する。パーキンソン病患者の黒質には、これらの金属が高レベルで存在している。二価・三価の陽イオンのうちアルミニウム、銅（二価）、鉄（三価）、コバルト（三価）、およびマンガン（二価）は、α-シヌクレインの筋原繊維形成を促進する。長期的水銀の吸入は、皮質および小脳萎縮、痴呆、パーキンソン症候群、および下肢の運動失調に影響がある。マンガンはドーパミンとセロトニンの欠乏を起こし、黒質、淡蒼球、尾状核の損傷を引き起こす。その際、精神医学上の変化に続いて、筋硬直と振戦による運動活性の低下が見られる。
- 鉄の蓄積：神経科の疾患であるアルツハイマー病、パーキンソン病、I型神経変性は脳の鉄蓄積と関連がある。パーキンソン病患者の黒質には、鉄濃度上昇、脂質過酸化、およびグルタチオン（GSH）減少とスーパーオキシドジスムターゼ（SOD）が見られる。鉄はドーパミン作用性の神経変性の引き金と思われる。

酸化ストレスとグルタチオン欠乏

- 酸化ストレスはパーキンソン病の一因となる。パーキンソン病患者のGSHは通常より4割少ない。発症前のパーキンソン病（偶発的レヴィ小体病）でもGSHは最適量を下回るが、GSH欠乏が主たる要因とは言えない。
- GSH欠乏はすべてのパーキンソン病に共通する特質であろう。GSHは抗酸化物質であり酸化還元反応の調整装置としての役割がある。GSHの欠乏はミトコンドリア複合体Iの活性を選択的に阻害することで、ミトコンドリアの機能に影響する。GSH欠乏が欠陥タンパク質の凝集を促進し、黒質線条体のドーパミン作動性神経細胞死が起きると思われる。
- GSH欠乏は黒質の毒素による破壊を促進すると思われる。脳内GSHの補充はパーキンソン病治療の鍵であろう。

解毒不全

- 慢性の神経疾患の根底には、硫黄を含有する生体異物の代謝不全などの解毒不全があると思われる。解毒作用の変化によって、硫黄含有物に曝された場合に

● パーキンソン病

は、感受性の高い人は神経毒症のリスクが高まるであろう。
- 遺伝は一つの要因であり、栄養、環境要因も関連している。

診断上の留意ポイント

- 検査ではっきりと診断を下すことはできない。パーキンソン病は、神経科医が症状とその重症度を評価し、臨床判断を適用して診断する。ドーパミンの治験での肯定応答は示唆的である。真性パーキンソン病と脳血管性パーキンソニズムは、脳走査写真が識別の一助となる。パーキンソン病患者のうち25〜40%が痴呆を発症するが、それがレヴィ小体病とパーキンソン病、あるいはアルツハイマー病とパーキンソニズムの識別を困難にしている。パーキンソン病では典型的な休止時振戦は発現しないが、特に上肢の片側性姿勢振戦を特徴とする本態性振戦が表れる。パーキンソン病の重要な兆候は、運動緩徐と硬直が随伴することである。
- ヤールの重症度分類によって、運動障害の程度は5つのステージに分けられる：
  — ステージ0＝パーキンソニズムなし
  — ステージ1＝一側性パーキンソニズム
  — ステージ1.5＝一側性パーキンソニズム＋体幹障害
  — ステージ2＝両側性パーキンソニズムだが平衡障害なし
  — ステージ2.5＝軽度両側性パーキンソニズム＋後方突進があるが自分で立ち直れる
  — ステージ3＝軽〜中等度パーキンソニズム＋平衡障害、身体的介助不要
  — ステージ4＝高度のパーキンソニズム、歩行は介助なしでどうにか可能
  — ステージ5＝介助なしでは、車椅子またはベッドに寝たきり
- 黒質のレヴィ小体は典型的パーキンソン病の病理学上最大の特質である。レヴィ小体は中心に稠密な芯、辺縁に明暈のある細胞質内の好酸性封入体で、黒質線条体路でのドーパミン生成不全につながる、黒質内のニューロンの消失と関連付けられている。レヴィ小体は、剖検で確認できるのみであり診断基準にはなりえない。またパーキンソン病でない人からも、50歳以上の8%、70歳以上の13%、80歳以上の16%の割合で検出される。
- パーキンソン病統一スケール（UPDRS）は、行動、日常生活動作、運動能力、治療の合併症、症状の進展度、日常生活動作などの多種の基準を用いて重症度の分類を行う。神経画像検査テストも診断の一助となる（フルオロドパのPET、β-CITのSPECT）が、UPDRSと神経学的検査は充分に精度がある。

269

- 鑑別診断：通常の老化現象、本態性振戦、薬剤性パーキンソニズム、パーキンソン病プラス、脳血管性パーキンソニズム、および正常圧水頭症、ドーパ反応性ジストニー、若年性発現のハンチントン舞踏病、PPND。
- 関連する疾患：
  — **パーキンソン病プラス**：パーキンソニズムに他の異常な神経症状が表れる。例としては進行性核上麻痺。パーキンソン病の初期症状が表れ、異常眼運動、頚部ジストニー、えん下障害、レボドパ反応低下が引き続き起こる。
  — **シャイ・ドレーガー症候群(多系統萎縮症)**：パーキンソニズムとともに、自律神経系異常、脳神経異常、末梢性ポリニュートパシー、痙性、前角細胞機能不全が発現。
  — **薬剤性パーキンソニズム**：フェノチアジン、ブチロフェノン、レセルピン、および関連高血圧、マンガン中毒、一酸化炭素中毒。

治療上の留意ポイント

通常医療

- 通常医療によってパーキンソン病の神経系変性の進行を抑制することはできないが、ある程度の治療は可能である。
- 治療のよりどころであるレボドパ(L-ドパ)は、食物由来の芳香族アミノ酸、チロシンから合成される。最新の治療ではレボドパと末梢デカルボキシラーゼ酵素阻害剤を混合し、神経システム外でのレボドパのドーパミンへの転換を最低限にする。L-ドパは症状を緩和するが、病気の進行状況に変化を与えるものではなく、時間とともに、効果が衰えてしまう。L-ドパの副作用には、運動性合併症(彷徨変異やジスキネジア)、吐き気や嘔吐、起立性低血圧、鎮静状態、幻覚、妄想、賭博への傾倒、悪性黒色腫の加速的増殖がある。L-ドパは、低速波の蠕動運動の活性を弱め、消化機能を損なう(後述の「通常の薬物療法」のより新しい薬品を参照)。
- 脳深部電気刺激法(DBS)：脳の特定部位に脳刺激装置を埋め込む療法。目的は、黒質内のドーパミン作用性ニューロンの損失による視床下核—淡蒼球内節神経回路からのグルタミン酸作動性興奮性入力の過活性を抑制することである。刺激によってニューロンの活性を調整し、疾患による異常なニューロンの放出を防ぐことである。DBSの施術を受けるには厳格な基準がある。DBSは症状を抑制することから、薬剤投与を減らすことが可能である。
- 胎児黒質細胞移植：損失したニューロン組織の回復を目的とする。結果は好悪

混在しており、術後のジスキネジアが高率で発生している。幹細胞は、ドーパミン作用性回路の修復の手段をもたらす可能性がある。

食生活

- 重金属の解毒：高硫黄含有食品であるニンニク、タマネギなど。水溶性繊維のグアーガム、オーツ麦のふすま、ペクチン、オオバコの種子もよい。
- 抗酸化物質：野菜や果物。
- パーキンソン病患者は対照者と比較して、生野菜、アルコールとコーヒーの摂取量は少ないが、炭水化物と肉は多く、タンパク質と脂質は同等である。パーキンソン病患者は動物性脂肪の摂取が多いようである。
- アドバイス：野菜を多く、脂質を少なくすること。

▶レボドパを含む食品

- ソラマメ：症状を抑制する。ソラマメの種（*Vicia faba*）はレボドパ投与よりも効果的である可能性がある。ソラマメのさやには100gあたり250mgのレボドパが含まれており、レボドパ製剤の1回分に等しい。ただし、医師の監督なしにソラマメをL-ドパの代用として使用したり、同時投与することは薦められない。

ケトン誘発食

- てんかんの患者を安定させるために70年以上用いられた。
- D-β-ヒドロキシ酪酸：極少炭水化物・ブドウ糖食の間に、肝細胞と星状細胞が生成するケトン体。
- D-β-ヒドロキシ酪酸は、動物でのドーパミン作用性神経変性と運動障害への防御作用がある。高インスリン血症性低血糖症の生後6ヵ月の乳児二人は、D-β-ヒドロキシ酪酸1日32gの数ヵ月間にわたる投与に耐性があった。だが、細胞代謝とミトコンドリア機能への長期的影響については、確認されていない。

低タンパク食

- レボドパを服用している患者にとって有益と思われる。
- 男性の場合、1日50g、女性の場合で1日40gの低タンパク食は、男性で1日80g、女性で70gの高タンパク食と比較して、患者のパフォーマンス・スコア、振戦、手の敏捷性と可動性において向上が見られた。
- 食品中のアミノ酸によってレボドパの吸収は遅延または減少した。タンパク質を

主に夕食で摂ると、症状が緩和した。アドバイス：レボドパは高炭水化物食と一緒に摂り、タンパク質の摂取は一日の最後の食事まで待つことで、薬剤の効果が高まる。

デトックス

- 重金属中毒からの保護作用のある栄養素：高力価総合ビタミン・ミネラル剤、ミネラル類(カルシウム、マグネシウム、クロム)、ビタミンC、ビタミンB群、硫黄含有アミノ酸(メチオニン、システイン、タウリン)。

栄養上の留意ポイント

5-HTP

- 5-HTPは、シネメット(L-ドパとデカルボキシラーゼ阻害カルビドパ混合薬)との併用時のみ効果を持つ。パーキンソン病では脳内セロトニンが減少するが、ドーパミン受容体の減少のほうがより深刻である。5-HTPは、シネメットのL-ドパがパーキンソン病患者の睡眠や精神状態に与える悪影響を防ぐ効果がある。さらに、身体的症状も改善する。
- セロトニン濃度の影響として、パーキンソン病患者の10人中9人に抑うつが表れる。その場合セロトニン濃度が低いほど、症状は強くなる。75mgから始めて、抑うつが治まるまで、1日500mgを上限として3日ごとに25mgずつ増量しながら、4ヵ月間継続すると、シネメットを服用する患者に目立った改善が見られた。
- 注意：シネメットを服用していない患者に5-HTPを投与してセロトニンレベルを上げると、硬直が悪化する可能性がある。

抗酸化物質

- 酸化による損傷を防ぎ、パーキンソン病のリスクを減少させる。パーキンソン病患者で服薬治療が必要になっていない場合に、進行を抑える効果がある。脳組織の抗酸化物質濃度を上げるのは容易ではなく、大量投与が必要である。
- 予備的研究：1日3,000mgのビタミンCと3,200IUのビタミンEを7年間服用した結果、服用していない患者群と比較して、2～3年投薬のタイミングを延ばすことができた。
- 計画調査：医療従事者による調査で、女性76,890人を14年間、男性47,331人を12年間、食事とサプリメントについて、2年から4年おきに調べた。その結果、ビ

タミン C とカロチノイドはパーキンソン病のリスクを低減しなかった。ビタミン E のサプリメントも同様であった。しかし、ビタミン E に富む食品を含む食事は保護作用があった。サプリメントの量や質は関連性が低く、食品中の抗酸化物質の質はより関連性が高いと思われた。サプリメントには主に α-トコフェロールが利用されているが、食品中には β、γ、δ-トコフェロールが含まれている。γ-トコフェロールは α-トコフェロールよりもペルオキシ亜硝酸の酸化作用を阻害する効果が高い。さらに、α-トコフェロールのみを補充すると、その他のトコフェロールのレベルを下げてしまう。食品からの摂取が最良であるが、各トコフェロールが混合されたサプリメントを利用した方が、安価な α-トコフェロールのみを摂取するよりも効果的であろう。

グルタチオン

- GSH の静注と経口投与による代償療法は、安全かつ耐容性も高く、有益である。
- N-アセチルシステイン前駆体と α-リポ酸も有効である。
- GSH は全身性の抗酸化物質であり、充分な補給によって心臓、肝臓、筋肉へのパーキンソン病による損傷を緩和する。
- ビタミン C の大量投与により、GSH を保存する抗酸化還元当量をもたらす。

ビタミンB群、葉酸

- 血清ホモシステインの上昇は、冠動脈疾患、心臓発作、痴呆のリスク増につながる。ホモシステインの増加にはパーキンソン病が関わっている。原因は、レボドパによる治療である。カテコール-O-メチルトランスフェラーゼ（COMT）によるレボドパの代謝により、ホモシステインの生成が増加する。パーキンソン病の治療が、心臓発作、心臓病、痴呆のリスク増加や黒質の変性加速を引き起こす可能性がある。
- ピリドキシン（ビタミン B6）はホモシステインを減少させる。しかし、レボドパの効力は、ビタミン B6 の欠乏によって活性化する可能性があり、1 日 5mg 以上のビタミン B6 摂取により、薬効は打ち消されてしまう。レボドパを服用している患者はビタミン B6 を多く含む食品は避けること。レボドパの効果が表れない患者は、ビタミン B6 を控えることが推奨される。しかし、ホモシステインレベルの高いパーキンソン病患者で、心臓病のリスクも高い場合は、薬物治療への反応が良好であれば、ビタミン B 群増量を検討してもよい。ただし、パーキンソン病の症状の悪化がないか常に監視すること。

コエンザイムQ10

- ユビキノン（CoQ10）は、レドックス反応の電子伝達連鎖中の補助因子で、アデノシン三リン酸（ATP）を合成する。これは、心血管疾患、AIDS、ガンの治療に利用され、神経組織変成の症状にも効果があるかもしれない。
- CoQ10の大量投与によって、初期パーキンソン病の進行を抑えられるかもしれない。患者グループに対し、1日300mg、600mg、1,200mgをそれぞれ6ヵ月間投与したところ、プラセボ群と比較してCoQ10投与グループでは有意に効果があり、1,200mgのグループが最も良い結果を示した。360mgを4週間投与した、治療中かつ症状の安定したパーキンソン病患者グループでは、症状がやや緩和し、視覚障害においてはプラセボ群と比較してかなり向上が見られた。
- CoQ10の大量投与（1日あたり1,200、1,800、2,400、および3,000mg）は短期間（2週間）であれば安全である。ユビキノンは1日2,400mgの投与量で血漿濃度が定常状態に達する。パーキンソン病患者の血漿CoQ10レベルは、対照群と比較して必ずしも低下はしていないが、1日2,400mgの投与によって症状が緩和されるであろう。コストを考慮して1,200mgから開始して、数ヵ月で効果が表れなければ増量するとよい。

メラトニン

- セロトニンから生成されるホルモンで松果腺から分泌される。
- 強力な抗酸化剤で、時差ぼけ、睡眠障害、がんなどの治療オプションとして使われる。
- ミトコンドリアの機能を補助しアポトーシスを防いで、ニューロン細胞を保護する。
- 通常の代謝によって生じたオキシダントを直接回収し、抗酸化酵素のスーパーオキシドジスムターゼ（SOD）とカタラーゼを間接的に補佐する。
- 電子伝達連鎖複合体の活性と発現を増加させる。メラトニンはATPの生成を増やし、GSHの安定性を高める。ミトコンドリア・ゲノムとの相互作用によって、タンパク質の生成を促進する。メラトニンはニューロンのアポトーシスを防ぐと思われる。
- 理論上、メラトニンはドーパミン・リリースを干渉するため、症状を悪化させるものと思われる。しかし数々の研究が、パーキンソン病は、黒質中のミトコンドリアの活性不良、GSHの損失、酸化ダメージ、そしてアポトーシスの増加などの複数要因が原因となっているという共通の見解を示している。有効性については臨床検査が必要だろう。もし利用する場合は、低用量（1〜5mg）から始め、病状を監視しながら徐々

に増量すること。

還元型ニコチンアミドアデニンジヌクレオチド

- ドーパミン生成のチロシン・ヒドロキシラーゼ触媒の段階における、還元当量の補酵素 NADH の律速的供給により、内性ドーパミンの生成量が増加する。
- NADH の静脈または筋肉内投与により、中程度からかなり良いレベルでの障害の改善が見られる。NADH の効力は投与量と重症度に関わっている。最適量は1日 25〜50mg。
- 静脈投与の方が筋肉投与よりも有効と思われる。
- 尿中のホモバニリン酸が増加するが、これは代謝産物であり、内因性 L-ドーパミンの生合成が刺激されたことを示唆する。
- レボドパを服用している患者に対し、1回 30mg を 30 分間以上かけて投与することを 7 日間毎日行うと、UPDRS のスコアが上がり、血漿レボドパが有意に上昇した。
- 有効性の確認と副作用の解明には、より精密な研究が必要である。

ホスファチジルセリン

- 脳内の主要なリン脂質で、細胞膜の完全性と流動性を決定付ける。
- 脳内ホスファチジルセリン濃度の低下は、高齢者の精神機能障害やうつ病に原因となる。
- 老人性痴呆への臨床効果が認められ、アルツハイマー病の初期症状の治療に有望である。軽度の認知障害に効果が高い。
- ホスファチジルセリンは、アルツハイマー病タイプの老人性認知症のあるパーキンソン病患者の遅い脳波を早める効果がある。これは不安、意欲、そして情動の面に効果がある。
- リン脂質の代謝不良によって、毒性障害や酸化ストレスが引き起こされる。メチル基供与体である S-アデノシルメチオニン、葉酸、およびビタミン B_{12} や必須脂肪酸の欠乏は、脳内で充分なホスファチジルセリンが生成されるのを妨げる可能性がある。大豆由来のホスファチジルセリンを利用する場合、ドコサヘキサエン酸との同時補充が望ましい。
- ホスファチジルセリンは経口で充分に吸収される。

クレアチン

- 細胞質ゾル、または細胞エネルギーの運び屋 ATP とその調整役のアデノシン二リン酸塩を貯蔵するミトコンドリアへの、時間的また空間的緩衝剤として働く、身体を作るサプリメント。
- 経口クレアチン・モノハイドレートは、記憶力を向上させる。神経疾患、神経筋障害、およびアテローム性動脈硬化の治療への研究が進められている。
- クレアチンの経口投与は、脳内クレアチン濃度を有意に上昇させるが、各種の神経疾患のある患者に一定の効果を示すには至っていない。
- 将来、パーキンソン病患者にクレアチン服用が有益と証明されるかどうかは疑いが残る。

薬用植物

▶緑茶（*Camellia sinensis*）

- 血液脳関門を通過するポリフェノールには抗酸化、フリーラジカル捕捉、鉄キレート化、(3)H ドーパミンと(3)H メチル-4 フェニルピリジン吸収阻害、カテコール-O-メチルトランスフェラーゼ活性抑制、プロテインキナーゼ C または細胞外信号調節キナーゼの信号伝達系活性、そして細胞生存/細胞周期遺伝子調節などの作用がある。
- エピガロカテキン・ガレート（EGCG）などの緑茶ポリフェノールは、脳の老化プロセスを変化させ、神経保護作用があると考えられる。
- 臨床データは少ないが、最近のいくつかの研究では、緑茶ポリフェノールはパーキンソン病やその他の神経組織変性疾患の予防効果があるとされている。
- パーキンソン病の動物モデルでは、緑茶と経口 EGCG は黒質のチロシンヒドロキシラーゼ陽性細胞、線条体内のチロシンヒドロキシラーゼ活性、神経毒起因の酸化酵素スーパーオキシドジスムターゼとカタラーゼの増加を防いだ。これらの実験では、線条体のドーパミンレベルの保持、その代謝産物であるホモバニリン酸の保持、一酸化窒素合成酵素の抑制が見られた。

▶イチョウ

- イチョウ抽出物（GBE）の効能：粘膜の安定化、抗酸化、フリーラジカルの捕捉、酸素とブドウ糖の利用効率アップ、細胞膜の脂質過酸化の非常に効率的な抑止。

● パーキンソン病

- パーキンソン病への臨床実験はないが、アルツハイマー病への効果が確認されており、パーキンソン病の動物モデルでは生体内・生体外実験ともに予防効果があった。
- 効果のメカニズム：抗酸化および抗アポトーシス。レボドパの神経毒性はGBEによって抑制される可能性がある。パーキンソン病の治療にGBEをレボドパと併用することが推奨され、単独で使用するより効果的であるとする研究者もいる。
- ヒトでの用量作用の関係は確立されていないが、1日120mgよりも240mgの方が治療反応が高かった。
- GBEの有害事象情報によると、プラセボと違いはなかった。12週間以上継続して、効果を検討すること。

▶ ハッショウマメ（*Mucuna pruriens*）

- アーユルヴェーダでは、パーキンソン病は"カンパヴァータ"と言われ、ドーシャのうちヴァータのバランスの乱れとみなされている。
- ハッショウマメ：抗酸化物質、ビタミンEが豊富な豆。
- ラットによる実験で、抗パーキンソン病効果があった。レボドパまたはレボドパ亢進物質とは別の成分によると思われる。
- 臨床試験：粉末化したハッショウマメはHP-200と呼ばれる。HP-200の7.5g入袋を水と混ぜ、以前から合成レボドパ・カルビドパを服用している26人と、服薬していない34人に1日3〜6回、12週間経口投与したところ「ヤールの重症度分類」とUPDRSのスコアが統計的に基線から有意に下がった。副作用は、軽い胃腸障害があった。

▶ カヴァ（*Piper methysticum*）

- 臨床試験では、カヴァ標準エキスの推奨量での副作用は報告されていない。
- **注意**：単独の報告であるが、カヴァがパーキンソン病様症状の発現を引き起こした例がある。これによると、カヴァはドーパミンを妨害しパーキンソン病を悪化させるという。パーキンソン病患者または遺伝的に発症の可能性がある人はカヴァを避けること。

その他の留意ポイント

喫煙
- 喫煙は、発生率の低下や発症の遅延と関係がある。パーキンソン病において選択的に損傷を受けるドーパミン作動性神経の線条体への刺激をニコチンが増幅させると思われる。喫煙とパーキンソン病の負の相関関係は、長年の複数医療機関による研究によって確認されている。
- タバコに含まれるニコチン以外の化学物質が、モノアミンオキシダーゼB活性を抑制し、ドーパミン代謝の副産物である過酸化水素を減少させることで、神経組織を保護すると思われる。
- その他の説として、タバコの煙中の一酸化炭素にフリーラジカル捕捉作用があることから、神経組織を保護する働きがあると言われている。あるいは、熱量摂取を抑えることが、好結果に結びつくのではないか。
- リスク・ベネフィット比はかなり高く、喫煙はパーキンソン病の合理的な予防策とは言えない。

エストロゲン
- エストロゲンは抗アポトーシス効果によってドーパミンの活性を調節し、パーキンソン病によって冒されたニューロンの経路に作用する。
- 動物実験では、エストロゲンはドーパミン合成、放出、代謝に作用し、ドーパミン受容体の表出と機能を調整することが確認された。
- 臨床試験では、更年期以後パーキンソン病が悪化するか、ホルモン補充療法に効果があるかについて、結果はまちまちであった。いくつかの可変条件（年齢、投与量、処方、時期、投与期間など）によって、影響を受けるものと思われる。月経パターンと症状の関係をよく把握し、患者ごとに最適のホルモン補充療法を選択すること。

微弱電磁場
- ピコテスラ低周波電磁場による頭蓋外治療は、症状管理の効果的、かつ安全な革命的物理療法であるかもしれない。
- 理論：ピコテスラ低周波電磁場（EMF）の間欠的パルスがパーキンソン病の網様体-辺縁系-松果体のシステムを復活させ、非ドーパミン作用性のシステムが微弱電

磁場から良い影響を受けると思われる。
- ケース・スタディ：薬の減量、小字症の症状が減少、夢の記憶欠如の再発が見られ、すべて右脳の機能不全に関与している。
- 欠点：1人の研究者によってのみ行われた研究であり、以後10年間、後に続く研究が行われていない。

催眠療法

- パーキンソン病を含め、多くの運動障害には心的傾向が重症度に影響を与える。リラックスによって症状は軽快し、不安によって悪化する。
- ケース・スタディ：催眠中のポリグラフ脳波・筋電図による監視を行ったところ、トランス状態の深さと振戦の中断には直接的関連があることが分かった。その効果は、1度のセッションの後、数時間継続したが、臨床的利益はイメージ誘導の反復的実行によって6ヵ月間継続した。
- トランス状態で使われたテクニック：ロール・プレイ時間歪曲療法が最も振戦停止効果が高かった。

自然療法の治療アプローチ

診断：標準的な神経学的評定尺度と画像診断のほかに、血清鉄、フェリチン、全鉄結合の検査によって鉄過剰がないか確認する。血中ホモシステイン量も検査し、要因でないことを確認する。重金属および農薬中毒についても、経歴の聞き取りと検査によって明らかにすること。

食生活

- 低脂肪、低動物性、高繊維性で、野菜を中心とした食事。
- ビタミンE豊富な食品（ひまわりの種、アーモンド、フダンソウ、からし菜、ブロッコリー、オリーブ、ケール、かぶの葉、パパイヤ）。
- 農薬が多く使われている食品を避け、オーガニック食品のみを食べるよう心掛ける。
- 重金属の解毒のため、硫黄が豊富な食品（ニンニク、タマネギ、卵）や水溶性繊維（グァーガム、オーツ麦のふすま、ペクチン、アメリカオオバコの種）を摂る。
- レボドパを服用している場合：タンパク質の摂取を減らす（男性1日50g、女性1日40g）。服薬の際は高炭水化物食として、タンパク質は一日の最後の食事で摂る

ことで、薬剤の効果が最大限になる。
- 常に動作をしていることから体重減少が起こりうるので、患者の状態に合わせてカロリー摂取を調整すること。

生活習慣
- アルミの鍋で調理しない。
- 壁に手すりを付け、椅子のアームは高めにすると、歩行や着座が容易になる。
- 厚めの絨毯にして、転倒を防ぐ。

栄養
- 鉄・マンガンの摂取を避ける。
- 5-HTP：シネメット（レボドパとカルビドパ）服用の場合、1日75～125mg。シネメットを服用していない場合は摂らないこと。
- ビタミンC：1日3,000mg
- ビタミンE：各種トコフェロール混合で1日1,000IU。α-トコフェロールのみのサプリメントは避ける。
- グルタチオン：経口・静脈点滴のどちらか、または両方。
- レボドパに反応を示さない患者はビタミンB群を制限し、薬剤の効果が上がるか試みる。血中ホモシステインが高い患者と心臓病リスクの高い患者には、パーキンソン病の症状の変化に注意しながらビタミンB群と葉酸を増加してもよい。
- CoQ_{10}：1日1,200～2,400mg
- ホスファチジルセリン：100mgを1日3回

薬草療法
- 緑茶：240～320mgのポリフェノールを摂るために1日3杯、または可溶性成分を3g。緑茶エキスでポリフェノール80％、エピガロカテキン・ガレート55％に標準化されたものでは、1日300～400mg。
- イチョウ・エキス：1日240mgを12週間以上継続。
- ハッショウマメ：1日3～6回、7.5mgを水と混ぜて服用。

通常の薬物療法
- シネメット：L-ドパとカルビドパの複合薬。
- アマンタジン（シンメトレル）：運動変動を調整するドーパミン受容体作動薬。

― その他のドーパミン受容体作動薬には、ブロモクリプチン、プラミペキソール、ペルゴリド、ロピニロールがある。
- **トルカポン（タスマール）またはエンタカポン（コムタン）**：ドーパミンの分解を阻害する。
- **抗コリン作用薬**：休止時振戦に。
- **クロザピン**：レボドパ誘発性運動障害。

（**注**：上記の薬剤はすべて幻覚および昼間傾眠を誘発する）

肥満症

Obesity

診断のポイント

◎ 肥満指数（BMI）＞30
◎ 体脂肪率：女性＞30％、男性＞25％

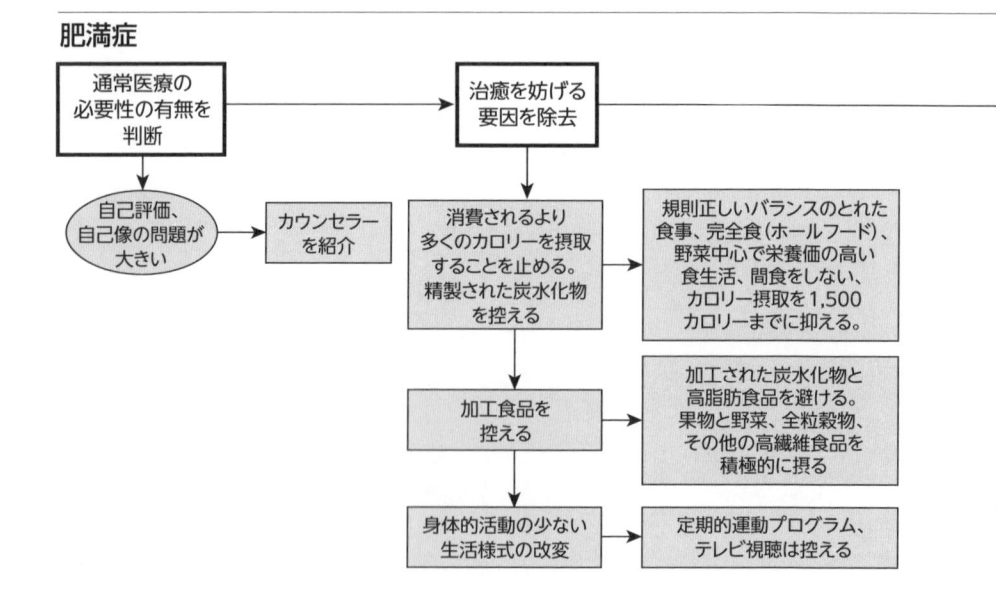

肥満症

```
通常医療の          治癒を妨げる
必要性の有無を  →  要因を除去
判断

  ↓
自己評価、         カウンセラー
自己像の問題が  → を紹介
大きい

                   消費されるより       規則正しいバランスのとれた
                   多くのカロリーを摂取  食事、完全食（ホールフード）、
                   することを止める。 → 野菜中心で栄養価の高い
                   精製された炭水化物    食生活、間食をしない、
                   を控える              カロリー摂取を1,500
                                         カロリーまでに抑える。

                        ↓
                   加工食品を          加工された炭水化物と
                   控える          →  高脂肪食品を避ける。
                                      果物と野菜、全粒穀物、
                                      その他の高繊維食品を
                                      積極的に摂る

                        ↓
                   身体的活動の少ない   定期的運動プログラム、
                   生活様式の改変    → テレビ視聴は控える
```

● 肥満症

概要

- 肥満は死亡リスクに寄与する主要因子である。定義：体脂肪過剰を指す。体重超過（身長に対して体重が過大）とは区別される。筋肉質のスポーツ選手は、体重超過であっても体脂肪率は低く肥満ではない。体重のみでは肥満の指標にはならない。BMIは身体組成の分類の基準になっている。BMIは総体脂肪量と強い相関性がある。BMIの計算法は、下記の通り。

BMI＝体重(lb)×703／身長(in.)の二乗
または
BMI＝体重(kg)／身長(m)の二乗

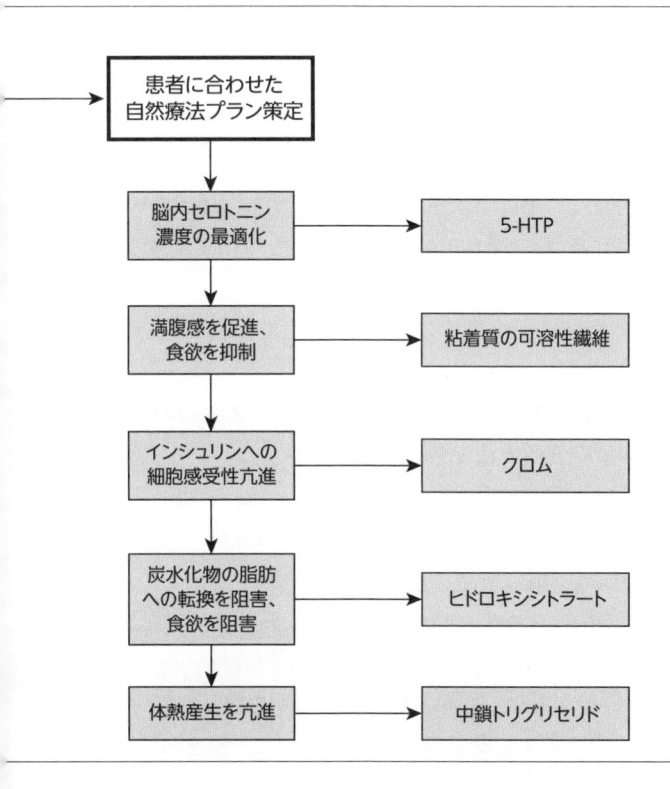

```
患者に合わせた自然療法プラン策定
  ↓
脳内セロトニン濃度の最適化 → 5-HTP
  ↓
満腹感を促進、食欲を抑制 → 粘着質の可溶性繊維
  ↓
インスリンへの細胞感受性亢進 → クロム
  ↓
炭水化物の脂肪への転換を阻害、食欲を阻害 → ヒドロキシシトラート
  ↓
体熱産生を亢進 → 中鎖トリグリセリド
```

BMIによる分類

<18.5	低体重
18.5〜24.9	普通体重
24.9〜29.9	体重超過(肥満1度)
30.0〜39.9	肥満(2度〜3度)
>40	極度肥満(4度)

　身長・体重による指標は今も肥満の診断に使われている。メトロポリタン生命保険会社が配布している身長に対する理想体重表には次の3つの欠点がある。
- 記載された体重は、保険加入者で死亡率の低い人の体重レンジを基にしており、米国の人口全体を考慮していない。
- 最も死亡率の低い体重レンジは必ずしも身長に対する適正体重とは言えない。
- 標準値の提示が肥満度の評価を困難にしている。適正体重であっても脂肪が過剰で最適な除脂肪体重より低い人もいるし、筋肉が多い人は体脂肪率が低いにも関わらず、体重超過と判定されてしまう。

罹患率

- すべての原因において肥満症の人の死亡率は50〜100%上昇する。最大のリスクは心血管要因で、2型糖尿病、高コレステロール値、高血圧、アテローム性動脈硬化症などである。
- 身体組成の診断：肥満症は体脂肪率が女性で30%以上、男性で25%以上を言う。間接的な測定法を使わなくてはならない。
- 外観診断：肥満の定性分析。体型分類(ソマトタイプ)は身体サイズおよび均衡に基づいた形質人類学的な体型の分類方法である。
    - **内胚葉型**：体幹部が大きく、手と足が短い
    - **中胚葉型**：胸の筋肉が発達し腹部まで覆う。関節が骨ばって目立つ
    - **外胚葉型**：骨格が比較的小さい(細く、華奢な骨格)、手足が長い

　内胚葉型は肥満のリスクが最も高い。中胚葉型は中位のリスクで外胚葉型は肥満になる可能性が非常に低い。
- 体脂肪の分布：女型および男性型がある。肥満症のタイプの説明を参照のこと。
- 皮下脂肪厚：皮下脂肪の厚さを測定する皮下脂肪厚計によって、正確を期すた

● 肥満症

めに数ヵ所で測定する。三頭筋、二頭筋、肩甲下筋、腸骨棘部が一般的である。この方法の欠点は、皮下脂肪圧縮率における被験者間と被験者内の変動を調節できないこと、脂肪と筋肉の境界を確認できないこと、極度に肥満している場合には測定できないこと、計測者によるバラつき、計測器ごとの誤差などである。それでも、皮下脂肪厚測定は最も簡単に、最も安価に体脂肪率を推定することができる方法といえるだろう。より精密な計測は、生体電気インピーダンス測定法、超音波測定法、体内電気導電度測定法、水中体重秤量法による。

体脂肪計と併用する体脂肪評価基準

年齢(歳)	リスク	大変良い	良い	普通	悪い
男性					
19-24	<6%	10.8%	14.9%	19.0%	23.3%
25-29	<6%	12.8%	16.5%	20.3%	24.4%
30-34	<6%	14.5%	18.0%	21.5%	25.2%
35-39	<6%	16.1%	19.4%	22.6%	26.1%
40-44	<6%	17.5%	20.5%	23.6%	26.9%
45-49	<6%	18.6%	21.5%	24.5%	27.6%
50-54	<6%	19.8%	22.7%	25.6%	28.7%
55-59	<6%	20.2%	23.2%	26.2%	29.3%
60 以上	<6%	20.3%	23.5%	26.7%	29.8%
女性					
19-24	<9%	18.9%	22.1%	25.0%	29.6%
25-29	<9%	18.9%	22.0%	25.4%	29.8%
30-34	<9%	19.7%	22.7%	26.4%	30.5%
35-39	<9%	21.0%	24.0%	27.7%	31.5%
40-44	<9%	22.6%	25.6%	29.3%	32.8%
45-49	<9%	24.3%	27.3%	30.9%	34.1%
50-54	<9%	26.6%	29.7%	33.1%	36.2%
55-59	<9%	27.4%	30.7%	34.0%	37.3%
60 以上	<9%	27.6%	31.0%	34.4%	38.0%

- 体密度測定：水の中と外での体重の差と比重から、体脂肪の定量的測定を行う。患者の体重を水中および陸上で測定し、肺の残気量によって数値を補正する。脂肪は水よりも軽く、それ以外の組織は水より重いことによるもので、この方法は身体組成の測定法のゴールドスタンダードと言える。水中体重秤量の欠点は、被験者が完全に息を吐いて、水中に完全に沈むことを10回繰り返さなくてはいけないことで、高齢者や病人、入院中の患者などには不可能なことである。
- 生体電気インピーダンス：体内組織に電流を流して伝導率を測定。生物学的構造の中では、一定の低レベルのAC電流によって周波数依存性の抵抗が生じ、それは組織の種類によって変わる。水分は導電体になり、細胞膜は蓄電器の役割をする。低周波（1kHz）では、電流は、主として細胞外液を通り、高周波（500～800kHz）では、電流は細胞内および細胞外液を通過する。脂肪のない部分では伝導率が脂肪よりも高く、伝導率と除脂肪体重の強い関連性の説明になる。これは安全、非侵襲性、そして迅速な測定方法である。家庭用の生体電気インピーダンス機能付きの体重計は50～200ドル（日本円で5,000～20,000円前後）で購入できる。

肥満症のタイプ

脂肪細胞の大きさと数、そして脂肪の分布（胴囲 vs 臀囲）によって分類を行う。

- **細胞過増殖型肥満**：全身の脂肪細胞の数が増加する。母親の胎内にいる時の母親の食生活と新生児期の栄養状態が影響する。発生の初期段階でカロリー過剰であると脂肪細胞が増加して、それが生涯続く。細胞過増殖型肥満症は幼少期に始まり深刻な健康上の問題との結びつきは少ない。
- **細胞肥大型肥満**：脂肪細胞が肥大する。糖尿病、心臓病、高血圧と結び付く。脂肪はウエスト回りに分布し、男性型肥満とも言われる。男性型肥満は腰回りよりも腹回りに脂肪が付く。女性型では、腰回りの方が大きくなる。胴囲と臀囲の比（WHR）：へその上1.3cmの胴回りを測る。次に臀部の最も太い場所の周囲を測る。胴囲を臀囲で割る。この割合が男性なら1.0を超えた場合、女性では0.8を超えた場合に、メタボリック・シンドロームとされ、2型糖尿病、高血圧、冠性心疾患、脳卒中、痛風のリスクが上昇する。
- **細胞過増殖-肥大型肥満**：脂肪細胞の数も大きさも増加したもの。

要因

- 体重超過しやすい傾向は遺伝的である。しかし、リスクが高い人々でも、肥満を避けることは可能である。食生活と生活習慣要因（運動不足）に原因があるためである。
- 心理的要因：空腹と満腹の内的な信号への無感覚と外的刺激（視覚、嗅覚、味覚）への極度の敏感さが食欲を亢進する。テレビ観賞：テレビを見る時間の長さと肥満の発症には関連性がある。子供の肥満症と若者および成人の喫煙や高コレステロール血症とも関連がある。テレビを見て過ごす時間は、明確に肥満と2型糖尿病のリスクと結び付いている。1日のテレビ視聴時間が2時間増えると、肥満が23%、糖尿病のリスクが14%上昇する。1日の座ってする仕事の時間が2時間増えると、肥満は5%、糖尿病は7%増加する。テレビ視聴の生理学的な影響：身体活動を低下させて基礎代謝率をトランス状態のレベルにまで引き下げる。

生理学的要因

- **理論**：肥満症の人々は、遺伝的、食餌性、生活習慣上の要因により、食欲制御機能障害による特定の合図に非常に敏感である。中心的問題は、高グリセミック食への条件反射としてのインスリン抵抗性である。肥満の正のフィードバックの悪循環：インスリン抵抗性、中枢神経系の脂肪蓄積、脂肪細胞および消化管分泌ホルモンによるアディポカイン分泌の変質、食事誘導熱産生の阻害、そして脳内セロトニンの低下が起こる。肥満症は適応性の生理学的反応である。
- **「セットポイント」説**：身体が食事や摂取カロリーを調節してそれを維持しようとしている体重「セットポイント」があるという仮説。一人ひとりにセットポイントの体重がプログラムされているという。脂肪細胞はセットポイントをコントロールすると思われる。肥満症の人の肥大した脂肪細胞が小さくなるとき、脂肪細胞は脳に食べろという信号を送るか、食欲抑制物質（レプチン）の作用を遮断する。それらの信号はずっと無視するには強すぎるため、リバウンドとして過食したり、セットポイントが元々高く設定されているために、減量がさらに困難になるという。これらの現象を「ヨーヨー・ダイエット」あるいは「歯止め効果」と言う。脂肪細胞によるセットポイントを克服する鍵は運動と特製の食事メニュー、そして重要栄養素のサプリメントによって脂肪細胞のインスリン感受性を高めることである。インスリン感受性の向上を得られないダイエットは、長期的な結果を出せないであろう。

- **脂肪細胞飽食**：脂肪細胞（特に腹部の）が脂肪で満たされると、レジスチン、レプチン、腫瘍壊死因子、そして遊離脂肪酸を分泌して、インスリンの影響を抑制し、骨格筋のグルコース利用を損ない、肝臓の糖新生を増進する。脂肪細胞の数とサイズが増大し、インスリン活性を促進する物質の アディポネクチン（脂肪細胞が生成する新しいタンパク質）の分泌を抑制する。アディポネクチンはインスリン感受性を高め、炎症抑制効果がある。また、トリグリセリドを低下し、アテローム性動脈硬化の発症を阻止する。脂肪細胞は血糖コントロールに深刻なストレスを加え、糖尿病の合併症（アテローム性動脈硬化症）を促進する。今では脂肪組織は、内分泌系の一部とみなされている。

- **アディポネクチンと消化管ホルモンの変化**：肥満症の人は、食べろと命令する内的信号に非常に敏感である。食糧難の時代の人々の食欲は、生き残りのために体重増加を志向するものであった。人々は脂肪をため込む方に重点を置いたため、元来食べ過ぎる傾向を持っていたのである。食欲を抑える自然の生理学的プロセスは進化しなくてはならない。食欲と食べることは視床下部がコントロールしている。アディポカイン（レプチン、食欲コントロールを亢進する）は胃腸管で発生する。胃腸の神経は中枢神経系に消化管ホルモンおよびペプチド（神経ペプチドY、グレリン、コレシストキニン[CCK]）などのフィード・バック信号を送る。ペプチドYY-36(PYY)は肥満症および標準体型の人々に、劇的な食欲の減退をもたらす。胃で産生されたホルモンのグレリンは食用を亢進し、特に胃が空の時とカロリー制限をしている間などにピークになる。肥満症の人々はグレリンの濃度が高く、ダイエット中にも増加する。胃形成術はグレリン生産の低減によって、成功すると思われる。

- **ヒト代償作用**：食欲レギュレータの影響を否定するかもしれない。完璧な物質とは、インスリン感受性を向上させ、食欲増進因子を抑止し、食欲抑制効果のある因子を増やすもの。高度に粘着性の食物繊維が有効と思われる。

- **腸管由来食欲コントロール物質**：食物摂取抑制ホルモンの主体はCCK、グルカゴン様ペプチド(GLP-1)、オキシントモジュリン(OXM)、そしてPYYである。食欲刺激ホルモンはグレリンとオレキシンである。腸内分泌細胞機能は粘着性の食物繊維の存否によって調節される。これらの神経伝達物質の主なターゲットは迷走神経の求心性ニューロンで、CCKの食欲を抑止する作用は、食物繊維（胃拡張）によって亢進する。腸管由来の食欲調節物質には以下のものがある。
    - **CCK**：胃内容排出と膵酵素の分泌に関わる。食欲を抑制し、胃の機械的受容器を刺激する中位の胃拡張によってその効果が高められる。粘着性のある食物繊維はCCKの分泌を促進する。

― **GLP-1**：遠位の腸ペプチドである GLP(7-36)-1 はグルカゴン前駆体の異なる領域から派生する。食物摂取量を減らし、空腹感を低減し、血漿グレリンを阻害する。GLP-1 の分泌は食物摂取によって影響されるが、詳細は不明である。
― **OXM**：食べた量やエネルギー量に比例して、腸管から食後に放出される。OXM は食欲不振の時は濃度が上昇し、グレリンを抑制する。OXM 増加は胃腸病に結びつき、食欲不振の原因になることもある。
― **PYY**：回腸と結腸の腸内分泌細胞から分泌される。同類である膵ポリペプチドは膵臓から分泌される。肥満症の被験者の血漿 PYY は、基底も食後も、正常以下であった。PYY は食物摂取を抑制し、長期的に作用する。粘着性の食物繊維は PYY を上昇させる。
― **グレリン**：胃の内層の X 細胞から分泌されるペプチド。胃のゴロゴロという音を出す原因で、食欲亢進物質である。血漿グレリン濃度は神経性食欲不振によって抑制され、肥満症では上昇する。また、食べることでも減少し、特に繊維を食べるとグレリン濃度が低下する。インスリンはグレリン促進作用がある。インスリン抵抗性は高グレリン濃度と関係している。
― **オレキシン A**：視床下部のペプチドで、腸ニューロンと腸管内分泌細胞（クロム親和性細胞）でも作用する。食欲を刺激し、CCK のよる迷走神経の求心性繊維の興奮を阻害する（CCK の食欲抑制作用の否定）。血漿オレキシン A 濃度は絶食時は上昇する。食べ過ぎ、食後にまた食べるなどは、CCK の食欲抑制信号を抑制するオレキシン A が関与していると思われる。

食事誘発性体熱産生

- やせ型の人では一食で食事誘発性体熱産生が 40% も上昇するが、太り気味の人は 10% に過ぎない。肥満症の人では、食物のエネルギーは熱に転換されず貯蔵される。
- インスリン非感受性は体熱産生の減少に寄与する。インスリン感受性を高めると、熱産生が回復し、セットポイントが正常化する。体重が減った後でも、肥満になりやすい人では、この食事誘発性体熱産生が低下している。
- 褐色脂肪細胞：細胞内に複数の脂肪貯蔵室があり、小さな滴状トリグリセリドを大量のミトコンドリアが取り囲んでいる。血管が網目状に走り、ミトコンドリアが凝集していることから茶色に見え、高い脂肪代謝能力を備える。褐色脂肪は脂肪酸のアデノシン三リン酸への効率のよい代謝を行わず、熱産生を亢進する。褐色脂肪

の白色脂肪に対する割合は、やせ型の人の方が太り気味の人よりも高いと思われる。ヒトの褐色脂肪の割合は非常に低い（体重の 0.5〜5%）。褐色脂肪は熱産生に非常に強い影響を与える。わずか 28g（1 オンス、体重の 0.1%以下）の褐色脂肪が安定した体重を保つか、年間 4.5kg（10 ポンド）人るのかの違いを生む場合もある。
- やせ型の人々が、食べる量を増量して超過体重になりそれを維持するには、カロリー摂取量はそれまでより 50%増が必要である。以前に肥満症であった人々が、体重減少を維持するためには、同じくらいの体型、体重のやせ型のひとよりも 25%少ないカロリー摂取を守る必要がある。
- 食事誘発性体熱産生の低下は、やせ型の人と比べて、高脂肪食による体重増加を促進する。体熱産生の低下は脂肪の摂取を増加し、運動傾向を低下させる。

低セロトニン説

- トリプトファンの不足した食生活は食欲亢進を招き、炭水化物過食を起こす。トリプトファン欠乏は脳内セロトニン濃度の低下を起こし、脳が食欲調節中枢を刺激する空腹感を感じ、炭水化物への欲求が起こる。炭水化物を摂取すると、脳へのトリプトファン供給が亢進し、セロトニン合成を促進する。
- 肥満症には、炭水化物の渇望が主な役割を果たす。
- ダイエットによって血中トリプトファンと脳内セロトニン濃度は急降下する。すると脳は飢餓信号を発信し、これを無視することができなくなる。これが多くのダイエットが失敗する原因である。
- 炭水化物耽溺の極限状態が過食症である。これは深刻な摂食障害で、過食と強制的な嘔吐や緩下薬による排泄を繰り返す。過食症の医学的帰結：胃破裂、歯のエナメル質の腐食、カリウム欠乏による心臓障害。

治療上の留意ポイント

- 標準体重に到達し、1 年以上維持できるのは肥満症の人々のわずか 5%である。10kg 程度の体重超過であれば 66%が維持できる。
- 基礎的条件は、積極的な心的態度、健康的な生活習慣（定期的な運動）、健康を増進する食生活、サプリメントの利用など。
- 体重を落とすには、エネルギー摂取がエネルギー消費を超えてはならない。カロリー摂取を控え、カロリー代謝を増加すること。

● 肥満症

- 体重を 1 ポンド（0.45kg）落とすには、摂取量より 3,500 カロリー分消費が上回らなければならない。1 週間に 1 ポンド痩せようとするならば、1 日のカロリー収支がマイナス 500 カロリーであればよいことになり、摂取カロリー減少と運動量アップによって達成可能な数値である。
- 1 日に 500 カロリーの削減、あるいは運動による 500 カロリーの消費増（45 分のジョギング、1 時間のテニス、1.25 時間の早歩き）は困難であろう。食事と運動の両面からアプローチするのが合理的である。
- 減量はカロリー摂取を 1 日 1,500 カロリー以内に抑え、15〜20 分間の運動を週に 3、4 回行うことから始める。
- 最も成功しやすい方法：緩やかな減量（週に 0.2〜0.5kg）を長期的な食生活と生活習慣の面から心掛ける。
- 少しでも痩せると意味がある：体重が 5〜10% 減少すると、コレステロール値、血圧、血糖値の改善がある。

行動療法

- 行動療法によるアプローチにも関わらず、減量した分は大概元に戻ってしまう。多くの患者が 3 年以内に治療前の体重に戻る。
- 体重が戻らなかった人々の主な行動上の特徴は以下の通り。
    — 身体活動が高レベル
    — 低脂肪食
    — 体重を積極的に測定する
- 自己評価と自信の向上と外見の改善、より魅力的であるという感覚、ファッショナブルな洋服を着られることが、減量の目標達成や体重の維持への動機づけになる。
- 大部分の人々が、健康よりも外見のための減量を望んでいる。成功への鍵は減量の第 1 目標を決めることである。

食生活

▶アトキンスダイエット

- 高タンパク、高脂質、低炭水化物食。肉、鶏肉、魚、卵、ほとんどのチーズの摂取量に制限がない。
- 4 段階式：
    — 誘導段階（最初の 14 日間）：炭水化物は 1 日 20g 未満に制限。果物、パン、

穀物、デンプン質の野菜、乳製品（チーズ、生クリーム、バターを除く）は禁止。
- ── 減量段階：ダイエット実行者は、炭水化物の摂取量の試行錯誤によって、継続して体重が減少する最大の炭水化物の量を見極める。減量のゴールに達するまで、そのレベルを維持し続ける。
- ── 前体重維持段階と体重維持段階：ダイエット実行者は体重を維持できる炭水化物摂取量を見極める。その量は生涯維持しなくてはならない。
- 砂糖と精製された炭水化物の多い食事は体重増と肥満症を招く。アトキンスダイエット実行者は、他の方法で起こる空腹感や喪失感は感じないが、この方法は長期的な健康にはつながらない。
- 長期的には、アトキンスダイエット実行者は減量分すべてとそれ以上の体重増加を経験する。臨床試験によると、アトキンスダイエット法を厳守して（炭水化物を激減した、高脂肪、高タンパク質の食事）、最初の6ヵ月は他の方法より体重が減少するが、健康的な食事法も同じように効果的で長期的なリスクが少ない。アトキンスダイエットの高タンパク食は、肝臓と腎臓に負担がある。

▶自然療法的サポート

- **5-HTP**：動物実験によると、遺伝的にトリプトファンを 5-HTP に転換するトリプトファン水酸化酵素の活性が低いと、それ自身が後にセロトニンに転換され、過食や肥満につながる。ヒトの多くが遺伝的に肥満症になりやすい。前もって形成された 5-HTP は、この遺伝的障害を迂回してセロトニン合成を増加する。5-HTP は、意識的な減量の努力をしていない女性のカロリー摂取を抑制し、体重減少を促進する。5週間の 5-HTP 投与による減量サポートの効果は、1.4kgの減少があった。5-HTP は太り気味の人々に対して、食事についての遵守事項を守ることを助ける効果がある。用量は 300mg を1日3回。副作用：始めの6週間に軽い悪心があるが、治療を止めるほどではない。
- **代替食品**：人気の高い方法である。いくつかの臨床試験において有効性が確認されている。食餌療法へのコンプライアンスを高め、便利でもある。代替食品には高品質の栄養分と低血糖負荷、粘着質の可溶繊維を多く含むものがよい。
- **食物繊維サプリメント**：食物繊維は減量を助ける。最も減量に適したサプリメントは、グルコマンナン、カラヤガム、オオバコ種子、キチン、グアーガム、ペクチンなど、水溶性繊維の多いものがよい。水と一緒に摂ると、ゼラチン質を形成し、満腹感をもたらす。利点：血糖コントロール促進、インスリン濃度低下、カロリー吸収低下など。食物繊維サプリメントは、カロリー吸収を1日に 30～180 カロリー分抑制し、こ

● 肥満症

れは年間で1〜8kg程度の体重減につながる。
—味を誤魔化すために砂糖や甘味料を含む製品は避ける。
—食物繊維サプリメントと同時に、特に錠剤型の場合は十分な量の水を飲む。

- **グアーガム（インドのグアー[*Cyamopsis tetragonoloba*]）の水溶性食物繊維：**
昼、夕食の直前に10gのグアーガムを摂ると、2ヵ月で約4kgの減量とコレステロールおよびトリグリセリドの低下が得られた。可溶性繊維はコレステロールと体重を、用量依存的に引き下げる。用量：なるべく多く摂る。水溶性繊維は大腸菌によって発酵し、ガスが出る、鼓腸、および腹部不快感が生じる。始めは1〜2gを食前と就寝時に摂り、徐々に5gまで増やすとよい。

- **クロム：**血糖コントロールとインスリン感受性に欠かせない。1日の推奨摂取量は決まっていないが、健康のためには1日200μgが必要である。クロム濃度は精製された砂糖と小麦粉、運動不足によって低下する。クロムは空腹時血糖を引き下げ、さらに耐糖能改善、インスリン濃度低下、総コレステロールとトリグリセリド低下、高密度リポタンパクの増加などの作用がある。糖尿病と低血糖症に有効で、耐糖能の向上と赤血球のインスリン受容体の数を増やす効果もある。クロムのサプリメントによって、体重が減り、インスリン感受性の向上によって除脂肪体重は増加する。特に高齢者と男性に効果が高い。用量：ピコリン酸クロムを1日400μgの方が、200μgよりも効果が高い。筋肉量が多いほど脂肪燃焼能力も高い。運動プログラムを実施している女性は、身体組成に大きな変化は表れなかった。クロムの効力は、インスリン感受性の向上から得られるものである。ピコリン酸クロム、ポリニコチン酸クロム、クロム添加酵母などによって摂取するとよい。

- **中鎖トリグリセリド（MCT）：**6〜12の炭素鎖を持つ飽和脂肪（ココナツオイル）。体内で、MCTは自然界に多くある長鎖トリグリセリド（LCT）とは違う利用のされ方をする。LCTはヒトや植物において炭素数18〜24で保存用脂肪であるのに対して、MCTは体熱産生とエネルギー消費を促進して体重増よりも体重減を促進する。LCTは脂肪沈着部に保存され、そのエネルギーは保持される。LCTの多い食生活は代謝率が下がる。MCTの過剰なエネルギーは効率よく脂肪として保存されるのではなく、熱として消費される。MCT油を6日間与えられると、食事誘発性体熱産生が50%も上昇した。LCTは血中脂質量を68%引き上げるが、MCTは血中脂肪濃度には影響を与えない。MCTの恩恵を受けるには、食餌性LCTの量を減らすこと。サラダドレッシングのオイルとして、またはパンに塗るスプレッドとして、あるいはサプリメントとしてMCTを利用するとよい。用量：大さじ1〜2杯。MCTを利用する際は、糖尿病、肝臓病の既往症のある人々はケトアシドーシ

スの危険があるため厳しく監視すること。
- **ヒドロキシクエン酸(HCA)**：ガルシニア（マラバータマリンド）の実から分離する天然物質。オレンジほどの大きさの黄色がかった実は、薄い皮とエイコーン・スクワッシュに似た深い溝がある。インド南部原産で、そこでは乾燥果実をカレーに使用する。乾燥果実には30％のHCAが含まれている。HCAは動物において強力な脂質生成の阻害物質であり、ラットにおいて食物摂取と体重増加を阻害した。食欲抑制効果もある。低脂肪食を維持している場合、炭水化物の脂肪への転換のみを阻害する。用量：1,500mgを1日3回。

自然療法の治療アプローチ

健康の4つの土台を築くこと：
- **正しい食事**：完全食（ホールフード）、植物性食品主体で、栄養価の高い食生活
- 適度な運動は欠かせない。
- **心理的サポート**：カウンセリングを紹介し、自尊心とセルフイメージの回復を検討する。ポジティブな心的態度を維持する。
- 自然療法によるサポート

サプリメント
- **5-HTP**：2週間、食事の20分前に50～100mgを摂る。その後、体重減少が週に450g未満であれば用量を2倍にする（最大300mg）。高用量（300mg）では悪心などが表れるが、6週間の継続でこの症状は消失する。
- **粘着性の可溶繊維**：食前に5g
- **クロム**：1日200～400μg
- **MCT**：大さじ1、2杯を食事に取り入れる

薬草療法
- **HCA（ガルシニア）**：1,500mgを1日3回

間接的体脂肪組成計測法
- 目視（ソマトタイプ）

● 肥満症

- 身体測定
- 身長と体重
- 身体周囲径と直径
- 皮下脂肪厚
- 同位体希釈分析法か化学希釈分析法
- 体水分量測定法
- 対内カリウム測定法
- 体脂肪量測定法
- 体密度、身体体積
- 伝導度
- 全身導電率
- 生体電気インピーダンス
- 中性子放射化分析
- 映像技術
- 超音波
- CT
- 核磁気共鳴(MMR)
- 核磁気分光法

不眠症

Insomnia

診断のポイント

◎ 寝付けない（入眠時不眠症）
◎ 頻繁に目が覚める、あるいは早く目覚める（睡眠持続障害不眠症）

概要

不眠症は非常に訴えの多い症状で、原因も様々にある。

不眠症の原因*	
入眠時不眠症	睡眠持続性障害不眠症
不安または緊張	抑うつ
環境の変化	環境の変化
感情の高ぶり	睡眠時無呼吸
不眠症への恐怖感	夜間ミオクローヌス
睡眠への恐怖感	低血糖症
破壊的な環境	錯睡眠
痛みや不快感	痛みや不快感
カフェイン	薬物
アルコール	アルコール

*分類の境界は明確ではない。

● 不眠症

- 人口の30%に症状がある。成人人口の12.5%が抗不安薬か催眠鎮静薬を処方されている。これらの薬剤の半分、特にベンゾジアゼピンは、一次医療専門医によって処方されている。
- 睡眠研究所で評価した不眠症の症例の50%は心理的要因が原因であり、情動障害と深い関わりがある(「情動障害」の章を参照)。しばしば認知療法が適用され、睡眠の質を向上させる役に立っている。
- 不眠症は、より深刻な潜在症状の顕性症状であるかもしれない。病歴の問診と検査、および処方せん、または一般用医薬品の使用と娯楽用ドラッグの使用、食生活、飲み物についての履歴も含めて、睡眠を妨げる刺激物その他の原因物質(甲状腺製剤、経口避妊薬、β遮断薬、マリワナ、アルコール、コーヒー、紅茶、チョコレート)が含まれていないか、確認すること。
- ナルコレプシーと睡眠時無呼吸症候群を検討、除外すること。

睡眠時無呼吸症候群

- 睡眠時無呼吸は、最も一般的な睡眠呼吸障害である。特徴は睡眠時の短い呼吸の中断で、無呼吸の間にいびきを伴うか(いびきをかく人すべてに無呼吸があるわけではない)窒息感がある。頻繁に呼吸が中断すると、深い休息を与える睡眠は妨げられ、日中に過度の眠気に襲われたり、早朝に頭痛を感じたりする。
- 推定で、米国では1,800万人が睡眠時無呼吸症候群に罹患している。
- 関連事項:日中の倦怠感、不整脈、高血圧、心筋梗塞、脳卒中、記憶機能喪失、その他の知的障害。
- 診断に対して患者は通常、気づいていないか、懐疑的である。一緒に寝ているパートナーは、いびきや呼吸の中断に気づいている。
- 確定診断は、専門施設の睡眠障害専門家による。
- 原因は気道に脂肪組織が蓄積すること。気道が狭まり、激しいいびき、無呼吸の期間、頻繁な覚醒(深い睡眠から突然浅い睡眠へ移行)を引き起こす。睡眠時無呼吸のある人々では、アルコールや睡眠薬は呼吸の休止の頻度や期間を増悪する。また、気道の狭窄やいびきがなくとも無呼吸が起きている場合もあり、中枢性睡眠時無呼吸と呼ばれ、脳による睡眠の完全なコントロールが失われたことによって起こる。閉塞性と中枢性の睡眠時無呼吸症候群の両方に、肥満は主要なリスク因子であり、減量が長期的管理の最大のポイントになる。睡眠時無呼吸の患者は、無呼吸の発作ごとに酸素欠乏の期間(脳の酸素欠乏)があり、各発作は覚醒と呼吸の再開によって終わる。患者自身がそれに気付くほどには覚醒していないこ

不眠症

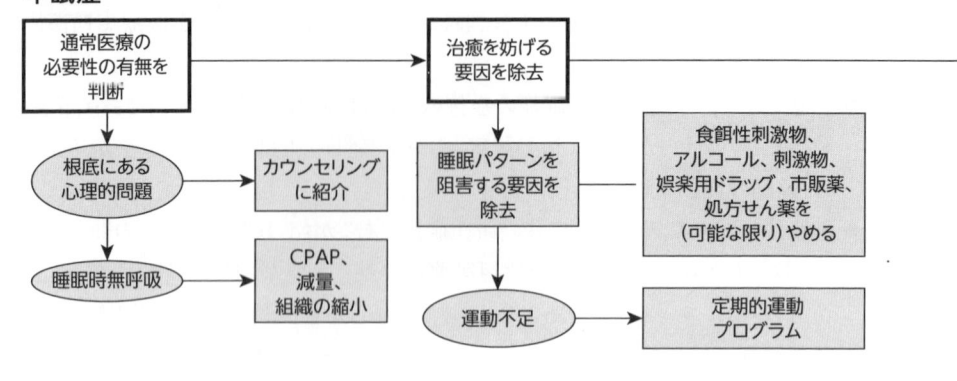

```
[通常医療の必要性の有無を判断] ──→ [治癒を妨げる要因を除去]
        │                              │
        ├──→ [根底にある心理的問題] ──→ [カウンセリングに紹介]
        │                              │
        │                              ├──→ [睡眠パターンを阻害する要因を除去] ──→ [食餌性刺激物、アルコール、刺激物、娯楽用ドラッグ、市販薬、処方せん薬を(可能な限り)やめる]
        │                              │
        └──→ [睡眠時無呼吸] ──→ [CPAP、減量、組織の縮小]
                                       │
                                       └──→ [運動不足] ──→ [定期的運動プログラム]
```

とが多いが、頻繁に酸素欠乏期間(1晩に20～数100回)と睡眠の著しい妨害があることは、生活の質の大幅な低下や、深刻な問題につながる場合もある。最も一般的な治療法は経鼻持続的気道陽圧法(CPAP)である。これは患者の睡眠中に鼻にマスクを付け、送風機からの圧力によって空気を強制的に鼻腔に通すもの。空気圧は睡眠中の咽頭部の虚脱を防ぐのに適した風量に調節し、睡眠中は常に一定の圧に保たれる。経鼻CPAPの使用中は気道の閉塞を防止するが、使用を中止したり、誤使用があると無呼吸の発作が再発する。また、外科手術による喉の軟組織や軟口蓋の切除は、効果がない場合や症状の悪化を招く場合もあり、最終的な手段としてのみ行うこと。レーザー口蓋垂口蓋形成術は強く推奨されている外科的オプションである。この手法は、レーザーによって咽喉の後部と口蓋から過剰な軟組織を外科的に切除するもの。この処置によって術後は約90%の患者が回復するが、1年以内に多くの患者が同じ症状を発症したり、以前より悪化してしまう。これは、例外なく生じる瘢痕組織が原因である。

● 不眠症

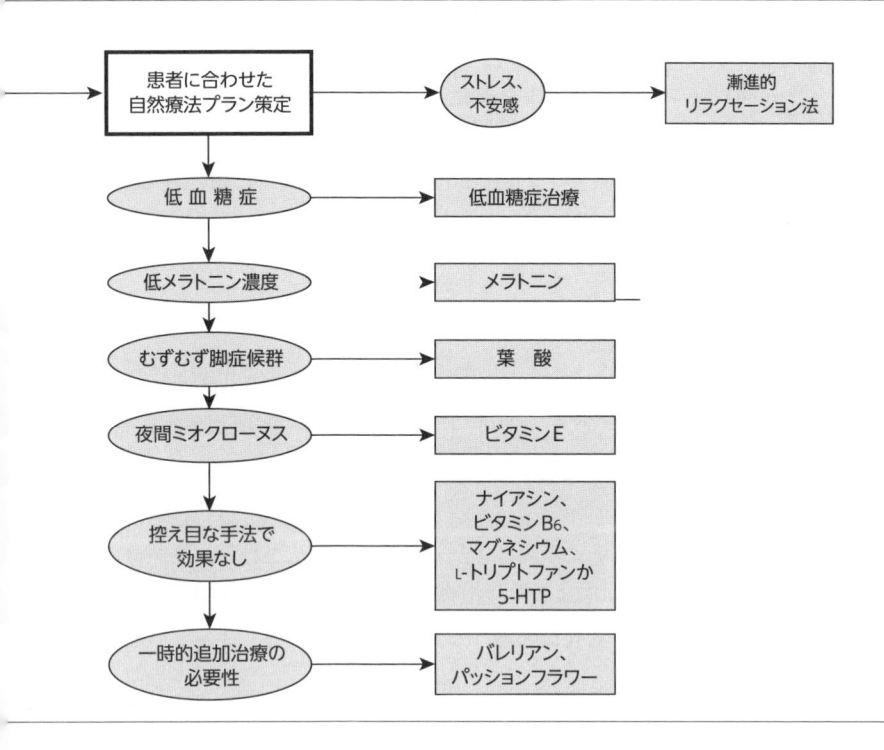

```
患者に合わせた          ストレス、        漸進的
自然療法プラン策定  →   不安感      →   リラクセーション法

低血糖症           →   低血糖症治療

低メラトニン濃度    →   メラトニン

むずむず脚症候群    →   葉酸

夜間ミオクローヌス  →   ビタミンE

控え目な手法で     →   ナイアシン、
効果なし              ビタミンB6、
                      マグネシウム、
                      L-トリプトファンか
                      5-HTP

一時的追加治療の   →   バレリアン、
必要性                パッションフラワー
```

正常な睡眠パターン

- 正常な睡眠パターンは24時間サイクルで繰り返し、その3分の1が睡眠に充てられる。睡眠は加齢とともに減少する傾向があるが、それが正常であるかどうかは不明。必要な睡眠時間の目安は、1歳児は14時間、5歳児は12時間、成人は7～9時間。女性は男性よりも睡眠を必要とし、高齢者の夜間の睡眠は少ないが、若者よりも日中にまどろむことが多い。
- 睡眠中の眼球の動きと脳波記録に基づいて、睡眠状態を、眼球が素早く動いているレム睡眠とノンレム睡眠の2種類に分けることができる。
  —レム睡眠：眼球が素早く動き、夢をみている状態。ノンレム睡眠中に覚醒した人々は、日常の物事について考えていたと答えるが、夢をみていたと答える人はほとんどない。
  —ノンレム睡眠：脳波活動レベルと覚醒しやすさによって1から4までの段階に分類される。睡眠が続くと、眠りが深くなり脳波の活動は緩やかになるが、レム睡眠が起こると、脳は急に活発になる。成人では、最初のレム睡眠は就寝から

90分後に起こり、5分から10分続く。その後脳波はノンレム状態に戻り、次の90分サイクルが始まる。
- 毎晩、成人は5回以上の睡眠サイクルを経る。レム睡眠は睡眠が続くとだんだんと長くなり、睡眠サイクルの最後にはレム睡眠が1時間続くこともある。乳幼児ではレム睡眠は90分の睡眠サイクルの50%、成人では80%に相当する。加齢とともに、レム睡眠が減少するに従って、ノンレムからレム睡眠への移行時に目覚めやすくなる。

十分な睡眠時間の必要性
- 成長ホルモンは、同化、抗加齢ホルモンとも呼ばれ、睡眠中に分泌される。このホルモンは組織の再生、肝臓の再生、筋肉の形成、貯蔵脂肪の分解、血糖調節の正常化、そして脂肪の筋肉への転換を促進する。日中にも少量が分泌されるが、ほとんどは睡眠中に分泌される。
- 睡眠には脳の抗酸化作用があり、この間にフリーラジカルが除去される。睡眠は、覚醒中に蓄積したフリーラジカルによる神経損傷を最低限にするために必要である。慢性的な睡眠不足は脳の老化を促進する。動物実験によると、持続的な睡眠不足は神経損傷を招く。

治療上の留意ポイント

原因となる心理的および生理的な要因を特定すること。カウンセリングおよび(または)ストレス解消法(バイオフィードバック、催眠)は多くの症例で適用される。
- **運動**：定期的な運動は睡眠の質向上に役立つ。朝、または夕方に行い、就寝前は避けること。中程度の有酸素運動を20分間、心拍数が最大数の60〜75%の幅で行う(最大心拍数は220から年齢を引いた数)。
- **漸進的リラクセーション法**：緊張とリラックスの対比をする簡単な手法によるもの。患者は、リラックスとはどんな状態であるかを筋肉の緊張と弛緩を比較することから学ぶ。はじめに、筋肉を1〜2秒間、強く収縮させる。そして力を抜いてリラックス状態を感じる。この手順を全身の筋肉に漸進的に行うことで、深いリラックス状態が得られる。最初に顔と首の筋肉を収縮させ、次に、上腕と胸、そして前腕と手、腹、臀部、大腿、脹脛、そして足へと広げていく。2〜3回繰り返すか、寝付くまで続ける。
- **夜間血糖値**：夜間の血糖値低下は睡眠持続障害型の不眠症の原因である。血

● 不眠症

糖値の低下はグルコース調節ホルモン（エピネフリン、グルカゴン、コルチゾール、および成長ホルモン）の放出によって覚醒を促す。睡眠持続障害不眠症では、低血糖を除外すること。

セロトニン前駆体と補因子による治療

セロトニンは睡眠開始剤であり、中枢神経系セロトニンの合成はトリプトファンに依存している。

- **L-トリプトファン**：不眠症に緩やかな効果があるが、患者の中には劇的な効果があった人々もいた。入眠時不眠症にはより効果的であるが、睡眠持続障害にはやや効果が低かった。L-トリプトファンの市販薬および処方薬に対する優位性は、1度きりの使用、長期使用、離脱時のいずれであっても、正常な睡眠プロセスには有意な変化を起こさないことである。用量が2,000mg未満では効果が表れない。L-トリプトファンはメラトニンの合成を促進し睡眠潜時を短縮するが、健常な被験者では、効果がセロトニンと対立的で、レム睡眠を減少させ、ノンレム睡眠を増加させる。L-トリプトファンの効果には、セロトニンもメラトニンも関わらないものがある。L-トリプトファンの効果はキヌレニン経路で打ち消される可能性があるが、これをナイアシン（30mg）によって一部抑制し、L-トリプトファンの効果を促進することができる。L-トリプトファンの睡眠作用は累積的で、効果が表れるのに数日必要とすることが多い。慢性の不眠症では1週間以上使用して効力を評価するとよい。しかし、実際にはL-トリプトファンは1度の投与で有効な睡眠を促進する作用を発揮することもある（不眠症患者が不慣れな場所で眠るとき）。日中に高用量のL-トリプトファン（4g）は睡眠を促進する。トリプトファンを多く含む食品を日中に食べると、日中に眠気を催すことがある。競合相手のアミノ酸に比例してトリプトファンを多く含む食品は睡眠を促進すると思われる。
- **5-HTP**：L-トリプトファンよりも一段階セロトニンに近い物質。脳内に届くのに輸送システムに依存していない。5-HTPは睡眠の促進と持続にL-トリプトファンよりも劇的に高い効果を示す。総睡眠時間は増加しないが、レム睡眠の増加（25%）と深い睡眠である睡眠段階3と4が増加する。睡眠促進のための5-HTPの用量は、就寝の30〜45分前に100〜300mg摂取。低用量から開始し、少なくとも3日間の使用後に増量する。
- **セロトニン合成の補因子**：トリプトファンと同時にビタミンB6、ナイアシン、およびマグネシウムを投与して、セロトニンへの転換を促進する。トリプトファンと他のアミノ酸は、血液脳関門通過と中枢神経系への輸送で競合する。また、インスリンは中枢

神経系のトリプトファン取り込みを促進する。このため、トリプトファン摂取の前後にはタンパク質の摂取は避け、炭水化物供給源（果物または生ジュース）と同時に取るとよい。ナイアシンは鎮静作用があり、末端血管拡張作用があることと、トリプトファンをセロトニン合成に転路させる効果のためと思われる。

- **メラトニン**：通常の睡眠パターンを持つか、不眠症のある子供と成人に軽い入眠および睡眠維持効果がある。メラトニンの睡眠への効果は、メラトニンの濃度が低下している場合にのみ明らかになる。睡眠薬や 5-HTP とは違い、メラトニンは濃度が低い時しか睡眠効果を発揮しない。通常、就寝直前にメラトニンの分泌が増加する。メラトニンのサプリメントは、松果腺のメラトニン生産が低下しているときのみ鎮静薬として有効である。メラトニン濃度低下が一般的な高齢者の不眠症には最も効果が高い。用量は就寝時に 3mg。この用量では深刻な副作用はない。ただし、メラトニンのサプリメントは正常な概日リズムを阻害する恐れがある。

むずむず脚（レストレスレッグ）症候群と夜間ミオクローヌス

以下は不眠症の重要な原因である。

- むずむず脚症候群の特徴は、覚醒時に、脚を動かしたいという抵抗できない強い衝動にかられることで、ほとんどすべての患者に夜間ミオクローヌスが伴う。
- 夜間ミオクローヌスは一つ以上の筋肉群の収縮が繰り返し起こる神経筋障害で、典型は夜間に脚の筋肉に発症する。各収縮の持続時間は 10 秒以内。患者はミオクローヌスに気づいておらず、ただ頻繁に夜間に目が覚めることや日中の過剰な眠気を訴えるのみである。一緒に眠っているパートナーに尋ねると、ミオクローヌスが判明する。
- むずむず脚症候群の家族歴がある場合（患者の 3 分の 1）、高用量の葉酸（1 日 35〜60mg）が有効であるが、処方箋が必要になる。FDA は 1 カプセルあたりの量を 800μg に規制している。むずむず脚症候群は吸収不良症候群の患者に多く見られる。
- 家族歴がない場合、鉄貯蔵の測定に最も適した血清フェリチン濃度測定を行う。鉄濃度低下はむずむず脚症候群と関わっている。むずむず脚症候群の患者は、対照群と比較して血清フェリチン濃度が低い。一方血清鉄、ビタミン B_{12}、葉酸、およびヘモグロビン濃度は変わらない。1 日 3 回硫化鉄 200mg による治療を 2 カ月継続したところ、症状が低減した。鉄欠乏症は、貧血の有無に関わらず、高齢者のむずむず脚症候群の要因であり、鉄のサプリメントによって回復が得られる。

- アカジア（静坐不能）：ギリシャ語で「座っていることができない」という意味の言葉）を経験している精神病患者に、低血清フェリチンが見られる。アカジアは薬剤誘発性の興奮状態で、抗うつ薬（プロザック、ゾロフト、パキシルなど）によって引き起こされる。鉄欠乏症のレベルはアカジアの重篤性と比例している。もし結成フェリチン濃度が 35mg/ℓ 未満であれば、コハク酸またはフマル酸と結合した鉄 30mg を 1 日 2 回、食間に摂取して様子を見る。もし、この方法で腹部不快感があれば、30mg を 1 日 3 回食事と一緒に摂取する。
- 夜間ミオクローヌスと夜の筋痙攣には、マグネシウム（就寝時に 250mg）および（または）ビタミン E（1 日 400〜800IU）が奏功する場合がある。患者が 50 歳以上であれば、イチョウ葉エキス（80mg を 1 日 3 回）も利用するとよい。

薬用植物

- **パッションフラワー（*Passiflora incarnata*）**：アステカ族によって、発汗剤、鎮静薬および鎮痛剤として広く使用されていた。その成分には、ハルモール、ハルマン、ハルミン、ハルマロール、ハルマリンおよび passicol が含まれている。ハルミン（瞑想および穏やかな多幸感を引き起こすために、「テレパシン」と呼ばれた）は第二次世界大戦中にドイツ人によって「自白剤」として使用された。ハーマ・アルカロイドはモノアミンオキシダーゼ阻害薬である。トリプトファン、5-HTP と同時使用すると、相加効果が得られる。
- **バレリアン（*Valeriana officinalis*）**：民間療法で鎮静剤および抗高血圧薬として広く使用された。バレリアンの根の水溶性のエキスは睡眠の質を著しく向上させる。その基準となる睡眠潜時、夜間の覚醒、主観的睡眠の質、および翌朝の眠気とする。最も効果が高いのは、睡眠不足または睡眠時間が不規則な人々（特に女性）、喫煙者、睡眠潜時の長い人々である。睡眠潜時の短縮効果は、バルビツール酸塩またはベンゾジアゼピンの少量投与に匹敵するが、これらの薬剤が翌朝の眠気を亢進するのに対して、バレリアンは朝の眠気を低減させる。プラセボと比較して、バレリアンは有意に効果的であり、被験者の 44% が完璧な睡眠と報告し、89% が睡眠の向上があったと報告している。バレリアンの根のエキス（160mg）とレモンバーム（*Melissa officinalis*）エキス（80mg）の混合物と、ベンゾジアゼピン（トリアゾラム）、プラセボの比較では、不眠症患者の間で、バレリアン製剤の効果はベンゾジアゼピンに匹敵するもので、深い睡眠の段階が 3 から 4 上がった。バレリアン製剤には昼間の鎮静作用、集中力の低下、身体能力の阻害などの作用はなかった。

自然療法の治療アプローチ

治療はなるべく控え目にすること。心理的な面の治療を行う。正常な睡眠パターンを阻害することが知られている要因を除去する。刺激物（コーヒー、紅茶、チョコレート、コーヒー風味のアイスクリームなど）、アルコール、低血糖症、刺激物含有ハーブ（マオウ、ガラナ）、マリワナおよびその他の娯楽用ドラッグ類、多種にわたる市販の医薬品、処方薬など。このアプローチで効果がなければ、より積極的な治療を行う。正常な睡眠パターンが確立した場合は、徐々にサプリメントや薬草を減量する。もし患者にむずむず脚症候群があれば、1日5〜10mgの葉酸を治療に加える。夜間ミオクローヌスには天然ビタミンEを1日400IU適用する。

- **生活習慣**：定期的な心拍数が50〜75％上げる運動プログラムを1日20分間。
- **サプリメント**：就寝の45分前に服用。
  — ナイアシン：100mg（不快な皮膚紅潮によって睡眠を妨げられる場合は減量）
  — ビタミンB6：50mg
  — マグネシウム：250mg
  — トリプトファン：3〜5mgまたは、5-HTPを100〜300mg
  — メラトニン：3mg
- **薬草療法**：就寝の45分前に服用。
  — バレリアン：乾燥根（またはお茶として）2〜3g、チンキ剤（1：5）4〜6mℓ（小さじ1〜1.5杯）、流エキス（1：1）1〜2mℓ（小さじ0.5〜1杯）、乾燥粉末エキス（0.8%バレレン酸）150〜300mg
  — パッションフラワー：乾燥品（またはお茶として）4〜8g、チンキ剤（1：5）6〜8mℓ（小さじ1.5〜2杯）、流エキス（1：1）2〜4mℓ（小さじ0.5〜1杯）、乾燥粉末エキス（2.6%フラボノイド）300〜450mg

● 片頭痛

片頭痛

Migraine Headache

診断のポイント

◎ 再発性かつ発作性の頭痛
◎ 典型的には片側性拍動性頭痛であるが、全体制に移行する場合もある
◎ 発作は心理的あるいは視覚的異常（前兆）の後に生じることが多く、食欲不振、悪心、胃腸障害が伴い、引き続いて眠気を感じる
◎ 身体検査では限局的神経学上の障害は見られない

概要

片頭痛の生涯の罹患率は18％である。女性の方が男性よりも発症率が高い。患者の半分以上で片頭痛の家族歴がある。

- 前兆（アウラ）：前触れなしに起こることもあるが、しばしば痛みを感じる数分前に何らかの症状（前兆）を感じる。それは視野のかすみ、閃輝暗点、不安感、倦怠感、思考の乱れ、片側性の末梢麻痺またはチクチクする痛みなどである。
- 片頭痛は頭部の血管の過剰な拡大によって起こる。これは男性の15〜20％、女性の25〜30％に発症する。
- 血管性頭痛（片頭痛）の痛み：ズキズキ、ガンガンする鋭い痛み。非血管性の頭痛（緊張型頭痛）の痛み：一定の、持続性の鈍い痛みで、頭蓋底や前額部から始まり頭部全体に広がり、圧迫感、絞扼感がある。脳組織には感覚がないため、頭痛の痛みは脳の外側から来るものである。髄膜あるいは頭皮、大きな頭蓋血管、近位の頭蓋内血管、および頭皮脈管構造と筋肉が伸ばされたり、緊張した場合に痛みを感じるのである。

- 非血管性頭痛で最も一般的であるのは、緊張型頭痛である。顔、首、あるいは頭皮の筋肉の緊張によって起こるもので、ストレスや姿勢の悪さが原因である。緊張した筋肉は神経を締め付けたり、血液の供給を滞らせるために、頭痛と圧迫感を感じる。筋肉を弛緩することで、即効的に緩和する。

分類

片頭痛の分類

	普通片頭痛	古典的片頭痛	複雑型片頭痛
発症率	80%	10%	10%
痛み	前頭部、片側性または両側性	片側性	予測不能、痛みがない場合も

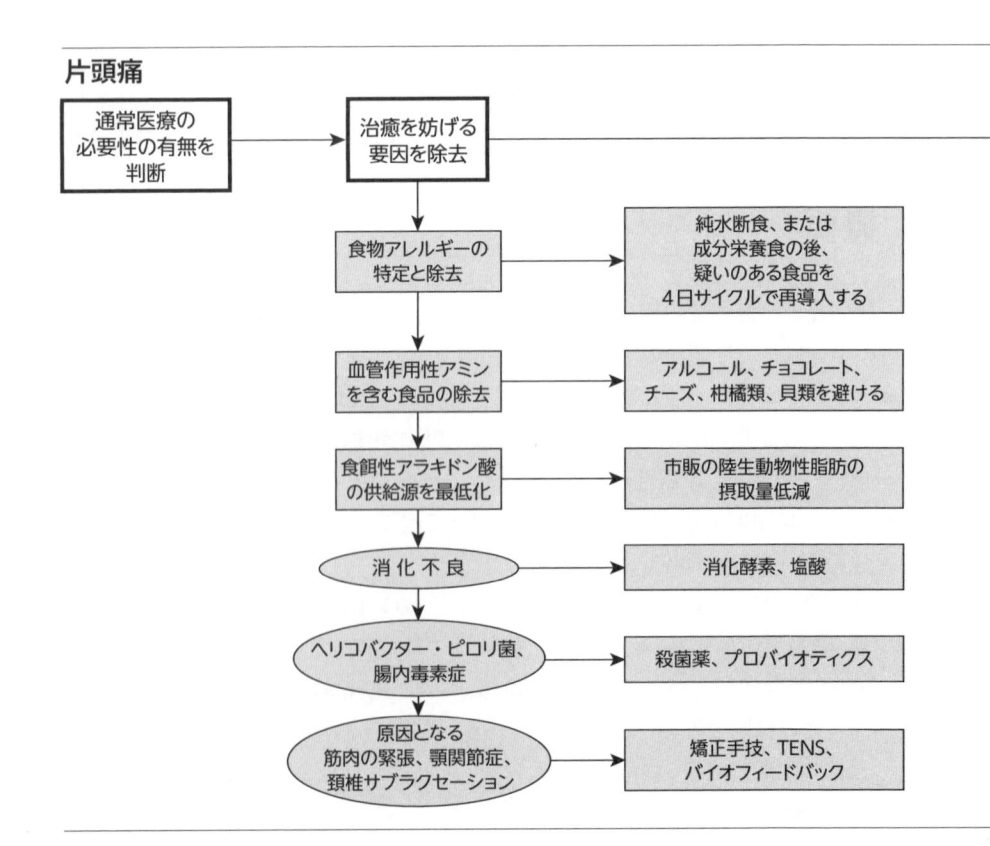

片頭痛

```
通常医療の必要性の有無を判断 → 治癒を妨げる要因を除去
    ↓
食物アレルギーの特定と除去 → 純水断食、または成分栄養食の後、疑いのある食品を4日サイクルで再導入する
    ↓
血管作用性アミンを含む食品の除去 → アルコール、チョコレート、チーズ、柑橘類、貝類を避ける
    ↓
食餌性アラキドン酸の供給源を最低化 → 市販の陸生動物性脂肪の摂取量低減
    ↓
消化不良 → 消化酵素、塩酸
    ↓
ヘリコバクター・ピロリ菌、腸内毒素症 → 殺菌薬、プロバイオティクス
    ↓
原因となる筋肉の緊張、顎関節症、頚椎サブラクセーション → 矯正手技、TENS、バイオフィードバック
```

● 片頭痛

アウラ	通常表れない	発作の前30分	神経系のアウラ、眩暈、意識喪失、複視、片側不全麻痺
頭痛の持続時間	1〜3日	2〜6時間	予測不能
身体診察	不幸感	蒼白、嘔吐	軽度の神経学的兆候、言語障害、片側不全麻痺、不安定歩行、脳神経III麻痺

- **群発頭痛**は、血管拡張が主因であったために以前は片頭痛型に分類されていた。現在では、別に分類されている。別名、ヒスタミン頭痛、ホートン頭痛または非定型顔面痛とも呼ばれる。片頭痛よりも症例がずっと少ない。
- **慢性連日性頭痛**（CDH）（慢性緊張性頭痛、発作間頭痛を伴う片頭痛、変容型片頭痛、発展型片頭痛、混合型頭痛症候群、緊張型血管性頭痛とも呼ばれる）：頭痛クリニックを訪れる患者の40%を占める。

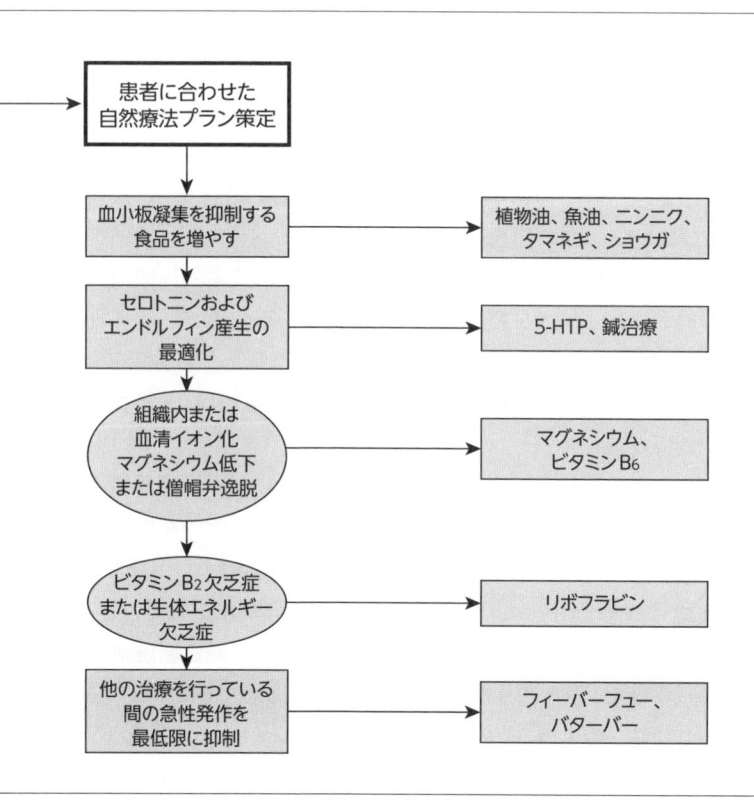

```
患者に合わせた自然療法プラン策定
  ↓
血小板凝集を抑制する食品を増やす  →  植物油、魚油、ニンニク、タマネギ、ショウガ
  ↓
セロトニンおよびエンドルフィン産生の最適化  →  5-HTP、鍼治療
  ↓
組織内または血清イオン化マグネシウム低下または僧帽弁逸脱  →  マグネシウム、ビタミンB6
  ↓
ビタミンB2欠乏症または生体エネルギー欠乏症  →  リボフラビン
  ↓
他の治療を行っている間の急性発作を最低限に抑制  →  フィーバーフュー、バターバー
```

慢性連日性頭痛の分類

変容型片頭痛
　●薬剤誘発性
　●非薬剤誘発性
慢性緊張型頭痛
新規発症持続性連日性頭痛
外傷後頭痛

病理

　片頭痛は血管運動不安定と関わっているが、その機序ははっきりと分かっていない。単純な血管イベントではない。

- **血管運動不安定説**：側頭の表在血管が明らかに拡張する。これらの血管や頚動脈を局所的に圧迫すると、一時的に痛みが和らぐ。その他の頭蓋血管拡張（熱や運動誘発性）は問題にならない。患者は、血管の拡張があるにも関わらず頭痛が起きている間、顔色が青白く、頭痛が起きている側の皮膚温度が低下する。これは小血管が縮小していることを示唆する。局所性あるいはびまん性の脳機能、または脳幹機能不全は頭蓋内血管収縮が原因であると考えられてきた。前駆症状的段階において、血流が大幅に減少し、その後に血流が増加する段階が48時間以上継続する。前兆（アウラ）は脳機能の低下が進行したことによって起きるものと思われ、このプロセスはニューロンの活動性の自然発生的あるいは誘発された一時的な低下を生むと思われる。この間、脳は、イオンの正常なホメオスタシスおよびニューロンからの興奮性アミノ酸の流出を維持することができなくなる。片頭痛の患者は血管運動神経のコントロールに機能的異常があるものと考えられ、起立性の症状および物理的および化学物質による血管拡張効果への異常な感受性を示唆している。片頭痛患者は中枢神経系活動度が亢進するが、それは、三叉神経血管系が介在すると思われる。

- **血小板障害説**：片頭痛患者の血小板は、自然凝集が亢進し、セロトニン遊離の異常や血小板組成の異常などが見られる。Hanington説：最も一般的な片頭痛の起因が、情緒的なストレッサーが血漿カテコールアミン濃度を上昇させ、セロトニン遊離、血小板凝集、血管収縮を招くことである。片頭痛の患者の血小板は、自然凝集でもセロトニン曝露時でも健常者よりも急速に凝集する点が、一過性脳虚血発作（TIA）と同様である。また、TIAの症状も片頭痛の前駆期と類似している。発作が起こると血漿セロトニンの上昇、その後尿中5-ヒドロキシインドール酢酸（5-HIAA）というセロトニンの代謝生成物が増加する。血中セロトニンは通常血小板

● 片頭痛

に貯蔵され、凝集によって、あるいは刺激(カテコールアミン)への反応として放出される。健常者の血小板と片頭痛患者の血小板にはセロトニンの総含有量の違いは見られない。片頭痛患者の血小板から、セロトニン刺激作用に反応して放出されるセロトニンの量は、発作後は正常(あるいは正常以下)であるが、次の発作が近付くにつれて次第に増加する。血漿セロトニンの上昇は原因ではなく、自己防衛機構または神経の炎症による副反応と思われる。しかし、血小板非活性化剤(アスピリン、フィーバーフュー、必須脂肪酸)は片頭痛予防に有効である。血小板仮説の証拠:古典的片頭痛患者は僧帽弁逸脱の罹患率が2倍になること。逸脱した僧帽弁が血小板に損傷を与え、凝集を亢進するが、セロトニンの放出とその他の血管刺激物質も増加させる可能性がある。

● **ニューロンの異常説**:脳軟膜の動脈を神経支配する三叉神経血管ニューロンは、イニシエーターへの直接の反応として、あるいは中枢神経の変化によって二次的に、ペプチド、サブスタンスPを放出する。サブスタンスPは動脈に放出される痛み媒介物質であり血管拡張、マスト細胞の脱顆粒、血管透過性増進などにも関係している。動脈の内皮細胞はサブスタンスPに反応して血管作用物質を放出するものと思われる。ノルアドレナリン系の機能的変化は片頭痛の活発化の発端なのであろう。何らかの増強因子が、交感神経の活性を調整している影響を与えていると思われる。慢性的ストレスは、このモデルにおける増強因子である。

● **「セロトニン欠乏症候群」としての片頭痛**:片頭痛の際の尿中5-HIAA増加は、モノアミン酸化酵素の賦活化によるセロトニンの分解が増大することによって起こる。片頭痛に悩む人々は組織内セロトニンレベルが低下している(セロトニン低下症)。セロトニンの不足は、痛みの閾値を引き下げると思われる。セロトニンの前駆体である5-HTPによる治験では肯定的結果が得られた。セロトニンと頭痛の関係は、多くの片頭痛治療用処方薬のベースとなっている。5-HTPと薬物によるセロトニン系への作用は、複数のタイプのセロトニン受容体があるため複雑である。5-HT1c受容体と結合すると片頭痛が誘発され、5-HT1cを阻害すると片頭痛の予防になる。また5-HT1d受容体と結合すると予防と治療になると思われる。5-HTPの使用によってセロトニンに曝露されるために、5-HT1c受容体は敏感性がなくなり、セロトニンへの結合性がなくなる。そのため、セロトニンは5-HT1dに結びつき、頭痛が緩和される。この説の証拠:5-HTPは時間経過によって効力を増す(治療開始後30日目よりも60日目が状態がよい)。抗片頭痛薬、トリプタン製剤は5-HT1bと5-HT1d受容体作動薬であり、血管を収縮し、神経性炎症および神経のペプチド遊離を招く。またそれらの薬物は三叉神経血管ニューロンの活動を阻害

する。安全のために、トリプタンは脳と心臓の血管中のセロトニン受容体を活性化するため、虚血性心疾患、治療されていない高血圧、脳血管障害のある患者には使用しないこと。トリプタン、エルゴタミン・ベースの薬剤、およびセロトニン再摂取阻害剤（SSRI）を同時に使用しないこと（セロトニン症候群の可能性は低い。）医師の中には、5-HTPをSSRIと同時使用して成功している人々もいる。しかし注意をすることが望ましい。SSRIは片頭痛予防に使用されているが、その生化学についてははっきりしておらず、証拠としての質、臨床的インパクトも低い。

- **統一仮説**：片頭痛には、開始、前駆症状、頭痛の3段階がある。開始段階にはいくつものストレッサーが時間とともに蓄積して、セロトニン代謝に影響を及ぼすことが関わっている。感受性の臨界点（あるいは閾値）まで蓄積されると、イベントのカスケードが起こる。感受性とは、セロトニン濃度の低下、血小板の変化、重要な脳血管性の終末器官の応答性の変化、脳の内因性ノルアドレナリン作動系の感受性の亢進、ヒスタミン、アラキドン酸代謝物、またはその他の炎症媒介物質の蓄積などが組み合わさって起こるものである。血小板の変化とは、粘着性の亢進、セロトニン遊離が起きやすい傾向、血小板膜のアラキドン酸などである。血小板にセロトニン分泌の刺激を受けると、血小板凝集、血管痙攣、炎症プロセスによって局所的脳虚血が引き起こされる。その後反動として血管拡張とペプチド・サブスタンスPとその他の痛みの媒介物質放出が起こる。

治療上の留意ポイント

医薬品は潜在性の原因を治療するものではないため、効果が不十分になりがちである。増悪因子を識別すること。食物不耐性あるいはアレルギーは最も重要な要因であるが、そのほかの要因も根本原因または誘因になる。特に慢性の頭痛の場合は、頭痛薬の役割を評価すること。

薬物反応

慢性連日性頭痛の患者の70%に薬物誘発性頭痛がある。薬物誘発性の慢性連日性頭痛は、鎮痛剤性反跳性頭痛（ARHA）とエルゴタミン性反跳性頭痛（ERHA）の2種類に分けられる。大部分が、薬を中止することで迅速に改善する。

鎮痛剤性反跳性頭痛（ARHA）：慢性頭痛の患者で、大量の鎮痛剤を服用し毎日予期できる頭痛がある場合、鎮痛剤による反跳性頭痛であることを疑う。ARHAを起こす臨界量はアセトアミノフェンあるいはアスピリンで1,000mgである。鎮痛薬は通常そ

の他の物質（カフェインまたはブタバルビタールなどの鎮静薬）も含有しており、それがさらなる誘因となり、離脱に伴う頭痛、悪心、腹部痙攣、下痢、注意散漫、不眠、および不安感などが起こる。離脱症状は24〜48時間後から始まり、5〜7日で治まる。

エルゴタミン性反跳性頭痛（ERHA）：エルゴタミンは重度の急性片頭痛と群発頭痛に広く使用されている。その作用は、頭部の血管を収縮し、頭痛の原因である血管の過剰な拡張を予防、抑止するものである。経口では吸収が良くないために、筋肉内注射、吸入、坐薬によって使用する。効果は高いものの、副作用が起こりやすい。急性のエルゴタミン中毒症状は、嘔吐、下痢、目まい、血圧の上昇または降下、緩脈または弱脈、呼吸困難、痙攣、意識消失などである。

- 血管の収縮と血流の低下による慢性中毒の症状（四肢のしびれと冷え、刺痛、胸痛、心臓弁損傷、脱毛、尿量の減少、手足の指の壊疽）と神経系の障害によるもの（吐き気、下痢、頭痛、震戦、顔面の筋肉の攣縮、痙攣）がある。
- 片頭痛に常にエルゴタミンを使用することは依存症を引き起こす。薬が切れると重度の慢性頭痛がさらに激しくなる。片頭痛が週に1回から2回以上起こることは少ないため、毎日、エルゴタミンを服用している患者に片頭痛様の頭痛が起こる場合は、ERHAを示唆する。用量は手掛かりになる。1週間の用量が10mgを超える場合は可能性がある（患者によっては10〜15mgを1日に服用している）。
- エルゴタミンの中止によって、予測可能で、長引く、消耗性の頭痛と悪心、嘔吐が72時間以内に起こり、その後72時間継続する。中止によって改善することが多い。ショウガがエルゴタミン離脱症状を緩和することがある。

食生活

食物アレルギーまたは不耐性は多くの場合に主要な役割を果たしている。アレルゲンまたは不耐性の食品の特定と除去によって、大多数の患者の症状が消失あるいは緩和する（30〜93%で成功）。3種類の片頭痛で食物アレルギーの発生率は同じ程度である。その機序は分かっていないが、いくつかの仮説が提唱されている。

- チラミンなどの薬理活性物質に対する特発性反応
- モノアミン酸化酵素欠乏症
- 血小板フェノールスルホトランスフェラーゼ欠乏症、免疫媒介性食物アレルギー
- 血小板の異常

Eggerの仮説：脳血管の週末器官の非特異的応答性が、抗原による刺激を長期間受け続けた結果、慢性の変性を来しているとする説（喘息患者が抗原との接触した後、細気管支が運動や冷気に反応する状態に類似している）。食物アレルギーが血

小板の脱顆粒とセロトニン遊離を引き起こす。食物アレルギーの検査は、臨床検査が患者にとっては便利である。誘発試験は最も正確であるが、反応が遅く、数日間繰り返し行う必要がある。軽微なアレルギーを検出するには大量に摂取しなくてはならない食品もある。

　食餌性アミン：チョコレート、チーズ、ビール、およびワインは片頭痛を誘発する。それはこれらの食品がヒスタミンおよび（または）その他の血管作用性の化合物を含むからであり、血管を拡張することで、感受性の高い人々には片頭痛が起きる。

- **赤ワイン**：白ワインよりも 20～200 倍もの量のヒスタミンを含み、血小板からの血管作用性物質の放出を促進する。フラボノイドを多く含んでいるため、セロトニンとその他の血小板から放出される血管作用性物質を分解する酵素（フェノールスルホトランスフェラーゼ）を阻害する。片頭痛に悩む人々にはこの酵素がかなり不足している。血管作用性アミンを多く含む食品（チーズ、チョコレート）は、片頭痛増悪要因である。
- ヒスタミン誘発性頭痛の標準的治療はヒスタミン除去食とビタミン B_6 である。
- 酵素（ジアミンオキシダーゼ）：循環系に吸収される前に小腸粘膜のヒスタミンを分解するため、食餌性のヒスタミンに反応するかどうかを決定付ける要素となる。食餌性のヒスタミンに感受性の高い人々は、この酵素が対照群よりも低下している。ジアミンオキシダーゼはビタミン B_6 依存性である。ビタミン B_6 を阻害する要因は（ジアミンオキシダーゼも阻害する）は、食品着色料（ヒドラジン染料：FD&C 黄色 5 号）、経口避妊薬、アルコール、およびタンパク質の過剰摂取である。黄色 5 号（タートラジン）はビタミン B_6 の一日摂取許容量（男性 2.0mg、女性 1.6mg）よりも多量に摂取されている（1 日 15mg）。
- ビタミン B_6（体重 1kg あたり 1mg）によって、ヒスタミン耐性が高まる。これはジアミンオキシダーゼが増加するためと思われる。女性の方が、ジアミンオキシダーゼの量が少ない。このことは、女性の方がヒスタミン誘発性頭痛が多く発症している原因と思われる。また、赤ワインにも女性の方が不耐性が多い。女性が妊娠している期間は、ジアミンオキシダーゼの量が 500 倍以上に増加し、ヒスタミン誘発性頭痛は、妊娠中は完全に完全寛解することが多い。
- 食餌性誘発因子：低血糖症は片頭痛を誘発するが、食生活の改変によって改善できる。低血糖の原因は精製された炭水化物の摂取によって起こり、特にインスリン値が高い時に起こる。ナトリウムの過剰な摂取はアンチオテンシンを増加させる。乳糖不耐性に対しては、乳製品を避けることで改善できる。アスパルテームは一般的に使用される甘味料であるが、片頭痛を増悪する可能性がある。

● 片頭痛

- 腸内毒素症と解毒：片頭痛は食物アレルギーのみが関わるのではない。消化と解毒の異常は問題を複雑にする。病原性生物の代謝廃棄物は頭痛をもたらすと思われる。腸内毒素症は、臨床的に識別するか、便培養法、有機酸分析、または腸管透過性評価によって調べる。ヘリコバクター・ピロリ菌は片頭痛患者の40%に検出される。細菌の除去によって頭痛の軽減、持続時間、頻度の改善が100%の患者で見られた。解毒酵素の毒性の過負荷か機能低下は頭痛を引き起こすと思われる。毒性への感受性は、過剰な環境曝露、解毒酵素産生の遺伝的多形、解毒反応の第Ⅰ相および（または）第Ⅱ相を触媒する栄養素補因子の不足などによって起こる。

サプリメント

- **5-HTP**：セロトニンを増加させる（前述のとおり）。エンドロフィン増加効果もあり、少なくとも片頭痛予防のために使用される医薬品に匹敵する効果がある。医薬品よりも安全性が高く、より耐性もある。用量：1日200〜600mg。
- **必須脂肪酸（EFA）とアラキドン酸**：片頭痛への研究ではほとんど注目されていなかった。血小板凝集とアラキドン酸代謝産物は、前駆症状である脳虚血を引き起こすイベントを媒介する主因である。食餌性のEFAを改善することは非常に有効である。動物性脂肪を控え、魚類を積極的に摂ることは血小板と粘膜の必須脂肪酸比率を大きく変え、血小板凝集を低減する。脳の60%は脂質で構成されている。ω-3 脂肪酸は頭痛の頻度と強さを下げる。魚油とオリーブオイルは片頭痛の頻度、持続時間、および重症度を改善する。ω-3 系油脂の作用機序（仮説）：血小板のセロトニン遊離低減、プロスタグランジン合成の調整、脳血管痙攣の減少。血中脂質と遊離脂肪酸の増加は血小板凝集性の亢進、5-HT の減少、プロスタグランジン濃度の上昇と関係している。遊離脂肪酸と脂質を増加させる生物学的な状態とは、過剰な資質摂取、肥満、インスリン抵抗性、激しい運動、空腹、アルコールおよびカフェインの摂取、経口避妊薬、ニコチン中毒、およびストレスである。
- **リボフラビン（ビタミン B2）**：もう一つの仮説は、片頭痛の原因は脳血管のミトコンドリア内のエネルギー産生低下であるというもの。ビタミン B2 はフラビンモノヌクレオチドとフラビンアデニンジヌクレオチドの前駆体で、電子伝達連鎖のフラビン酵素の活性に必要とされる。リボフラビンはミトコンドリアのエネルギー代謝でのミトコンドリア複合体ⅠとⅡの活性を、ニューロンの興奮性を変えることなく、高めることができる。これには、耐性が高く、中枢神経系への有害効果もない。予防のための用量：1日400mgを3ヵ月以上。患者への効果は、研究者が使用する片頭痛重症

度で、68.2%の改善が見られた。高用量のビタミン B2 は、下痢、多尿症を起こすことがある。利点は、耐性が高く、安価で、脳の酸化毒性の低減効果である。その他の予防的ビタミン B 群として葉酸がある。

- **マグネシウム**：マグネシウム濃度の低下は片頭痛と緊張性頭痛に関わっている。片頭痛患者の脳と組織内マグネシウム濃度は低下している。マグネシウムの重要な機能は血管の正常状態を維持することと神経細胞の過剰な興奮を抑えることである。マグネシウムのサプリメントは、組織内濃度が低下した患者あるいはマグネシウムのイオン化が低下している患者だけに、有効である。片頭痛患者の組織内マグネシウムは低下していることが多いが、血清マグネシウム濃度が正常であるために気付かれない。しかし、多くの体内マグネシウムは細胞内に貯蔵されているため、血清マグネシウムは指標としての信頼性が低い。血清マグネシウムが低下しているということは、欠乏症の最終段階と言える。赤血球中マグネシウムと血清中イオン化マグネシウム（生物学的に最も活性が高い形態）を検査するとよい。急性片頭痛患者で血清イオン化マグネシウムが低下（0.54mmol/ℓ 未満）している場合は、低下していない患者の場合よりも、経静脈 MgSO4 に反応する可能性が最も高い。血清イオン化マグネシウムが低下（0.54mmol/ℓ 未満）している患者への鎮痛効果は少なくとも 24 時間持続する。経静脈マグネシウムに最も反応した患者の血清マグネシウム濃度は、反応の少なかった患者よりも著しく低下している。経静脈マグネシウムは、急性の片頭痛、緊張性頭痛、群発頭痛に対して著しく効果的な場合がある。1〜3gの経静脈マグネシウム（10 分間かけて投与する）による、イオン化マグネシウムが低下している患者における治療成功率は 90%である。MgSO4 は片頭痛の関連症状である悪心と光過敏症を完全に消失させた。有害効果には短い紅潮感がある。マグネシウムは、血小板を破損してヒスタミン、血小板活性化因子、セロトニン放出を引き起こす僧帽弁逸脱を回復させる。僧帽弁逸脱症患者の 85%に慢性マグネシウム欠乏が見られる。経口マグネシウムによって僧帽弁逸脱を改善することができる。クエン酸、リンゴ酸、アスパラギン酸、またはその他のクレブス回路化合物と結合したマグネシウムは、緩下剤作用のある無機型のものと比べると、吸収と耐性が高い。また、1 日 50mgのビタミン B6 を摂取して細胞内マグネシウムを増やすとよい。

理学療法

片頭痛発作の持続時間の短縮および症状の緩和に有効で、特に筋肉の緊張が大きな要因である場合に効果的である。しかし真性の片頭痛にはやや効果が低い。

● 片頭痛

- **頚椎マニピュレーション**：再発頻度、持続時間、または就労不能などには効果がないが、発作時の痛みを緩和する。
- **顎関節機能不全症候群(TMJ)**：顎関節機能不全症候群の患者の片頭痛の発症率は、一般の発症率と変わりがなく、筋肉の緊張による頭痛の発症の方がかなり高い。TMJの治療は片頭痛にも効果が得られるかもしれないが、筋肉の緊張による頭痛の治療には、より重要性が高い。
- **経皮電気刺激(TENS)**：片頭痛と筋肉緊張性の頭痛に有効(55%が治療に反応し、18%はプラセボに反応)。但し、不適切な使用(知覚閾値以下の適用)では効果が得られない。
- **鍼療法**：片頭痛の痛みを緩和する。緩和の機序はエンドルフィン媒介性ではない。鍼治療によって、対象分ではエンドルフィンが増加するが、血清エンドルフィン濃度が低下している片頭痛患者では、鍼治療による増加は見られない。そのため、緩和の機序はセロトニン濃度の正常化によるのではないかと思われる。しかし、効果が表れるのは、セロトニン濃度が正常化したときのみで、非常にセロトニン濃度の低下した患者では、セロトニン濃度が上昇しても痛みの緩和は得られない。片頭痛発作の頻度の低減には成功している。ある研究では、被験者の40%が重篤度と頻度において50～100%の低下を得ている。1ヵ月に5回の治療を受けた場合、その後の6ヵ月間で45%の患者が再発が抑制されたとしている。
- **バイオフィードバックおよびリラクセーション療法**：片頭痛に最も広く適用される非薬物療法は皮膚温バイオフィードバック法とリラクセーション反応トレーニングである。皮膚温バイオフィードバック法とは、手の温度を測るためのフィードバック計器を用いて行う。患者は、その計器によって手の温度を意識的に上げる(または下げる)方法を学ぶ。リラクセーショントレーニングはリラクセーション反応(ストレス応答とは反対の生理学的な状態)を作り出す。これらの手法は薬物に匹敵する効果があり、副作用がない。

薬用植物

- **フィーバーフュー(*Tanacetum parthenium*)**：片頭痛に最も広く使用されている薬草。調査によると、フィーバーフューを毎日食べた片頭痛患者の70%が発作の頻度の低減、および(または)強度の低下があったと主張した(調査対象者の多くが通常の治療に反応しなかった患者だった)。フィーバーフューは、セロトニン遊離の抑制、プロスタグランジン合成と血小板凝集を阻害、多形核白血球脱顆粒と好中球の貪食作用の阻害、マスト細胞のヒスタミン放出阻害、ヒト腫瘍細胞に対する細

胞毒性活性増進などの作用と、抗菌活性および血栓阻害の潜在力を持つ。研究からは、フィーバーフューは血小板からのセロトニン遊離を阻害することで、片頭痛の治療と予防をすることが、示唆される。成分：セスキテルペン・ラクトン（パルテノライドなど）。血小板阻害効果があるため、抗凝血薬を使用している患者には使用を避けるか、注意をして使用する。副作用：耐性は高い。口腔内潰瘍形成（フィーバーフューを噛むことによる）と胃腸症状が最も一般的な有害事象であるが、これらは軽度であり、中止すれば回復できる。ブタクサとカモミールと同じ科に属するので、アレルギーがある場合は使用しないこと。

- **ショウガ**(*Zingiber officinale*)：根ショウガは強い抗炎症および抗血小板凝集作用がある。片頭痛について多くの逸話的な情報があるが、実験的証拠はあまりない。最も活性の高い抗炎症成分は生のショウガを用いるか、ショウガ油を使用することで摂取できる。

- **バターバー**(*Petasites hybridus*)：血管壁鎮痙剤。特に脳の血管に効果的。ロイコトリエン合成とリポキシゲナーゼ活動度を抑制する。有効成分であるペタシンとイソペタシンもまた血管拡張に作用する。この植物は片頭痛の頻度を60％低減する（月経困難症を改善する一方で）。予防的に、毎日のサプリメントとして、4～6ヵ月継続する。その後は、片頭痛の発症が増加し始めるまで漸減する。バターバーの耐性は高い。副作用：下痢が起こる場合がある。薬理相互作用については特定されていないが、妊娠中や授乳中に安全であるかは分かっていない。ピロリジジンアルカロイドは肝毒性で発がん性があるため、これが除去された製品のみを使用すること。成人の用量：50～100mgを1日2回、食事と一緒に摂る。

ホルモン

- **メラトニン**：食餌性トリプトファンの下流代謝産物。セロトニンの90％は胃腸管の内壁で作られ、血小板に貯蔵される。そして中枢神経系以外の場所に輸送される（セロトニンは脳血管関門を通過することができない）。トリプトファンと5-HTPは脳血管関門を通過し、松果体でセロトニンに転換されるが、中枢神経系のセロトニンの90％とメラトニンの大部分が松果体に含まれている。松果体は環境と中枢神経系のインターフェイスであり、外部因子と内部因子（ある種の食品、毒素・臭気、光の点滅、睡眠不足）の引き金である。片頭痛の患者は血漿および尿中メラトニン濃度が低下している。メラトニン欠乏症は三叉神経血管系を過剰に刺激する。メラトニン療法は、片頭痛患者で遅延睡眠期症候群のある場合に、概日リズムをライフスタイルに再同期させ、誘因を取り除き、症状を緩和すると思われる。ただし、感

● 片頭痛

受性の高い人々はメラトニンによって頭痛を起こすことがある。規則正しい睡眠と食事、運動、過剰な刺激とリラクセーションを避ける、そして食餌性の誘発因子を回避することで、活性化を防止できる。

- **性ステロイドホルモン**：片頭痛の発病は月経開始とともに増加する。女性の片頭痛患者では、60%が片頭痛と月経に関連があり（月経片頭痛）、妊娠によって軽快する（高エストロゲンの維持）。また、経口避妊薬によって、誘発されたり、回復したり、悪化したりする影響がある。発症は年齢とともに減少する傾向があるが、更年期にはまた後退したり、悪化したりする。エストロゲンとプロゲステロンの両方が同時に衰退する間、およびその後、頭痛が生じる。エストロゲンの減少は月経片頭痛に関係している。月経前にエストロゲンを投与すると片頭痛を遅らせることが出来るが、月経が遅れることはない。月経周辺期に経皮エストラジオール・ゲルを使用して頭痛を低減することができる。エストロゲンはプロゲステロン、ムスカリン、セロトニン（5HT-2）を増やし、5-HT1、β-アドレナリン作動性受容体を減らす。エストロゲンは三叉神経の機械受容器受容野を増やし、三叉神経系からの感受性が高いインプットを増やす。プロゲステロンはエストロゲン誘発性の5-HT2受容体の増加を阻害する。経皮的なプロゲステロン療法によって片頭痛が防止される患者もなる。子宮摘出または卵巣摘出は効果が表れていない。

自然療法の治療アプローチ

片頭痛は多岐にわたる障害で、一つの疾患というよりも、症状であると言うべきである。各患者の片頭痛プロセスの原因因子を特定すること。増悪因子の特定と回避によって頻度が低下し、開始因子の蓄積効果を低減する。

- **食餌性の要因の特定**：片頭痛の患者に高い割合（80～90%）で食物アレルギーまたは不耐性があることから、1週間は注意深く患者がアレルギーや不耐性があることが疑われるような食品を除去することは、有意義である。純水断食または成分栄養剤を利用するとよい（低抗原食も可能であるが、不注意でアレルゲンが混入する可能性があるので、あまり望ましくない）。そして、すべてのアレルゲンである可能性のあるものを除去する（ビタミン剤、どうしても必要でない薬物、ハーブも含む）。食品感受性の高い患者は、週の始めには症状がかなり悪化するが、絶食または内容を変更した食事による療法が終わるころには、完全に症状が治まる。このような経過は、反応性の食品が中毒性の特性を持つことによって引き起こされるものである。患者の症状が消失したら、毎日一つずつ新しい食品を導入する（数回食べて

317

みること)。症状は詳しく記録する。4日サイクルで再導入することを勧める人もいる。アレルゲンと思われる食品(アレルギー症状が出るのは、20分～2週間の間)は除去し、明らかに安全な食品のみを4日サイクルのローテーションで食べる。患者の症状がなくなり、それを6ヵ月間維持できれば、もう4日サイクルのローテーション食を行う必要はない。

- **低抗原食**：効果を得られる患者もいるが、長期の治験(4～8週間)が必要であるため、エピソードの頻度にもよる。乳製品、グルテン、卵、トウモロコシ、チョコレート、ピーナツ、コーヒー、紅茶、アルコール、加工食品を避ける。食物アレルギー免疫グロブリン試験では、一貫した結果が得られない。
- 消化機能の最適化を必要に応じて試みる。
- **ヘリコバクター・ピロリ菌**を含む、腸内毒素の正常化。
- **毒性の過負荷**を軽減し、解毒酵素をサポートする。
- **食生活**：食物アレルゲンを排除する。6ヵ月間継続して症状が表れなくなるまで4日サイクルのローテーション食を続ける。血管作用性アミンを含む食品を除去し、症状がコントロール出来たら、慎重に再導入を行う。アルコール、チーズ、チョコレート、柑橘類、貝類を避ける。アラキドン酸(陸生動物の脂肪)を多く含む食品を低減する。血小板凝集抑制効果のある食品(オリーブ油、亜麻仁油、魚油、ニンニク、タマネギ)を積極的に食べる。
- サプリメント：
  - マグネシウム：1日250～800mgを分割して摂る。症状と腸の耐性に合わせて漸増する。
  - ビタミン B_6：50～75mgを1日3回。ビタミンB群のバランスをとる。
  - 5-HTP：1日100～200mgから100～200mgを1日2回。
  - ビタミン B_2 (リボフラビン)：1日400mg。ビタミンB群のバランスをとる。

ホルモン療法

- **メラトニンの試用**：0.3～3mgを就寝時に
- 経皮プロゲステロンまたはエストラジオールを、慎重に個々の臨床像に合わせて使用

薬草療法

- フィーバーフュー：パルテノライド0.25～0.5mgを1日2回
- ショウガ：1日に生のショウガを約10g(6mm厚のスライス)、乾燥ショウガ500mgを

●片頭痛

　　1日4回、ショウガエキス（ジンゲロールとショウガオール含有量20%に標準化）を予防として100～200mgを1日3回、急性の片頭痛の治療には200mgを2時間ごとに（1日6回まで）服用。
　―バターバー：50～100mgを1日2回食事と一緒に。

理学療法

　―TENSによる二次性筋肉痙攣コントロール
　―鍼治療によって経絡のバランスをとる
● バイオフィードバック
● イメージ誘導

頭痛の第一次分類

血管性頭痛
　●片頭痛
　●古典的片頭痛
　●普通型片頭痛
　●複雑型片頭痛
　●異型片頭痛
群発頭痛
　●反復性群発頭痛
　●慢性群発頭痛
　●慢性発作性片頭痛
その他の血管性頭痛
　●頸動脈痛
　●高血圧
　●二日酔い
　●毒物と薬物
　●閉塞性血管疾患
　●非血管性
　●緊張性頭痛
　●普通緊張性頭痛
　●顎関節症
　●頭蓋内圧の上昇または降下
　●脳腫瘍
　●副鼻腔感染症
　●歯牙感染
　●内耳または中耳の感染症

片頭痛誘発因子

- セロトニン濃度の低下
- 遺伝
- トリプトファンが別の経路に流れる
- 食物
- 食物アレルギー
- ヒスタミン遊離作用のある食品
- ヒスタミン含有食品(アルコール、特に赤ワイン)
- 化学物質
- 硝酸塩
- グルタミン酸ナトリウム
- ニトログリセリン
- カフェインまたはその他の血管収縮作用のある薬物からの離脱
- ストレス
- 感情の変化、特にストレス後の失望感や怒りなどの激しい感情
- ホルモンの変化(月経、排卵、経口避妊薬)
- 睡眠不足あるいは睡眠過多
- 極度疲労
- 姿勢が悪い
- 筋肉の緊張
- 天候の変化(気圧の変化、日光への曝露)
- 疲れ目、まぶしさ

片頭痛を誘発しやすい食品

食品	Egger et al(%)	Hughes et al(%)	Monro et al(%)
牛乳	67	57	65
小麦	52	43	57
チョコレート	55	57	26
卵	60	24	22
オレンジ	52	―	13
安息香酸	35	―	―
チーズ	32	―	―
トマト	32	14	―
タートラジン	30	―	―
ライ麦	30	―	―
米	―	―	30

● 片頭痛

魚	22	29(貝)	17
ブドウ	12	33	—
タマネギ	—	24	—
大豆	17	24	—
豚肉	22	—	17
ピーナッツ	12	29	—
アルコール	—	29	9
グルタミン酸ナトリウム	—	19	—
クルミ	—	19	—
牛肉	20	14	—
紅茶	17	—	17
コーヒー	15	19	17
ナッツ	12	19(カシューナッツ)	17
ヤギ乳	15	14	—
トウモロコシ	20	9	—
オート麦	15	—	—
ショ糖	7	19	—
酵母	12	14	—
リンゴ	12	—	—
モモ	12	—	—
ジャガイモ	12	—	—
鶏肉	7	14	—
バナナ	7	—	—
イチゴ	7	—	—
メロン	7	—	—
ニンジン	7	—	—

ヒスタミン誘発性頭痛に関わる因子

ヒスタミンは以下の因子によってヒスタミンの濃度が上昇する。
- アルコール飲料に含まれるヒスタミン（特に赤ワイン）
- 食品中のヒスタミン
- ヒスタミン遊離作用のある食品
- 食物アレルギー
- ビタミン B6 欠乏症

ヒスタミンの分解を阻害する要因：
- ビタミン B6 拮抗物質
- アルコール
- 薬物
- 食品添加物（黄色5号、グルタミン酸ナトリウム）
- ビタミン C 欠乏症

ヒスタミン放出抑制物質：
- クロモグリク酸ナトリウム
- ケルセチン
- 抗酸化物質（ビタミン C、ビタミン E、セレン）

ヒスタミン分解促進物質：
- ビタミン B6
- ビタミン C

▶患者のための参考図書

- *Headache Help: A Complete Guide to Understanding Headaches and the Medicines that Relieve Them*, by Lawrence Robbins, MD, and Susan S. Lang, Houghton Mifflin Company, Boston/New York, 2000.
- *Headache Relief for Women*, by Alan M. Rapoport, LittleBrown, Boston, 1996.
- *Managing Your Migraine; A Migraine Sufferer's Practical Guide*, by Susan L. Burks、Humana Press, New Jersey, 1994.
- *The Hormone Headaches: New Ways to Prevent, Manage, and Treat Migraine and other headaches,* by Seymour Diamond, MD, with Bill Still and Cynthia Still, Simon & Schuster Macmillan Company, New

York, 1995
- *Taking Control of Your Headaches: How to Get the Treatment You Need*, by P. N. Duckro, PhD, W. D. Richardson, MD, J. E. Marshall, RN, et al, Guilford Press, New York, 1995.
- *Headache Free*, by Roger Cady, MD, and Kathleen Farmer, PsyD, Bantam Book, New York, 1996.
- *Migraine: Everything You Need to Know About Their Cause and Care*, by Arthur H, Elkind, MD, Avon Publishing, 1997.
- *The Headache Alternative; A Neurologist's Guide to Drug-Free Relief*, by Alexander Mauskop, MD, and Marietta Abrams Brill, Dell Publishing, 1997.
- *Headache and Diet: Tyramine-Free Recipes*, by Seymour Diamond, MD, Bill Still, and Cynthia Still, International University Press, 1990.
- *Headaches in Children*, by Leonard Garcia-Mendez, MD, Lemar Publishing, 1996.

扁平苔癬

Lichen Planus

診断のポイント

- **病歴**：掻痒感（重度の場合あり）、発疹または皮膚発疹
- **理学的検査**：皮膚の病巣は扁平に隆起、紫紅色から紫色、多角形または楕円形の丘疹で1〜10mm幅。光沢のあるはっきりとした境界がある。全身に広がった場合の病巣は集簇性、線状（ケブネル現象）、環状、または散在する。白線（ウィッカム線条）が表れることもある。ルーペを使用しながら、病巣に透明なオリーブ油を滴下し可視性を強めると、ウイッカム線条が認められる。肌の色が濃い患者では、炎症後色素沈着過剰症のように見える。発生部位：手首、腰部、まぶた、脛、頭皮、陰

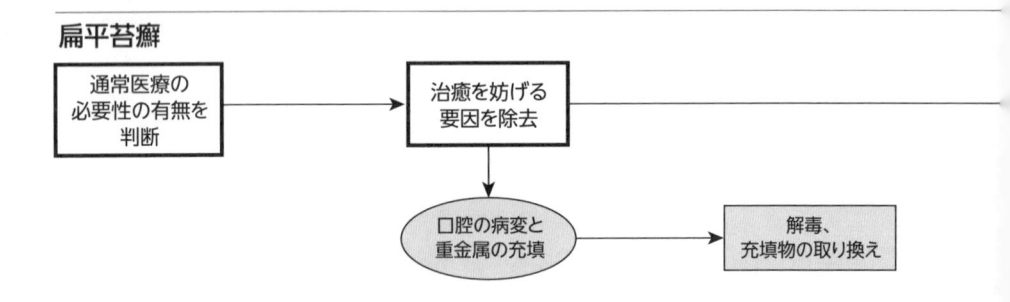

扁平苔癬

通常医療の必要性の有無を判断 → 治癒を妨げる要因を除去 →

口腔の病変と重金属の充填 → 解毒、充填物の取り換え

● 扁平苔癬

茎亀頭、口腔の屈側面。その他、どのような箇所にも発症する。稀な発症として斑大の病変がある。部位は爪と毛包で、異栄養性の変化と瘢痕が見られる
◎ **口腔病変**：炎症と白い過角化症で網状の白い斑点あるいは丘疹およびレース状の線条を形成する。斑状の場合もある。炎症が水疱を有するびらんを引き起こすこともある。患部は頬粘膜か、舌、唇、歯肉に発症した場合はほぼすべての患者で両側性。皮膚病巣は、口腔症例の 10〜60％に表れる
◎ **その他の部位**：性器（陰茎、陰嚢、大陰唇、小陰唇および膣の丘疹性、環状、あるいはびらん性の病変）。頭皮（皮膚萎縮と瘢痕性脱毛症）。爪（爪郭および爪床が縦にさける損傷）
◎ **生検**：疑いのある場合、または水疱、斑あるいはびらんが口腔内に出た場合

概要

扁平苔癬は炎症性、掻痒性の皮膚、粘膜疾患で全身性または局所性。特徴は紫っぽい扁平に隆起した丘疹（散在、または集簇性で癒合して局面を形成）が体幹および屈側面に生じる。
- **病因**：不明。金属（金、水銀）、または感染症（C 型肝炎ウイルス）による細胞性免疫の変化が関与していると思われる。ヒト白血球抗原遺伝的感受性が存在すると思われる。

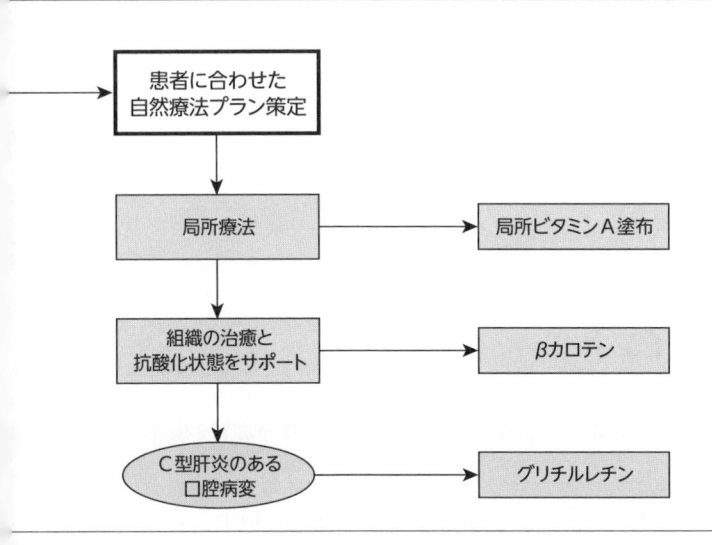

```
患者に合わせた自然療法プラン策定
        ↓
    局所療法 ─────→ 局所ビタミンA塗布
        ↓
組織の治癒と抗酸化状態をサポート ─────→ βカロテン
        ↓
C型肝炎のある口腔病変 ─────→ グリチルレチン
```

325

- **疫学**：扁平苔癬の患者は、C 型肝炎感染率が高いが、病原性の関連は明確でない。男性よりも女性に多い。30〜60 歳に多い。肥厚性扁平苔癬はアフリカ系アメリカ人により多く見られる。
- **異型**：
  - **肥厚型**：大きく厚い局面が足、脛に表れる。アフリカ系アメリカ人男性に起きやすい。疣状の患部は角質増殖により平滑でなくなる。
  - **水泡性**：瘢痕性脱毛症に結びつく個々の角化した毛嚢性丘疹および斑。Graham Little 症候群はとげ状の小胞を呈す病変と扁平苔癬、瘢痕性脱毛症の複合。
  - **小胞性**：小胞または水疱性病変が患部の内部または別の場所に生じる。直接免疫蛍光法によって水疱性類天疱瘡が確認される。患者は水疱性類天疱瘡 IgG 自己抗体を持つ。
  - **光線性**：日光に曝露した部位に丘疹が生じる（手・腕の背）
  - **潰瘍性**：耐療法性の潰瘍（底部）は皮膚移植を必要とする
  - **口腔（粘膜）**：網状、角質増殖、びらん性の斑タイプと、萎縮性、水疱性のタイプ
- **発生率**：皮膚病患者の 1,000 人中 6 人、または米国人 1,000 人あたり年間 4.4 人に発症。口腔扁平苔癬は口腔内の白色病変で最も多く、歯科患者の 0.5〜1％に見られる。口腔扁平苔癬のみの場合も皮膚にも病変がある場合もある。
- **発現**：急性または潜行性。病巣が数ヵ月から数年続く場合もある。無症状または、軽度から重度の掻痒がある場合がある。粘膜に発現した場合はより痛みがあり、潰瘍化するとさらに悪化する。
- **口腔扁平苔癬の経過**：数ヵ月から数年に慢性化する。3 分の 2 の症例が 1 年以内に自然に治癒する。再発は少ない（患者の 20％未満）。粘膜に発症した場合はより長引くものの、50％は 2 年以内に寛解する。口腔扁平苔癬患者の口腔扁平細胞がん発症率は 5％高い。

移植片対宿主病、皮膚筋炎でも、また悪性リンパ腫および特定の薬剤の皮膚症状としても、扁平苔癬に似た発疹が生じることがある。

治療上の留意ポイント

扁平苔癬の基本的な機序は分かっていない。免疫システムの介在は、病巣の 95％で、IgM（恐らく IgA、IgG）と真皮・上皮接合部の補体が存在することによって証明される。薬疹の一種と骨髄移植レシピアントの移植片対宿主反応は扁平苔癬の症

状に酷似している。初期の免疫学的因子は細胞性免疫プロセスである。活性化されたヘルパー T 細胞が初期病変部の基底細胞を攻撃し、抗原変化が生じると思われる。より古い病巣ではサプレッサー T 細胞が優勢である。

- **歯科用アマルガム**：口腔扁平苔癬は皮膚の病巣よりも治療に耐性を持つ。歯科用アマルガムは口腔扁平苔癬に関わっている。水銀アマルガム充填物を代替物質に置き換えることで、慢性扁平苔癬の反応を著しく向上できる。最も効果が大きいのは、金冠とパラジウム合金鋳造冠。もしも金冠が使われていたら、患者に金アレルギーのパッチテストを行う。陽性であれば取り除く（注：パッチテストが陰性でも、アマルガム除去効果のある患者もある）。

- **殺菌性グリセオフルビン療法**：二重盲検の比較試験で、グリセオフルビン療法を受けた患者の 70.6% が症状の改善を見せたが、プラセボでは 33.3% のみであった。グリセオフルビンに反応した患者とプラセボに反応した患者の生検によると同一の組織学的変化が見られた。

- **光線力学療法**：

陰茎扁平苔癬でステロイドに耐性の症例（初診では表皮内癌と診断された）。局所 5-アミノレブリン酸（20%）軟膏に続いて光線力学療法（4 時間後）を行う。ペーターソン＝ホワイトハースト・ランプ（英国・マンチェスターのクリスティー病院ペーターソン研究所）を中心波長 630、27nm の矩形の通過帯域で照射する。照射量は徐々に 50j/cm²までに増やし、照射線量率は 55mmW/cm²として浮腫と包茎を防止する。6 週間後に再度この治療を行った。するとその 4 週間後には病変は完治し、6ヵ月間再発はなかった。生検で、扁平苔癬を証明する軽度の変性が見られた。

サプリメント／薬用植物

ビタミン A と β カロテン：

- 局所にレチン酸（0.1%含有のワセリン・ゼリー）を掌または足の裏の肥厚型扁平苔癬に 3 週間、1 日 3 回塗布したところ、頻度が高すぎたことから炎症が起きた。1 日おきに、1 日に 2〜3 回塗布したところ、2〜3 週間後には回復した。3、4ヵ月後に軽度の再発があった。

- 様々な段階の口腔扁平苔癬に対して、0.05%の局所レチン酸よりもフルオシノロンアセトニド 0.1%の 1 日 4 回塗布の方が効果が大きかった。

- 粘膜の異形成（白板症、扁平苔癬、紅色肥厚症、白色角化症）の患者は血清ビタミン A、β カロテン、およびシス形レチン酸濃度が通常以下。β カロテン投与（30mgを 1 日 4 回）を受けた患者 18 名中、1 名が悪化、9 名が安定的、8 名が回復（6 名は

完治）。さらにイソトレチノイン（アキュテイン）10mgを1日3回塗布したところ、3名の安定的患者が回復した。治療への反応は非喫煙者よりも喫煙者（年間30箱以上）でずっと高かった。
- ビタミンAは葉酸とともに粘着性の基剤（オーラベース）に加えて塗布することができる。

グリチルレチン

経静脈静脈グリチルレチン投与（グリチルレチンの0.2%溶液1日40mlを4週間連続）を受けている口腔扁平苔癬とC型肝炎の患者9名のうち、6名が臨床的に回復した。彼らは若干のアラニンアミノトランスフェラーゼとアスパラギン酸アミノトランスフェラーゼのレベル上昇があったのみ（注：Scientific BotanicalのGlycyrrhiza SEはグリチルレチン17%に標準化されている。同程度の経口用量は固体エキス500mg）。

自然療法の治療アプローチ

扁平苔癬の病因が分かっていないため、治療の手法も確かではない。口腔病変があって金属充填が有意である場合、重金属解毒と金属充填物の除去を検討する。

サプリメント
- **ビタミンA(0.1%溶液)**：1日4回局所塗布
- **βカロテン**：30mgを1日4回
- **グリチルレチン**：局所塗布

● 膀胱炎

膀胱炎

Cystitis

診断のポイント

◎ 排尿時の灼熱痛
◎ ひん尿、夜間多尿
◎ 混濁尿、悪臭の強いあるいは濃い色の尿
◎ 下腹部痛
◎ 尿検査で重度の膿尿および細菌尿と診断

概要

　女性の膀胱感染症はよく起こる。女性の10～20%は尿路の不快感を年に1回以上感じている。これまでに尿路感染症の病歴がない女性の37.5%が10年以内に罹患する。健康な女性の2～4%が、尿中の細菌が増加する自覚のない尿路感染症に感染している。再発性の尿路感染症に罹患した女性は、年に1度は症状の発現がある。再発性の膀胱感染症は重大な問題である。55%で、やがて腎臓まで細菌が到達する。再発性の腎臓感染症は進行性の損傷をもたらし、瘢痕化や腎不全を起こす。尿路感染症は、乳幼児を除いて、男性ではずっと少ないが、発症した場合は解剖学的異常、前立腺感染症、または無防備な直腸性交を示唆する。

原因

　腎臓で分泌される尿は、膀胱に届くまでは無菌である。細菌は尿道をさかのぼるか、ずっと稀ではあるが、血流から泌尿系に侵入する。尿道に侵入する経路は、糞便汚染または女性であれば膣分泌物からで、上行性感染を引き起こすのは解剖学的ま

329

たは機能的な尿の流れの障害となるもの（尿の貯留を招く）、および免疫不全である。感染の予防策には、尿流を妨げない、尿量を増やす、完全な排尿、免疫機能の最適化である。尿の流れは、細菌を洗い流す。膀胱の内部表面は抗細菌作用がある。尿の pH 値は多くの細菌の増殖を阻害する。男性の前立腺液は抗菌物質を含む。身体は細菌を抑制するために白血球を素早く動員する。

- **危険因子**：妊娠（頻度が2倍）、性交（尼僧は発症率が10分の1）、同性愛行為（男性の）、機械的外傷または刺激。また、最も重要なのは、尿が自由に流れ出る尿路の障害となる構造的な異常である。
- **感染した尿の還流**：膀胱から腎臓に逆流し、再発を起こす。

診断

膀胱感染症診断は不正確である。臨床症状と尿中に大量の細菌がいるということは、あまり相関関係がない。尿路感染症の女性のうち、多量の細菌が尿中にあるのは60%のみである。うち20%は腎臓にも重度の感染症が拡大している。診断は、兆

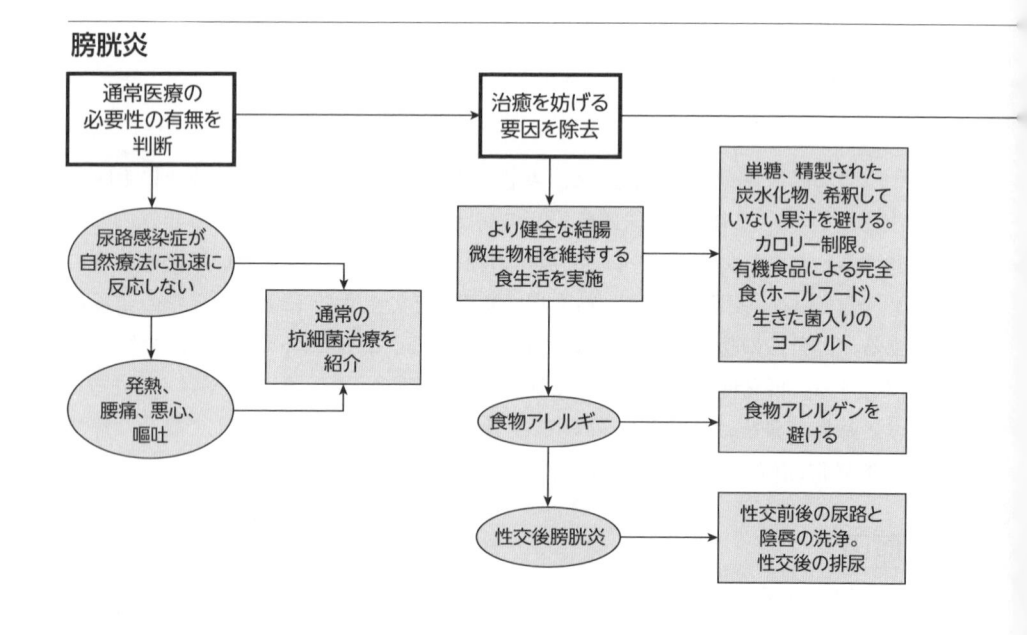

膀胱炎

- 通常医療の必要性の有無を判断
  - 尿路感染症が自然療法に迅速に反応しない
  - 発熱、腰痛、悪心、嘔吐
  - → 通常の抗細菌治療を紹介
- 治癒を妨げる要因を除去
  - より健全な結腸微生物相を維持する食生活を実施 → 単糖、精製された炭水化物、希釈していない果汁を避ける。カロリー制限。有機食品による完全食（ホールフード）、生きた菌入りのヨーグルト
  - 食物アレルギー → 食物アレルゲンを避ける
  - 性交後膀胱炎 → 性交前後の尿路と陰唇の洗浄。性交後の排尿

候、症状、および尿所見による。病歴から膣炎と子宮頸管炎の疑いや診断上の混乱があれば、内診を行う。感染した尿の顕微鏡検査では、白血球が多く、細菌の存在が見られる。尿培養によって細菌の数や種類が特定される。大腸菌（結腸から）は最も多く見つかる菌である。発熱、悪寒、腰痛は腎臓の関与を示唆する。再発性の感染症では、構造的異常を除外するための静脈の尿路造影図を行うこと。

検体採取

最適な方法は中間尿検体である。尿道口および膣前庭を採取前に清潔にすること。陰唇を広げ、洗浄液を染み込ませたガーゼスポンジ2個と、乾燥したガーゼスポンジによって洗浄する。前から後ろに向かって2個のガーゼスポンジで1回ずつ清拭して、次に乾燥したスポンジで清拭する。陰唇を広げたまま、排尿し、少量の尿をトイレまたは差し込み便器に出す。その後、中間尿検体を採取し、無菌容器に入れてすぐに蓋を閉める。カテーテル法による採取を行うことは、より侵襲的であり、1～2%の尿路感染症誘発の恐れがある。恥骨上膀胱穿刺は最も正確な方法であるが、最も侵襲的でもある。

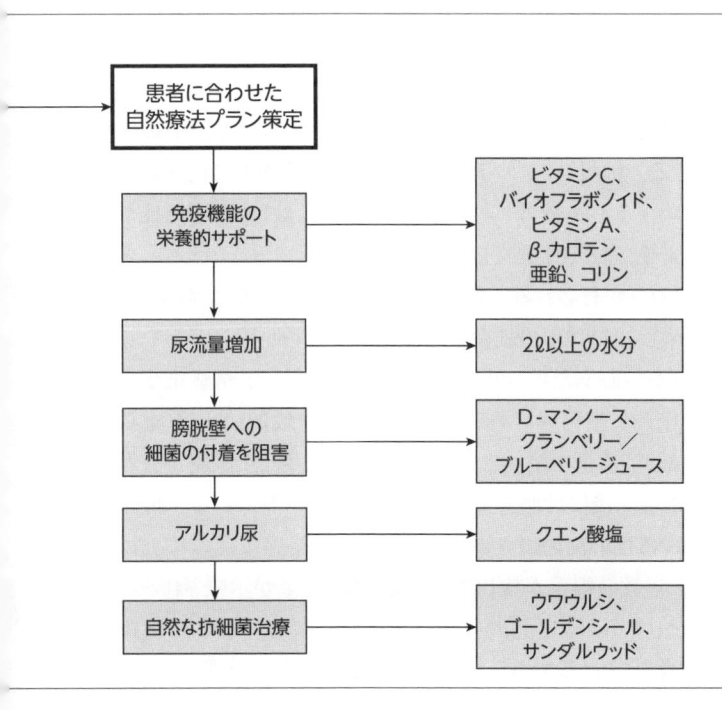

```
患者に合わせた自然療法プラン策定
  ↓
免疫機能の栄養的サポート → ビタミンC、バイオフラボノイド、ビタミンA、β-カロテン、亜鉛、コリン
  ↓
尿流量増加 → 2ℓ以上の水分
  ↓
膀胱壁への細菌の付着を阻害 → D-マンノース、クランベリー／ブルーベリージュース
  ↓
アルカリ尿 → クエン酸塩
  ↓
自然な抗細菌治療 → ウワウルシ、ゴールデンシール、サンダルウッド
```

尿検査

　一般的には、尿試験紙、顕微鏡検査、培養が行われる。最も正確な結果を得るには、1時間以内に検査を行うことである。もしそれ以後に行う場合は、5℃で冷蔵する。培養に使うためには、冷蔵は8時間未満でなければならない。

- **尿試験紙**：試験紙を尿に浸して、取り出す。尿試験紙は、部分ごとに数種類の化学物質が染み込ませてあり、それらが尿中の特定の物質に反応して色々な色に変化する。尿試験紙と色見本を正しい時間に注意深く照らし合わせることが不可欠である。尿試験紙は質的および大まかな量的分析に非常に有効である。pH、タンパク質、グルコース、ケトン、ビリルビン、ヘモグロビン、亜硝酸塩、ウロビリノーゲンが検出可能である。白血球と細菌（準定量培養を含む）も検査できる試験紙もある。白血球エステラーゼ検査によって白血球の検査ができる（感度80～90%）。多くの微生物が、尿中の硝酸塩を亜硝酸塩に分解する（シトロバクター属種、大腸菌、クレブシェラ肺炎杆菌、プロテウス属種、シュードモナス種、霊菌、赤痢菌、ブドウ球菌種）。硝酸塩の計測（感度50%）はコストが低く、迅速に細菌尿を検出できる。培養によって診断が確定する。

- **顕微鏡検査**：採取後1時間以内に行う。スライドに少量の新鮮尿か遠心分離機にかけられた新鮮尿の沈渣を再懸濁したもの一滴をプレートに落としカバーガラスを置いて、弱い照明の下の高倍率乾燥対物レンズで検査する。汚染されていない検体で、1視野あたり10個を超える細菌が確認できる場合、1mℓ中に10万個の細菌が生息していることになる。油浸レンズの下のグラム染色による検査で白血球が確認されれば、感染を示唆する。多量のタンパク質および（または）白血球円柱が認められる場合、腎臓の関与、通常、腎盂炎を示唆する。

- **尿培養**：通常、定量培養のみが行われる。希釈尿を適切な培地で培養する。コロニーを数え、希釈比で乗じ、mℓあたりの細菌数を算出する。1mℓ中に10万を超える場合は細菌尿であるが、1mℓあたり1,000コロニーであっても、尿路感染症の症状がある場合には、臨床的に細菌尿であると考えられる。一般的には、準定量培養試験として、尿試験紙、培養基を塗ったガラススライドを使用した試験が行われる。コロニーは12～24時間後に計測あるいは外見の比較が行われる。再発性または慢性感染症では、感度の高い検査が用いられる。尿路感染症の95%以上が単一細菌種による。複数の細菌が検出される場合は、汚染が示唆される。表皮ブドウ球菌、類ジフテリア菌および乳酸桿菌は末端尿路では一般的な細菌で、尿路感染症の原因になることは稀である。最もよくある原因菌は、大腸菌、プロ

● 膀胱炎

テウス・ミラビリス、クレブシェラ肺炎桿菌、腸球菌、エンテロバクター、緑膿菌、プロテウス属、セラチア、表皮ブドウ球菌、および黄色ブドウ球菌である。

治療上の留意ポイント

　第1の目標は、水分の補給によって尿の流れを良くすること、尿のpH値の改善による予防効果の促進、膀胱内皮への細菌付着防止、および免疫機能の亢進による宿主防御機能の亢進である。必要に応じて抗菌性の薬草を利用する。

慢性間質性膀胱炎：診断されない難治性の膀胱炎、および感染症ではない原因不明の慢性的骨盤部の痛みの原因でもある。患者は、炎症性腸疾患、狼瘡、過敏性大腸症候群、結合組織炎などの炎症性の腸疾患を持っている場合が多い。膀胱間質および内皮の完全性を亢進することに注力する。「膀胱尿路上皮透過性」説：膀胱上皮のグリコサミノグリカン層の完全性の欠如は、カリウムの透過性を促進し、炎症と痛みをもたらすというもの。患者によっては膀胱炎を引き起こすことのある食物アレルゲンを除去する。センテラ（Centella asiatica）のエキスは間質の構成物であり膀胱潰瘍を癒す結合組織の完全性を改善する。

一般的な治療法

- **尿流量の増大**：水分の摂取を増やす。純粋な水、ハーブティー、新鮮な果物と野菜ジュースを同量の水で薄めたものなど。1日に2ℓの水分と摂り、そのうちの半分以上を水とする。清涼飲料水、濃縮された果汁、コーヒー、アルコールを避ける。
- **クランベリージュース**：複数の臨床研究によって有効性が報告されている。1日0.5ℓのクランベリージュースで73%の男女の尿路感染症患者に有効である。クランベリージュースで効果のあった患者が、これを中止後に再発した例は61%である。尿を酸化するには、1度に1ℓ以上を飲まなくてはならない。しかし尿中の馬尿酸が細菌を阻害するまでの濃度にするには、クランベリージュースを飲むだけでは不十分である。クランベリージュースの成分は、大腸菌が膀胱と尿道の内皮に付着する能力を低減する。この成分はクランベリーとブルーベリーのみに含まれており、膀胱感染症にクランベリージュースの代わりにブルーベリージュースを代用してもよい。甘味を加えられたクランベリージュースの免疫抑制作用を回避するために、生のクランベリー（リンゴやブドウの果汁によって甘味を加える）かブルーベリーを使用すること。クランベリーエキスは、ジュースよりも低コストであろう。もし錠剤を使用する場合は、水分を十分摂る事が必要である。理論上、クランベリーがシュウ酸

塩を含んでいるために、腎臓結石を起こすという懸念は実証されていない。クランベリージュースを飲んでも、尿中シュウ酸塩排出量の変化はなく、クランベリーの研究でも腎臓結石の発症が増えたという報告はない。

- **尿の酸性化／アルカリ化**：尿の酸性化は困難である。人気のある方法（アスコルビン酸、クランベリージュース）は、通常処方される用量では pH 値をほとんど変化させない。尿のアルカリ化はより簡単で、特に病原性菌の感染のない女性には効果がある。アルカリ化の方法として一番いいのはクエン酸塩（クエン酸カリウム、クエン酸ナトリウム）の使用である。吸収が早く、胃酸の pH 値を変えずに代謝され、緩下剤作用を示すこともない。クエン酸塩は部分的に炭酸塩として排出され、尿の pH 値が上昇する。また、下部尿路感染症の治療にも使用され、尿培養が終わるまでの間の尿をがまんする訓練にも使用される。8 時間ごとに 4g のクエン酸ナトリウム投与を 48 時間継続すると、64 名の女性のうち 80%が症状が消失し、12%は軽快した。また 91.8%がこの治療に耐えることができると答えた。また、別の、尿から菌が検出されなかった 159 名の女性のうち 80%が、著しい症状の軽快があった。尿培養はアルカリ化療法に反応しない女性のみに限定してもよい。多くのハーブ（ゴールデンシール [*Hydrastis canadensis*]、ウワウルシ [*Arctostaphylos uva-ursi*]）が尿路感染症の治療に利用されており、その抗菌成分はアルカリ性の環境において最も有効に作用する。免疫機能の亢進も行うこと。

サプリメント

D-マンノース：単糖で、大腸菌やその他の細菌の繊毛が膀胱の壁に付着するのを防ぐのを助ける。サプリメントよりも濃度は低いが、クランベリージュースにも D-マンノースが含まれている。臨床試験の情報はないものの、臨床経験はその使用を支持する。成人用量：小さじ半分から 1 杯を 1 日 3 回。水に溶かして飲む。小児の尿路感染症にも、用量を原料して使用することができる。

薬用植物

- **ウワウルシ（ベアベリー）**：尿路消毒薬成分はアルブチンで、葉に 7〜9%含まれている。アルブチンは体内でハイドロキノンに加水分解される。ハイドロキノンはアルカリ尿中で最も効果的に働く。粗製の植物抽出エキスの方が、分離したアルブチンよりも効果が高い。ウワウルシは大腸菌に対して特に効果的で、利尿作用がある。標準化したウワウルシエキスの再発性膀胱炎の予防効果は研究期間の 1 年の間、持続し、副作用も表れていない。定期的な使用により、膀胱感染症を予防で

きると思われる。ウワウルシは細菌の β ラクタムなどの抗生物質への感受性を高める。緑茶のカテキン、コンパウンド P、エピカテキン・ガレート、*Scattellaria amoena* (雲南のコガネヤナギ)に含まれるバイカリンにも同様の作用があると思われる。ウワウルシの過剰摂取は避けること。感受性の強い患者の場合、わずか 15g (0.5 オンス)の乾燥葉でも毒性がある。中毒症状は耳鳴と悪心、嘔吐、窒息感、息切れ、痙攣、めまい、卒倒である。

- ニンニク (*Allium sativum*)：大腸菌、プロテウス属種、クレブシェラ種、ブドウ球菌種、レンサ球菌種などの多くの病原菌に対して抗菌作用がある。
- ゴールデンシール (*Hydrastis canadensis*)：大腸菌、プロテウス属、ブドウ球菌種、エンテロバクターに(高用量で)効果が高い。シュードモナス種にも有効。ベルベリンはアルカリ尿において、最も有効に働く。

自然療法の治療アプローチ

多くの膀胱炎が比較的良性であるが、適切な診断、治療、監視がなされなくてはならない。患者も、何か症状の変化があれば医師に知らせなくてはならない。尿培養が陽性であれば、治療開始してから、7〜14日後に再検査を行うこと。クエン酸塩が症状を緩和する。腎盂腎炎はすぐに抗生物質による治療が必要で、入院を要する場合もある。患者は、発熱、腰痛、悪心または嘔吐などの症状があればすぐに医師に知らせること。時々起こる急性の膀胱感染症は治療が容易であるが、慢性の膀胱炎の治療は困難である。根本原因を特定すること。それには構造上の異常、過剰な砂糖の摂取、食物アレルギー、栄養素欠乏症、慢性膣炎、局所的感染(前立腺、腎臓)、現在の、あるいは子供時代の性的虐待などが含まれる。膀胱炎の病原体は変わっていないが、抗生物質への細菌の多剤耐性(トリメトプリム・スルファメトキサゾール配合剤、β ラクタム薬剤、フルオロキノロン)は注意すべき傾向である。自然療法は尿路を保護し、免疫機能のサポート、非腎盂腎炎の場合の一次治療として、殺菌性の攻撃を抑制する。必要であれば、抗生物質治療を行い、自然療法を補助療法とする。

- **一般的処置**：0.5ℓ 以上の甘味を加えていないクランベリージュースまたは 0.25ℓ 以上のブルーベリージュースを含む、大量の水分(1日2ℓ)を摂取すること。再発性の性交後膀胱炎は、性交後に排尿、性交前後に陰唇と尿道を濃いゴールデンシールの浸剤(1カップあたり大さじ2杯)によって洗浄する。効果がない場合は、ポビドン-ヨードを希釈した溶液を使用する。

● **食生活**：尿路感染症は便中の細菌によって発症し尿路をさかのぼる。食生活によって便中の細菌構成を変えることができる。尿路感染症のリスクが食生活の変更によって低減できる。単糖、精製された炭水化物、生の果汁（希釈したものは可）は一切摂らないこと。食物アレルゲンを除去すること。カロリー制限を行う。生きたプロバイオティクスを含む甘味を付けていないヨーグルトを食べ、ニンニク、タマネギを積極的に摂る。

栄養素と薬用植物が効果的な細菌

菌種	栄養素および薬草
無検出	クエン酸塩
エンテロバクター・エロゲネス	
腸球菌	
大腸菌	ニンニク、ゴールデンシール、ウワウルシ
クレブシェラ肺炎桿菌	ニンニク、ゴールデンシール
プロテウス・ミラビリス	ニンニク、ゴールデンシール
緑膿菌	ゴールデンシール
非病原性ブドウ球菌	ニンニク、ゴールデンシール

● **サプリメント**：
— D-マンノース粉末：大さじ 0.75 杯を 1 日 3 回
— ビタミン C：500mg を 2 時間おきに
— バイオフラボノイド：1 日 1,000mg
— ビタミン A：1 日 25,000IU（妊娠中は 1 日 10,000IU）
— β-カロテン：1 日 200,000IU
— 亜鉛：1 日 30mg（ピコリン酸亜鉛として）
— コリン：1 日 1,000mg

● **薬草療法**（1 日 3 回）
— ウワウルシ：乾燥葉またはお茶として、1.5〜4.0g（小さじ 1〜2 杯）、フリーズドライの葉 500〜1,000mg、チンキ剤（1：5）4〜6mℓ（小さじ 1〜1.5 杯）、流エキス（1：1）1.0mℓ（小さじ 0.25〜0.5 杯）、粉末固形エキス（アルブチン 10％）250〜500mg
— ゴールデンシール：乾燥根（またはお茶として）1〜2g、フリーズドライ根 500〜

● 膀胱炎

1,000㎎、チンキ剤（1：5）4〜6㎖（小さじ1〜1.5杯）、流エキス（1：1）0.5〜2.0㎖（小さじ0.25〜0.5杯）、粉末固形エキス（アルカロイド8％）250〜500㎎
── サンダルウッドの精油：1〜2滴（天然のもの。人工でないもの）

ポルフィリン症

Porphyrias

診断のポイント

◎ 原因不明の腹痛、悪心と嘔吐が伴う場合もある
◎ 急性末梢神経あるいは中枢神経機能不全
◎ 錯乱から急性精神病までを含む精神異常
◎ 発作の間、尿からポルホビリノーゲンが検出される
◎ 多くの保因者が無症状性で、薬剤または化学物質に曝露されない限り発症しない

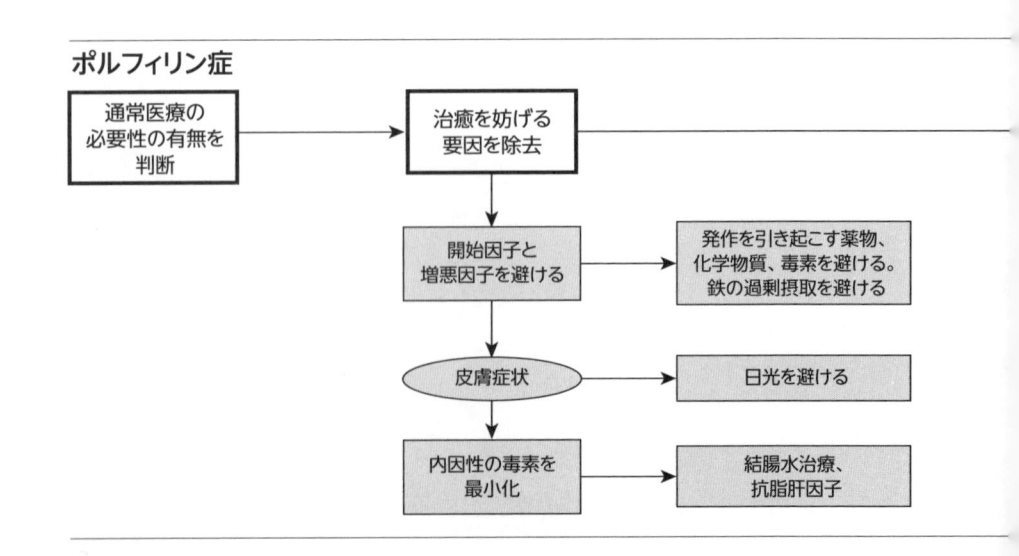

ポルフィリン症

通常医療の必要性の有無を判断 → 治癒を妨げる要因を除去

開始因子と増悪因子を避ける → 発作を引き起こす薬物、化学物質、毒素を避ける。鉄の過剰摂取を避ける

皮膚症状 → 日光を避ける

内因性の毒素を最小化 → 結腸水治療、抗脂肝因子

● ポルフィリン症

概要

- 稀な疾患と考えられていたが、現在は罹患率が上昇している。逆症療法による治療法もあるが、自然療法では治療と予防のための有効な療法がそろっている。
- 典型的な3つの症状：腹痛、便秘(または下痢)、嘔吐。
- 急性間欠性ポルフィリン症は急性の発症と寛解を繰り返す。
- ポルフィリン症の遺伝障害はすべての組織に影響するが、特に骨髄の造血組織と肝臓のシトクロム P-450 酵素系に影響する。これはポルフィリン前駆体がより多く必要とされるためである。肝臓はヘムの合成系の遺伝的あるいは後天的障害が最も顕著に表れる部位である。

分類

- 肝性あるいは赤血球造血性の起原。どちらもポルフィリンまたはその前駆体の過剰生産を特徴とする。
- ヘム生合成は、肝臓と骨髄では違う制御を受けている。肝臓の律速酵素はアミノレブリン酸合成酵素である。一方骨髄では、鉄の取り込みによって調節されている。
- **急性肝性ポルフィリン症**：症状が急性に発症する。多くが神経症状であり、赤血球造血性のものは皮膚光線過敏症として主として皮膚に発現する。

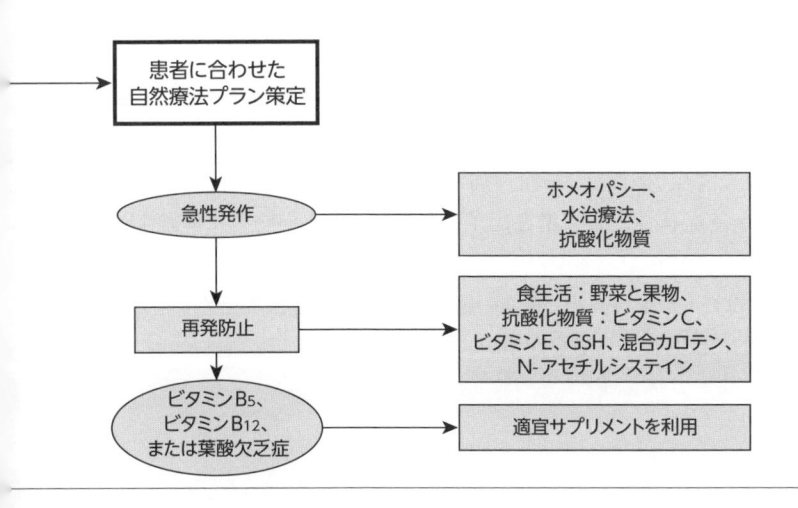

主なポルフィリン症	
肝性ポルフィリン症	ALA脱水素酵素欠損症
	急性間欠性ポルフィリン症
	晩発性皮膚ポルフィリン症
	遺伝性コプロポルフィリン症
	多彩性ポルフィリン症
骨髄性ポルフィリン症	X連鎖性鉄芽球性貧血
	先天性赤芽球性ポルフィリン症
	骨髄性プロトポルフィリン症

肝性ポルフィリン症の兆候と症状

- 急性発作：幅広い症状が、皮膚症状から腹痛、神経症状など、軽度から重度まで様々な度合で発現する。
- 腹部、背中、あるいは四肢の痛みが24～48時間の間で亢進する（虫垂炎または急性腹症の症状に似る）。反跳痛は普通表れない。
- 悪心と嘔吐
- 不安と落ち着きのなさ
- 症状が進むにつれ悪化する便秘
- 感染過程あるいは腸毒性を示唆する頻脈
- 兆候として表れている症状と疾患の重症度とは関連がない。胃腸症状は、神経系の障害の結果として表れるもの。精神異常（錯乱や急性精神病）が最初に発現する場合もある。
- 発作が長く続くと、感覚機能や運動機能が損傷され、呼吸麻痺がおこり死亡する場合もある。
- 多くの患者が統合失調症と誤診されて精神病院に収容される。
- 大部分の保因者が無症状性であり、増悪因子である薬剤や化学物質に曝露されなければ発症しない。
- 神経症状と急性および（または）長引く発作の続発症は何ヵ月も続く場合があるが、多くの場合、最終的には回復する場合が多い。

生化学

- ヘムの生合成が、ポルフィリン誘発経路の本来の目的である。ヘムはシトクロム（酸化作用と還元反応）、葉緑素（光合成）、およびビタミン B12 を含む化合物群の一員で、スクシニル補酵素 (Co) A から形成される。ヘムは成長中の赤血球の血漿におけるリボソーム上で合成されたグロビン鎖と結合する。肝臓でヘムは解毒作用を持つシトクロム P-450 を生成するために利用される。ヘムの生合成はミトコンドリアで始まり、一部細胞質で行われ、ミトコンドリアで終わる。すべての組織がヘムを形成するが、主に骨髄と肝臓で行われている。
- ヘム合成の律速酵素は ALA 合成酵素で、カスケードの最初の酵素である。この酵素はヘムの組織需要に対するフィードバック反応で調節されている。ウロポルフィリノーゲンの形成によって、分枝からポルフィリン異性体を生成する。異性体 III はウロポルフィリノーゲン III を形成し、身体から排泄するためにより脂肪親和性が高められる。経路の大部分はヘム生産に協力する。

▶ ヘムの生合成

- ミトコンドリア中のフェロケラターゼの作用によって調節される。アスコルビン酸、システイン、またはグルタチオンなどの還元物質が必要である。鉄は第二鉄ではなく第一鉄でなくてはならない。フェロケラターゼは高濃度のヘムによって阻害される。ヘムは ALA 合成酵素も阻害する。
- 複数の制御システムが代謝経路を調節している。
- ヘム、鉄およびグリシンと赤血球の合体が、成熟する網状赤血球中で起こるが、細胞が高齢化すると失われる。低酸素症と赤血球生成促進因子が赤血球の ALA 合成酵素を刺激するが、肝臓ではそれが起こらない。薬物や化学物質は肝臓に影響するが、赤血球造血組織には影響しない。

発現

- 遺伝的あるいは後天的な障害はヘモグロビン形成カスケードでのヘム前駆体の流れを制限する。需要が高まることで、欠乏症が起こる。特定の薬物、化学物質、ステロイド、エストロゲン、経口避妊薬、プロゲステロン、またはテストステロンはシトクロム P-450 に負荷を与えるために、急性発作を引き起こす可能性がある。
- その結果を招いたのは、δ-ALA 合成酵素へのフィードバックが部分的に消去されたことである。酵素の欠損によってヘム前駆体は違う経路を辿り、皮膚や神経系

の組織に蓄積し、兆候、症状が表れる。
- 発作は男性より女性に多く、特に月経前に起こりやすい。ポルフィリン症の発症は、年齢とともに増加するが、毒素への曝露と身体の適応能力の加齢による低下によるものと思われる。
- 皮膚症状：ポルフィリン前駆体には光を 400nm で吸収するものがあり、分子の位置エネルギーを非常に反応的な活性酸素種の励起状態と同じにする。ヒスタミンおよびタンパク質分解酵素放出は酸化ダメージを引き起こす。このような損傷は β-カロテンによって予防可能である。
- 肝性ポルフィリン症（ALA 脱水素酵素欠損症、急性間欠性ポルフィリン症、晩発性皮膚ポルフィリン症、遺伝性コプロポルフィリン症、多彩性ポルフィリン症）では神経精神病学的な変化に ALA とポルフォビリノーゲン（PBG）の過剰産生が伴って発現する。ポルフィリンがどのように中枢神経系に影響するのかは、明らかではない。
- 家族性晩発性皮膚ポルフィリン症：生化学的特徴に違いはないが、自然発生する晩発性皮膚ポルフィリン症より年少時に発現する。遺伝的な肝臓でのフェリチンの隔離あるいはアルコール摂取に対する遺伝的感受性の高さのどちらかによるもの。家族内でも発症には違いがある。

病因

- 処方薬、エストロゲン、薬草の一部、重金属、有機リン化合物、シトクロム P-450 への負荷。
- 外因性エストロゲン、経口避妊薬、エストロゲンパッチ、エストロゲン補充療法またはホルモン補充療法。エストロゲンは他の物質のポルフィリン誘発活性を高める。そのために、女性の方が、男性よりも環境要因への曝露に弱い。
- 除草剤はポルフィリン経路の酵素活性を弱め、神経組織内のポルフィリンを増やす。
- 推測：多種化学物質過敏症などの、化学物質が関わる原因不明の病気は、軽症の慢性ポルフィリン症またはヘム合成の後天的異常ではないかと思われる。ポルフィリン誘発性物質への曝露または重度の感染症が欠損のある酵素系を圧倒し、特定のポルフィリンの蓄積を招く。症状の発現はポルフィリノーゲンの増加によるもので、毒素の蓄積そのものによるものではない。
- 「真の」ポルフィリン症か、二次性ポルフィリン異常症かの鑑別：ポルフィリン症は尿および（または）便中のポルフィリン量が正常上限値の 2 倍から 20 倍まで増加して

● ポルフィリン症

いることによって診断される。よってポルフィリン誘発活性の低い人々、症状が小康状態にある人々、環境要因に曝露されていない人々は除外される。
- 症状の強さは非常に幅がある。10%は急性の激しい発作、25%は軽度から重度までの慢性症状、65%は無症状であるが特定の条件で反応が出やすい。
- もう一つの推測：多種化学物質過敏症のある患者は、時折、尿中コプロポルフィリンがやや上昇するが、通常は症状の表れない患者か、糖尿病、アルコール過剰摂取、肝臓病、貧血など、他に様々な疾患のある患者に多い。二次的コプロポルフィリン尿症はコプロポルフィリン症を示唆していない。
- 現代の有害物質への曝露によって潜在的な障害が表面化することが増える。

診断

- 少量のポルフィリン（コプロポルフィリン）はヒトの尿中に排出されている。コプロポルフィリンは胆汁と糞便にも出ている。ALA、PBG、およびウロポルフィリンは尿中に排出される。一方、コプロポルフィリンは優先的に、プロトポルフィリンは排他的に、胆汁と便に排出される。
- 糞便中排泄は食餌と腸内細菌叢に影響を受ける。「平常値」に戻すのは困難である。健常者の尿中 PBG は1日あたり 1.5mg 未満であり、通常の検査では検知されない。PBG のワトソン=シュワルツ定性検査は、急性間欠性ポルフィリン症の急性発作時、多彩性ポルフィリン症、潜伏期の遺伝性コプロポルフィリン症は陽性になる。偽陰性の割合が高いのは、主観的特質による。錠剤型酵母中の物質がワトソン=シュワルツ検査で偽陽性を示す原因になることがある。
- 急性症状に対する経済効率の良い対処法：内臓神経の関わる急性のポルフィリン症候群では、尿中 PBG の迅速なスクリーニングテストを行う。日光じんま疹や急激な光線過敏症（プロトポルフィリン症）には、赤血球ポルフィリンの上昇がないか検査する。また小胞水疱性の形成（晩発性皮膚ポルフィリン症、遺伝性コプロポルフィリン症、多彩性ポルフィリン症）には、尿中ポルフィリン検査を行う。目的を定めた定量検査によって陽性反応のスクリーニングテスト結果を確認する。
- 急性の疾患では酵素の分析および DNA に基づいた検査は通常必要とされない。評価と遺伝相談には有効である。ヘム生合成経路の酵素をコード化する特異 DNA によって正確なヘテロ接合体の識別と、既知の欠損を持った家族における出生前診断が可能である。
- 症状がない状態でのポルフィリン症を識別する細胞マーカー：白血球中マンガン、カルシウム、鉄、亜鉛、および赤血球中カルシウムは、急性間欠例ポルフィリン症に分

類された遺伝子キャリアのグループによって濃度が違う。マンガンはすべての変量の中で最も大きな違いを示す。第4因子における細胞内マンガンの増加は急性間欠性ポルフィリン症の発症の可能性が高いことを示す。
- 欠損の特定を行う：治療の成功は正確な診断にかかっている。

治療上の留意ポイント

- ポルフィリン症の発作の既往歴または起こりやすい要因を持つ患者の確認事項：周期的な精神病発現の病歴、神経衰弱、原因不明の腹痛、異常な症状。予防が第1の選択肢である。ポルフィリン症の発作は発症後のコントロールが困難である。
- 急性発作の治療は重大で臨床像が常に変化するため多くを要求される。発現は、毒性の程度、遺伝子の構成、患者の治療への反応によって様々である。
- ホメオパシーは効果を発揮している。臨床像によって処方は異なる。根本体質処方は急性期にはあまり効果がない。患者の症状を安定させるためには、複数のレメディを必要とする。また、処方は病気の進行に合わせてひんぱんに変更する必要があるだろう。ひんぱんなフォローアップ、恐らく毎日、臨床状態の評価を行う必要がある。
- 患者教育：疑惑や拒絶を乗り越える助けとなる。どの条件がどのような症状と呼応しているかを記述する。他の医者に、患者が処方薬の使用を最低限にすることを望んでいると連絡すること。毒素への感受性の強さを克服するには、長い療養期間が必要であり、悪化と寛解を繰り返す。患者にこの点を理解させる。
- 有害な物質を特定し除去する。環境要因、職業要因の完全な履歴を把握すること。職場環境を変えるだけで、発作がなくなることも多い。

発症と悪化因子

中毒：
- **アルコール中毒症**
- **異物または環境上の化学物質**：ヘキサクロロベンゼン、ポリ塩化ビフェニル、ダイオキシン、塩化ビニル、四塩化炭素、ベンゼン、クロロフォルム
- **重金属**：鉛、ヒ素、水銀
- **薬物の副作用**：
  ― 鎮痛剤

● ポルフィリン症

― 催眠薬
― 麻酔薬
― 性ホルモン
― サルファ剤の抗生物質

ポルフィリン症の原因または悪化要因になることが知られている薬物

- アミノピリン
- アミノグルテチミド
- アンチピリン
- バルビツール酸系催眠薬
- カプトプリル
- カルバマゼピン
- カルブロマール
- 抱水クロラール
- クロラムフェニコール
- クロルジアゼポキサイド
- クロルプロパミド
- ダナゾール
- ダプソーン
- ジアゼパム
- ジクロフェナク
- ジルチアゼム
- ジフェンヒドラミン
- ジフェニルヒダントイン
- ドキシサイクリン
- 麦角製剤エリスロマイシン
- エストロゲン
- エタノール(急性)
- エトクロルビノール
- エチナメート
- フロセミド
- グルテチミド
- グリセオフルビン
- ヒドララジン
- イミプラミン
- イソプロピルメプロバメート
- リドカイン
- メフェニトイン
- メプロバメート
- メチルドーパ
- メチプリロン
- Metoclopramide
- メトロニダゾール
- N-ブチルスコポラミン臭化物
- ニフェジピン一酸化二窒素
- ノボビオシン
- 経口避妊薬
- オルフェナドリン
- オキシコドン
- ペンタゾシン
- フェノバルビタール
- フェニルブタゾン
- フェニトイン
- ピロキシカム
- ピバンピシリン
- プリミドン
- プロゲステロン
- ピラジンアミド
- ピラゾロン製剤
- バルプロ酸ナトリウム
- サクシニミド
- スルホンアミド抗生物質
- スルホンエチルメタン
- スルホンメタン
- 合成エストロゲン、プロゲスチン
- テルフェナジン
- テトラサイクリン
- テオフィリン
- トラザミド
- トルブタマイド
- トリメタジオン
- バルプロ酸ベラパミル

*このリストにはポルフィリン症を悪化させる多くの薬物を掲載しているが、すべてを網羅しているものではない。

栄養

- **食生活**：急性間欠性ポルフィリン症発作の時、複合炭水化物の摂取量を増やすと症状が軽快する。しばしば、患者が最初に訪れる時、炭水化物を多量に消費しており、体重増が続く。静脈内ブドウ糖（1日300g）が投与される。より完全な腸管外の栄養摂取法が望ましい。絶食や急な体重減少は急性間欠性ポルフィリン症を招く恐れがある。高繊維フルーツと野菜は各種のポルフィリン症の尺度を改善する。晩発性皮膚性ポルフィリン症の研究で、1日あたり500kcalの果物と野菜を摂ると、肥満度指数の低下、血清アラニンアミノトランスフェラーゼが122.0から75.6U/ℓに、血清アスパラギン酸アミノトランスフェラーゼが91.8から55.2U/ℓ、血清鉄は188.6から140.2mg/dℓに、血清フェリチンは574から499ng/mℓに低下した。また、食生活によって皮膚症状の回復、尿中コプロポルフィリンとウロポルフィリンの改善も得られる。

- **抗酸化物質**：急性ポルフィリン症発作の間、ホメオパシーと同時に抗酸化物質がケース・マネジメントの主力になる。一旦落ち着けば、現行の抗酸化物質療法は（ビタミンC、ビタミンE、GSH、β-カロテン、N-アセチルシステイン）は再発を抑える効果がある。ビタミンCは晩発性皮膚性ポルフィリン症患者では低下している。高用量ビタミンE（1日1gのα-トコフェロール）を晩発性皮膚性ポルフィリン症患者に与えると、尿中ウロポルフィリンを減少させ（C8カルボキシルの50％）臨床的改善が得られる。その効果は、ビタミンEを摂り続けている間、ということになる。

- **ビタミンB群**：パントテン酸（ビタミンB_5）はスクシニルCoA（三カルボン酸回路で）とALAの前駆体、グリシンの生成を容易にする。サプリメントが効果的である。スクシニルCoAの転換にはビタミンB_{12}依存性酵素が関わっている。ビタミンB_{12}と葉酸の濃度を確認しておくこと。最初の反応は酸素依存性で、そのため、δ-ALAポルフィリン症には酸素療法は禁忌である。ALAの形成にはピリドキサール5'-リン酸（P5P）が必要である。酵素システムを阻害するものは、いくらかはP5Pに対抗する。ただし、重要な役割を果たすことはない。

- **カロテン**：すべての皮膚性ポルフィリン症は日光を避けることで軽快する。骨髄性プロトポルフィリアは、β-カロテンの大量投与で効果的に治療でき、日光への耐性が改善する場合もある。カロテノイドを混合（α-カロテン、β-カロテン、およびリコピン）すると培地では効果があり、1種のみのカロテンは効果がなかった。

- **鉄**：過剰な鉄の摂取と貯蔵は一部のポルフィリン症の悪化要因になる。明白な鉄貯蔵量の低下が表れない限り、鉄の摂取を控える。

● ポルフィリン症

- **解毒**：肝臓と結腸の解毒によって、症状を悪化させる毒素を除去することができる。方法：結腸水治療法、体質的水治療法（温冷交代湿布）、サウナ、抗酸化物質、酸素療法（オゾン）。肝臓のシトクロム P-450 系を亢進させる抗脂肝因子は、急性発作の間は禁忌であるが、落ち着いた安定期には有益である。抗脂肝因子と抗酸化物質は、急性発作を低減する。EDTA によるキレート化と薬草のアルコール抽出エキスはポルフィリン症の傾向のある患者には使用しないこと。
- **体質的水治療法**：急性の再発には非常に効果的で、肝機能と神経症状を正常化する。毎日の実施が必要な場合もある。
- **オゾン療法**：コプロポルフィリノーゲン酸化酵素の欠損に適応される。この欠陥は、遺伝性コプロポルフィリン症でコプロポルフィリノーゲンの欠損を起こさせるものである。ALA 合成酵素の欠損に対しては、酸素が経路を活性化し症状の悪化を招くために、禁忌である。

自然療法の治療アプローチ

- **早期に症状の特定を**：開始因子、増悪要因を避ける。皮膚症状には、日光への曝露を制限する。
- **食生活**：果物と野菜を中心に、鉄を控える。
- **サプリメント**：
  — ビタミン E（各種トコフェロール混合で）：1 日 400〜1,000IU
  — 混合カロテン：1 日 25〜50mg

慢性カンジダ症

Chronic Candidiasis

診断のポイント

◎ 慢性疲労と倦怠感
◎ 胃腸の鼓脹および痙攣
◎ 膣の酵母感染
◎ アレルギーおよび(または)免疫機能低下
◎ 炭水化物渇望
◎ 広域抗生物質使用の履歴

概要

　カンジダは胃腸管や膣において異常な存在ではない。過剰な増殖、免疫力低下、胃腸粘膜の損傷は酵母細胞、酵母菌粒子状物質、酵母菌毒素が吸収される原因となり、「イースト症候群」あるいは疲労、アレルギー、免疫システム機能不全、抑うつ、化学物質過敏症、消化不良などの症状が表れる「全身の不調」などにつながる。

　女性のほうが男性よりも8倍、イースト症候群になりやすい。これはエストロゲン、経口避妊薬、抗生物質の使用が多いなどが誘因であることによる。

● **原因因子**：多元的要因による。過剰増殖を起こしやすくする素因を治療すること。合成あるいは天然の抗真菌剤によってイースト菌を殺すだけでは完治しない。多くの症例で、長期の抗生物質の使用が主要な因子である。イースト菌を抑制する腸内の正常な細菌を抑制し、免疫も抑制することから、抗生物質抵抗性の病原菌が発生し、クローン病の誘因になる可能性もある。

● **関係する症候群**：小腸の細菌過剰増殖と腸管透過性はカンジダの過剰増殖と関係している。イースト症候群と同じ症状を引き起こす場合がある。

診断

- **検査方法**：包括的問診による。
- **最適な方法**：臨床評価、イースト菌関連の疾患についての知識、詳細な病歴、患者への問診。
- **消化に関する便の包括的分析(CSDA)**：臨床的により有効。消化、腸の状態、吸収の評価を行う。潜在的消化障害の判定とその他の原因（小腸内の細菌異常増殖、腸管漏洩症候群など）の特定につながる。
- **臨床検査(確認用)**：便培養法によるカンジダ検出、カンジダ抗体、血中カンジダ抗原。通常は必要ない。病歴、理学的検査、CDSA が明らかにしたことを確認する。カンジダが要因であることを確認して、治療を監視する。

治療上の留意ポイント

　薬剤や天然物質によってイースト菌を殺すだけの治療ではなく、包括的アプローチをすると効果的である。根本原因の治療を行うこと。自然療法によってカンジダを根絶し、治療後の便培養法と分析によって、カンジダが消滅したことを確認する。イースト菌が根絶された後も症状が続いている場合は、カンジダが原因ではなかったことになる。その場合は小腸の細菌異常増殖を疑い、膵酵素、ベルベリン含有植物の適用を検討する。カンジダ症を招く素因の治療、カンジダ症を抑制する食事療法の推奨、臓器系のサポートを必要に応じて行う。

慢性カンジダ症

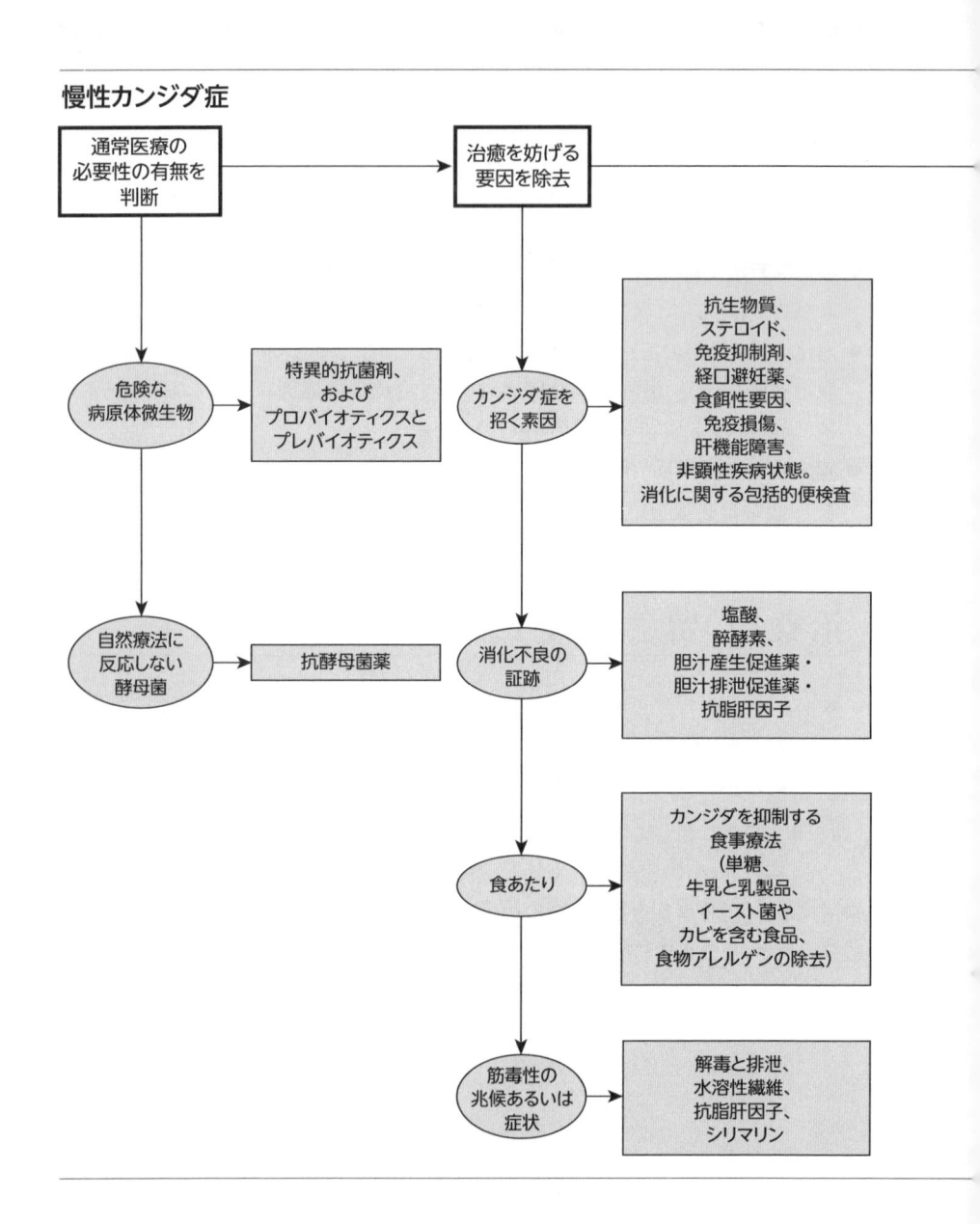

```
[通常医療の必要性の有無を判断] ──→ [治癒を妨げる要因を除去] ──→

↓                                    ↓
(危険な病原体微生物) → [特異的抗菌剤、およびプロバイオティクスとプレバイオティクス]
                                    ↓
                            (カンジダ症を招く素因) → [抗生物質、ステロイド、免疫抑制剤、経口避妊薬、食餌性要因、免疫損傷、肝機能障害、非顕性疾病状態。消化に関する包括的便検査]
↓
(自然療法に反応しない酵母菌) → [抗酵母菌薬]
                                    ↓
                            (消化不良の証跡) → [塩酸、酔酵素、胆汁産生促進薬・胆汁排泄促進薬・抗脂肝因子]
                                    ↓
                            (食あたり) → [カンジダを抑制する食事療法（単糖、牛乳と乳製品、イースト菌やカビを含む食品、食物アレルゲンの除去）]
                                    ↓
                            (筋毒性の兆候あるいは症状) → [解毒と排泄、水溶性繊維、抗脂肝因子、シリマリン]
```

● 慢性カンジダ症

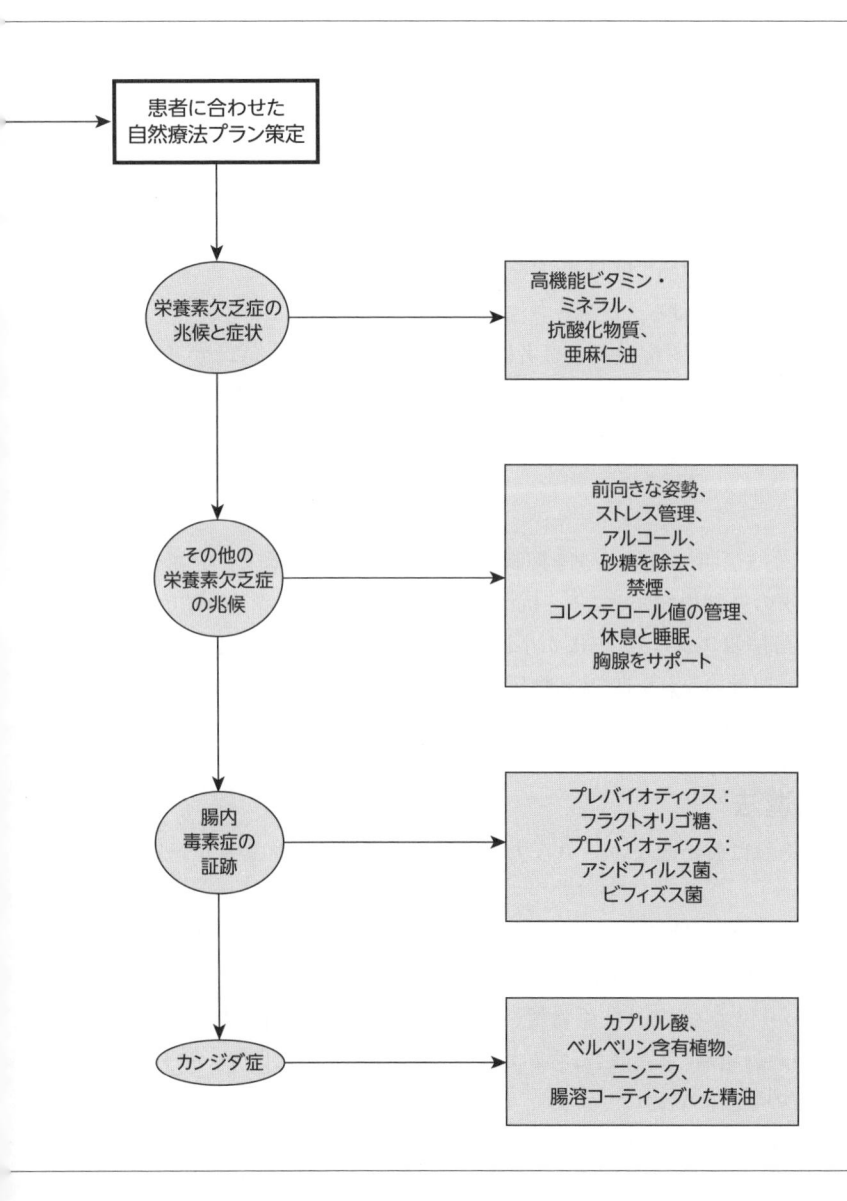

```
         ┌──────────────────┐
    ────▶│ 患者に合わせた    │
         │ 自然療法プラン策定│
         └────────┬─────────┘
                  │
                  ▼
         ╭──────────╮          ┌──────────────┐
         │ 栄養素欠乏症 │─────▶│ 高機能ビタミン・│
         │ の兆候と症状 │       │ ミネラル、     │
         ╰──────┬───╯          │ 抗酸化物質、   │
                │              │ 亜麻仁油       │
                │              └──────────────┘
                ▼
         ╭──────────╮          ┌──────────────┐
         │ その他の   │─────▶│ 前向きな姿勢、 │
         │ 栄養素欠乏症│       │ ストレス管理、 │
         │ の兆候     │       │ アルコール、   │
         ╰──────┬───╯          │ 砂糖を除去、   │
                │              │ 禁煙、         │
                │              │ コレステロール値の管理、│
                │              │ 休息と睡眠、   │
                │              │ 胸腺をサポート │
                │              └──────────────┘
                ▼
         ╭──────────╮          ┌──────────────┐
         │ 腸内      │─────▶│ プレバイオティクス：│
         │ 毒素症の   │       │ フラクトオリゴ糖、│
         │ 証跡      │       │ プロバイオティクス：│
         ╰──────┬───╯          │ アシドフィルス菌、│
                │              │ ビフィズス菌    │
                │              └──────────────┘
                ▼
         ╭──────────╮          ┌──────────────┐
         │ カンジダ症 │─────▶│ カプリル酸、    │
         ╰──────────╯          │ ベルベリン含有植物、│
                               │ ニンニク、      │
                               │ 腸溶コーティングした精油│
                               └──────────────┘
```

食生活

- **砂糖**：カンジダの主要な栄養源。砂糖、ハチミツ、メイプルシロップ、フルーツジュースを制限する。
- **牛乳および乳製品**：乳糖が豊富に含まれている食品はカンジダ症を増悪させる。食物アレルゲンである可能性があり、微量の抗生物質を含有し腸内細菌叢を乱すことから、カンジダ症を増悪する場合がある。
- **カビおよび酵母を含む食品**：酵母とカビを多く含む食品(アルコール、チーズ、ドライフルーツ、ピーナツ)は避ける。
- **食物アレルギー**：カンジダ症候群の患者には食物アレルギーがあることが多い。酵素結合免疫吸着検定法(ELISA)でIgEおよびIgG媒介性の食物アレルギーを鑑定する。

低酸症

　胃酸、醉酵素、および胆汁はカンジダを抑制し、腸粘膜への浸透を防ぐ。分泌が減少すると、カンジダの過剰増殖がおこる。抗潰瘍および制酸薬もカンジダの胃での過剰増殖を招く。醉酵素：プロテアーゼが小腸を寄生体から保護する。必要に応じて、塩酸、醉酵素、胆汁の流れを良くする物質のサプリメントを利用する。CDSAを指標として治療の効果の目安とする。

免疫機能亢進法

- **免疫機能**は絶対に欠かせない。免疫力低下による他の慢性感染症を鑑別すること。
- **胸腺機能の低下**：細胞性免疫低下の主因である。再発性のウイルス感染症の病歴(急性鼻炎、ヘルペス、前立腺あるいは膣感染症)がないか確認する。
- **悪循環**：きっかけとなる状況(抗生物質、栄養素欠乏症)が免疫抑制を引き起こし、カンジダの過剰増殖、栄養競合、マイコトキシンおよび免疫系に負荷をかける抗体の分泌などの原因になる。
- **免疫機能の回復**：胸腺機能の改善、抗酸化剤(カロテン、ビタミンC、E、亜鉛、セレン)による胸腺退縮防止、栄養素による胸腺ホルモン合成と活性の亢進。子ウシ胸腺組織濃縮物を利用すること。

解毒の促進

　肝臓の損傷が素因になる。非ウイルス性の肝臓損傷は免疫力を減退させ、カンジダの異常増殖を招く。肝臓をサポートするために、健康的な生活習慣への転換、アルコールを止める、定期的な運動、ビタミン・ミネラルのサプリメント、抗脂肪肝フォーミュラ、シリマリン、季節の変わり目に3日間の断食などがよい。

- **抗脂肝因子**：肝臓を通る脂肪と胆汁の流れを促進し、うっ血除去作用を持つ物質。肝臓内のS-アデノシルメチオニンという主要な抗脂肝物質と、主要解毒物質であるグルタチオンを増加させる。1日の用量：コリン1,000mg、L-メチオニンおよび（または）L-システインのどちらかを1,000mg。
- **シルマリン**：ミルクシスル（Silybim barianum）のエキス。肝臓を損傷から保護、解毒作用亢進。用量：70〜210mgを1日3回。
- **排泄の促進**：高繊維植物性食。繊維含有フォーミュラ。

プロバイオティクス

　結腸微生物叢は免疫、コレステロール代謝、発がん、老化に影響を及ぼす。有効種：アシドフィルス菌、ビフィズス菌（用量：生菌10〜100億個）。利用法：正常な腸内環境の促進、抗生物質使用治療後、膣真菌感染症、尿路感染症に適用。

天然抗真菌薬

- **ヘルクスハイマー（集団死）反応**：症状の悪化。急速にカンジダが大量に死に、酵母菌毒素、粒子、抗原が吸収されることによって起こる。これを最小化するために、真菌薬服用の2週間前から、推奨された食事方法に従うこと。肝機能をサポートする。抗真菌剤は低用量から開始し、1ヵ月かけて徐々に最大容量まで増量する。
- **カプリル酸**：天然脂肪酸で抗真菌効果がある。腸から素早く吸収される。徐放性あるいは腸溶コーティング剤として摂取し、胃腸管全体で薬剤が放出されるようにする。徐放剤の用量は食後に1,000〜2,000mg。

- **ベルベリン含有植物**：ゴールデンシール（*Hydrastis canadensis*）、バーベリー（*Berberis vulgaris*）、オレゴングレープ（*Berberis aquifolium*）、オウレン（*Coptis chinensis*）。アルカロイドであるベルベリンを含有しており、細菌、原虫、およびカンジダを含む真菌類の抗生物質。用量はベルベリンの含有量による。固形エキス（4：1あるいは8〜12%アルカロイド含有）、250〜500mgを1日3回。
- **ニンニク**：強い抗真菌作用があり、カンジダを抑制する。用量はアリシン含有量による。少なくとも10mgアリシンあるいは総アリシン有効量で4,000μgまたは生のニンニク4g。
- **腸溶コーティングされた精油（オレガノ、タイム、ペパーミント、ローズマリー）**：抗真菌剤。オレガノの精油はカプリル酸よりも100倍有効である。腸溶コーティングは小腸、大腸に届くことを保証する。用量は0.2〜0.4mlを1日2回、食間に。
- **プロポリス**：フラボノイドが豊富に含まれる。フェノール性、テルペンおよび他の化合物には抗真菌作用があるとされている。その機序は分かっていない。用量は製品の種類による。
- **ティートリーの精油**：局所療法。

自然療法の治療アプローチ

- **第1段階**：カンジダを増殖させる素因の特定と治療：
抗生物質、ステロイド、免疫抑制剤、経口避妊薬（医療上絶対に必要な場合は除く）など。消化に関する包括的便検査、食餌性の要因、免疫力の低下、肝機能障害、潜在性疾患など。
- **第2段階**：カンジダの食事療法。単糖、牛乳および乳製品、酵母またはカビを含む食品、食物アレルゲンを除去。
- **第3段階**：栄養素によるサポート。高力価総合ビタミン剤、抗酸化物質、亜麻仁油を1日大さじ1杯。
- **第4段階**：免疫機能サポート：
前向きな姿勢とストレスへの対処。アルコール、砂糖、喫煙、コレステロールを絶つ。休息と睡眠をとる（粗製のポリペプチド・フラクション750mgを毎日摂取する）。
- **第5段階**：解毒と排泄。3〜5gの水溶性繊維（グアー、オオバコ種子、ペクチン）を夜間に摂取。抗脂肝因子とシリマリンを使用。

● 慢性カンジダ症

- **第6段階**：プロバイオティクス。アシドフィルス菌とビフィズス菌は10億から100億の生菌を毎日。
- **第7段階**：抗真菌セラピー。栄養素および（または）ハーブのサプリメントを摂取。抗真菌薬は必要に応じて使用。
- 便培養法と抗原濃度を再測定し、進行を監視する。必要に応じて、より強力な抗真菌処方薬を利用する。

慢性疲労症候群

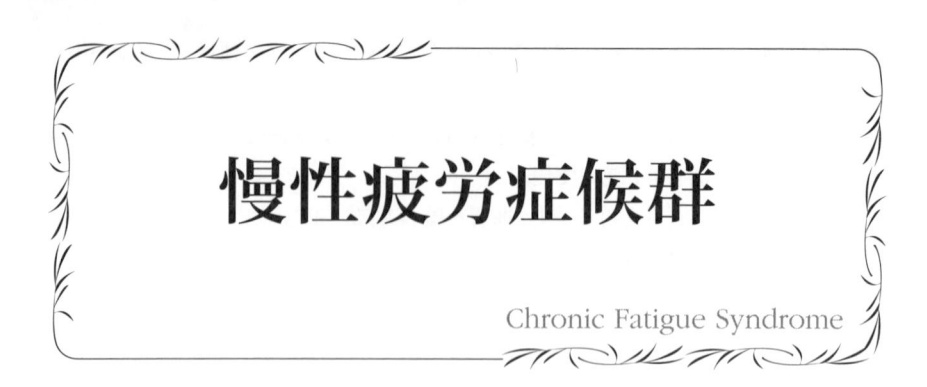

Chronic Fatigue Syndrome

診断のポイント

◎ 微熱

慢性疲労症候群

```
通常医療の              治癒を妨げる
必要性の有無を    →    要因を除去
判断                    │
 │                     ▼
 ▼                 肝機能障害         肝機能サポート、
抑うつ → カウンセリング   および(または) →  解毒プログラム
         を紹介       環境性疾患
                        │
                        ▼
                    カンジダ症    →   抗カンジダプロトコール
                        │
                        ▼
                   食物アレルギー  →   除去食とアレルゲンの疑いの
                        │              ある食品の再導入の監視
                        ▼
                                    砂糖、アルコール、
                                    精製したデンプン食品を除去。
                    低血糖症    →    有機食品による完全食
                        │           （ホールフード）、
                        │            低グリセミック食
                        ▼
                    有害な
                   ストレス反応  →   ストレス管理
                        │
                        ▼
                     抑うつ    →   「情動障害」の章を参照
```

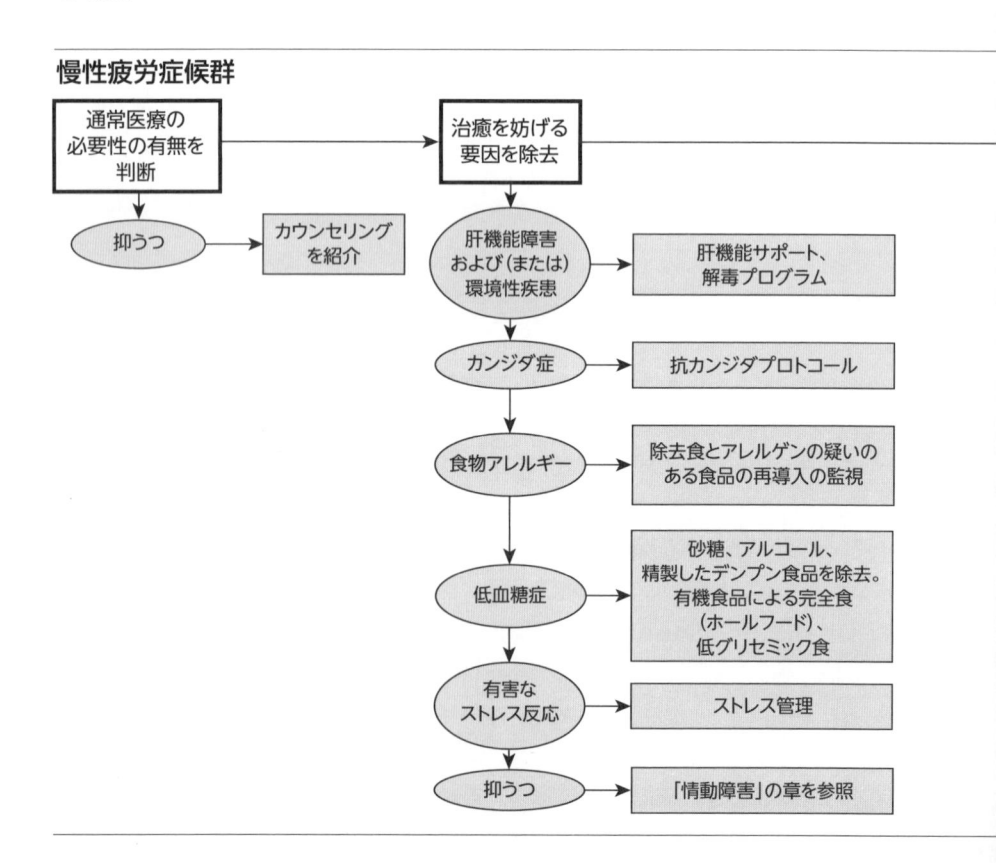

356

● 慢性疲労症候群

◎ 再発性咽喉痛
◎ リンパ節の痛み
◎ 筋衰弱
◎ 筋肉痛
◎ 運動の後の疲れがとれない
◎ 再発性頭痛
◎ 移動性の関節痛
◎ 抑うつ
◎ 睡眠障害（過眠または不眠）

慢性疲労症候群（CFS）は新しい疾患ではない。医学文献には、よく似た症状について1860年代の記述がある。過去の呼称は、慣性単核細胞症様症候群、慢性エプスタイン-バーウイルス症候群、ヤッピー風邪、ウイルス感染症後疲労症候群、感染後神経筋無力症、慢性疲労免疫異常症候群、王立無料病院病などがある。米国の疾

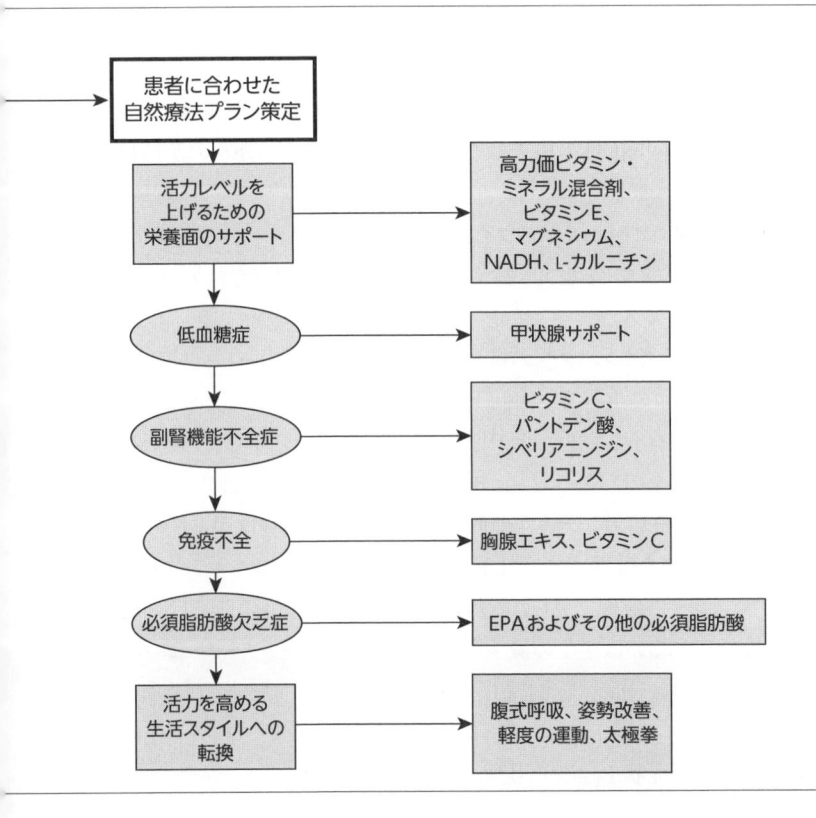

```
患者に合わせた
自然療法プラン策定
        ↓
    活力レベルを
    上げるための      →   高力価ビタミン・ミネラル混合剤、
    栄養面のサポート        ビタミンE、マグネシウム、
        ↓                  NADH、L-カルニチン
     低血糖症         →   甲状腺サポート
        ↓
    副腎機能不全症    →   ビタミンC、パントテン酸、
        ↓                  シベリアニンジン、リコリス
      免疫不全        →   胸腺エキス、ビタミンC
        ↓
    必須脂肪酸欠乏症  →   EPAおよびその他の必須脂肪酸
        ↓
    活力を高める
    生活スタイルへの  →   腹式呼吸、姿勢改善、
    転換                   軽度の運動、太極拳
```

病対策センター(CDC)による診断基準は異論の多い限定的なものであるが、英国、豪州の診断基準はやや緩やかである。CDC の診断基準では米国での罹患率は 11.5%であるが、英国の診断基準では 15%、豪州の診断基準では 38%に上る。

疫学

- **エプスタイン-バーウイルス(EBV)**：EBV はヘルペス属(単純疱疹 1 型および 2 型、帯状疱疹、サイトメガロウイルスおよび偽狂犬病ウイルスを含む)に属し、一度感染すると生涯の潜在性感染を起こすため、免疫機構によって常に監視されている。AIDS やがん、あるいは薬剤性の免疫抑制を含む、免疫力の低下によって、ウイルスの複製が起こる。ほとんどすべてのヒトが成人するまでに EBV に曝露される。小児期の初感染の多くは無症状であるが、思春期から成人する時期の感染は単核細胞症の症状が 50%に見られる。継続的な血清抗 EBV カプシド抗体の増加(力価 1.80 超)が慢性疲労症候群患者に多く見られる。感染事態が免疫力を抑制および(または)混乱させ、他の病気を招くきっかけになる。免疫不全を伴う疾患では、EBV 抗体の増加が見られる。CFS の患者でも、ヘルペス属のウイルス、はしか、またはその他のウイルスに対する抗体力価上昇がある。ヘルペス属とはしかに対する抗体と宿主抵抗性の検査は有効な手段であるが、CFS の診断はこれらのみに頼るべきではない。
- **その他の調査中の感染源**：ヒト・ヘルペスウイルス-6 およびイノウエ＝メルニックウイルス、ブルセラ菌、ボレリア・ブルグドルフェリ、ランブル鞭毛虫、サイトメガロウイルス、エンテロウイルス、レトロウイルス
- **免疫システム異常**：ウイルスタンパクへの抗体の増加、ナチュラルキラー(NK)細胞活性の低下、抗体レベルの上昇または低下、血中免疫複合体の増加あるいは減少、サイトカイン(インターロイキン 2 など)の増加、インターフェロンの増加あるいは減少、特定の免疫機能不全のパターンは認知されていないが、最も頻繁に共通して見られるのは NK 細胞の数および活性の低下である。NK 細胞はがん性の細胞やウイルス感染した細胞を破壊する。(CFS はかつて低ナチュラルキラー細胞症候群と呼ばれた。)多くの症例で見られる刺激へのリンパ球応答の低下は、インターフェロンの活性低下あるいは産生の減少によるものである。インターフェロンの減少は、潜在性のウイルスの再活性化を招く。がんやウイルス性肝炎のインターフェロン療法の時に見られるのと同様に、高インターフェロンとインターロイキン-1 は生理作用によって CFS の症状を起こすと思われる。

● **繊維筋痛症と多種化学物質過敏症**：繊維筋痛症（FM）とCFSの診断基準の違いは、FMの筋骨格の痛みとCFSの倦怠感のみである。FMとCFSの診断は、医師の専門分野にかかっているのである。FMの患者の約70％と多種化学物質過敏症（MCS）の30％がCDCのCFS診断基準に合致している。FMの患者とMCSの患者の80％は、6ヵ月以上続く50％の活動性低下というCFSの診断基準に合致している。CFSの患者とFMの患者の50％以上が各種の化学物質に有害反応を示す。

● **その他のCFSの要因**：既往症（糖尿病、心臓病、肺病、関節リウマチ、慢性的炎症、慢性的疼痛、がん、肝臓病、多発性硬化症）、処方せん薬（抗高血圧薬と抗炎症薬、経口避妊薬、抗ヒスタミン薬、副腎皮質ホルモン、精神安定剤、および鎮静剤）、抑うつ、ストレス、副腎機能低下、肝臓機能障害および（または）環境性の疾患、免疫機能障害、慢性カンジダ症、その他の慢性的感染症、食物アレルギー、甲状腺機能低下症、低血糖症、貧血と栄養欠乏症、睡眠障害。

診断

● **できるだけ多くの疲労に寄与する要因を特定する。**
● **全身の理学的検査**：リンパ節腫脹（慢性感染症）、両耳たぶの対角線のしわ（血流量の減少）。
● **検査**：高額な検査は絶対的に必要な場合以外は避ける。全血珠算定および化学パネル（月経のある女性には血清フェリチン検査）。診断を確認するための検査で治療に関係のないものは実施しない。甲状腺機能、肝臓解毒機能、腸内毒素症、腸管透過性を評価する。

治療上の留意ポイント

● **多元的な症状**であり、患者に合わせた多重療法が必要である。
● **活力のレベルと感情の状態**：内面的焦点および生理的作用によって決められる。CFSでは、精神面の焦点は疲労感に当てられる。生理的作用は化学物質、ホルモン、姿勢、および呼吸（呼吸が浅い）に影響を受ける。心と身体に働きかけること。
● **抑うつ**：慢性的疲労の主因であり、CFSでは多く見られる。既往症がない場合に、うつ病は慢性的疲労の最も一般的な原因である。

- **ストレス**：うつ病、免疫機能低下、あるいはその他の慢性的疲労のある患者の潜在要因である。ストレスの影響の指標として、HolmesとRaheによる社会再適応尺度を利用するとよい。
- **肝機能障害と環境性疾患**：毒素（食品添加物、溶剤［クリーニング用品、ホルムアルデヒド、トルエン、ベンゼンなど］、殺虫剤、除草剤、重金属［鉛、水銀、カドミウム、ヒ素、ニッケル、アルミニウム］）への曝露は、肝臓のうっ血、沈滞などを起こし、肝臓の解毒機能を損傷する。その結果、胆汁の流れが減少（胆汁鬱滞）、酵素の第1相、第2相の解毒活性が低下する。胆汁鬱滞の要因：食餌性要因（飽和脂肪、精製された砂糖、低食物繊維）、肥満、糖尿病、胆石、アルコール、菌体内毒素、遺伝障害（ジルベール症候群）、妊娠、副腎皮質ホルモン（タンパク同化ステロイド、エストロゲン、経口避妊薬）、化学物質（クリーリング溶剤、殺虫剤）、薬物（抗生物質、利尿剤、非ステロイド性抗炎症薬、甲状腺ホルモン）、ウイルス性肝炎。
- **臨床判断と臨床検査**：血清ビリルビン、アスパラギン酸アミノトランスフェラーゼ、アラニンアミノトランスフェラーゼ、乳酸脱水素酵素、糖タンパク質 4-β-ガラクトシル・トランスフェラーゼ、胆汁酸分析、クリアランス試験。検査結果に異常が出るのは、肝臓に大きな損傷ができてからであるかもしれない。患者に共通の症状：抑うつ、全身倦怠、頭痛、消化不良、アレルギーと化学物質過敏症、月経前症候群、便秘。毛髪ミネラル分析によって重金属毒性の有無を調べることができる。明確な結果が出なかった場合は、キレート剤エデト酸カルシウム2ナトリウムによる8時間の鉛動員検査を行う。EDTAの投与から8時間後に尿中鉛排出量を測定するもの。
- **過剰な消化管透過性**：CFS患者によく見受けられる。ラクツロース/マンニトール吸収試験によって測定する。食物アレルギーの抑制と栄養療法によって、消化管の再生を促進する。肝臓解毒の第1相および第2相をサポートし、低抗原米タンパク質置換食を実施する。
- **免疫機能障害および(または)慢性的感染症**：疲労は身体の感染症への反応である。免疫機能は身体が休んでいるときに最もよく働くのである。本章の「自然療法の治療アプローチ」のカウンセリングを実施する。
- **慢性カンジダ症の感染**：免疫力の障害はカンジダの腸での過剰増殖を招く。診断は困難で、ひとつの検査によって判定することはできない。診断には、便培養法、カンジダ抗体濃度の上昇、詳細な病歴、患者への問診によって決定する。
    - **患者プロフィール(症例)**：女性。15〜50歳、慢性疲労、活力の低下、倦怠感、性欲減退、鵞口瘡、腹部膨満とガスの発生、腸痙攣、直腸の掻痒、超機能の異常、膣真菌感染症、頻繁な膀胱感染症、抑うつ、短気、集中力の欠如、ア

● 慢性疲労症候群

レルギー、化学物質過敏症、免疫力低下、炭水化物の多い食品または酵母の渇望。
- **病歴**：慢性的膣真菌感染症、感染症やざ瘡に対する長期的抗生物質の使用、経口避妊薬の使用暦、経口ステロイドホルモン使用暦。
- **関連する症状**：月経前症候群、食物、化学物質、およびその他のアレルゲンに対する過敏症、内分泌障害、乾癬、過敏性大腸症候群
- **素因**：免疫障害、抗潰瘍薬、広域抗生物質、細胞性免疫不全、副腎皮質ステロイド、糖尿病、過剰な砂糖の摂取、脈管内カテーテル、経静脈薬剤投与、消化分泌液の不足、経口避妊薬。

● **食物アレルギー**：慢性的疲労は食物アレルギーの重要な特徴であり、以前はアレルギー性毒血症、アレルギー性緊張疲労症候群と呼ばれていた。その症状には、疲労、筋肉および関節痛、眠気、集中力の欠如、神経過敏、抑うつなど。CFSの患者の 55〜85％にアレルギーがある。

● **甲状腺機能低下症**：慢性疲労の一般的原因で、しばしば見逃される。治療を怠るとほかの治療の効果が減じられる。

● **低血糖症**：抑うつに寄与するため、除外しなくてはならない。うつ病のある人々は低血糖症があり、うつ病は慢性疲労の最もよくある原因である。

● **副腎機能不全症**：視床下部-脳下垂体-副腎系（HPA）の損傷が CFS に関わっていると思われる。慢性疲労の患者は、覚醒時の低コルチゾール濃度、夜間のコルチゾール減少、低 24 時間尿中遊離コルチゾール、副腎皮質刺激ホルモン（ACTH）基底値の上昇、ACTH への副腎皮質の感受性の上昇が見られるが、最大反応は低く、副腎皮質刺激ホルモン放出ホルモン（CRH）に対する純統合 ACTH 反応も低下している。このことは、軽度の中枢神経性副腎皮質機能低下症を示唆するもので、原因は、CRH 欠乏あるいは脳下垂体-副腎系への中枢神経系の刺激の不足によるものである。ACTH への過敏性は二次性副腎皮質機能低下症を反映するもので、副腎の ACTH 受容体は ACTH への曝露が不十分なために過敏になっているもの。高用量の ACTH に反応が低下している場合は、副腎委縮が考えられる。軽度のコルチゾール欠乏症は、CRH および（または）他の分泌促進物質の減少に関わる視床下部の障害を反映している。HPA 系の機能不全は症状を悪化させると思われる。グルココルチコイド欠乏症は衰弱と疲労をもたらす。ストレスのかかる出来事があると、発熱、関節痛、筋肉痛、腺症、運動後の疲労、アレルギーの悪化、気分や睡眠の障害がおこる。これらの症状は CFS に典型的で、局部的か亜臨床的な副腎皮質機能低下症で見られる。正確な診

断にはACTH刺激検査などの内分泌系の検査が必要である。グルココルチコイドは免疫機能を抑制する。副腎皮質機能低下症はアレルギー反応を誘発し、ウイルス抗原への抗体力価の上昇とサイトカインの増加がおこる。CFSは一つの原因による独立した疾患ではないものと思われる。様々な伝染性および非感染性の病歴と誘因によって起こる臨床症状であろう。病態生理学上の病歴(急性感染症、ストレス、精神病の既往症あるいは併発)が、最終的に共通の臨床症状になって発現するのである。副腎皮質の分泌の低減が主要な特徴である。

- **精神と姿勢**：免疫機能と活力に影響する。多くのCFS患者はうつ状態で人生への熱意が欠けている。彼らはしばしば社会的な支えを持っていない。認知療法が役に立つと思われる。CFS患者に、回復できることを伝えよう。治癒には、前向きな姿勢が非常に重要である。体を鍛えるように、気持ちを鍛え、調子を整えること。精神的な訓練を処方する。ビジュアル化、目標設定、肯定的な質問など。

食生活

　活力のレベルには日ごろ口にする食物の質が関係している。カフェインと精製された砂糖は除去あるいは制限する必要がある。習慣性でないカフェイン摂取は刺激を与えるが、習慣性になると慢性疲労を引き起こす。精神疾患患者には過剰なカフェイン摂取が多く見られる。疲労の重篤度はコーヒーの摂取量と相関関係がある。カフェイン摂取を急に止めると、カフェイン離脱症状が表れる場合がある。それは疲労感、頭痛、コーヒーを飲みたいという強い衝動などで、数日間持続する。

サプリメント

- **高力価ビタミン・ミネラル混合剤**：どの栄養素が不足しても、疲労を感じたり、感染症に罹りがちになる。
- **ビタミンCの追加補充**：1日3,000mgを数回に分けて摂る。
- **マグネシウム**：非顕性マグネシウム欠乏症は慢性疲労を招く。CFSでは低赤血球マグネシウム(通常の血液検査よりもより精密なマグネシウム量が測定できる)が見られる。細胞内マグネシウム欠乏の原因は摂取不足ではないと思われるが、マグネシウムのサプリメントによって疲労が緩和される。マグネシウムおよびアスパラギン酸カリウムの経口摂取(各1g)は4~5日後に顕著な効果が得られる。効果が出るまでに10日程度かかる場合もある。4~6週間は継続すること。疲労感が再発しない場合もある。アスパラギン酸マグネシウムあるいはクエン酸マグネシウムが経口でよく吸収される。クエン酸は細胞アデノシン三リン酸生産を支援するクレブス

回路中間体でもある。
- **必須脂肪酸**：サプリメント（リノール酸、γ-リノレン酸、エイコサペンタエン酸［EPA］、ドコサヘキサエン酸［DHA］の混合物）を 500mg 入りカプセルを 1 日 8 個、3 ヵ月間継続して摂取すると、ウイルス感染後の疲労のある患者の臨床像および赤血球膜リン脂質プロファイルの向上が得られる。CFS では側脳室拡張が起きることがあるが、脳の磁気共鳴画像（MRI）検査では 16 週で基底線にあることが確認され、EPA が顕著に側脳室拡張の低減に寄与することを示唆する。
- **ニコチンアミドアデニンジヌクレオチド（NADH）**：ビタミン B3 の活性型補酵素形で、時差ボケによる認知力への影響と覚醒しやすさを抑える作用があり、アデノシン三リン酸生成を促進する。CFS の生活の質が NADH によって改善できると思われる。用量は、安定化吸収型を経口で 1 日 10mg を 1 ヵ月継続する。小規模な研究では、プラセボで 8% に対して 31% が良好な反応を示した。ヒトでの深刻な副作用は知られていない。動物への大量投与でも毒性は報告されていない。
- **L-カルニチン**：長鎖脂肪酸のミトコンドリア膜を通過して輸送するために欠かせない。2 ヵ月の治療において、調査した 18 のパラメーターのうち 12 種に統計的に有意な臨床的改善が得られ、その後 8 週間臨床的悪化は見られなかった。最も顕著な改善は 4 週から 8 週の間に見られた。L-カルニチンは非常に安全で深刻な副作用もない。D-カルニチンではなく、L-カルニチンを利用すること。

その他

- **呼吸法、姿勢、整体療法**：腹式呼吸、良い姿勢、整体療法（マッサージ、脊椎矯正など）。
- **運動**：軽い運動は気分の改善になり、ストレスに対処する能力を高める。また、NK 活性の向上（最大 100%）、免疫力の促進の作用もある。激しい運動はその逆の作用をする場合がある。太極拳は免疫力を亢進する。段階的な運動は、軽いウォーキングと体重負荷運動から始め、徐々に時間と強度を増やす。この方法は、リラクセーションや柔軟運動よりも優れている。

薬用植物

- **シベリアニンジン（*Eleutherococcus senticosus*）**：副腎機能を補助する。非特異性アダプトゲンであり、ヘルパー T 細胞と NK 活性を高める。CFS の治療に有益である。
- **リコリス（*Glycyrrhiza glabra*）**：カンゾウ。抗ウイルスおよびグルココルチコイド強

化作用があるが、CFSについてはあまり研究されていない。グルココルチコイドを強化するグリシルリジン酸とグリシルレチン酸は、製品化の際に取り除かれている（DGL製剤）ため、根茎を利用すること。

自然療法の治療アプローチ

- **包括的診断および治療アプローチ**：活力レベルや免疫力に影響を与えている潜在要因を特定する。CFS、FM、MCSの強い相関関係は、肝性解毒、食物アレルギーの抑制、腸管養生食で効果が得られる可能性を示唆する。免疫機能をサポートする。
- **食生活**：食物アレルギーを特定して、除去する。水を多く飲み、カフェインとアルコールは摂らないこと。有機食品による完全食（ホールフード）を摂ること。低血糖症を抑制する。砂糖と精製されたデンプン質を避け、定期的に健康的な少量ずつの食事や軽食を取ること。医療用の代用食（UltraClear、Metagenics、San Clemente、Calif.など）を数週間利用して解毒を早める。
- **生活習慣**：腹式呼吸、正しい姿勢、定期的な軽い運動
- **サプリメント**：
  — 高力価ビタミン・ミネラル混合剤
  — ビタミンC：500〜1,000mgを1日3回
  — ビタミンE：1日200〜400IU（各トコフェロール混合で）
  — 胸腺エキス：粗製のポリペプチド1日750mgあるいは750mgを1日2回
  — マグネシウム：クエン酸マグネシウムまたはクレブス回路中間体と結合しているものを200〜300mgを1日3回
  — パントテン酸：1日250mg
  — NADH：空腹時に1日10mg
  — L-カルニチン：1日3,000〜4,000mgを数回に分けて摂る
  — 魚油：1日5gを3〜4ヵ月以上続ける
- **薬用植物**：
  — シベリアニンジン：乾燥根2〜4g、チンキ剤（1：5）10〜20mℓ、流エキス（1：1）2〜4mℓ、固形（乾燥粉末）エキス（20：1あるいはエレウテロシドEが1%超に標準化されたもの）100〜200mg
  — リコリス：粉末根1〜2g、流エキス（1：1）2〜4mℓ、固形（乾燥粉末）エキス（4：1）250〜500mg

● 慢性疲労症候群

- **カウンセリング**：患者の精神、感情、および霊的な自己肯定のパターンを強化するためのカウンセリングを直接、あるいはカウンセラーによって行う。

免疫機能障害の問診：
- 1年間に3回以上風邪をひきますか？
- 風邪をひくと、治るまでに5～7日以上かかりますか？
- 感染性単核球症にかかったことがありますか？
- ヘルペスにかかっていますか？
- なんらかの慢性感染症にかかっていますか？

免疫力強化

Immune Support

診断のポイント

◎ 感染症を繰り返す
◎ 慢性の感染症が完治しない
◎ がん

免疫機能強化

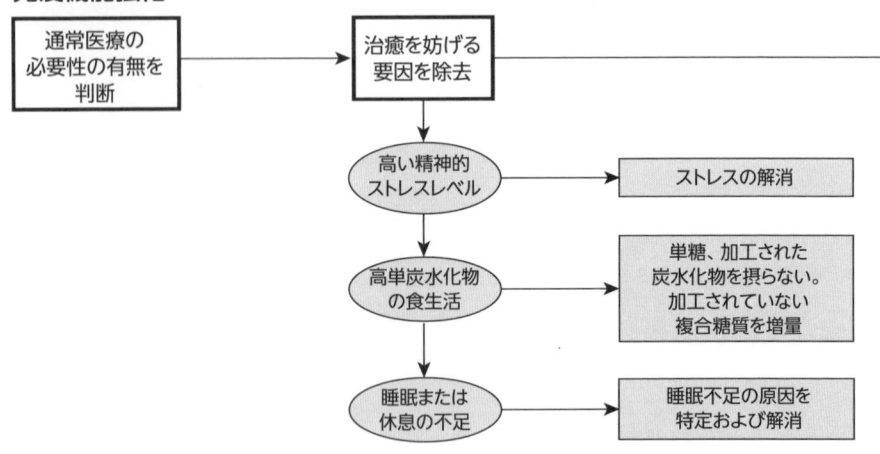

```
[通常医療の必要性の有無を判断] → [治癒を妨げる要因を除去]
                                    │
                                    ├─ [高い精神的ストレスレベル] → [ストレスの解消]
                                    │
                                    ├─ [高単炭水化物の食生活] → [単糖、加工された炭水化物を摂らない。加工されていない複合糖質を増量]
                                    │
                                    └─ [睡眠または休息の不足] → [睡眠不足の原因を特定および解消]
```

● 免疫力強化

概要

　免疫システムとは、相乗的に作用し合うセグメントの複雑な統合体であり、内的そして外的な刺激によって常に攻撃にさらされている。健康を保つには、免疫システムを強化することがカギである。逆に、免疫システムを強化するためには、健康であることが条件でもある。免疫機能を強化する最も良い方法とは、生活習慣、ストレス対策、運動、食生活、栄養の補助、グランデュラー療法（動物の腺や内臓を食べる腺療法）、そして植物由来の薬の利用などの、総合的療養計画によるものである。

　精神神経免疫学とは、精神状態、神経系機能、そして免疫システムの相互作用について説明する用語である。健康と病の生理に、精神の深い影響があることが詳しく分かってきたために、ストレス管理の必要性が生まれた。ストレスによって、高濃度では免疫抑制作用のあるコルチコステロイドとカテコールアミンが増加する。リンパ球、単球、マクロファージおよび顆粒球は、視床下部—下垂体—副腎皮質（HPA）系と、視床下部—交感神経—副腎髄質（SAM）系の調節ホルモンおよび神経伝達物質との

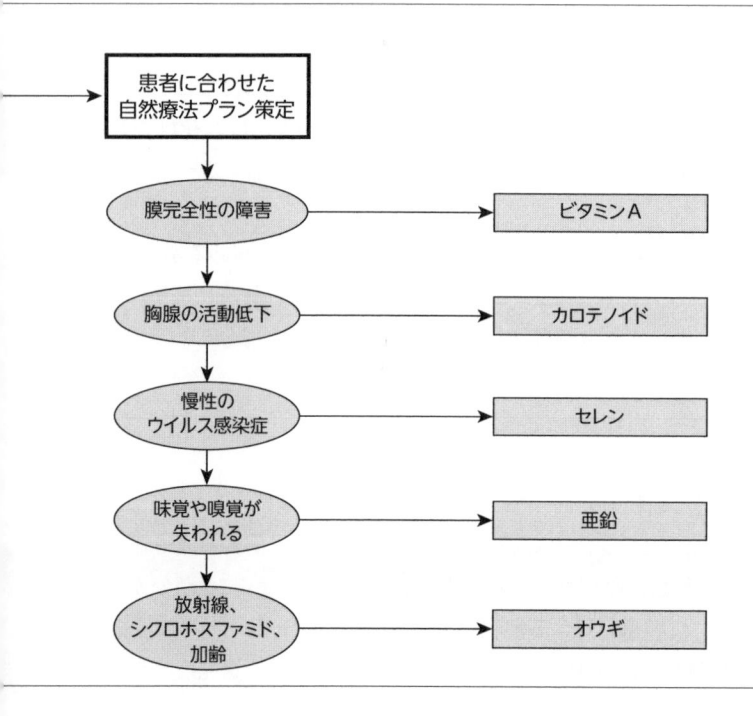

```
患者に合わせた
自然療法プラン策定
    │
    ├─→ 膜完全性の障害 ───→ ビタミンA
    │
    ├─→ 胸腺の活動低下 ───→ カロテノイド
    │
    ├─→ 慢性の
    │    ウイルス感染症 ───→ セレン
    │
    ├─→ 味覚や嗅覚が
    │    失われる ───→ 亜鉛
    │
    └─→ 放射線、
         シクロホスファミド、
         加齢 ───→ オウギ
```

レセプター部位を持つ。これらの物質に変化があると、細胞輸送の崩壊、増殖、サイトカイン分泌、抗体産生および細胞溶解活性などが引き起こされる。例えば、グルココルチコイドは、インターロイキン(IL)-12、インターフェロン、腫瘍壊死因子 a、1型ヘルパーT細胞(Th1)の生産を抑制するが、IL-4、IL-10、および IL-13 の Th2 による生産量を押し上げる。グルココルチコイドに加えて、カテコールアミンもストレス誘発性の免疫機能不全に関わっている。

治療上の留意ポイント

生活習慣

　生活習慣の多くが免疫機能に深く関わっている。喫煙は免疫機能を抑制するが、それと同様に、不規則な食事、単炭水化物の摂取、太り過ぎ、飲み過ぎ、睡眠不足、そして運動不足なども免疫機能を抑制する。

食生活

　健康的で、免疫機能が最適な状態を維持するには、果物、野菜、穀類、豆類、種実類などの自然食品が豊富な完全食(ホールフード)が中心で、脂質や精製された砂糖は控え、多すぎず、適度な量のタンパク質による食生活が望ましい。

　もし100g分の炭水化物を、ブドウ糖、果糖、ショ糖、蜂蜜、またはオレンジジュースによって口に入れたとすると、好中球貧食作用が低下するが、デンプンでは変化は表れない。コレステロール、遊離脂肪酸、トリグリセリド、および胆汁酸が増加すると、様々な免疫機能が阻害される。

　実験によると、アルコールは動物の実験的感染に対する感受性を高めるが、アルコール依存症患者は感染症に一般より弱いことが知られており、特に肺炎に罹りやすい。アルコール依存症における免疫機能の研究によると、免疫の大部分のパラメーターが著しく低いことが分かる。

栄養

● ビタミンA：上皮組織と粘膜の表面とその分泌物の完全性を維持するために、欠かすことができない。これらのシステムは初期の非特異性の宿主防御機構を成している。ビタミンAは多数の免疫プロセスを刺激し、また亢進させることが分かっているが、その作用には、腫瘍に対する細胞媒介性細胞傷害、ナチュラルキラー細胞活性、リンパ球幼若化現象、単核の貧食作用、および抗体反応の誘発などが含

まれている。

- **カロテン**：多くの免疫向上作用が実証されている。カロテンはビタミン A に転換される上に、抗酸化物質として機能する。胸腺はフリーラジカル損傷に非常に弱いため、β-カロテンは、レチノールよりも免疫システムの亢進には効果が高いと思われる。

- **ビタミン C**：アスコルビン酸は免疫促進に重要な役割を果たす。ビタミン C は抗ウイルス性および抗菌性が証明されているが、その主要な効能は宿主抵抗性の改善である。多くの免疫賦活作用が実証されているが、それにはマイトジェンへのリンパ球増殖反応およびリンパ球好性活性、インターフェロン濃度、抗体反応、免疫グロブリン濃度、胸腺ホルモンの分泌、基質の完全性の増進作用が含まれる。また、ビタミン C にはインターフェロンに類似した直接の生化学的作用もある。

- **ビタミン E**：体液性免疫と細胞性免疫の両方を促進する。ビタミン E の欠乏症はリンパの萎縮およびマイトジェンへのリンパ球増殖反応の減少、脾臓プラーク形成コロニー、抗体反応および単球機能の低下などを招く。ビタミン E のサプリメント（30〜150IU）によって、マイトジェンへのリンパ球増殖反応増加し、フリーラジカルによる胸腺委縮の予防、ヘルパー T 細胞の活性促進、そして脾臓プラーク形成コロニー、血清免疫グロブリン、抗体反応、末梢の単核の貧食作用、細網内皮系活性の増加などの効果が得られる。

- **鉄**：鉄欠乏症は多くの患者に免疫不全を引き起こす、よくある単独の栄養素欠乏症である。ほんのわずかの不足で、ヘモグロビン値も低下していない程度であっても、免疫機能に影響を与える。リンパ系組織萎縮、マイトジェンへのリンパ球増殖反応の低下、マクロファージと好中球の機能不全、T 細胞：B 細胞比率の低下などが実験および臨床で見られる現象である。

- **亜鉛**：亜鉛は多くの免疫システムの反応において、重要な役割を果たす。免疫複合体への補体の結合を促進し、鉄触媒のフリーラジカルによる損傷からの保護剤でもあり、ビタミン A と相乗作用し、リンパ球幼若化現象に必要であり、リンパ球に対してマイトジェンとして独立して作用し、血清胸腺因子を活性化するために必要でもある。in vitro では、いくつかのウイルス（ライノウイルス、ピコルナウイルス、トガウイルス、単純疱疹ウイルスおよびワクシニアウイルス）に対して成長抑制の作用がある。

- **セレン**：グルタチオンペルオキシダーゼにおいて重要な役割を果たし、全白血球の発生と発現を含む、免疫システムのすべての構成要素に影響を与えている。セレンの欠乏は免疫機能の低下を招き、一方でセレンのサプリメントによって免疫機能

の促進や回復が得られる。セレン欠乏症は白血球と胸腺の障害を起こして感染症への抵抗性を阻害するが、セレンのサプリメント（1日100～200μg）は白血球と胸腺の機能を促進することが分かっている。

薬用植物

● **エキナセア(Echinacea)**：最も広く使用されている種は Echinacea angustifolia と Echinacea purpurea である。両種とも高い免疫促進効果を示している。エキナセアの最も重要な免疫促進成分のひとつは、イヌリンのような高分子多糖類で、補体第二経路（免疫システムの非特異的防御機構の一つ）を活性化し、マクロファージを活性化する免疫化学物質の産生を促進する作用がある。その結果として、各種の主要免疫パラメーター（T細胞の生産、マクロファージの貪食作用、抗体結合、ナチュラルキラー細胞の活性、および循環好中球）が上昇するのである。エキナセアは健康な人々の免疫機能も強化してくれる。例えば、25～40歳の健康なボランティアでは、エキナセアの絞り汁エキスによってカンジダ・アルビカンスの貪食作用が30～40％向上し、白血球の戦闘への参加率も30～40％上昇したことが分かった。

免疫サポートの他にも、エキナセアは直接の抗ウイルス作用を発揮し、さらに細菌酵素ヒアルロニダーゼを阻害して細菌の繁殖を防ぐのを助ける。この酵素は、細菌が人体の最前線の防御機構である皮膚や粘膜などの保護膜を突破するために分泌するものである。

● **オタネニンジン(Panax ginseng)**：オタネニンジンは、抗体プラーク形成細胞反応を促進する作用があること、ヒツジ赤血球に対する循環抗体力価を上昇させること、細胞性免疫が活性化すること、ナチュラルキラー細胞が活性化すること、インターフェロンの生産増、から免疫修飾活性があることが証明されている。

● **オウギ(Astragalus)**：オウギの根は中国の伝統的ウイルス感染の治療薬である。風邪の予防策として有効であることが中国の治験で証明された。また、風邪の急性期の治療において、持続時間と重症化を抑えること、慢性白血球減少症の人々で白血球の数を増加させることも分かっている。動物実験によって、オウギは明らかに、単球とマクロファージの貪食能促進、インターフェロン生産増加とナチュラルキラー細胞の活性亢進、T細胞活性の向上、およびその他の抗ウイルス機構の強化によって作用していることが証明された。オウギは免疫システムが化学物質や放射線によって損傷された場合に特に有効であるようだ。免疫を抑制されたマウスで、オウギはシクロホスファミド、放射線、および加齢によって生じたT

● 免疫力強化

細胞の異常を正す効果があることが発見された。エキナセアと同じく、キバナオウギ（*Astragalus membranaceus*）の根に含まれる多糖類は免疫強化作用に寄与する。

自然療法の治療アプローチ

最も困難なことは患者の免疫システムを復活または支えるためにはどのような介入方法が最適であるのかを決断することである。ここに記載した治療レジメンは一般的なアプローチ法であって、患者ごとの特殊な必要性に合わせて策定することが、狙った効果を最大限に得ることと不必要な治療を制限することにつながる。

生活習慣
- 休息（できれば床上安静）
- 水分を大量に飲む（野菜ジュースを薄めた物、スープ、およびハーブティーなど）
- 単糖（果糖も含む）の摂取を制限し1日50g未満にする。

サプリメント
- 高力価総合ビタミン・ミネラル剤
- ビタミンC：2時間ごとに500mg
- バイオフラボノイド：1日1,000mg
- ビタミンA：1日5,000UI、またはβ-カロテン1日2,5000IU
- 亜鉛：1日30mg

薬草療法
用量はすべて1回分で、1日に3回服用すること。
- **エキナセア種**：
    — 乾燥根（またはお茶として）：0.5gから1g
    — フリーズドライ品：325g～650mg
    — 地上部の絞り汁をエタノール22%で安定化したもの：2～3ml
    — チンキ剤（1：5）：2～4ml
    — 流エキス（1：1）：2～4ml
    —固形（乾燥粉）エキス（6.5：1またはエキナコサイド3.5%）150～300mg
- **オタネニンジン**：用量はジンセノサイドの含有量による。オタネニンジンのエキスと

371

して、ジンセノサイド（およびその他の有効成分もあると思われる）が高含有量で含まれる場合、少ない用量で充分。高品質のオタネニンジンの根であれば標準的な用量は1日に4〜6g。根のエキスで5%ジンセノサイドに標準化されたものであれば、用量は普通、100mgを1日3回である。

● **オウギ**：
　― 乾燥根（または煎剤）：1〜2g
　― チンキ剤（1：5）：2〜4mℓ
　― 固形（乾燥粉）エキス（0.5%の4-ヒドロキシ-3-メトキシイソフラボン）：100〜150mg

資料1：
健康的な献立作りに役立つ食品リスト
（食品の基本単位一覧表）
Healthy exchange lists

◎ リスト1：野菜

　野菜は、食品分類の中で最も多くの種類の栄養素を幅広く含んだ食品である。ビタミン、ミネラル、炭水化物、タンパク質の宝庫であり、わずかに含まれる脂質も必須脂肪酸の形態をとる。野菜に含まれる有用な栄養素はこれだけではない。中でも重要なのは食物繊維とカロテノイドである。ラテン語の「野菜」が「活気づける」ということばから来ているように、野菜は私たちに生気と活力を与えてくれる。野菜が多くの病気を防ぐのはもちろん、治療にも役立つことを裏づける証拠は続々と集まりつつある。

　多くの野菜は新鮮な生の状態で食べるのが一番よい。調理のしすぎは大切な栄養素を損なうだけでなく、風味も台無しにしてしまう。軽く蒸すか、オーブンで焼くか、手早く炒めるのが、最もよい調理法である。スープを作る目的以外に、野菜をゆでるべきではない。多くの栄養素はゆで汁の中に溶け出してしまう。新鮮な野菜が手に入らない場合は、缶詰よりは冷凍野菜を選ぼう。

　野菜は一般に豊富な栄養を含む割には低カロリーなので、優れた「ダイエット」食品であるといえる。リスト1にはそれぞれの野菜を摂取するにあたっての基本単位が示されているが、そこには「フリーな」野菜も並んでいることにお気づきだろう。これらの野菜は、含まれているカロリーが消化の過程で消費されるカロリーによって相殺されてしまうため、自由に摂ることができる。減量が目的ならば、これらの野菜はとりわけ役に立つ。空腹なときに好きなだけつまんで満足感を得ることができるからである。

　リスト1には、ジャガイモやヤムなどデンプン質の多い野菜は含まれていない。それらは、リスト3（パン、穀類、デンプン質の野菜）に入れてある。

◎ リスト1：野菜

調理した野菜または野菜ジュースの場合は
　1カップ、生の野菜であれば2カップを基本単位
　とする。
　☐ アーティチョーク(中1個)
　☐ アスパラガス
　☐ 豆モヤシ
　☐ ビート
　☐ ブロッコリー
　☐ 芽キャベツ
　☐ キャロット
　☐ カリフラワー
　☐ ナス
　☐ 葉菜
　　● ビート葉
　　● フダン草
　　● コラード
　　● タンポポ
　　● ケール
　　● カラシ菜
　　● ホウレン草
　　● カブ葉
　☐ キノコ類
　☐ オクラ
　☐ タマネギ
　☐ ルバーブ
　☐ カブカンラン
　☐ ザウアークラウト(発酵塩漬けキャベツ)
　☐ インゲン豆(グリーンまたはイエロー)
　☐ ペポカボチャ
　☐ トマト、トマトジュース、野菜ジュースカクテル
　☐ ズッキーニ

以下の野菜は自由に摂取してよい
　(生であればなお可)。
　☐ アルファルファモヤシ
　☐ ピーマン
　☐ チンゲン菜
　☐ キャベツ
　☐ チコリ
　☐ セロリ
　☐ 白菜
　☐ キュウリ
　☐ エンダイブ
　☐ キクヂシャ
　☐ レタス
　☐ パセリ
　☐ ラディッシュ
　☐ ホウレン草
　☐ カブ
　☐ クレソン

◎ リスト2：果物

以下に示した量を基本単位とする。
　☐ 生ジュース……………1カップ
　　　　　　　　　　　　　(240mℓ)
　☐ 殺菌処理された
　　市販のジュース…………2/3カップ
　☐ リンゴ………………………大1個
　☐ アップルソース
　　(甘味料無添加)……………1カップ
　☐ アンズ(生)…………………中4個
　☐ アンズ(乾燥)………………半分に割った
　　　　　　　　　　　　　　　ものを8切れ
　☐ バナナ………………………中1本
　☐ ベリー類
　　● ブラックベリー…………1カップ
　　● ブルーベリー……………1カップ
　　● クランベリー……………1カップ
　　● ラズベリー………………1カップ
　　● ストロベリー……………1カップ半
　☐ チェリー……………………大20個
　☐ デーツ………………………4個
　☐ イチジク(生)………………2個
　☐ イチジク(乾燥)……………2個
　☐ グレープフルーツ…………1個
　☐ ブドウ………………………20粒
　☐ マンゴー……………………小1個
　☐ メロン
　　● カンタループ……………小1/2
　　● ハニーデュー……………中1/4
　　● スイカ……………………2カップ
　☐ ネクタリン…………………小2個
　☐ オレンジ……………………大1個
　☐ パパイヤ……………………1カップ半
　☐ モモ…………………………中2個
　☐ アメリカガキ………………中2個
　☐ パイナップル………………1カップ
　☐ プラム………………………中4個
　☐ プルーン……………………中4個
　☐ プルーンジュース…………半カップ
　☐ レーズン……………………大さじ4
　☐ タンジェリン………………中2個

その他のフルーツ製品など
　(1日に1基本単位のみ)
　☐ ハチミツ……………………大さじ1
　☐ ジャム………………………大さじ1
　☐ 砂糖…………………………大さじ1

● 付録

◎ リスト3：パン、穀類、デンプン質の野菜

以下に示した量を摂取の基本単位とする。
- □ パン
    - ●ベーグル(小) ……………………………… 1/2個
    - ●ディナーロール ………………………………1個
    - ●パン粉(乾燥) ……………………………… 大さじ3
    - ●イングリッシュマフィン ……………………………… 小1/2個
    - ●トルティーヤ(直径15cm) ………………………………1枚
    - ●全粒小麦パンまたはライ麦パン ……………………… 薄切り1枚
- □ 加工穀物食品
    - ●ブランのフレーク ……………………………… 1/2カップ
    - ●コーンミール(乾燥) ……………………………… 大さじ2
    - ●シリアル(調理したもの) ……………………………… 1/2カップ
    - ●小麦粉 ……………………………… 大さじ2と1/2
    - ●粗引きトウモロコシ(調理したもの) …………………… 1/2カップ
    - ●パスタ(調理したもの) ……………………………… 1/2カップ
    - ●パフ・シリアル(甘味料無添加) ……………………… 1カップ
    - ●米または大麦(調理したもの) ……………………… 1/2カップ
    - ●小麦胚芽 ……………………………… 1/4カップ
    - ●その他の穀物製品(甘味料無添加) ……………… 3/4カップ
- □ クラッカー
    - ●アロールート ……………………………… 3枚
    - ●グラハム(6cm角) ……………………………… 2枚
    - ●マツァ(10cm×15cm) ……………………………… 1/2枚
    - ●ライ・ウエハー(5cm×9cm) ……………………… 3枚
    - ●塩味クラッカー ……………………………… 6枚
- □ デンプン質の野菜
    - ●トウモロコシ(粒) ……………………………… 1/3カップ
    - ●トウモロコシ ……………………………… 小1本
    - ●パースニップ(アメリカボウフウ) ……………… 2/3カップ
    - ●ジャガイモ(つぶしたもの) ……………………… 1/2カップ
    - ●ジャガイモ ……………………………… 小1個
    - ●カボチャ類 ……………………………… 1/2カップ
    - ●ヤムまたはサツマイモ ……………………………… 1/4カップ
- □ 加工食品(以下の食品を選択する場合は、
  油脂リストの食品を1または2単位分カットする)
    - ●スコーン(直径5cm) ……………………………… 1個(1単位カット)
    - ●コーンブレッド(5cm角、厚さ2.5cmのスライス) ……………………………… 1枚(1単位カット)
    - ●フライドポテト(長さ5~7.5cm) ……………… 8本(1単位カット)
    - ●マフィン ……………………………… 小1個(1単位カット)
    - ●ポテトまたはコーンチップ ……………………… 15枚(2単位カット)
    - ●パンケーキ(直径12.5cm、厚さ1cm強) ……… 1枚(1単位カット)
    - ●ワッフル(5cm角、厚さ1cm強) ……………… 1枚(1単位カット)

◎ リスト2：果物

　果物もまた有用な栄養素の供給源であり、ふだんの食生活に取り入れると、がん、心臓病、白内障、脳卒中など多くの慢性退行性疾患の予防効果が期待できる。果糖を含む果物は、おやつや軽食に最適である。果糖は吸収されて血液中に入るのに比較的時間がかかるので、血糖値を上昇させにくく、エネルギーとして消費されやすいからである。果物はまたビタミンやミネラルはもちろん、健康によい食物繊維を豊富に含んでいる。しかし野菜に比べるとカロリーが高いため、減量プランの達成および健康的な食生活の維持という点においては、野菜に一歩譲る。

◎ リスト3：パン、穀類、デンプン質の野菜

　パン、穀類、デンプン質の多い野菜は、複合炭水化物に分類される。化学的に複雑な炭水化物は、単純な炭水化物つまり単糖類の長い鎖からできている。つまり、私たちの身体はこれを消化、すなわち長い鎖を細かく分解しなくてはならない。したがって、複合炭水化物は吸収されて血液中に放出されるまでに時間がかかるので、血糖値の急激な変動が起こりにくく、食欲を安定させる。

　パン、穀類、デンプン質の野菜などの複合炭水化物食品は、食物繊維や栄養を豊富に含み、しかもケーキやキャンディのような単糖類を多く含む食物に比べてカロリーが低い。白パン、精白小麦粉製品、白米のような加工された食品ではなく、全粒パン、全粒小麦粉製品、玄米のような食品を選ぶべきである。後者のほうがはるかに栄養豊富で、しかも吸収に時間がかかるからである。全粒穀物には、複合炭水化物、食物繊維、ミネラル、ビタミンB複合体が豊富に含まれている。またタンパク質の量や質に関しても、全粒穀物に軍配が上がる。全粒穀物の多い食事は、慢性の退行性疾患に対して予防効果を持つことがわかっている。例えばがん、心臓病、糖尿病、静脈瘤、結腸がんを始めとする結腸の病気、炎症性の消化器疾患、痔核、憩室炎などの病気である。全粒穀物は、朝食のシリアル、添え料理、キャセロール、あるいは主菜の一部としても使うことができる。

◎ リスト4：豆類

　豆類は、最も古くから栽培されてきた穀物のひとつである。先史時代の人びとですら、すでにある種の豆を育てていたことが、化石から明らかになっている。今日、豆は世界の食卓で食事の重要な構成要素となっている。カロリーとタンパク質の供給源としては、穀物に次ぐ2番目の地位を占める。穀物と比較すればカロリーは同程度だが、タンパク質は2〜4倍多く含んでいる。

◎ リスト4：豆類

以下に示す豆を調理したもの、または豆モヤシ1/2カップを基本単位とする。
- ☐ ササゲ
- ☐ ヒヨコ豆
- ☐ キドニー豆
- ☐ レンズ豆
- ☐ ライ豆
- ☐ ピント豆
- ☐ 大豆、豆腐（これを選択した場合は、油脂類の1単位をカット）
- ☐ 干しエンドウ豆
- ☐ その他の乾燥豆

◎ リスト5：油脂類

　人の身体は、リノール酸やリノレン酸などの脂肪酸を必要とする。これらの脂肪酸は、神経細胞、細胞膜、およびプロスタグランジンと呼ばれるホルモン様物質の材料となる。必須脂肪酸は健康を維持する上でなくてはならないものだが、脂肪、とくに飽和脂肪の摂りすぎは、多くのがん、心臓病、脳卒中の発症と関係がある。栄養学の専門家の多くは、脂肪の摂取はカロリー全体の30%以下に抑えることを主張している。また、不飽和脂肪の摂取量は少なくとも飽和脂肪の2倍は必要との意見もある。この目標を達成するのは簡単である。家畜の肉および肉の加工品を減らし、代わりにナッツや種実を食事に取り入れ、サラダのドレッシングにキャノーラ油、サフラワー油、大豆油、アマニ油など天然の多価不飽和脂肪を使うだけでよい。

◎ リスト6：牛乳

　牛乳は、人類にとって比較的新しい食物である。牛乳アレルギー、あるいは牛乳の消化に必要な酵素を持たない人はたくさんいる。牛乳を飲むと問題が起きることが多いのはそのためである。牛乳に対して耐性を持つ人でも、1日にコップ1杯か2杯の摂取にとどめるべきだろう。

◎ リスト7：肉、魚、チーズ、卵

　このリストの中から食品を選ぶときは、低脂肪のものを中心にして、家禽の皮を除くことが肝心である。そうすれば、飽和脂肪の摂取量を減らすことができる。ベジタリアンを標榜する人は数多いが、完全な菜食ではこのリストの食品に多く含まれているような栄養素を摂るのが困難になる。例えば、アミノ酸全種、ビタミンB12、鉄などの栄養素である。したがって一番よい方法は、これらの食品をメインディッシュではなく

◎ リスト5：油脂および脂肪を多く含む食品

以下に示した量を摂取の基本単位とする。
- ☐ 多価不飽和脂肪酸を含む植物油
  - ● キャノーラ油 ………………………… 小さじ1
  - ● コーン油 ……………………………… 小さじ1
  - ● アマニ油 ……………………………… 小さじ1
  - ● サフラワー油 ………………………… 小さじ1
  - ● 大豆油 ………………………………… 小さじ1
  - ● ヒマワリ油 …………………………… 小さじ1
- ☐ アボカド(径10cm) …………………… 1/8個
- ☐ アーモンド …………………………… 10個
- ☐ ペカン ………………………………… 大2個
- ☐ ピーナッツ
  - ● スパニッシュ ………………………… 20個
  - ● バージニア …………………………… 10個
  - ● ピーナッツバター …………………… 大さじ1
- ☐ 種実類
  - ● アマ …………………………………… 大さじ1
  - ● カボチャ ……………………………… 大さじ1
  - ● ゴマ …………………………………… 大さじ1
  - ● ヒマワリ ……………………………… 大さじ1
- ☐ クルミ ………………………………… 小6個
- ☐ 単価不飽和脂肪酸を多く含む食品
  - ● オリーブ油 …………………………… 小さじ1
  - ● オリーブ ……………………………… 小5個
- ☐ 飽和脂肪酸を多く含む食品なるべく摂らない)
  - ● バター ………………………………… 小さじ1
  - ● ベーコン ……………………………… 1切れ
  - ● クリーム ……………………………… 大さじ2
    (ライト、またはサワータイプ)
  - ● クリーム(ヘビータイプ) …………… 大さじ1
  - ● クリームチーズ ……………………… 大さじ1
  - ● サラダドレッシング ………………… 小さじ2
  - ● マヨネーズ …………………………… 小さじ1

◎ リスト6：ミルクと乳製品

以下に示す食品1カップを摂取の基本単位とする。
- ☐ ノンファット牛乳、またはノンファットヨーグルト
- ☐ ノンファット豆乳
- ☐ 2%低脂肪乳
  (これを選択した場合は、油脂類の1単位をカット)
- ☐ カテージチーズ
  (これを選択した場合は、油脂類の1単位をカット)
- ☐ 低脂肪ヨーグルト
  (これを選択した場合は、油脂類の1単位をカット)
- ☐ 成分無調整牛乳
  (これを選択した場合は、油脂類の2単位をカット)
- ☐ ヨーグルト
  (これを選択した場合は、油脂類の2単位をカット)
- ☐ チーズ30gは、乳製品1単位に油脂類1単位を加えたものに等しい。

● 付録

◎ リスト7：肉、魚、チーズ、卵

以下に示す分量を1基本単位とする。
- □ 低脂肪のもの(脂肪の含有率が15%以下)
  - ●牛肉(ベビービーフ、薄切り乾燥牛肉、チャック、ステーキ[フランケ、プレート]、テンダーロインプレートリブ、モモ肉[ボトム、トップ]、ランプ、スペアリブ、胃袋) ……28g
  - ●魚 ……28g
  - ●子羊肉(脚、リブ、サーロイン、ロイン[ロースト、チョップ]、すね肉、肩肉) ……28g
  - ●家禽(ニワトリまたはシチメンチョウの皮を除いたもの)
    ……28g
  - ●子牛肉(脚、ロイン、リブ、すね肉、肩肉、薄切肉) ……28g
- □ 中程度の脂肪を含むもの(これを選択する場合は、油脂類の1/2単位をカット)
  - ●牛肉(脂肪分15%のひき肉、缶入りコーンビーフ、リブロース、モモ肉[市販のひき肉]) ……28g
  - ●チーズ(モッツァレラ、リコッタ、ファーマーズ、パルメザン) ……28g
  - ●卵 ……1個
  - ●内臓肉 ……28g
  - ●豚肉(ロイン[テンダーロインを含む]、肩肉ハムとボイルドハム、肩肉、肩ロース、カナディアンベーコン) ……28g
- □ 高脂肪のもの(これを選択する場合は、油脂類の1単位をカット)
  - ●牛肉(ブリスケ、コーンビーフ、20%以上の脂肪を含むひき肉、ハンバーグ用ひき肉、ローストリブ、ステーキ[クラブ、リブ]) ……28g
  - ●アヒルまたはガチョウ ……28g
  - ●子羊肉(胸肉) ……28g
  - ●豚肉(スペアリブ、ロイン、ひき肉、田舎風ハム、スパイシーハム) ……28g

「調味料」として少量使うというものである。ベーコンやパストラミなどの燻製肉は断じて避けること。これらの製品には、発がん性のニトロソアミンの産生に関わる物質が大量に含まれている。

動物性食品は一般に摂取を減らした方がいいが、例外はサケ、サバ、ニシンなどω-3系脂肪酸を豊富に含む冷水魚である。ω-3系脂肪酸は、コレステロールと中性脂肪の値を低下させ、心臓病と脳卒中のリスクを減らすことが、多くの研究から明らかになっている。この脂肪酸は高コレステロールの予防と治療だけでなく、高血圧を始めとする循環器病、がん、多発性硬化症や関節リウマチなどの自己免疫疾患、アレルギー炎症性疾患、湿疹、乾癬など多くの病気の治療に役立つ。魚を選ぶ際は、健康上いろいろと問題が多い養殖魚ではなく、天然ものであることを確認すること。

＊本資料の出典：『自然療法百科事典』(ガイアブックス)

資料2：
塩酸サプリメントの使用法（患者用）
Hydrochloric acid supplementation -- patient instructions

① 塩酸サプリメントを使用する場合は、しっかりした食事の際に1カプセル（10グレイン）を摂ることから始める。3回目以降は、同じ程度の食事のたびに1カプセルずつ増やしていく。
② 1回の服用数が7カプセルに達するか、胃が熱いように感じたら、それ以上は増やさない。胃が熱いように感じるのは食事の量に比べて塩酸の量が多すぎたためで、そのときは1カプセル減らす。しかしようすをみて、服用数をまたもとに戻してみよう。胃の熱っぽさの原因が塩酸サプリメントによるものかどうかを確かめるためである。
③ 胃が熱くならない最大限の服用数が確定したら、その用量を維持すること。食事の量が少ないときは、カプセル数もそれに合わせて減らす。
④ 複数個のカプセルを摂取する場合は、一度に摂るのではなく、食事中に数回に分けて摂る。
⑤ 胃が消化に必要な塩酸を自分で作り出す能力を回復するにつれて、熱い感覚が戻ってくるだろう。そのときは服用数を減らす。
⑥ 食事1回あたりの服用数を3日ごとに1カプセルずつ減らしていく。熱っぽさが続く場合は、減らす間隔をもっと短くする。消化不良の症状が起きるようであれば、適当な数まで戻す。

＊本資料の出典：『自然療法百科事典』（ガイアブックス）

● 付録

資料3：
ローテーション式食事療法：
基本プランⅠおよびⅡ
Rotation diet master chart, plans I and II

基本プランⅠ

[食物群]	第1日(緑)	第2日(黄)	第3日(青)	第4日(赤)
[タンパク質]				
□ 魚類	違う種類の魚であれば、毎日食べてもよい。			
□ 貝類など	ムール貝、エスカルゴ、ハマグリ	エビ	カキ、ホタテ貝、アワビ	カニ、イカ、タコ
□ 家禽と卵	ニワトリ、ガチョウ	シチメンチョウ←→	コーニッシュゲームヘン(ニワトリの一種)、ウズラ、キジ	アヒル
□ 赤身肉	牛肉(子牛肉、レバーなど)	―	豚肉(ハム、ベーコンなど)、子羊肉	ウサギ肉
□ 乳製品	牛(牛乳、ヨーグルト、チーズ)	―	ヤギ(ヤギ乳、ヨーグルト、チーズ)	―
□ 豆類	キドニー豆、大豆、ライ豆	―	ピント豆、ヒヨコ豆、ブラックビーン、ササゲ、干しエンドウ豆	―
□ モヤシ類	ナッツ、種実、豆	ナッツ、種実	ナッツ、種実、豆	ナッツ、種実
[ナッツ、種実、オイル]				
	大豆、クルミ、ハシバミ←→、ゴマ←→	アーモンド、松の実←→、ブラジルナッツ←→、ヒマワリ、アプリコット種子	ピーナッツ、ペカン、カボチャ種子、クルミ←→、マカデミアナッツ←→	カシューナッツ、ピスタチオ、ベニバナ、トウモロコシ、アボカド←→、オリーブ←→
[穀類と粉]				
	ソバ、大豆、キノア、豆腐、アロールート、グアールガム	米、キビ、ライ麦、ジャガイモデンプン、アマ種子、キサンタンガム	アマランス、ヒヨコ豆、クズ、クリ	大麦、オート麦、小麦、コーンスターチ、タピオカ、寒天←→
[甘味料など]				
	ハチミツ、レーズン	デーツ、糖蜜、ライスシロップ	干しイチジク、干しカラント(アカスグリ)	ココヤシ、麦芽、サゴ、ヤシ、メープルシロップ
[野菜]				
□ アカザ科	ビート、フダンソウ	―	ホウレンソウ	―
□ セリ科	―	キャロット、パセリ	―	アボカド、パースニップ、セロリ
□ アブラナ科	キャベツ、ブロッコリー、ダイコン、ケール、白菜	―	チンゲン菜、ラディッシュ、芽キャベツ、カリフラワー	―
□ キク科	―	リーフレタス、ビップレタス、アーティチョーク	―	アイスバーグレタス、ロメインレタス

〔食物群〕	第1日(緑)	第2日(黄)	第3日(青)	第4日(赤)
□ ウリ科	キュウリ、クリカボチャ	―	ペポカボチャ、ズッキーニ	―
□ ユリ科	タマネギ、ニンニク	―	チャイブ、リーキ、シャロット、アスパラガス、クリ	―
□ ナス科	―	ジャガイモ、ピーマン	―	トマト、ナス、トウガラシ
□ その他	インゲン豆	ヤム←→、クズイモ←→、キノコ類←→	エンドウ豆、オクラ←→、オリーブ←→	タケノコ、キクイモ←→、サツマイモ←→
〔果物〕				
□ プラム類	―	プラム、プルーン、アプリコット	―	モモ、チェリー、ネクタリン
□ リンゴ類	リンゴ	―	ナシ、マルメロ	―
□ 柑橘類	―	レモン、オレンジ、キンカン	―	ライム、グレープフルーツ、タンジェリン
□ ベリー類	ボイゼンベリー、ブラックベリー、イチゴ	ハックルベリー、クランベリー	ローガンベリー、ラズベリー、グーズベリー	ブルーベリー
□ ウリ科	各種メロン	―	カンタループメロン、各種メロン	―
□ その他	ルバーブ、ブドウ、パパイヤ←→、カキ	キウイ←→、グアバ←→	パイナップル←→	ザクロ←→、マンゴー、バナナ←→
〔食物繊維〕	ペクチン	アマ種子←→	チーア種子	オオバコ(サイリウム)種子

● 付録

基本プランⅡ

〔食品群〕	第1日(緑)	第2日(黄)	第3日(青)	第4日(赤)
タンパク質を多く含む食品	□魚類:アンチョビー、スズキ、イボダイ、ナマズ、タラ、カレイ、ニシン、サバ、オヒョウ、パーチ、サケ、フエダイ、シタビラメ、マス、マグロ、ターボットなど □豆類:ブラックビーン、ヒヨコ豆、キドニー豆、ライ豆、ピント豆、大豆、ササゲ、干しエンドウ豆、豆腐 □モヤシ類	□赤身肉:牛肉(子牛肉、レバーなど)、子羊肉、豚肉(ハム、ベーコンなど)、ウサギ肉 □乳製品:牛(牛乳、ヨーグルト、チーズ)、ヤギ(ヤギ乳、ヨーグルト、チーズ) □モヤシ類	□貝類など:アワビ、ハマグリ、カニ、エスカルゴ、ムール貝、タコ、カキ、ホタテ貝、エビ、イカ □食用蛙の脚 □イネ科植物:タケノコ、大麦、トウモロコシ、キビ、オート麦、米、ライ麦、小麦、カムート小麦、スペルト小麦、テフ □モヤシ類	□家禽(肉と卵):ニワトリ、コーニッシュゲームヘン、アヒル、ガチョウ、キジ、ウズラ、シチメンチョウ □ウサギ肉⟵ □モヤシ類
ナッツおよび種実	ピーナッツ、大豆、ペカン、クルミ、ゴマ⟵	ハシバミ⟵、松の実⟵、カボチャ種子	アーモンド、ブラジルナッツ⟵、クリ⟵、マカデミアナッツ⟵	カシューナッツ、ピスタチオ、ヒマワリ種子
油脂	ピーナッツ油、大豆油、ゴマ油⟵、クルミ油	動物性脂肪、バター、アボカド油⟵、オリーブ油	アーモンド油、アプリコット種子油、ココナッツ油、コーン油、綿実油	ベニバナ油、ヒマワリ油、ニワトリ、シチメンチョウなどの脂肪
穀類と粉	アロールート⟵、ヒヨコ豆、ピーナッツ、大豆、クズ⟵	寒天⟵、アマランス、キノア、アマ種子⟵、ゼラチン	イネ科植物種子の粉、クリ粉⟵、キサンタンガム⟵	ソバ粉、ジャガイモデンプン、キノア⟵、タピオカ⟵
甘味料など	ハチミツ⟵、干しイチジク⟵、レーズン⟵	糖蜜、ライスシロップ、ホエイ、ラクトース	ヤシ類(ココナッツ、デーツ、サゴ)、コーンシロップ	麦芽シロップ⟵、干しカラント(アカスグリ)⟵
野菜	□セリ科:キャロット、セロリ、ディル、パセリ、パースニップ □ユリ科:アスパラガス、チャイブ、ニンニク、リーキ、タマネギ、シャロット □エンドウ豆、インゲン豆、ソラ豆	□ウリ科:キュウリ、カボチャ類、ズッキーニ □アカザ科:ビート、ホウレン草、フダン草 □アボカド⟵ □オリーブ⟵ □サツマイモ⟵	□アブラナ科:チンゲン菜、ブロッコリー、芽キャベツ、キャベツ、カリフラワー、ケール、白菜、ラディッシュ □タケノコ、トウモロコシ □オクラ □クリ⟵	□キク科:アーティチョーク、タンポポ葉、ビップレタス、アイスバーグレタス、ロメインレタス、リーフレタス □ナス科:ナス、ジャガイモ、ピーマン、トウガラシ、トマト □ルバーブ □ヤム、ユッカ⟵ □キノコ⟵
果物	□リンゴ類:リンゴ、ナシ、マルメロ □バラ科:ボイゼンベリー、ブラックベリー、イチゴ、ローガンベリー、ラズベリー □パパイヤ⟵ □イチジク⟵ □ブドウ、レーズン⟵	□ツツジ科:ブルーベリー、クランベリー、ハックルベリー □メロン類 □ザクロ⟵ □キウイ⟵	□プラム類:アプリコット、チェリー、ネクタリン、モモ、プラム、プルーン □グアバ⟵ □カキ⟵ □パイナップル⟵	□柑橘類:グレープフルーツ、キンカン、レモン、ライム、オレンジ、タンジェリン □グーズベリー □カラント(アカスグリ)⟵ □マンゴー⟵ □バナナ⟵
食物繊維	ペクチン	アマ種子	チーア種子	オオバコ(サイリウム)種子

＊本資料の出典:『自然療法百科事典』(ガイアブックス)

索引

2型糖尿病　284, 286, 287
3-メトキシ-4-ヒドロキシフェニルエチレングリコール
　（MHPG）　195
5-HTP
　うつ病　194, 197
　季節性情動障害　200
　パーキンソン病　272, 280
　肥満症　292, 294
　不眠症　301
　片頭痛　313, 318
AA　「アミノ酸」を参照
ACE阻害薬　「アンギオテンシン変換酵素阻害薬」
　を参照
AD　「アルツハイマー病」を参照
A-Z Guide to Drug-Herb-Vitamin Interactions　94
Al-Anon　19
Ala-Teen　19
BMI　「肥満度指数」を参照
BRAT食　80
B細胞　53, 76, 89, 236, 368
cAMP　「サイクリックアデノシン一リン酸」を参照
CCK　288-289
CD4陽性T細胞　236
Chu, Edward　98
CoQ10
　がん　98
　歯周病　180-181
　パーキンソン病　274, 280
Crataegus
　oxyacantha（ホーソン）　182
　pentagyna（オオサンザシ）　5
CSDA　「消化に関する便の包括的分析」を参照
CTとアルツハイマー病　27
DeVita, Vincent, Jr.　98
DGL　「グリチルリチン除去リコリス」を参照
DHEA
　アルツハイマー病　32
　関節リウマチ　53, 63
　情動障害　189
　喘息　239
DHT　「ジヒドロテストステロン」を参照
D-β-ヒドロキシ酪酸　271
D-マンノース　334, 336
ECOG　91
EDTA
　うつ病　190
　キレート　190, 347

双極性（躁病）うつ病　198
EFA　「必須脂肪酸」を参照
Eggerの仮説　311
EPA
　関節リウマチ　57, 63
FibroQuest症状調査票　229, 231
GAG（グリコサミノグリカン）　178, 180
GLP-1　289
Headache and Diet　323
Headache Free　323
Headache Help　322
Headache alternative, The　323
Headache Relief for Women　322
Headaches in Children　323
Hormone Headache, The　322
How to Prevent and Treat Cancer with
　Natural Medicine　102
HPV　「ヒトパピローマウイルス」を参照
HupA　「ヒューペルジンA」を参照
L-アセチルカルニチンとアルツハイマー病　30, 33
L-アルギニン
　がん　93
　単純ヘルペス　249-251
L-カルニチン
　アルコール依存症　17, 21
　慢性疲労症候群　363, 364
L-グルタミン
　アルコール依存症　18, 21
　感染性下痢症　81, 84
　がん　99, 101
L-トリプトファン
　アルコール依存症　19, 21
　うつ病　193-195
　喘息　240-241
　双極性（躁病）うつ病　198
　不眠症　301-302, 304
LAC　「L-アセチルカルニチンとアルツハイマー病」を
　参照
Laribacter hongkongensis　78
Managing Your Migraine　322
MHPG　「3-メトキシ-4-ヒドロキシフェニルエチレング
　リコール」を参照
Migraine: Everything You Need to Know…
　323
MRI（磁気共鳴画像）、アルツハイマー病　28
Murray, Michael　102
N-アセチルシステイン　273, 339
PEA　「フェニルエチルアミン」を参照

● 索引(英数字、あ)

Physician's Cancer Chemotherapy Drug Manual 98
RA 「関節リウマチ」を参照
Rein, Mitchell 166
レム睡眠 299-300
S-アデノシルメチオニン
　うつ病 192, 195
SAD 「季節性情動障害」を参照
SAM 「S-アデノシル-メチオニン」を参照
Scudder's alterative 163, 166
Taking Control of Your Headaches 323
Th1/Th2バランス 236-237
TNM分類 90
T細胞 89, 171
　免疫システムの機能 369, 370
VA 「バナジウム」を参照
X線検査
　関節リウマチ 55
　骨粗鬆症 148-149
Zingiber officinale 「ショウガ」を参照
β-カロテン 「カロテン」を参照
β遮断薬 204, 231, 233, 237
γ-オリザノール 119
γ-リノレン酸 4, 58, 99, 172, 363
ω-3脂肪酸
　アトピー性皮膚炎 4
　うつ病 193
　関節リウマチ 58
　乾癬 69
　子宮内膜症 173
　喘息 240
　双極性(躁病)うつ病 198
　片頭痛 313
ω-6脂肪酸
　うつ病 193
　関節リウマチ 59
　子宮内膜症 173

あ

アイソメトリック運動 62, 64
亜鉛
　アトピー性皮膚炎 5, 7
　アフタ性口内炎 10
　アルコール依存症 16, 21
　アルツハイマー病 30
　うつ病 192, 197
　関節リウマチ 59, 63
　乾癬 70, 73
　感染性下痢症 81, 84
　がん 93
　歯周病 180, 182
　女性の抜け毛 204

単純ヘルペス 249, 251
中耳炎 257
銅/亜鉛比率 180
膀胱炎 336
免疫力強化 369, 371
アカトウガラシ(Capsicum frutescens) 243
赤ワイン
　喘息 239
　片頭痛 312, 320
アシドフィルス菌(Lactobacillus acidophilus)
　アトピー性皮膚炎 7
　アルコール依存症 21
　感染性下痢症 81-82
　慢性カンジダ症 353, 355
アシュワガンダ(Withania somnifera) 98, 100
亜硫酸塩 212-213
アスコルビン酸 「ビタミンC」を参照
アスパラギン酸 314, 360, 362, 368
アスピリン
　がん 93, 99
　じんま疹 210, 212
アセチル-L-カルニチン 「L-カルニチン」参照
アテローム性動脈硬化症 24, 110, 156
アディポネクチン 288
アドリアマイシン 98, 204
アトピー性皮膚炎
　環境要因への配慮 6
　サプリメント 7
　自然療法の治療アプローチ 6
　食生活 6
　診断 1
　徴候と症状 1
　通常医療と自然療法 2-3(チャート)
　薬用植物 5
アフタ性口内炎
　原因 9
　自然療法の治療アプローチ 11
　診断 8
　治療上の留意ポイント 9
　通常医療と自然療法 8-9(チャート)
アポトーシスとパーキンソン病 267
亜麻仁油
　アトピー性皮膚炎 4, 7
　アルコール依存症 21
　アルツハイマー病 32
　うつ病 197
　関節リウマチ 59, 63
　乾癬 69, 73
　過多月経 46
　女性の抜け毛 205
　つわり 263
　片頭痛 318
　慢性カンジダ症 353

385

アマルガム修復と歯周病　178
アマンタジン　280
アミノ酸
　アルコール依存症　17
アミン、食餌性　312
アメリカサンショウ(Xanthoxylum americanum)　172, 174
アラキドン酸　69-70, 313, 318
アルキルグリセリン　101
アルコホーリクス・アノニマス　19
アルコール依存症の心理社会的側面　19
アルコールとアルコール依存症
　うつ病　13, 19
　栄養　16
　骨粗鬆症　146
　子宮筋腫　162
　自然療法の治療アプローチ　20
　社会的影響　13, 19
　診断　12
　心理社会的側面　19
　代謝作用　15
　胎児への影響　14
　中毒症状と禁断症状　15
　治療上の留意ポイント　16
　通常医療と自然療法　12-13(チャート)
　低血糖症　14, 16
　病因　14
　ポルフィリン症　344
　老人性認知症　26(表)
アルツハイマー病
　画像検査　25
　自然療法の治療アプローチ　32
　指紋の特徴　28
　神経病理学　24
　診断　23, 25-28
　治療上の留意ポイント　28
　通常医療と自然療法　22-23(チャート)
　病因　24, 26(表)
　ホルモン補充療法　31
　薬草療法　33
　臨床検査　25
アルニカ　93, 136
アルファルファ(Medicago sativa)　165
アルミニウムとアルツハイマー病　24-25, 28, 32
アレルギー
　食物
　　アトピー性皮膚炎　3
　　アフタ性口内炎　9
　　うつ病　193
　　関節リウマチ　56
　　感染性下痢症　79
　　じんま疹　211
　　喘息　239

　　喘息　239
　　中耳炎　255
　　片頭痛　311, 317-318, 320(表)
　　慢性カンジダ症　351
　　慢性疲労症候群　361
アレルギー性鼻炎　1, 243
アロエベラ(Aloe vera)
　乾癬　72
　喘息　244
アンギオテンシン変換酵素阻害薬　204
安息香酸塩　212
安定剤、食品　211, 213
アンドロゲン
アンドロゲン性の女性の抜け毛　202
アーティチョーク(Cynara scolymus)　274
イエロードック(Rumex crispus)　163
硫黄と関節リウマチ　60
イオン浸透療法　132
胃酸　152
萎縮性腟炎　116, 119
イチョウ(Ginkgo biloba)
　アトピー性皮膚炎　5
　アルツハイマー病　31, 33
　うつ病　196, 197
　更年期障害　121, 122
　喘息　244
　パーキンソン病　276, 280
胃腸機能と乾癬　67
一過性脳虚血発作、片頭痛　308
遺伝
　アルツハイマー病　24, 26(表)
　関節リウマチ　52
　骨粗鬆症　144, 147
　喘息　236
　パーキンソン病　266
　肥満症　287
　ポルフィリン症　341
イプリフラボンと骨粗鬆症　157
イメージ誘導　279
陰窩炎、肛門　124-125(チャート), 131
インスリン
　血糖インデックス　221
インディアン・イペカク(Tylophora asthmatica)　243-244, 246
インディアンタバコ　「ロベリア」を参照
インピーダンス、生体電気の　285, 286, 295
インフルエンザ菌(Haemophilus influenzae)　253
インフルエンザワクチンと喘息　238
飲用水媒介感染　76
ウィッカム線条　324
ウィッチヘーゼル(Hamamelis virginiana)　7, 134, 136, 141
ウイルス性肝炎　55, 358, 360

索引(あ〜か)

ウイルス性脳障害と老人性認知症　26(表)
ウイルス性病原体
　感染性下痢症　76
ウェルニッケ-コルサコフ症候群　18
ウコン　「ターメリック」を参照
うつ病
　アルコール依存症　19
　栄養　191
　環境毒　190
　サプリメント　197
　自然療法の治療アプローチ　196
　診断　183, 184-185(チャート)
　生活習慣因子　190
　治療上の留意ポイント　188
　通常医療と自然療法　184-185(チャート)
　糖尿病　188
　ホルモン要因　188
　慢性疲労症候群　359
　モデル　186
　モノアミン代謝と前駆体療法　193
　薬用植物　197
うつ病の学習性無力感モデル　186
うつ病の生体アミンモデル　186
ウワウルシ(Arctostaphylos uva ursi)　334-335, 336
運動
　アイソメトリック　62, 64
　アルコール依存症　15, 21
　うつ病　191
　関節リウマチ　62
　更年期障害　121
　呼吸　39
　骨粗鬆症　148, 152
　セルライト　221
　線維筋痛症候群　226, 230, 233
　つわり　262
　不眠症　300
　慢性疲労症候群　363
運動不足　「運動」を参照
エイコサノイド　57, 210, 243
エイコサペンタエン酸　98, 363
栄養　「食生活と栄養」を参照
栄養補助食品　94
疫学
　歯周病　176
　扁平苔癬　326
エキナセア(Echinacea)
　子宮筋腫　163
　中耳炎　257
エストラジオール　47, 49, 109, 112, 115, 116
エストロゲン
　アルツハイマー病　28
　環境エストロゲン　168

形態　115
更年期障害　108, 112, 115
骨粗鬆症　146, 151, 153
子宮筋腫　162-164
喘息　238-239
天然のエストロゲン　112
パーキンソン病　238
片頭痛　317
ポルフィリン症　341
補充療法　108, 151, 342
エタノール代謝　16
エプスタイン-バーウイルス(EBV)　55, 76, 247, 357, 358
エルゴタミン性反跳性頭痛　311
エルシニア・エンテロコリチカ(腸内細菌科)　52, 77-78
炎症
　関節リウマチ　51-53
　喘息　236-237
炎症性腸疾患　134, 140, 333
エンタカポン　281
エンテロウイルス　358
エンドルフィン　194
塩分
　骨粗鬆症　148
　喘息　238
黄色ブドウ球菌
　アトピー性皮膚炎　2
オゾン　140, 241, 347
オタネニンジン(Panax ginseng)「ジンセン」を参照
オリーブ油　256, 318, 324
オレキシンA　289
温泉療法　62, 71

か

カイエンヌ　「アカトウガラシ(Capsicum frutescens)」を参照
潰瘍性口内炎　「アフタ性口内炎」を参照
潰瘍性大腸炎　57, 69, 103
カウンセリング
　アルコール依存症　21
　うつ病　188
　過換気症候群/呼吸パターン異常　39
　喘息　246
　肥満症　294
　不眠症　300
　慢性疲労症候群　365
過換気症候群/呼吸パターン異常
　器質的原因　37
　自然療法の治療アプローチ　38
　症状　36
　食生活　38

診断　34
性差　35
治療上の留意ポイント　38
通常医療と自然療法　34-35（チャート）
有病率　35
化学物質過敏症
　ポルフィリン症　342, 343
　慢性疲労症候群　359
化学療法
　化学療法剤の分類　95-96
　化学療法耐性検査　96
　抗酸化物質　101-102
　副作用　96, 97
　薬剤の作用　89, 95
　薬剤別アドバイス　98-99
　有効性の改善　97
　臨床用途　94
掻く　「搔痒感」を参照
加湿器　257
過多月経
　月経による出血量推定　43
　サプリメント　48
　自然療法の治療アプローチ　48
　食生活　48
　診断　40
　治療上の留意ポイント　44
　通常医療と自然療法　40-41（チャート）
　天然ホルモン　47, 49
　パターン　42
　病因　42
　薬草療法　49
褐色脂肪細胞　289-290
カドミウム　190, 360
カヴァ（Kava kava）（Piper methysticum）　93, 113, 196, 197, 277
カビ　351
過敏性大腸症候群　132, 225, 333, 361
カフェイン
　うつ病　190
　骨粗鬆症　148
　子宮筋腫　162, 166
　セルライト　220, 221
カラギーナン　213
カリウム　「ビタミンK」を参照
顆粒マトリックス由来メディエーター　208
カルシウム
　骨粗鬆症　154, 158
　線維筋痛症候群　226, 232
　つわり　261, 263
カルノフスキー・スコア　91
カルボプラチン　95, 98
加齢
　毛周期　201

カロテン
　子宮内膜症　171, 174
　歯周病　180, 182
　喘息　242, 245
　中耳炎　257
　扁平苔癬　327, 328
　膀胱炎　336
　ポルフィリン症　346, 347
　免疫力強化　369, 371
柑橘類ペクチン分別物　93
環境エストロゲン　168
環境毒
　情動障害　190
　つわり　260
カンジダ・アルビカンス
　アトピー性皮膚炎　4
　じんま疹　213
　喘息　238
関節液と関節リウマチ　55
関節リウマチ
　X線撮影　55
　サプリメント　58-59
　自然療法の治療アプローチ　63
　消化　57
　食生活　56
　診断　50, 54
　治療上の留意ポイント　56
　通常医療と自然療法　50-51（チャート）
　病理　52
　理学療法　62, 64
　臨床検査　55
乾癬　288
　胃腸機能　67
　栄養　69
　肝機能　68-69
　局所療法　72
　自然療法の治療アプローチ　73
　診断　65
　心理的側面　71
　治療上の留意ポイント　67
　通常医療と自然療法　66-67（チャート）
　免疫システム　66
　薬草療法　73
　理学療法　73
感染症
　原虫腸管感染　103
　肛門科疾患　139
　じんま疹　213
　単純ヘルペス　247
　慢性疲労症候群　359-362
感染性下痢症
　ウイルス性因子　76
　寄生性病原体　78

原因生物と症状　76
細菌性因子　77
サプリメント　80, 84
自然療法の治療アプローチ　84
食生活　80
診断　74
水分補給と電解質平衡　80
治療上の留意ポイント　79
通常医療と自然療法　74-75(チャート)
病原生物と症状　76
プロバイオティクス　81
薬用植物　83
臨床診断　78
完全食(ホールフード)
　アルツハイマー病　28, 32
　うつ病　192
　関節リウマチ　56, 63
　がん　102
　骨粗鬆症　145
　子宮筋腫　161
　つわり　260, 263
　肥満症　294
乾燥甲状腺　6, 23, 232
肝臓
　アルコール脱水素酵素　15
　乾癬　68
　肝損傷とアルコール依存症　17
　解毒　347
　子宮筋腫　162, 163
　子宮内膜症　168, 172
　ポルフィリン症　339
　慢性カンジダ症　351
　慢性疲労症候群　359, 360
冠動脈疾患とホルモン補充療法　115
カンピロバクター・ジェジュニ　77
漢方
　アトピー性皮膚炎　5
　アルツハイマー病　31
　つわり　262
寒冷じんま疹　209
外痔核　133, 136
概日リズム　199, 302, 316
外胚葉型体型　284
顎関節機能不全症候群(TMJ)と片頭痛　315
鵞瘡　「アフタ性口内炎」を参照
画像検査とアルツハイマー病　25
がん
　化学療法　94-99
　患者の食生活　102
　結腸がん　89
　抗酸化物質　101
　細胞周期　88
　子宮内膜がん　41, 109, 162

自然療法の目的　93
手術　96
腫瘍反応の基準　91-92
腫瘍マーカー　90
種類　89
診断　119
ステージ　89
性能指数　91
治療上の留意ポイント　92
通常医療と自然療法　86-87(チャート)
乳がん　90
放射線増強　99
放射線療法　100
予防　87
卵巣がん　98
臨床試験　102
キシリトール　256, 258
寄生性病原体、感染性下痢症の　78
季節性情動障害　184, 199
喫煙
　うつ病　190
　更年期障害　121
　骨粗鬆症　146, 151
　歯周病　178
　パーキンソン病　278
キヌレニン　189, 194
キノコエキスとがん　98
キバナオウギ(Astragalus membranaceus)　371
吸収不全　29, 81
狭心症　14
胸腺
　エキス　256
　　単純ヘルペス　249, 251
　　中耳炎　256, 257
　　慢性疲労症候群　364
　胸腺機能とカンジダ症　351
局所療法
　乾癬　72
　更年期障害　121
　肛門科疾患　136, 138, 141
　子宮筋腫　164, 167
　単純ヘルペス　251
　扁平苔癬　324-325
去痰薬　242
逆症療法
　クラミジア性リンパ肉芽腫症　138
　ポルフィリン症　339
牛乳　「乳製品」を参照
蟯虫　141
魚油　「ω-3脂肪酸」を参照
果物と野菜
　アルツハイマー病　32
　骨粗鬆症　146, 153

子宮内膜症　173
線維筋痛症候群　232
パーキンソン病　271
クレアチンとパーキンソン病　276
クロザピン　281
クロストリジウム・ディフィシレ (Clostridium defficile)　77, 85
クロム
　うつ病　193, 197
　乾癬　70, 73
　肥満症　293, 294
クロルプロパミド　345 (表)
クロロフィル　45, 49, 120
クローン病　57, 66, 131, 139, 177, 348
グアーガム　293
ググリピッド　110
グリアジン
　女性の抜け毛　205
グリシン　346
グリチルリチン除去リコリス　11, 63
グリンデリア (Glindelia camporum)　242
グレリン　289
グレープシードエキス　245
クヴォステク徴候　37
クラミジア　139, 140
クラミジア性リンパ肉芽腫　137
クランベリージュース　333
グルココルチコイド　189, 368
グルコマンナン　292
グルコース (ブドウ糖)
　夜間血糖値　300
グルタチオン　99, 203, 268, 273
　乾癬　70
　パーキンソン病　268, 273, 280
グルタミン酸　232, 322
グルテン過敏症　10
経口避妊薬
　片頭痛　312, 313, 317
軽躁　「双極性 (躁病) うつ病」を参照
経皮電気刺激 (TENS) と片頭痛　315
結核と老人性認知症　26 (表)
血管運動不安定説　308
血管新生阻害薬　95
血管内皮細胞増殖因子　101
血小板障害説　308
血清殺菌作用不全　2
血栓性静脈炎　94
結腸機能
　関節リウマチ　56
　ポルフィリン症　347
結腸直腸がん　109
血糖インデックスと血糖負荷　221
血液

血圧、高い　「高血圧」を参照
検査　44, 362
ヘム生合成　339, 343
ケルセチン　10, 63, 182, 216, 245
月経前症候群　121, 172, 360
解毒
　機能不全　268
　ポルフィリン症　347
下痢　「感染性下痢症」を参照
原虫腸管感染
　原虫の種類　103
　自然療法の治療アプローチ　105
　診断　103
　治療上の留意ポイント　104
　通常医療と自然療法　104-105 (チャート)
　薬草療法　105
減量
　食生活の指針　291
　セルライト　217
　天然物質による補助　294
高インスリン血症　110
抗うつ剤
　うつ病　187
　線維筋痛症候群　231
　双極性うつ病　198
抗核抗体　55
高カルシウム尿症　147
口腔　「アフタ性口内炎」「扁平苔癬」を参照
口腔衛生と歯周病　182
口腔扁平苔癬　「扁平苔癬」を参照
抗グリアジン抗体　202, 205
抗酸化物質
　アルコール依存症　17
　アルツハイマー病　29
　化学療法　101
　関節リウマチ　59
　がん　101
　喘息　241
　パーキンソン病　272
　ポルフィリン症　346
　慢性カンジダ症　353
抗脂肝因子
　子宮筋腫　163, 166
　ポルフィリン症　347
　慢性カンジダ症　353
光子放射線　99
抗腫瘍活性　98
高食物繊維食　102, 134, 162, 169
甲状腺
　過多月経　42
　がん　90
　機能検査　227-228
　抗体　214, 227

索引(く〜こ)

じんま疹　214
線維筋痛症候群　227-228, 230, 232
ホルモンとうつ病　188
ホルモン療法　214, 228, 232
甲状腺機能亢進症　42, 147, 149
甲状腺機能低下症
　アルツハイマー病　26
　アトピー性皮膚炎　2
　過多月経　43
　情動障害　189
　女性の抜け毛　202, 205
　線維筋痛症候群　223, 224, 227-232
　慢性疲労症候群　361
　老人性認知症　26(表)
抗精子抗体　168
向精神薬と老人性認知症　26(表)
抗生物質
　感染性下痢症　79
　女性の抜け毛　204(表)
　じんま疹　210
　中耳炎　254, 256
光線力学療法と扁平苔癬　327
光線療法
　アルツハイマー病　31, 32
　乾癬　71
　季節性情動障害　199
　じんま疹　214
　双極性(躁病)うつ病　199
酵素
　がん　98
　子宮筋腫　163, 166
　片頭痛　312
　ポルフィリン症　339
行動様式　187
行動療法
　肥満症　291
更年期障害
　HRTの種類　114
　cHRTとnHRTのリスク・ベネフィット　108
　エストロゲン補充療法　108
　冠動脈疾患　110
　局所療法　121
　原因　108
　骨粗鬆症　109
　自然療法の治療アプローチ　121
　社会構成員として　108
　症状　116
　食生活と栄養　118-119
　診断　106
　生活習慣要因　121
　タスクフォースによる提言　113
　治療上の留意ポイント　117
　通常医療と自然療法　106-107(チャート)

天然ホルモン　112
脳卒中　110-111
薬草療法　122
高ホモシステイン血症　27, 110
肛門陰窩炎　124-125(チャート), 131
肛門科疾患
　一過性直腸痛　126-127(チャート)
　肛門陰窩炎　124-125(チャート), 131
　肛門周囲の皮膚科疾患　126-127(チャート), 137
　肛門そう痒症　128-129(チャート), 140
　肛門直腸の解剖学的構造　123
　肛門膿瘍　124-125(チャート), 130
　肛門裂傷　124-125(チャート), 131-132
　痔疾　133
　痔瘻　124-125(チャート), 130
　直腸炎　128-129(チャート)
　膿瘍, 肛門　124-125(チャート), 130
　毛巣嚢胞　126-127(チャート)
　自然療法の治療アプローチ　141
肛門周囲の皮膚科疾患　126-127(チャート), 137
肛門直腸の解剖学的構造　123
肛門膿瘍　124-125(チャート), 130
肛門裂傷　124-125(チャート), 131-132
香料、食品　212
呼吸
　呼吸運動　39
　正常な呼吸パターン　36
骨粗鬆症
　危険因子　144
　更年期障害　146
　サプリメント　154, 158
　自然療法の治療アプローチ　157
　食餌性要因　152
　診断　143
　治療上の留意ポイント　150
　通常医療と自然療法　144-145(チャート)
　病理　143
　ホルモン因子　146
　ホルモン補充療法　151
　薬物療法　148
　臨床検査　150
骨ミネラル密度検査　149
コラーゲン
　歯周病　178
コリン　336
コリン性じんま疹　209
コルサコフ症候群　26(表)
コルチゾール
　うつ病　189, 190
　季節性情動障害　199
コレウス・フォルスコリ(Coleus forskohlii)
　アトピー性皮膚炎　4, 7

391

喘息　244, 246
コンピューター断層撮影　「CT」を参照
コンフリー（Symphytum officinale）　132, 141
ゴツコラ（Gotu kola）　93
ゴールデンシール（Hydrastis）
　乾癬　73
　感染性下痢症　83
　原虫腸管感染　105
　肛門科疾患　142
　膀胱炎　334
コーラノキ（Cola vera）　221

さ

細菌
　アトピー性皮膚炎　1
　感染性下痢症　77
　歯周病　177
　じんま疹　213
　腸管内　104
　片頭痛　313
　膀胱炎　329
サイクリックアデノシン一リン酸　2, 65
サイコ（柴胡）（Bupleuri falcatum）　61, 64
柴胡　「サイコ」を参照
菜食　152, 226
サイトキサン　98
サイトメガロウイルス　76, 247, 358
再発性アフタ性口内炎　「アフタ性口内炎」を参照
細胞周期とがん　88
細胞増殖抑制性の化学療法剤　95
細胞毒性の化学療法剤　95
催眠とパーキンソン病　249
サッカロミセス属と感染性下痢症　81
殺菌性グリセオフルビン療法　327
サプリメント
　アトピー性皮膚炎　7
　アフタ性口内炎　11
　アルコール依存症　20
　アルツハイマー病　32
　うつ病　197
　過多月経　48
　関節リウマチ　58-59
　乾癬　73
　感染性下痢症　80, 84
　がん　97
　更年期障害　119, 122
　骨粗鬆症　154, 158
　子宮筋腫　163, 166
　子宮内膜症　171, 174
　歯周病　182
　「食生活と栄養」を参照
　じんま疹　215, 216

線維筋痛症候群　226, 232
喘息　245
双極性（躁病）うつ病　199
単純ヘルペス　251
中耳炎　257
つわり　263
パーキンソン病　280
肥満症　294
不眠症　304
片頭痛　313, 318
扁平苔癬　327, 328
膀胱炎　334, 336
サリチル酸エステル　212
サリドマイド　95
サルサパリージャ（Smilax sarsaparilla）　68, 73
サルモネラ菌　77, 78, 81-83
酸化ストレスとパーキンソン病　268
座浴　131, 134, 136
　ポルフィリン症　347
　慢性疲労症候群　362, 364
三叉神経血管ニューロン　309
サンダルウッド精油　337
サンデュー（モウセンゴケ）（Drosera rotundifolia）　243
指圧　244, 246, 262
死海浴療法　62
歯科用アマルガムと扁平苔癬　327
子宮筋腫
　局所療法　164
　原因　159
　サプリメント　163
　食生活　162
　植物性エストロゲン　164
　診断　161
　治療上の留意ポイント　162
　通常医療と自然療法　160-161（チャート）
　天然プロゲステロン　165
　発症率　159
　薬草療法　166
子宮内避妊器具　45, 168
子宮内膜がん　41, 109, 162
子宮内膜症
　危険因子　168
　サプリメント　171, 174
　自然療法の治療アプローチ　173
　診断　168
　治療上の留意ポイント　169
　通常医療と自然療法　170-171（チャート）
　薬草療法　174
シクロオキシゲナーゼ阻害物質　70, 212, 237
シクロホスファミド　98, 370
歯周病　627-629
　アテローム性動脈硬化症　175

392

● 索引(こ〜し)

　　サプリメント　182
　　自然療法の治療アプローチ　182
　　診断　175
　　治療上の留意ポイント　179
　　通常医療と自然療法　176-177(チャート)
　　病態生理学　176
　　薬草療法　182
　　有病率と疫学　175-176
　歯周病の補体系　178
　視床下部下垂体機能とうつ病　189
　シスプラチン　98, 100
　自然療法
　　がんにおける役割　92
　　化学療法のアドバイス　97
　　治療優先順位　vii-viii(チャート)
　　放射線療法のサポート　99
　湿疹　「アトピー性皮膚炎」を参照
　シナモン　141
　シナモン精油　47, 49
　歯肉溝　176
　脂肪肝　15
　脂肪細胞
　　数と大きさ　286
　　褐色脂肪細胞　289-290
　　細胞過増殖型肥満　286
　　細胞過増殖-肥大型肥満　286
　　細胞肥大型肥満　286
　指紋の特徴とアルツハイマー病　28
　シャイ・ドレーガー症候群　270
　シャクヤク(Paeonia lactiflora)　5
　酒さ　14
　種実類　45, 196, 368
　手術
　　がん　93-94
　　肛門裂傷　124-125(チャート), 131-132
　　骨粗鬆症　148
　　痔疾　134
　　中耳炎　254
　出血
　　子宮筋腫　160
　腫瘍マーカー　90
　消化性潰瘍　63
　消化に関する便の包括的分析　349
　ショウガ(Zingiber officinale)
　　過多月経　46
　　関節リウマチ　61
　　つわり　261
　　片頭痛　316
　小線源治療　99
　食餌性脂質
　　トランス脂肪酸
　　　アルツハイマー病　24
　　飽和脂肪

　　　アルツハイマー病　24
　　　関節リウマチ　56
　　　子宮筋腫　162
　　　肥満症　293
　食事誘発性体熱産生　289-290
　食生活と栄養
　　アトピー性皮膚炎　6
　　アフタ性口内炎　11
　　アルコール依存症　30-33, 34
　　アルツハイマー病　16, 20
　　うつ病　192
　　過換気症候群/呼吸パターン異常　38
　　過多月経　48
　　関節リウマチ　56, 63
　　乾癬　69, 73
　　感染性下痢症　80
　　がん　94, 97-98, 102
　　更年期障害　118-119, 122
　　骨粗鬆症　152-156
　　「サプリメント」も参照
　　子宮筋腫　162
　　子宮内膜症　169, 173
　　歯周病　182
　　女性の抜け毛　202-203
　　じんま疹　216
　　セルライト　221
　　線維筋痛症候群　226, 232
　　喘息　239, 240
　　双極性(躁病)うつ病　199
　　単純ヘルペス　251
　　地中海式　28
　　中耳炎　257
　　つわり　263
　　パーキンソン病　271, 279
　　肥満症　291, 294
　　片頭痛　311
　　膀胱炎　336
　　ポルフィリン症　346, 347
　　慢性カンジダ症　350
　　慢性疲労症候群　362, 364
　　免疫力強化　368
　植物性エストロゲン
　　更年期障害　108-109, 112-113
　　子宮筋腫　162-163, 164-165
　　子宮内膜症　172
　　ハーブ　119
　植物由来のテルペン　5, 244
　食物
　　アレルギー
　　　アトピー性皮膚炎　3
　　　アフタ性口内炎　9
　　　うつ病　193
　　　感染性下痢症　79

393

関節リウマチ　56
　　じんま疹　211
　　中耳炎　255
　　片頭痛　311, 317-318, 320(表)
　　慢性カンジダ症　351
　　慢性疲労症候群　361
　安定剤　211, 213
　イースト含有　213
　香料　212
　着色料　211-212
　添加物　211
　　喘息　238
　乳化剤　213
　保存料　212-213
食物繊維摂取
　　関節リウマチ　63
　　乾癬　73
　　肛門科疾患　134, 136, 139
　　子宮筋腫　162, 166
　　子宮内膜症　173-174
　　肥満症　288, 292-293
　　慢性疲労症候群　360
食欲調節物質　288
シリコンと骨粗鬆症　156
シリマリン　「ミルクシスル」を参照
心筋梗塞　60, 110, 297
神経障害　18, 96, 99
神経伝達物質
　　うつ病　195, 196
神経病理学、アルツハイマー病　24
新しい種類の化学療法薬剤　96
診断
　　アトピー性皮膚炎　1
　　アフタ性口内炎　8
　　アルコール依存症　12
　　アルツハイマー病　23
　　過換気症候群/呼吸パターン異常　34
　　過多月経　40
　　関節リウマチ　50
　　乾癬　65
　　感染性下痢症　74
　　がん　86
　　原虫腸管感染　103
　　更年期障害　106
　　骨粗鬆症　143
　　子宮筋腫　159
　　子宮内膜症　168
　　歯周病　175
　　情動障害　183
　　女性の抜け毛　201
　　じんま疹　206
　　セルライト　217
　　線維筋痛症候群　222

　　喘息　234
　　単純ヘルペス　247
　　中耳炎　252
　　つわり　259
　　パーキンソン病　264
　　肥満症　282
　　不眠症　296
　　片頭痛　305
　　膀胱炎　329
　　ポルフィリン症　338
　　慢性カンジダ症　348
　　慢性疲労症候群　356
　　免疫力強化　366
　　「臨床検査」も参照
心的態度と肥満症　290, 294
心膜　77
心理的要因　「ストレスと心理的要因」を参照
ジアテルミー　63
ジアミンオキシダーゼと片頭痛　312
磁気共鳴画像　「MRI(磁気共鳴画像)」を参照
自己免疫
　　じんま疹　209
痔疾　133
ジヒドロテストステロン　203
重金属
　　うつ病　190
　　パーキンソン病　272, 279
　　ポルフィリン症　344
情動障害
　　うつ病　184, 186
　　季節性情動障害　199
　　診断　183
　　双極性(躁病)うつ病　197
　　通常医療と自然療法　184-185(チャート)
静脈血栓塞栓症　109-110, 114
静脈瘤　220, 376
自律神経系　237
痔瘻　124-125(チャート), 130
人種/民族性
　　子宮筋腫　159
腎性/肝性脳障害と老人性認知症　26(表)
ジンセン　「オタネニンジン」を参照
腎臓結石　147, 334
腎臓病と骨粗鬆症　147
じんま疹
　　感染症　213
　　原因　208
　　サプリメント　214, 216
　　自然療法の治療アプローチ　216
　　診断　214
　　自己免疫　209
　　治療上の留意ポイント　214
　　通常医療と自然療法　206-207(チャート)

394

● 索引(し〜せ)

皮膚描画症　207
　　薬剤　210, 214, 216
　　理学療法　216
　　臨床検査　215
水泳　191, 209
膵酵素　163
水腎症　160
水分　「水分摂取量」を参照
水分摂取量
　　感染性下痢症　80
　　つわり　263
　　免疫力強化　371
睡眠
　　アルツハイマー病　24
　　過換気症候群/呼吸パターン異常　38
　　正常な睡眠パターン　299
　　「不眠症」も参照
　　無呼吸　297
スイートワームウッド(Artemisia annua)　104, 105
スクアレン　101
スタチン　110
ストレスと心理的要因
　　アフタ性口内炎　10
　　過多月経　44
　　乾癬　71
　　感染性下痢症　79
　　じんま疹　214
　　つわり　260
　　慢性疲労症候群　360
スノードロップ(Galanthus nivalis)　31
スリッパリーエルム(Ulmus fulva)　136
頭痛　「片頭痛」を参照
スーパーオキシドジスムターゼ　30, 59, 178
生活習慣要因
　　アルツハイマー病　32
　　うつ病　190
　　更年期障害　121
　　骨粗鬆症　151
　　じんま疹　214
　　セルライト　220
　　パーキンソン病　280
　　不眠症　304
　　慢性疲労症候群　364
　　免疫力強化　368
性交痛　159, 168, 169
性差と過換気症候群／呼吸パターン異常　35
精神医学　188
精神神経免疫学　367
精神薬理学　187
性ステロイドホルモンと片頭痛　317
生体電気インピーダンス　285, 286, 295
成長ホルモン　300
性能指数とがん　91

成分栄養剤　317
精油
　　アトピー性皮膚炎　6
　　慢性カンジダ症　354
セイヨウタンポポ(Taraxacum officinale)
　　子宮筋腫　164
セイヨウタンポポの根　「Taraxacum officinale」を参照
清涼飲料水と骨粗鬆症　153
世界保健機構　13
赤芽球性ポルフィリン症　340
脊柱徒手整復と線維筋痛症候群　226, 233
赤痢アメーバ　103
赤痢菌　77
セネガ(Polygala senega)　243
セリアック病　10, 66, 81, 205
セルライト
　　自然療法の治療アプローチ　221
　　診断　217
　　組織学的特徴　217
　　治療上の留意ポイント　219
　　通常医療と自然療法　218-219(チャート)
　　病期　218
　　薬草療法　221
　　臨床像　218
セレン
　　アルコール依存症　18
　　うつ病　192, 197
　　関節リウマチ　59, 63
　　乾癬　73
　　子宮内膜症　172, 174
　　歯周病　180, 182
　　喘息　242, 245
　　免疫力強化　369
セロトニン
　　アルツハイマー病　31
　　うつ病　190, 196
　　欠乏症と片頭痛　309
　　線維筋痛症候群　224, 240
　　前駆体と補因子療法　301
　　肥満症　290
　　片頭痛　320
線維筋痛症候群
　　抑うつ　230
　　患者の状態の評価　229
　　機序　224
　　甲状腺機能　224, 227, 232
　　サプリメント　226, 232
　　自然療法の治療アプローチ　231
　　診断　222
　　代謝調節療法　225, 226
　　徴候と症状　223
　　治療上の留意ポイント　227

395

通常医療と自然療法　222-223(チャート)
統合代謝療法　230
リハビリテーション　229
線維筋痛症の影響に関する質問票　231
尖圭コンジローム　137
センテラ(Centella asiatica)　72, 181, 220, 221, 333
セントジョーンズワート(St. John's Wort)
　うつ病　195, 197
　季節性情動障害　198
　双極性(躁病)うつ病　200
前成メディエーター　208
喘息
　遺伝因子　236
　インフルエンザワクチン　238
　炎症　236
　軽度の間欠型と中等症から重症の持続型　237
　原因　236
　サプリメント　240-242, 245, 251
　自然療法の治療アプローチ　245
　食物アレルギー　238, 239, 245
　診断　234
　治療上の留意ポイント　238
　通常医療と自然療法　234-235(チャート)
　百日咳ワクチン　237
　ホルモン　238, 239
　母乳哺育　237, 239
　薬用植物　242
前立腺炎　130, 139
双極性(躁病)うつ病　197
　抗うつ薬　198
　自然療法の治療アプローチ　199
　診断　186-187(チャート), 197
　治療上の留意ポイント　198
　通常医療と自然療法　186-187(チャート)
掻痒感
　アトピー性皮膚炎　1
　肛門　128-129(チャート), 133, 134
　扁平苔癬　324
ソーパルメット(ノコギリヤシ)(Serenoa repens)　165, 203

た

太極拳　363
体脂肪組成　294
代謝
　アルコールの影響　15
　エイコサノイド　57, 210, 243
　エストロゲン　146
　代謝阻害薬　231
　尿酸　333
　肥満症　287, 293

代謝拮抗物質　181, 237
代謝低下と線維筋痛症候群　224
胎児期アルコール症候群　14
帯状疱疹　247, 358
タキソテール　99
多形核白血球　177
多嚢胞性卵巣症候群　202
多発性硬化症　57, 188, 236, 359, 379
タバコ　「喫煙」を参照
タモキシフェン　95, 118
単極直流療法　135
単クローン抗体　95, 99
胆汁　69, 73
単純ヘルペス
　ウイルス　247
　局所治療　250
　肛門科疾患　138
　再発率　247
　サプリメント　251
　自然療法の治療アプローチ　250
　診断　248
　治療上の留意ポイント　248
　通常医療と自然療法　248-249(チャート)
　免疫学的見地　248
炭水化物
　アルコール依存症　20
　慢性CO中毒　26(表)
　つわり　259
　慢性CO2中毒　26(表)
　肥満症　290, 291
胆石　111, 151, 360
胆嚢疾患　147
タンパク質
　飲用タンパク質とスムージー　94
　消化不全　67
タンパク同化ステロイド　360
ダイオキシンと子宮内膜症　168, 173
大豆
　更年期障害　118, 122
　骨粗鬆症　153
　子宮筋腫　162, 166
　子宮内膜症　170
代替食品　292
大腸菌　77-79, 82
ダウン症　24, 28, 177
ダマスクローズ(Rosa damascena)　5
タートラジン　211
ターメリック(ウコン)(Cucuma longa)　60-61, 64, 84, 170, 212
チアミン
　アフタ性口内炎　10
　アルツハイマー病　27, 29, 33
　うつ病　191(表)

396

● 索引 (せ〜と)

チェリー　135
治験、がん　102
地中海式食事法　28
膣坐剤　116
チャ (Camellia sinensis)　276
チャ (Thea sinensis)　「緑茶」を参照
パーキンソン病　276
着色料、食品　211
中鎖トリグリセリド　293
中耳炎
　急性　252
　原因　255
　サプリメント　257
　自然療法の治療アプローチ　257
　診断　252
　治療上の留意ポイント　255
　通常医療と自然療法　252-253 (チャート)
　標準治療　254
　分類　253
　慢性　253
　薬草療法　257
　理学療法　258
中毒と離脱症状　21
中胚葉型体型　284
腸
　腸管由来食欲コントロール　288
超音波
　乾癬　71, 73
　子宮内膜症　168, 169
腸管透過性
　アトピー性皮膚炎　92
　関節リウマチ　52
　じんま疹　210-211
　喘息　238
腸内菌叢
　アルコール依存症　20
　関節リウマチ　56
腸内毒素症　52, 313
腸溶性コート精油　140
チリダニ　6, 245
チロシン
　甲状腺機能低下　224
　フェニルアラニン　194
ツァン自己評価式うつ尺度　230-231
痛風　286
月見草オイル
　アトピー性皮膚炎　7
　関節リウマチ　58
つわり
　栄養　260, 272, 280
　サプリメント　263
　自然療法の治療アプローチ　262
　診断　259

　心理、情緒、生活習慣の側面　260
　治療上の留意ポイント　260
　通常医療と自然療法　260-261 (チャート)
　病因　259
　薬草療法　263
ティートリー　129, 141, 353
低血糖インデックス　221
低血糖症　27, 192, 296, 304
低酸症
　骨粗鬆症　147
　喘息　238
　慢性カンジダ症　351
低タンパク食　17, 271
低ナトリウム血症と老人性認知症　26 (表)
停留浣腸　140
鉄
　関節リウマチ　55
　過多月経　43, 44, 49
　女性の抜け毛　204
　パーキンソン病　268, 280
　ポルフィリン症　346
　免疫力強化　369
テトラヒドロビオプテリンとうつ病　192
テルペン、植物由来　5, 244
てんかん　15, 32, 192, 271
点耳薬、薬草による　254, 256, 258
デニー徴候　2
デヒドロエピアンドロステロン　「DHEA」を参照
電解質代謝障害と老人性認知症　26 (表)
電解質補充
　アルコール依存症　21
　感染性下痢症　80
電磁波　6
トゥルスカの処方 (Turska's formula)　166, 172
当帰 (チャイニーズアンゼリカ) (Angelica sinensis)　120
凍結手術　135
統合失調症
　フェニルエチルアミン　194
疼痛
　肛門科疾患　130, 131
頭部外傷とアルツハイマー病　24, 26 (表)
投薬　「薬草療法」「薬剤」を参照
トラウミール　93
トラザミド　345
トリコモナス　139, 140
トルカポン　281
トルソー徴候　37
トルメンチラ (Potenilla tormentilla)　83, 85
銅
　関節リウマチ　60, 63
　歯周病　180
　銅/亜鉛比率　180

397

動物性タンパク質
　　骨粗鬆症　146, 158
ドキソルビシン　98
ドコサヘキサエン酸　「DHA」を参照

な

ナイアシン
　　うつ病　191(表), 194
　　不眠症　304
ナイアシンアミド
　　関節リウマチ　60, 63
内痔核　133
内胚葉型体型　284
ナツメ(Zizyphi fructus)　243
ナトリウム　「塩分」を参照
ニコチン　「喫煙」を参照
二次形成メディエーター　208
日光浴　71, 216
乳がんとホルモン補充療法　108, 151
乳化剤、食品用　213
乳漿タンパクシェーキ　98
乳製品
　　慢性カンジダ症　351
乳糖不耐性と片頭痛　312
ニューロン異常説　309
ニューロンの重複性の消失　26(表)
尿
　　検査　332
　　膀胱炎　329
尿路感染症　329
妊娠
　　悪阻　259
　　つわり　259-263
認知機能
　　更年期障害　111
　　ホルモン補充療法　109, 111
認知症　「アルツハイマー病」、「老人性認知症」を参照
脳
　脳血管障害と老人性認知症　26(表)
　脳深部電気刺激法　270
　脳脊髄炎と老人性認知症　26(表)
脳卒中
　　アルツハイマー病　25
　　骨粗鬆症　151
　　肥満症　286
　　不眠症　297
脳波図　「EEG(脳波図)」を参照
囊胞性繊維症　81
農薬
　　パーキンソン病　267, 279
膿瘍、肛門　124-125(チャート), 130

ノンレム睡眠　299, 301
ノーウォークウイルス　76

は

肺炎　96, 368
肺炎球菌　254
ハクセン(Dictamnus dasycarpus)　5
白内障　376
白板症　327
白血球　2
白血病　89, 134, 175
鍼
　　喘息　244, 246
　　つわり　262
　　片頭痛　315
ハンチントン舞踏病　26(表)
反応性低血糖　16
バイオフラボノイド　「フラボノイド」を参照
バコパ・モンニエリ(Bacopa monniera)　31
バターバー(Butterbur)(Petasites hybridus)　316, 319
バナジウム　198
バルビツール酸塩と老人性認知症　26(表)
バルプロエート　198
バレリアン(Valeriana officinalis)　119, 303
バードック(Arctium lappa)　120
パクリタキセル　95, 99, 100
パッションフラワー(Pssioflora incarnata)　303, 304
パップスメア　41, 117
パルボウイルス　76
パンクレアチンと関節リウマチ　57, 64
パンテチン　「パントテン酸」を参照
パントテン酸
　　うつ病　191
　　関節リウマチ　60, 63
　　慢性疲労症候群　364
パーキンソン病
　　アポトーシス　267
　　遺伝因子　266
　　栄養　272, 280
　　喫煙　601-602
　　解毒不全　268
　　酸化ストレスとグルタチオン欠乏　268
　　自然療法の治療アプローチ　279
　　食生活のアドバイス　279
　　診断　264, 269
　　生活習慣のアドバイス　280
　　治療上の留意ポイント　270, 278
　　通常医療と自然療法　264-265(チャート)
　　通常の薬物療法　280
　　特徴　266

病因　266
　　薬草療法　280
　　有害物質への曝露　267
　　罹患率・発生率　266
ハーブのチンキ剤　49
ハーブの点耳薬　256
ヒアルロン酸　56
ヒスタミン
　　片頭痛　312, 322
非ステロイド性抗炎症薬
　　関節リウマチ　52, 61
必須脂肪酸
　　アトピー性皮膚炎　4
　　アルコール依存症　18
　　アルツハイマー病　30
　　過多月経　45
　　子宮内膜症　172
　　女性の抜け毛　204
　　つわり　263
　　片頭痛　313
　　慢性疲労症候群　363
ヒドロキシクエン酸　294
ヒトパピローマウイルス　137
皮膚
　　生検　325
　　皮下脂肪厚　285, 295
　　扁平苔癬　324-327
　　ポルフィリン症　339-343
皮膚描画症　207
非ホジキンリンパ腫　89
ヒマシ油　164
肥満症
　　BMI　283
　　アテローム性動脈硬化症　284, 288
　　高血圧症　286
　　自然療法的サポート　292
　　自然療法の治療アプローチ　294
　　食事誘発性体熱産生　289
　　食生活　291
　　診断　282
　　生理学的要因　287
　　体脂肪組成　294
　　治療上の留意ポイント　290
　　通常医療と自然療法　282-283（チャート）
　　糖尿病　287
　　タイプ　286
　　薬草療法　294
　　要因　287
　　罹患率　284
肥満度指数　283-284
百日咳
　　ワクチンと喘息　237
ヒューペルジンA　31

貧血
　　関節リウマチ　55
ビオチンとうつ病　191（表）
微小管阻害薬とクロマチン阻害薬　95
微弱電磁場とパーキンソン病　278
ビスマス塩　79
ビタミンA
　　アトピー性皮膚炎　7
　　アルコール依存症　16, 20
　　過多月経　44, 48
　　関節リウマチ　63
　　乾癬　73
　　感染性下痢症　80, 84
　　がん　93, 97, 98, 99
　　肛門科疾患　132, 135
　　歯周病　179, 182
　　女性の抜け毛　204
　　中耳炎　257
　　扁平苔癬　328
　　膀胱炎　336
　　免疫力強化　368, 371
ビタミンB群
　　アフタ性口内炎　10
　　アルコール依存症　18, 20
　　アルツハイマー病　24, 29
　　うつ病　191, 192
　　過多月経　46
　　関節リウマチ　60
　　感染性下痢症　80, 84
　　がん　93, 97, 99
　　骨粗鬆症　156
　　子宮筋腫　162
　　子宮内膜症　172, 174
　　じんま疹　216
　　線維筋痛症候群　226, 232
　　喘息　237, 241, 245
　　つわり　261, 263
　　パーキンソン病　273
　　不眠症　304
　　片頭痛　313, 318
　　ポルフィリン症　346
　　老人性認知症　26（表）
ビタミンC
　　アフタ性口内炎　11
　　アルコール依存症　17, 20
　　アルツハイマー病　29, 32
　　うつ病　191, 197
　　過多月経　45, 48
　　関節リウマチ　59, 63
　　がん　93, 97, 99
　　更年期障害　119, 122
　　子宮内膜症　171, 174
　　歯周病　179, 182

399

女性の抜け毛　203
　じんま疹　216
　線維筋痛症候群　226, 232
　喘息　241, 245
　双極性(躁病)うつ病　199
　単純ヘルペス　249, 251
　中耳炎　257
　つわり　261, 263
　パーキンソン病　272-273, 280
　膀胱炎　336
　慢性疲労症候群　362, 364
　免疫力強化　369, 371
ビタミンD
　乾癬　70, 73
　がん　97
　骨粗鬆症　144, 155, 158
ビタミンE
　アトピー性皮膚炎　7
　アルコール依存症　17, 20
　アルツハイマー病　29, 32
　うつ病　197
　過多月経　45, 49
　関節リウマチ　59, 63
　乾癬　73
　がん　94, 97, 98, 101
　更年期障害　119, 122
　肛門科疾患　135, 141
　子宮内膜症　171, 174
　歯周病　180, 182
　女性の抜け毛　203
　線維筋痛症候群　232
　喘息　242, 245
　双極性(躁病)うつ病　199
　パーキンソン病　277, 279, 280
　ポルフィリン症　346, 347
　慢性疲労症候群　364
　免疫力強化　369
ビタミンK
　過多月経　42, 45
　がん　101
　骨粗鬆症　153
　チェストツリー(Vitex agnus-castus)　46, 49, 164, 172, 174
　つわり　261, 263
　ブドウ(Vitis vinifera)　「ブドウ種子エキス」を参照
微胞子虫　78
病因
　アルコール依存症　14
　アルツハイマー病　24, 26(表)
　過多月経　42
　つわり　259
　パーキンソン病　266

　扁平苔癬　325
　ポルフィリン症　342
　慢性疲労症候群　361
　病態生理学と病理発生
　関節リウマチ　52
　骨粗鬆症　143
　歯周病　176
　じんま疹　207
　片頭痛　308
ビルベリー(Vaccinium myrtillus)　5, 182
ビンクリスチン中毒　26(表)
ピック病　26(表)
ピリドキシン
　関節リウマチ　60
　喘息　240
　双極性(躁病)うつ病　199
　つわり　261
　「フラボノイド」も参照
パーキンソン病　273
「ビタミンB群」も参照
不安感　37, 223, 262, 305
フィーバーフュー(Tanacetum parthenium)　315-316
フェニルアラニンとチロシン　194
フェニルエチルアミン　194
フェヌグリークの種子(Trigonella foenum-graecum)　211
フェルラ酸　119
副甲状腺ホルモン　146
副作用
　化学療法　96
　放射線療法　100
副腎
　ストレス　189
　喘息　237
　慢性疲労症候群　359
副腎機能不全症と慢性疲労症候群　361-362
副腎皮質機能不全と線維筋痛症候群　230
副腎皮質ホルモン(コルチコステロイド)　53, 359, 360
不正子宮出血　42, 160
フッ化物と骨粗鬆症　157
不妊症と子宮内膜症　168-169
フマル酸と乾癬　71
不眠症
　原因　296
　自然療法の治療アプローチ　304
　診断　296
　睡眠時無呼吸症候群　297
　正常な睡眠パターン　299-300
　治療上の留意ポイント　300
　通常医療と自然療法　298-299(チャート)
　むずむず脚症候群　302, 304

索引(ひ～ほ)

夜間ミオクローヌス 302, 304
　薬草療法 304
フラボノイド
　アトピー性皮膚炎 5
　過多月経 45, 48
　がん 100
　肛門科疾患 134
　骨粗鬆症 157
　子宮筋腫 165
　歯周病 180, 182
　喘息 242
　単純ヘルペス 251
　中耳炎 257
　膀胱炎 336
　免疫力強化 371
フランキンセンス(Boswellia) 244
フリーラジカルとアルツハイマー病 24
フルオロウラシル(5-Fu) 98, 100, 204
フロクスウリジン(FUDR) 98
糞線虫属 78
物質乱用 168
ブッチャーズブルーム(Ruscus aculeatus) 142, 220
ブラダーラック(Fucus vesiculosus) 220, 221
ブラックウォールナッツ(Juglans nigra) 105
ブラックコホシュ(Cimicifuga racemosa) 113, 120, 122, 172
ブラックソーン(Prunus spinosa) 5
ブラッドルート(Sanguinaria canadensis) 181, 182
ブロメライン
　関節リウマチ 61, 64
　がん 94
分岐鎖アミノ酸 17
プレドニゾン 61, 148
プロゲステロン
　過多月経 44, 49
　クリーム 49, 121, 167, 174
　経口微粉 48, 49, 108, 109, 173
　子宮筋腫 165, 167
　子宮内膜症 173, 174
　喘息 238
　天然 48, 112, 121, 165-167, 173
プロスタグランジン代謝
　アトピー性皮膚炎 4, 6
　過多月経 42, 43
プロトンポンプ阻害 79, 84
プロバイオティクス
　アトピー性皮膚炎 4, 7
　感染性下痢症 81, 84
　慢性カンジダ症 353
プロポリス 353
ヘスペリジン 119, 122
ヘム生合成 339, 343

ヘリコバクター・ピロリ菌 313, 318
ヘルクスハイマー(集団死)反応 353
ヘルパーT細胞 9, 236, 369
変形性関節症 60
片頭痛
　痛み 305
　患者用資料 322-323
　血管運動不安定説 308
　血小板障害説 308
　原因 319(表)
　サプリメント 313, 318
　自然療法の治療アプローチ 317
　症状 305
　食生活 311, 318, 320(表)
　診断 306
　セロトニン欠乏症候群 309
　段階 306
　治療上の留意ポイント 310
　通常医療と自然療法 306-307(チャート)
　低血糖症 312
　ニューロンの異常説 309
　ヒスタミン誘発性 322
　病態生理 308
　分類 308, 319(表)
　ホルモン 316
　薬草療法 318
　理学療法 314, 319
扁平コンジローム 236
扁平苔癬
　疫学 326
　口腔扁平苔癬の経過 326
　サプリメント 327
　診断 324
　徴候と症状 324
　治療上の留意ポイント 326
　通常医療と自然療法 324-325(チャート)
　発生率 326
　発病 326
　病因 326
　異型 326
　薬草療法 327
ヘンルーダ(Ruta graveolens) 5
ベタイン
　関節リウマチ 63
ベタジン 136
ベルベリン含有植物
　感染性下痢症 83, 85
　慢性カンジダ症 354
ペニシリン 210
ペパーミント(Mentha piperita) 140, 212, 262, 354
放射線増強 99
放射線防護 101

401

放射線療法　100
　　抗酸化物質　101
放射免疫療法　99
ホウ素　153, 158
北米更年期学会　113, 114, 149, 150
ホジキン病　89
ホスファチジルコリン
　　アルツハイマー病　30
　　双極性(躁病)うつ病　198, 199
ホスファチジルセリン
　　アルツハイマー病　30, 33
　　パーキンソン病　275, 280
保存料、食品　212, 234
骨
　　がん　89
ホメオパシー　136
ホモシステイン
　　アルツハイマー病　24
　　パーキンソン病　273
ホルモン
　　アルツハイマー病　31
　　うつ病　188
　　甲状腺ホルモン　188, 195, 205, 214, 232
　　骨粗鬆症　146
　　食欲調節　288
　　喘息　238
　　阻害薬　95
　　天然　49, 108, 112, 117
　　片頭痛　316
ホルモン補充療法
　　骨粗鬆症　151
　　持続併用ホルモン補充療法の利点　115
　　パーキンソン病　278
　　種類　114
　　ポルフィリン症　342
　　リスク・ベネフィット　108
膀胱炎
　　危険因子　330
　　原因　329
　　更年期障害　116
　　サプリメント　334, 336
　　自然療法の治療アプローチ　335
　　診断　329, 330
　　治療上の留意ポイント　333
　　通常医療と自然療法　330-331(チャート)
　　薬草療法　336
膀胱感染症　「膀胱炎」を参照
母乳哺育
　　アトピー性皮膚炎　3
　　喘息　239
　　中耳炎　255
ポリコサノール　110
ポルフィリン症

栄養療法　346
肝性　340, 342
原因　342
サプリメント　347
自然療法の治療アプローチ　347
症状発現　344
診断　338
生化学　341
徴候と症状　340
治療上の留意ポイント　344
通常医療と自然療法　338-339(チャート)
病因　342
分類　339
ヘム生合成　339, 343
臨床診断　343
ポークウィード(ヨウシュヤマゴボウ)(Phytolacca americana)　84, 164, 173, 174
ホースチェスナッツ(Aesculus hippocastanum)　136, 141

ま

マイコトシキン　40(表)
マイコプラズマ属　53
マオウ(Ephedra sinica)　242, 246, 304
マクロファージと単球　177
マグネシウム
　　アルコール依存症　18, 20
　　アルツハイマー病　28
　　骨粗鬆症　156, 158
　　線維筋痛症候群　226, 232
　　喘息　242, 245
　　不眠症　303, 304
　　片頭痛　314, 318
　　慢性疲労症候群　362, 364
マザーワート(Leonurus)　120, 172
マスト細胞
　　アフタ性口内炎　9, 10
　　歯周病　178
　　じんま疹　208, 211
　　喘息　236
マッサージ　63, 64, 220, 221
松の樹皮　5, 242
マンガン　59, 63
慢性カンジダ症
　　関係する症候群　349
　　原因　348
　　自然療法の治療アプローチ　354
　　診断　348
　　治療上の留意ポイント　349
　　通常医療と自然療法　350-351(チャート)
　　慢性疲労　348
　　薬草療法　354

● 索引(ほ〜や)

慢性髄膜炎と老人性認知症　26(表)
慢性疲労症候群
　　胃腸機能　360
　　肝機能　360
　　環境病　359
　　自然療法の治療アプローチ　364
　　食生活と栄養　362
　　食物アレルギー　361
　　ストレス　360
　　線維筋痛症候群　359
　　治療上の留意ポイント　359
　　通常医療と自然療法　356-357(チャート)
　　低血糖症　361, 364
　　病因　358
　　副腎機能不全症　361
　　慢性カンジダ症　359
　　免疫システムの機能　358
　　薬草療法　363
　　抑うつ　359
　　臨床検査　360
慢性連日性頭痛　307
マーシュマロウ(Althea officinalis)　136, 141
マーシュマロウ根　「マーシュマロウ(Althea officinalis)」を参照
ミオクローヌス、夜間　302, 304
ミシガン・アルコール依存症スクリーニング検査(MAST)　14
水治療法　134, 347
ミルクシスル(Silybum marianum)
　　アルコール依存症　20
　　乾癬　73
　　がん　93
　　子宮内膜症　170
　　慢性カンジダ症　353
ミント　263
無呼吸、睡眠時　297-298
むずむず脚症候群　302, 304
ムチン・クロット　56
メタボリック・シンドローム　286
メチオニン
メチルコバラミン　30, 33
メトトレキセート　99
メトロニダゾール　345(表)
メラトニン
　　アルツハイマー病　32
　　うつ病　194
　　がん　97, 98, 100
　　季節性情動障害　199
　　喘息　239
　　パーキンソン病　274
　　不眠症　302, 304
　　片頭痛　316
免疫グロブリン　179, 248

免疫変調成分　95, 98
免疫力強化
　　自然療法の治療アプローチ　371
　　食生活　368
　　生活習慣　368
　　精神神経免疫学　367
　　治療上の留意ポイント　368
　　通常医療と自然療法　366-367(チャート)
　　診断　366
　　薬草療法　370
メントール　212
毛巣嚢胞　126-127(チャート), 138
毛髪
　　女性の抜け毛
　　　　栄養素欠乏症　204
　　　　原因　202
　　　　診断　201
　　　　治療上の留意ポイント　202
　　　　通常医療と自然療法　202-203(チャート)
　　　　毛周期の生理学　201
　　　　薬の副作用　204
　　　　ミネラル分析　27, 190, 360
モノアミン代謝と前駆体療法、うつ病の　193

や

夜間の血糖値　300
夜間ミオクローヌス　302, 304
薬剤
　　化学療法　94
　　感染性下痢症　79
　　抗うつ薬　187, 195, 204(表), 231, 303
　　抗高血圧薬　188, 303, 359
　　抗生物質　79, 204(表), 210, 254, 256
　　骨粗鬆症　151
　　女性の抜け毛　204(表)
　　じんま疹　210
　　双極性(躁病)うつ病　198
　　タモキシフェン　95, 118, 120
　　中耳炎　254
　　パーキンソン病　280
　　ポルフィリン症　345
　　薬剤誘発性頭痛　310
薬草療法
　　Fraxinus/Ceanothus　164, 166
　　Gelsemium/Phytolacca　164
　　Scudder's alterative　163, 166
　　Turska's formula　164, 172
　　アカトウガラシ(Capsicum frutescens)　243
　　アトピー性皮膚炎　7
　　アルツハイマー病　31, 33
　　アルファルファ(Medicago sativa)　165
　　アロエベラ(Aloe vera)　72, 244

403

アーティチョーク (Cynara scolymus) 170
ウィッチヘーゼル (ハマメリス) (Hamamelis virginiana) 7, 134, 136, 141
うつ病 195, 197
ウワウルシ (Arctostaphylos uva ursi) 334-335, 336
エキナセア (Echinacea) 163, 257, 370, 371
過多月経 46, 49
カヴァ (Kava kava) (Piper methysticum) 93, 113, 196, 197, 277
関節リウマチ 60, 64
乾癬 72, 73
感染性下痢症 83, 85
漢方薬 5, 32, 61, 262
がん 131, 134
季節性情動障害 200
原虫腸管感染 105
更年期障害 119, 122
肛門科疾患 134, 136, 141
コレウス・フォルスコリ (Coleus forskohlii) 4, 7, 244, 246
コンフリー (Symphytum offinale) 132, 141
サイコ (柴胡) (Bupleuri falcatum) 61, 64
サルサパリージャ (Smilax sarsaparilla) 68, 73
子宮筋腫 166
子宮内膜症 174
歯周病 182
ショウガ 46, 61, 261, 316
スノードロップ (Galanthus nivalis) 31
セイヨウタンポポ (Taraxacum officinale) 2, 7, 164, 172, 174
セルライト 221
センテラ (Centella asiatica) 72, 181, 220, 221, 333
セントジョーンズワート (St. John's wort) 93, 136, 195, 197, 200, 256
喘息 246
うつ病 197
ソーパルメット (ノコギリヤシ) (Serenoa repens) 165, 203
ラズベリーリーフ (Rubus idaeus) 47, 261, 263
単純ヘルペス 250
ターメリック (ウコン) (Cucuma longa) 60-61, 64, 84, 170, 212
チェストツリー (Vitex agnus-castus) 46, 49, 164, 172, 174
中耳炎 257
つわり 261, 263
当帰 (Angelica sinensis) 120
トルメンチラ (Potenilla tormentilla) 83, 85
ナツメ (Zizyphi fructus) 243
バコパ・モンニエリ (Bacopa monniera) 31
バレリアン (Valeriana officinalis) 119, 303

バードック (Arctium lappa) 120
パッションフラワー (Pssioflora incarnata) 303, 304
パーキンソン病 276, 280
肥満症 294
ヒューペルジンA 31
ビルベリー (Vaccinium myrtillus) 5, 182
フィーバーフュー (Tanacetum parthenium) 315-316
フェヌグリークの種子 (Trigonella foenum-graecum) 211
不眠症 303, 304
フランキンセンス (Boswellia) 244
ブッチャーズブルーム (Ruscus aculeatus) 142, 220
ブラダーラック (Fucus vesiculosus) 220, 221
ブラックウォールナット (Juglans nigra) 105
ブラックコホシュ (Cimicifuga racemosa) 113, 120, 122, 172
ブラッドルート (Sanguinaria canadensis) 181, 182
片頭痛 318
ベルベリン含有植物 83, 85, 352
ペパーミント (Mentha piperita) 140, 212, 262, 352
膀胱炎 334
ポリコサノール 110
ポークウィード (ヨウシュヤマゴボウ) (Phytolacca americana) 84, 164, 173, 174
ホースチェスナッツ (Aesculus hippocastanum) 136, 141
ホーソーン (Crataegus spp.) 182
マオウ (Ephedra sinica) 242, 246, 304
マザーワート (Leonurus) 120, 172
慢性疲労症候群 363
マーシュマロウ (Althea officinalis) 136, 141
ミルクシスル (Silybum marianum) 20, 73, 93, 170, 352
免疫システムの機能 371
ヤロウ (Achillea millefolium) 46, 47, 141
リコリス (カンゾウ) (Glycyrrhiza glabra) 5, 7, 61, 63-64, 72, 242, 243, 246, 363, 364
緑茶 (Camellia sinensis) 182, 276
レッドクローバー (Trifolium pretense) 120, 122, 165
レモンバーム (Mellisa officinalis) 138, 250, 303
ロベリア (Lobelia inflata) 164, 243
ローズマリー (Rosmarinus officinalis) 211, 352
フラボノイド 5, 242
ヤロウ (Achillea millefolium) 46, 47, 141
ユビキノン 「CoQ10」を参照

● 索引(や〜わ)

葉酸
　アルツハイマー病　27, 29
　うつ病　192, 197
　感染性下痢症　80-81, 84
　がん　97, 99
　歯周病　181, 182
　パーキンソン病　273, 280
溶剤とパーキンソン病　268

ら

雷公藤(Tripterygium wilfordii Hook f.)　165
ラズベリー(Rubus idaeus)　76, 240
ラズベリーの葉　47, 261, 263
卵巣がん　111-112
ランブル鞭毛虫　78, 103, 358
理学療法
　関節リウマチ　62, 64
　乾癬　71, 73
　じんま疹　216
　線維筋痛症候群　226, 233
　中耳炎　258
　片頭痛　314, 319
リコリス(カンゾウ)(Glycyrrhiza glabra)　5, 7, 61, 63-64, 72, 242, 243, 246, 363, 364
　アトピー性皮膚炎　5, 7
　関節リウマチ　61, 63-64
　乾癬　72
　喘息　242, 243, 246
　慢性疲労症候群　363, 364
リコリス(カンゾウ)の根　「リコリス(カンゾウ)」を参照
リジン　249-251
リチウム　198
利尿剤　26(表), 116, 141, 360
リボフラビン
　アルコール依存症　21
　うつ病　191
　「ビタミンB群」も参照
　片頭痛　313, 318
粒子放射線　99
緑茶
　がん　97-98
　喘息　243
　パーキンソン病　280
リラクセーション
　過換気症候群/呼吸パターン異常　38, 39
　じんま疹　214, 26
　不眠症　300
　片頭痛　315
リン脂質とうつ病　193
臨床検査
　アルツハイマー病　25
　関節リウマチ　55

骨粗鬆症　150
　「診断」も参照
　じんま疹　215
　慢性カンジダ症　350
　慢性疲労症候群　360
臨床全般印象尺度　31
リンと骨粗鬆症　148, 152
リンパ球　177
リンパ腫　55, 89, 90(表), 96, 326
淋病　131, 139
ルスコゲニン　220
レシチン　「ホスファチジルコリン」を参照
レスベラトロール　250
レチノール　171, 369
レチン酸　327
肛門裂傷　124-125(チャート), 131-132
レッドクローバー(Trifolium pretense)　120, 122, 165
レヴィ小体　265, 267-269
レボドパ　271, 273, 280
レモンバーム(Mellisa officinalis)　138, 250, 303
レンサ球菌　68, 81, 213, 253, 335
老人性認知症　26, 275
ロタウイルス　76, 83
ロベリア(Lobelia inflata)　164, 243
ローズマリー(Rosmarinus officinalis)　211, 352
ワイルドインディゴ(Baptista tinctoria)　163
ワクチン　237, 238

著者：

ジョゼフ・E・ピゾルノ・Jr (Joseph E. Pizzorno Jr.) 自然療法医
科学に基づく自然療法医学界をリードする権威の1人。医師、教育者、研究者でありバスティール大学の創立者。米国大統領から補完代替医療政策のミッションに任命されるなど手腕は内外から絶賛。数々の賞を受賞しており『Encyclopedia of Natural Medicine』(Atria Books)などの著書・共著はいずれも国際的な称賛を浴びている。

マイケル・T・マレイ (Michael T. Murray) 自然療法医
バスティール大学元教授。長年自然療法医学に従事し、研究の成果は自身がディレクターを務めるサプリメントメーカーの製品開発における基礎となっている。多数の著書やWEBサイト、ラジオ、テレビ番組などを通じ、自然療法の有効性を伝えることをライフワークとしている。

ハーブ・ジョイナー-ベイ (Herb Joiner-Bey) 自然療法医
バスティール大学で自然療法医の学位を取得。専門はHIV/AIDSやその他の性感染症。医療・科学コンサルタントを務める傍ら、専門家や団体向けのセミナーや講演も精力的にこなす。著書に『The Healing Power of Flax』(Freedom Press)などがある。

監修者：

帯津 良一 (おびつ りょういち)
医学博士。帯津三敬病院名誉院長。帯津三敬塾クリニック主宰。日本ホリスティック医学協会会長。主な著書に『後悔しない逝き方』(東京堂出版)、『「いい人」をやめると病気にならない』(SBクリエイティブ)、『ホリスティック医学入門』(角川書店)、監修書に『緩和ケアの本質と実践』『自然療法百科事典(全3巻)』(いずれもガイアブックス)などがある。

翻訳協力：

田口 郷子 (たぐち きょうこ)
『自然療法百科事典』翻訳チーム
岩本 早苗 (いわもと さなえ)

THE CLINICIAN'S HANDBOOK OF NATURAL MEDICINE, SECOND EDITION

患者さんの信頼を勝ちえる
自然療法活用ハンドブック

発　　　行　2015年7月10日
発　行　者　吉田 初音
発　行　所　株式会社ガイアブックス
　　　　　　〒107-0052 東京都港区赤坂1-1-16 細川ビル
　　　　　　TEL.03(3585)2214　FAX.03(3585)1090
　　　　　　http://www.gaiajapan.co.jp
印　刷　所　モリモト印刷株式会社

Copyright GAIABOOKS INC. JAPAN2015
ISBN978-4-88282-945-4 C3047

落丁本・乱丁本はお取り替えいたします。
本書を許可なく複製することは、かたくお断りします。